科学出版社"十四五"普通高等教育本科规划教材

供中西医临床医学、中医学、针灸推拿学、中医骨伤学、中药学等专业使用

中医基础理论

主审　张光霁

主编　唐　庆　范　恒

科　学　出　版　社
北　京

内 容 简 介

中医基础理论是研究和阐释中医学的基础理论和基本知识的一门学科，包括中医学的基本概念、基本原理和基本规律的理论体系和基本知识。中医基础理论课程属于中医学及其相关学科的专业基础课和入门课，为继续学习中医诊断学、中药学、方剂学、中医临床医学、中医预防医学及中医经典著作奠定理论基础。中医基础理论课程所涉及的内容是中医学理论体系的基石。中医基础理论课程的内容主要包括中医学的哲学基础、中医学的生理观、病理观及防治观等三部分。每个章节的标题都附有英文翻译，并在每个章节后附录了本章要点表解，以便学生学习和记忆。

本教材适用于中西医临床医学、中医学、针灸推拿学、中医骨伤学、中药学等专业五年制本科生，并可作为中医学等专业七年制或八年制学生的学习用书。

图书在版编目（CIP）数据

中医基础理论/唐庆，范恒主编 .—北京：科学出版社，2023.7
科学出版社"十四五"普通高等教育本科规划教材
ISBN 978-7-03-076069-2

Ⅰ.①中⋯　Ⅱ.①唐⋯ ②范⋯　Ⅲ.①中医医学基础-高等学校-教材　Ⅳ.① R22

中国国家版本馆 CIP 数据核字（2023）第 134793 号

责任编辑：朱　华/责任校对：宁辉彩
责任印制：赵　博/封面设计：陈　敬

科学出版社 出版
北京东黄城根北街 16 号
邮政编码：100717
http://www.sciencep.com
北京中石油彩色印刷有限责任公司印刷
科学出版社发行　各地新华书店经销
*
2023 年 7 月第　一　版　开本：787×1092　1/16
2024 年 1 月第二次印刷　印张：21 1/2
字数：523 000

定价：128.00 元
（如有印装质量问题，我社负责调换）

前　言

　　中医基础理论课程属于中医学的专业基础课，是关于中医学的基本理论、基本知识和基本思维方法的学科，也是阐释和介绍中医学的这方面内容的课程。它是研究和学习中医学其他各门课程的基础。本课程的主要内容包括中医学理论体系概述，中医学的哲学基础（气一元论、阴阳学说、五行学说），中医学的生理观（藏象、精气血津液神、经络、体质），中医学的病理观（病因、病机）及中医学的防治观（养生、预防、治则）等。

　　本教材坚持继承与创新相结合的编写思路，汇集了同类教材的许多优点，广泛吸取普通高等教育"十五""十一五""十二五""十三五"等《中医基础理论》历版教材精华编写而成。编写过程中注重溯源求真、传统中医理论的继承，突出中医理论特色，遵循中医药思维；注重理论与临床实践有机结合，力求让理论教学适应时代发展和临床实践的需求；注重中医基础理论的完整性、系统性、科学性与逻辑性、创新性，以保持中医学传统理论特色为宗旨，突出中医基础理论的继承、发展和创新，部分吸纳行业公认度较高的新观点、新知识、新方法，开阔学生视野与文化素养；注重坚持中华传统文化与中医基础理论相结合，知识传授与思维方法相结合，基础理论与临床实际相结合的原则；注重医学与人文的有机结合，体现中华传统文化与中医药学的关系，并对所涉及的理论进行了结构调整，使其结构层次清晰、逻辑性强，使中医基础理论教学适应时代发展、学科发展和临床实践的需求，实现知识、素养、能力一体化，有利于学生创新能力的培养。按照普通高等教育全日制五年制本科中医基础理论课程教学大纲的要求，在充分吸收以往本课程教材所有优点的同时，适度增加了一些新的教学内容和研究成果，以反映中医学理论的创新和发展。本教材的编写以保持中医学的传统特色为宗旨，在对中医学的基本理论充分阐释的同时，适度指出它们的临床指导意义，做到理论与实践相结合，注重教材的易学、易用、易记忆，特别是在每部分或章节后附录了本章要点表解，以方便学生理解和记忆。同时，为了提高中医大学生英语水平，每章、节标题均配有英语翻译。

　　本教材的中医名词术语，执行《中华人民共和国国家标准·中医基础理论术语》和《中医药学名词》（2004版），进行科学、准确的规范表述；对尚未审核的中医名词术语，采用教学、国际交流中已经通用的名词。同时，本教材结合现代信息技术的发展，在各章节设计了二维码，主要以PPT课件、复习思考题以及表格、动画、视频等形式，加深对教学内容的理解，并阐述一些中医学相关扩展知识，扩展学术新动态、新进展、新概念等，与在线网络学习资源有机结合、无缝链接，从而有利于学生对课程内容的进一步理解。

　　本教材充分贯彻党的二十大报告中关于教育、科技、人才是全面建设社会主义现代化国家的基础性、战略性支撑思想，适用于中西医临床医学、中医学、全科医学、针灸推拿学、骨伤学、中药学等专业五年制本科学生，也可作为中医学等专业七年制或八年制学生学习用书。本教材由全国多所高等医药院校和部分教学医院的教授以及全国中西医结合教育指导委员会委员通力合作，集中大家的智慧共同编写而成。同时也得到了华中科技大学领导的大力支持，还得到了华中科技大学同济医学院第一临床学院（武汉协和医院）中医教研室的教师及博士研究生朱凤、桂阳、董亚兰、韦春珠、楚思和硕士研究生袁余懿、刘畅、田雨时等的帮助和支持，一并致谢！最后要特别感谢中华中医药学会中医基础理论分会主任委员、浙江中医药大学张光霁教授百忙之中抽出时间进行审阅！

本书的编写，由于编者水平有限，如有疏漏之处，欢迎批评指正，以便再版时修订。

《中医基础理论》编委会

2023 年 4 月

目　　录

第三章　藏象
Visceral manifestation ·· 64

第五章　经络
Meridian and collateral ························· 167

第一章 中医学理论体系概述
A brief introduction to theory system of TCM

中医学（traditional Chinese medicine，TCM）是在中国古代的唯物论和辩证法思想的影响和指导下，通过长期的医疗实践，不断积累，反复总结而逐渐形成的具有独特风格的传统医学科学，是中国人民长期同疾病作斗争的极为丰富的经验总结，具有数千年的悠久历史，是中国传统文化的重要组成部分。它历史地凝结和反映了中华民族在特定发展阶段的观念形态，蕴含着中华传统文化的丰富内涵，为中华民族的繁衍昌盛和保健事业作出了巨大贡献，是中国和世界科学史上一颗罕见的明珠。

中医基础理论旨在研究阐发中医学的基本观念、基本概念、基本理论和基本原则，它在整个中医学科中占有极其重要的地位，是中医学各分支学科的理论基础。

第一节 中医学理论体系的形成和发展
Formation and development of theory system of TCM

一、中医学理论体系的形成
Formation of theory system of TCM

（一）中医学与中医学理论体系

1. 中医学 医学是研究人类生命（life）过程以及同疾病（disease）做斗争的一门科学体系，属于自然科学范畴。中医学（traditional Chinese medicine，TCM）是研究人体生理、病理、疾病的诊断与防治，以及摄生康复的一门传统医学科学，它有独具特色的理论体系。

2. 中医学理论体系 体系是由有关事物互相联系、互相制约而构成的一个整体。科学理论体系是由基本概念、基本原理或定律和具体的科学规律三个基本知识要素组成的完整体系。如爱因斯坦所说："理论物理学的完整体系是由概念、被认为对这些概念是有效的基本定律以及用逻辑推理得到的结论这三者所构成的。"（《爱因斯坦文集》）中医学理论体系（theory system of TCM）是由中医学的基本概念、基本原理以及按照中医学逻辑演绎程序从基本原理推导出来的科学结论（即科学规律）而构成的，是以中国古代的唯物论和辩证法思想，即气一元论（theory of qi）和阴阳五行学说（theory of yin-yang and five elements）为哲学基础，以整体观念（concept of holism）为指导思想，以脏腑经络的生理和病理为核心，以辨证论治（treatment upon syndrome differentiation）为诊疗特点的独特的医学理论体系。

（二）中医学理论体系形成的条件

科学是一种社会现象，它不能游离于社会之外而孤立地存在与发展。科学体系是社会的一个子系统，它要与社会的其他子系统之间发生物质、能量和信息交换。社会为科学的形成与发展提供充分的必要的条件。

中医学发源于先秦，其理论体系形成于战国到秦汉时期。中医学理论体系是在中国古代哲学思想的影响和指导下，在中华民族传统文化的基础上，通过长期的医疗保健的经验积累和理论总结而形成的。

1. 古代哲学思想的影响　自然科学是关于物质运动规律的理论知识体系。哲学是关于世界观的学说，是人们对整个世界（自然、社会和思维）根本观点的体系。任何一门自然科学的形成和发展都离不开哲学，必然受着哲学思想的支配和制约，特别是在古代社会，哲学与自然科学尚未彻底分开之时，显得尤为密切。中医学属于古代自然科学范畴，其理论体系始终没有脱离古代自然哲学。中医学以中国古代朴素的唯物论和自发的辩证法思想，即气一元论、阴阳五行学说构建其理论体系。哲学既是世界观，又是方法论。气一元论和阴阳五行学说不仅为中医学提供了朴素的唯物辩证的自然观和生命观，也确立了中医学的整体的研究方法，使中医学以联系的、发展的、全面的观点去认识自然、认识生命，借以阐明人与自然、健康与疾病等之间的关系和本原。中医学运用哲学的概念和范畴，去观察事物，借以阐明中医学中的一系列问题，并贯穿于中医学理论体系的各个方面，使之成为中医理论体系的重要组成部分。这些哲学概念和范畴通过中医学的诊疗实践，得到了探索、验证和深化，从而又丰富和发展了中国古代哲学理论。中医学虽然是来自长期的经验积累，但并没有像其他经验科学而被科学实验方法所淘汰，其根本原因在于中医学理论充满了朴素的唯物论和自发的辩证法思想，具有深刻的哲学渊源。

2. 社会自然科学的渗透　中华民族从春秋战国到秦汉这一历史时期，各种文化学术流派，如儒家、道家、墨家、法家、名家、阴阳家、农家、兵家、纵横家等学派展开了学术争鸣与交流，学术上呈现出"诸子百家"的繁荣景象。通过诸子百家的学术争鸣、交流与交融，出现了"车同轨、书同文"的大一统局面，从而奠定了中华民族文化的深厚基础，也为中医学理论体系（theory system of TCM）的形成奠定了坚实的文化、科学、社会历史基础，中医学是中华民族文化的一部分，在这一时期，它广泛地吸收、移植、渗透和交融了当时的自然科学和社会科学的各种学说、各个学派的先进成就，诸如哲学、数学、化学、天文学、历法学、气象学、地理学、声学、物候学、生理学、解剖学、心理学等多学科的知识，为中医学理论体系的形成奠定了文化技术基础。

3. 长期医疗经验的积累　科学理论是科学抽象的结果。科学抽象是正确反映客观事物或现象的本质，形成科学概念和范畴，用以揭示其规律性的一种研究方法，是人们运用理性思维方法，对所获得到的感性经验材料加工、整理，从而概括或抽象出事物的性质和规律的一种科学认识方法。实践是中华民族思维的起点，也是思维逻辑结构的起点。古代的中国人在长期的生活生产和医疗实践中，通过观察积累了丰富的感性材料，经过思维而形成概念、判断，逐步上升为医学理论。重视实践经验的积累是中华民族传统思维中一个重要的本质和精髓。

中国从公元前 21 世纪进入奴隶社会以后，人们对疾病的认识，随着医疗实践经验的积累而不断发展。如早在西周时期，医学家就提出了发病和药物治病等理论。在春秋时期，秦国医和（知名医生）又提出了六气致病的学说，开创了中医理论体系的先河。中华民族的祖先在长期的生产斗争和医疗实践中，逐步积累了原始的医药知识，为中医学理论体系的形成奠定了丰富的实践基础。

科学理论的确立，无不通过长期反复的生活、生产和科学实践，再从反复的认识中得出正确的理论，中医学也是通过长期反复的医疗实践，逐步形成了自己的理论体系。

中医学基础理论是对人体生命活动和疾病变化规律的理论概括。例如藏象学说（theory of visceral manifestation）就是通过长期的生活观察、反复的医疗实践和解剖实验而形成的，再如诊断、证候（clinical manifestation）、治则、方药功效的确立等无不皆然。由此可见，中医学理论体系在形成和发展过程中，始终以实践作为坚实的基础。

（三）中医学理论体系形成的标志

中医学理论体系（theory system of TCM）形成的标志是《黄帝内经》的问世。《黄帝内经》吸收了秦汉以前的天文、历法、气象、数学、生物、地理等多种学科的重要成果，在气一元论、阴阳五行学说指导下，总结了春秋战国以前的医疗成就和治疗经验，确定了中医学的理论原则，系统地阐述了生理、病理、经络、解剖、诊断、治疗、预防（prevention）等问题，建立了独特的理论体系，成为中医学发展的基础和理论源泉。

（四）中医学独特理论体系的确立

《黄帝内经》的成书，实际上标志着中医学基本理论的确立，它与张仲景的《伤寒杂病论》分别是中医学基本理论和辨证论治（treatment upon syndrome differentiation）的奠基之作。二者与《神农本草经》《难经》一起，被历代医家奉为经典，由此确立了中医学独特的理论体系，给后世医学的发展带来深远的影响。

二、中医学理论体系的发展
Development of theory system of TCM

科学的发展除受到社会、政治、经济等外部环境因素影响外，其自身内部还存在着相互对立的矛盾。这种矛盾是科学发展的内在根据，是科学发展的内在动力。科学理论和科学实验的矛盾是科学发展的内在动力，中医学理论体系在其发展过程中，随着社会实践特别是医疗实践的发展，《黄帝内经》所构建的理论体系有的已无法解释新的事实，出现了原有的科学理论与新的科学事实的矛盾。在社会需要的推动下，中医学理论体系内部不断地发生分化与综合，于是，新的理论学派和新的分支学科应运而生。中医学理论体系就是在理论与实践、分化与综合、传统与创新的对立统一运动中，不断地向前发展。

中医理论体系的发展，是随着中国社会文化科学技术的发展，中国历代医家和人民群众在长期与疾病斗争的实践中，运用相应历史时期的先进文化科学技术成就，不断地完善、提高而发展的。因此，中医学理论体系的发展反映了相应历史时期的文化科学技术水平。

（一）中国历代医家的贡献

在中医学理论发展的过程中，上自晋、唐、宋、金、元，下迄明清的许多医家，在《黄帝内经》《伤寒杂病论》等经典著作的基础上，在各自的临床经验和理论研究中，均从不同角度发展了中医学理论体系。

魏晋隋唐时期：西晋时期医家王叔和著《脉经》，丰富了脉学的基本知识和理论。西晋时期医家皇甫谧的《针灸甲乙经》是一部针灸学专著。隋代医家巢元方的《诸病源候论》是一部病因、病机和证候学专书。唐代医家孙思邈的《千金要方》《千金翼方》以及王焘的《外台秘要》等，集唐以前医学之大成，从理论到临床均有新的发展。

宋金元时期：自宋以后，迄至明清，许多医家在继承了前人已有成就的基础上，根据各自的实践经验，勇于创新，提出自己的独到见解，从而使中医学术有了新的突破和发展。北宋时期医家庞安时《伤寒总病论》首先提出温病与伤寒分治，不仅认识到温病有相当强的传染性和流行性，而且对温病的治疗、预防、预后、康复有着全面而独到的认识和应对方法。南宋时期医家陈无择确立了"内因、外因、不内外因"的病因分类，对后代病因发展影响极为深远。特别是中医各种专科和综合性论著，层出叠见。其中，金元四大家对中医学理论的发展作出了重要的贡献。刘完素（约1100年生，卒年不详，人称刘河间）以火热立论，力倡"六气皆从火化"，"五志过极皆能生火"，用药多用寒凉。火热在表，治以辛凉甘寒；火热在里，则用承气诸方；表里俱热，用防风通圣散、凉膈散以凉解之，所以被称为"寒凉派"。刘氏之火热理论，促进了温病学说的发展，对温病学说的形成有深刻的影响。张从正（约1156—1228年）传河间之学，认为"病由邪生，攻邪已病"，主张"邪去则正安"，用汗、吐、下三法以攻邪，所以被称为"攻下派"。他不仅对疾病（disease）的机制进行了深入地探讨，而且扩大了汗、吐、下三法的应用范围，对中医治疗学的发展作出了重要贡献。李东垣（约1180—1251年）提出了"内伤（endogenous injury）脾胃，百病由生"的内伤学说，治疗重在升补脾阳，被称为"补土派"。朱丹溪（约1281—1358年）重视相火（ministerial fire）妄动，耗伤真阴，提出"阳常有余，阴常不足"之论，治病以滋阴降火为主，因此被称为"养阴派"。金元四大家各具特色，各有创见，均从不同角度丰富和发展了中医学，促进了中医学理论和临床实践的发展。

明清时期：在中医学术发展史上，这一时期温补学派颇为盛行，其中薛立斋、孙一奎、赵献可、张景岳、李中梓等大都重视脾肾，善于温补。温病学派的出现，标志着中医学术发展又取得了突出成就。吴又可创立了传染病病因学的"戾气学说"的新概念，提出了治疗传染病的较完整的学术见解，著成《温疫论》，为温病学说的形成奠定了基础。叶天士《温热论》，首创卫气营血辨证；吴鞠通《温病条辨》，创三焦辨证；薛生白《湿热病篇》，指出"湿热之病，不独与伤寒不同，且与温病大异"；王孟英《温热经纬》"以轩岐仲景之文为经，叶薛诸家之辨为纬"。这些温病学家大胆地突破了"温病不越伤寒"的传统观念，创立了以卫气营血、三焦为核心的一套比较完整的温病辨证论治的理论和方法，从而使温病学在证因脉治方面形成了完整的理论体系。温病学说和伤寒学说相辅相成，成为中医治疗外感（exogenous contraction）热病的两大学说，在治疗急性热病方面做出了巨大的贡献。

中药学理论是与中医学理论相辅而行的，其肇始于《黄帝内经》，如五味（five flavors）入五脏，气味厚薄阴阳的不同作用，君臣佐使的配伍等。陶弘景又提出了相须、相使、相畏、相恶、相反、相杀之说。张元素则发展了药物归经和升降浮沉的理论。中医临床治疗，是以此作为指导用药的依据。

（二）中医学理论的现代化

中医学的历史，是学术不断发展、不断创新的历史。自中华人民共和国成立以来，在中国共产党和中华人民共和国政府的关怀下，中医学理论取得了长足的进步，在研究的广度和深度及方法上均超过了历史任何时期。当代中医学理论的研究，以系统整理、发扬提高为前提，运用传统方法和现代科学方法，多学科、多途径逐步地揭示了中医学理论的奥秘，使中医学理论出现了不断深化、更新，并不断有所突破的态势。

在中医学文献的系统整理与研究方面，以中医高等院校统编教材《中医基础理论》《中医学基础》为标志，构筑了中医基础理论的基本体系。阐释经旨，赋予新义，开拓新境的《阴阳五行》《中医学概论》《实用中医基础学》《气血论》等许多论著和佳篇，则反映了中医学理论水平的提高。

在中医学理论的研究方法上，除运用文献方法研究中医学理论的本源，进一步揭示其学术内涵外，利用多学科知识和方法研究中医学理论则是当代中医学理论研究的重要特点。中医基础理论蕴含着现代自然科学中某些前沿理论的始基，为哲学、天文学、气象学、数学、物理学、系统科学、生命科学等提供了一些思维原点或理论模式。诸如《内经的哲学与中医学的方法》的问世，以及泛系理论与辨证论治（treatment upon syndrome differentiation）、天文学与五运六气（five circuits and six qi）、太极阴阳理论、运气与气象、控制论与治法理论、气与场、气与量子力学等研究成果的发表，使中医学理论研究与当代前沿科学相沟通，具有强烈的时代特点和创新意识。

运用现代医学及其现代科学知识和方法，特别是实验方法，研究中医学的藏象、经络（meridian and collateral）、气血、证候（clinical manifestation）、诊法、治法等，使中医基础理论研究的方法从经学、经验、自然哲学的方法上升为现代科学技术方法，初步阐明了中医学理论某些概念、原理的科学内涵。如从肌电、皮肤温度、皮肤电阻、血流图、超声波、激光及同位素追踪、微观解剖、内分泌、神经化学等多学科、多角度、多方面进行研究，证实了经络现象是客观存在。关于经络的实质，则提出了神经体液说、低阻抗说、皮层内脏相关说、第三平衡系统论、波导论和液晶态说等学说，这些学说尚有待进一步验证、探索。中医学藏象学说的研究，通过临床观察，特别是动物实验，在探讨中医脏腑的实质方面，取得了一定的进展，尤以脾肾研究为多。研究资料表明：在肾阳虚（kidney yang deficiency）时，下丘脑 - 垂体 - 肾上腺皮质、下丘脑 - 垂体 - 性腺、下丘脑 - 垂体 - 甲状腺三轴出现功能紊乱与低下，肾阳虚证的主要发病环节是下丘脑的调节功能紊乱。脾虚则与胃、肠、胰等整个消化系统功能减退，免疫功能障碍，自主神经系统紊乱，直至与生物膜的结构、功能异常有关。其他对肝、心、肺的研究也取得了举世瞩目的成就。

为了推动中医学理论研究的发展，我们国家已把中医藏象学、病因学、辨证学、诊法及治则治法、养生学、动物造模、经络研究、针刺麻醉机制研究以及文献研究等内容列入国家中医药科研规划。

中医学理论研究已成为世界性的研究课题，各国学者多有建树。当代中医学理论研究成就非凡，随着研究的不断深入，中医学理论研究也必将取得重大突破，为生命科学的发展作出自己的贡献。

第二节　中医学理论体系的主要特点
Main characteristics of theory system of TCM

一、中医学理论体系的基本内容
Basic content of theory system of TCM

（一）哲学基础

哲学是关于世界最一般的运动规律的科学。任何一门科学的形成和发展都离不开哲学。在哲学与自然科学尚未彻底分开的古代尤为如此。中医学吸取了汉代以前的哲学成果，直接地大量地引用气、阴阳、五行（five elements）、形神、天人关系等重要的哲学概念和学说，去阐明医学中的问题，使之成为中医学的重要概念和理论，把哲学理论与医学理论熔铸成为一个不可分割的有机整体，体现出中国古代东方的特殊思维方式。中国古代哲学为中医学理论的形成和发展奠定了世界观和方法论基础，而中医学理论的形成和发展又丰富和发展了中国古代哲学。中国古代哲学与中医学相辅相成，相得益彰。

1. 气一元论 "气"在中国哲学史上是一个很重要的范畴，在中医学的学术思想中占有特别重要的地位，是中医学的哲学和医学理论的基石。气是物质实体，是构成宇宙天地以及天地万物的最基本元素，具有运动的属性。气的运动是气内部的相互作用，是事物发展变化的源泉，气（qi）和形以及两者的相互转化是物质世界存在和运动的基本形式。

2. 阴阳学说（yin-yang theory） 阴阳学说是在"气"的基础上建立起来的，与气一元论紧密地结合在一起，是中国古代朴素的对立统一理论。阴阳是标示事物状态特征的范畴，一是代表两种对立的特定属性，二是代表两种对立的特定的运动趋向或状态。阴阳是宇宙的总规律。但是阴阳范畴不仅具有对立统一的属性，而且还具有另外一些特殊的质的规定，属于现代辩证法的矛盾范畴。

3. 五行学说 五行学说是中国古代朴素的普遍系统论。中医学运用五行学说，从系统的整体观点观察事物，认为任何一个（类）事物的内部都包含着具有木、火、土、金、水五种功能属性的成分或因素，并且木、火、土、金、水这五个方面按照一定规律相互联系，形成这一事物的整体功能结构。五行结构系统，通过与反馈机制相似的生克乘侮关系，保持系统的稳定性和动态平衡，从而论证了人体局部与局部、局部与整体之间的有机联系，以及人与环境的统一，即人体自身整体性及其与内外环境统一的认识，称为整体观念。五行学说的朴素的系统观念是现代系统理论的原始形态，在最一般的原则上与现代系统论相一致。但五行学说是一种朴素的系统理论，不可能像现代系统论那样更科学地阐明所有系统结构的一般关系和一般规律。

（二）藏象经络

藏象、经络、气血精津液等学说是中医学关于正常生命现象的理论知识。其中，藏象学说是中医学理论体系的核心。

1. 藏象学说 藏象学说（theory of visceral manifestation）是研究人脏腑活动规律及其相互关系的学说。它认为人体是以心、肝、脾、肺、肾五脏为中心，以胆、胃（stomach）、小肠、大肠（large intestine）、膀胱（bladder）、三焦六腑相配合，以气（qi）、血（blood）、精（essence; semen ）、津液（fluid and liquid）为物质基础，通过经络使内而脏腑，外而五官九窍、四肢百骸，构成一个有机的整体，并与外界环境相统一；它是中华民族劳动人民和医学家通过长期对人类生命活动的观察研究和防病治病的实践，并以阴阳五行理论为指导，逐步形成和发展起来的学说，对中医诊治与预防疾病、养生（health maintenance ）与康复有重要的指导意义。中医脏腑概念虽然包含着解剖学成分，但主要是一个标示各种整体功能联系的符号系统，是人体整体的功能模型，主要是阐述其生理功能和病理现象，因而不能与现代解剖学的同名脏器完全等同。

2. 气血精津液学说 气（qi）、血（blood）、精〔essence（as the world origin in ancient philosophy)]、津液（fluid and liquid）既是脏腑功能活动的物质基础，又是脏腑功能活动的产物，气、血、精、津液学说主要探讨生命的物质组成以及生命活动的物质基础。泛言之，气血精津液学说应包含于藏象学说之中。

3. 体质学说 体质学说是研究人类的体质特征、类型和变化规律，及其与疾病的发生、发展关系的学说。体质（constitution）是人体在遗传性和获得性基础上表现出来的功能和形态上的相对稳定的固有特征，与健康和疾病有着密切关系。

4. 经络学说 经络学说（meridian theory）是研究人体经络系统的组成、循行分布及其生理功能、病理变化以及指导临床治疗的理论。经络是人体运行气血的通道，纵横交贯，网络全身，将人体内外、脏腑、肢节联结成为一个有机的整体。

藏象学说、气血精津液学说、体质学说和经络学说相互包容渗透，互为补充，形成了中医学对生命规律的独特的精辟的认识。

（三）病因病机

病因病机学说是中医学关于疾病的理论知识，包括病因（pathogenic factors）、发病（onset of disease）与病机（pathogenesis）三部分内容。

1. 病因学说（disease cause theory） 病因学说是研究各种致病因素的性质和致病特点的学说。中医学认为疾病的发生是致病因素作用于人体后，正常生理活动遭到了破坏，导致脏腑经络、阴阳气血失调。病因可分为六淫（six climatic influences）（风、寒、暑、湿、燥、火）、疫疠，七情（喜、怒、忧、思、悲、恐、惊），饮食失宜（improper diet），劳逸失度（maladjustment between work and rest），外伤，胎传等。中医学对病因的认识，是通过对患者的症状（symptom）、体征（sign）进行分析推求而得来的，并能为治疗用药提供依据，这种方法称之为审证求因或辨证求因。按照症状、体征、证候来建立病因概念，是中医学确认病因的特殊标准和主要特点。

2. 病机学说（pathogenesis theory） 病机学说是研究疾病发生、发展和变化机制的学说。其内容包括发病机制、病变机制和病程演化机制三部分。发病机制是研究人体疾病发生的一般规律的学说。中医学认为疾病的发生关系到正气（healthy qi）和邪气（pathogenic qi）两个方面，即"正气存内，邪不可干"，"邪之所凑，其气必虚"。病变机制简称病机、病理，是研究人体病理变化规律的学说，包括邪正盛衰、阴阳失调（imbalance between yin and yang）、气血精津液失常以及脏腑经络失常等病理变化的一般规律。病程变化机制是研究疾病发生、发展和结局的一般规律的学说，包括病位传变、病理转化、疾病转归与复发等。

（四）诊法辨证

诊法，指望、闻、问、切四种诊察疾病的方法，简称四诊。望诊是对患者的神色、形态、五官、舌象以及排出物等进行有目的地观察，以了解病情，测知脏腑病变。闻诊是从患者语言、呼吸等声音以及由患者体内排出的气味以辨别内在的病情。问诊是通过对患者及知情者的询问，以了解患者平时的健康状态、发病原因、病情经过和患者的自觉症状等。切诊是诊察患者的脉象和身体其他部位，以测知体内变化情况。在四诊之中，以望神、望面色、舌诊、问诊、脉诊为要。四诊各有其特定的诊察内容，不能互相取代，必须四诊合参，才能系统而全面地获得临床资料，为辨证提供可靠依据。

辨证即分析、辨识疾病的证候，即以脏腑（zang-fu viscera）、经络（meridian and collateral）、病因（pathogenic factors）、病机（pathogenesis）等基础理论为依据，对四诊所收集的症状、体征，以及其他临床资料进行分析、综合，辨清疾病的原因、性质、部位以及邪正之间的关系，进而概括、判断为何种证候，为论治提供依据。

（五）预防治则

1. 预防 预防（prevention）是采取一定的措施，防止疾病的发生与发展。采取积极的预防或治疗手段，防止疾病的发生和发展，即"治未病"，是中医治疗的一个基本原则。治未病包括未病先防和既病防变两个方面。

2. 未病先防 未病先防（disease prevention first）即在疾病发生之前，做好各种预防工作，以防止疾病的发生。要防病必先强身，欲强身必重摄生，摄生又称养生（health preservation），是根据生命发展的规律，采取能够保养身体、减少疾病、增进健康、延年益寿的手段，所进行的保健活动。中医养生学是在中华民族文化为主体背景下发生发展起来的，具有中医特色的，研究人类生命规律，阐述增强体质、预防疾病以延年益寿的理论和方法的学说。把精（essence）、气（qi）、神（mental activity）作为人身之三宝，视为养生的核心，强调养生之道必须法于阴阳、和于术数、形神并养、协调阴阳、谨慎起居、和调脏腑、动静适宜、养气保精、综合调养。养生是最积极的预防措施，对增进健康、延年益寿、提高生命质量，具有普遍意义。除摄生防病外，还应注意防止病邪的侵害。

3. 既病防变 既病防变（prevention of progress of disease）指未病之时，注重防患于未然。一旦发病，当注意早期诊断和早期治疗。早期诊断以防止疾病由轻浅而危笃，所谓"见微知著，弥患于未萌，是为上工"（《医学心悟》）。早期治疗则可截断病邪传变途径，先安未受邪之地，以防止疾病传变。早期诊断、早期治疗，是既病防变的关键，一方面可控制病邪蔓延，另一方面又可以避免正气的过度损耗，易于治疗和恢复健康。

4. 治则 治则（therapeutic principle）即治疗疾病的法则或原则，是治疗疾病的观念和确定治法的原则，对临床立法、处方具有普遍指导意义。治病求本（treatment of disease in terms of root cause）、知常达变、因势利导和以平为期是中医治疗疾病的基本观念。而正治反治、治标治本、扶正祛邪、调整阴阳、调和气血、调理脏腑、形神兼顾、病证相参、三因制宜等则是中医治疗疾病的基本原则。治法是在治则指导下所确定的具体治疗措施，治则指导治法，而治法体现治则。

理、法、方、药是中医学关于诊断与治疗操作规范的四大要素。辨证论治（treatment upon syndrome differentiation）是理、法、方、药运用于临床的过程，为中医学的基本特色。所谓"理"，指根据中医学理论对病变机制作出的准确的解释；所谓"法"，指针对病变机制所确定的相应的治则治法；所谓"方"，指根据治则治法选择最恰当的代表方剂或其他治疗措施；所谓"药"，指对方剂中药物君、臣、佐、使的配伍及其剂量的最佳选择。辨证（syndrome differentiation）是论治的前提，论治是在辨证基础上拟定出治疗措施，辨证与论治在诊治疾病过程中，相互联系，密不可分，是理、法、方、药在临床上的具体应用。

（六）康复

康复又名平复、康健。康复是指改善或恢复人体脏腑组织的生理功能，即采用各种措施对先天或后天各种因素造成的脏腑组织功能衰退或功能障碍进行医疗，从而使其生理功能得以改善或恢复。康复不仅是身体的复健，而且更重要的是心神的康复，故中医学认为康复是身心的康复。中医学康复的基本观点为整体康复、辨证康复和功能康复。根据天人相应（correspondence between human and environment），人与自然、社会相统一的观点，通过顺应自然、适应社会、整体调治，达到人体形神统一。整体康复的思想，称为整体康复观。辨证康复是辨证论治在康复中的具体体现。根据辨证的结果，确定相应的康复原则，并选择适当的康复方法，促使患者康复的思想，称为辨证康复观。根据中医学的恒动观，注重功能训练，运动形体，促进气血流通，以恢复患者脏腑生理功能和生活、工作能力的思想，称之为功能康复观。

预防、治疗和康复是中医学同疾病作斗争的三种不同而又密不可分的理论和方法，对临床医疗实践，保障人们的健康长寿，具有重要的意义。

二、中医学理论体系的基本结构
Basic structure of theory system of TCM

就学术分类而言，中医学理论体系（theory system of TCM）的学科群，以基础与应用分，则可分为基础学科和应用学科两大类；以对疾病的认识、治疗和预防的医疗行为过程分，则可分为基础医学、临床医学和养生康复医学三大类学科。

（一）基础医学

1. 中医基础理论　中医基础理论（fundamental theory of TCM）是整个现代中医学理论体系的基础，其主要研究和阐明中医学的基本概念、基本理论、基本规律、基本原则。

2. 中医诊断学　中医诊断学是根据中医基础理论研究诊法和辨证的理论、知识和方法的一门学科，是连接理论与临床诊治的桥梁。

3. 中药学　中医传统用以预防和诊治疾病的药类物质谓之中药，又称本草、草药、中草药，现称中药。其主要来源为天然药物及其加工品，包括植物药、动物药、矿物药及部分化学、生物制品药。中药学主要研究中药的基本理论和各种中药的来源、采制、性能、功效及应用等，包括中药药理学、中成药学、中药栽培学、中药药材学、中药炮制学、中药制剂学、中药化学等分支学科。

4. 方剂学　方剂，简称方。方指医方，剂指调剂。方剂是根据配伍的原则，以若干药物配合组成的药方，是治法的体现，是中医学理、法、方、药的重要组成部分；方剂学是研究治法与方剂配伍规律及临床应用的一门学科。其内容包括药物的配伍规律、方剂的组成变化、剂型及方剂的用法等。

（二）临床医学

中医学关于病证的认识及治疗病证的原则、措施和经验等，构成了中医应用学科的主体，并分别组合成为中医内科学、中医外科学、中医妇科学、中医儿科学、中医骨伤科学、中医五官科学、针灸推拿学等临床学科。

（三）养生康复医学

中医养生学是在中医理论指导下，探索和研究中国传统的颐养身心、增强体质、预防疾病、延年益寿的理论和方法，并用这种理论和方法指导人们保健活动的应用科学。中医康复学是以中医基础理论为指导，运用调摄情志、娱乐、传统体育、沐浴、饮食等方式，进行辨证康复的学科，是一门涉及社会学、伦理学、心理学等多个学科的应用性学科。

三、中医学理论体系的基本特点
Basic feature of theory system of TCM

（一）整体观念

1. 整体观念（concept of holism）的基本概念　客观世界从自然界到人类社会，任何事物都是由各种要素以一定方式构成的统一整体。整体是由其组成部分以一定的联系方式构成的。一般说来，各组成部分（元素）之间相对稳定的本质联系称之为结构关系。具有一定结构关系的整体谓之系统。整体性就是统一性、完整性和联系性。整体性表现为整体联系的统一性，即整体与部分、部分与部分、系统与环境联系的统一性。人类对整体性的认识，经历了漫长的历史。中国古代朴素的整体观念，是同对世界本原的认识联系在一起的。中国古代哲学——气一元论（theory of qi）、阴阳五行学说，把自然界看成是由某些要素相辅相成组成的有机整体，在一定程度上揭示了客观事物的整体性及辩证的层次关系。中国古代朴素的整体观念是建立在气一元论和阴阳五行学说基础之上的思维形态或方式。整体观念是中国古代所具有的独特的思维形态，它强调整体、和谐和协调。但中国古代的整体观念带有自发性、直观性和思辨性，与辩证唯物主义的整体观，即科学的系统的整体观念不能相提并论。整体观念是关于事物和现象的完整性、统一性和联系性的认识。

中国古代哲学以气一元论哲学体系为基础，以天、地、人三才为立论基点，强调天人合一、万物一体，人—自然—社会是一个有机整体，整个世界处于一种高度和谐与协调之中，即所谓"天人合一"观。中医学以阴阳五行学说来阐释人体脏腑、组织之间的协调性及完整性，以及人体与外界环境的统一关系，从而形成了独具特点的中医学整体观念。中医学的整体观念既是关于人体自身以及人与环境之间的统一性、完整性和联系性的认识，又是古代唯物论和自发辩证法思想在中医学的体现，是中医学的基本特点之一，它贯穿于中医生理、病理、诊法、辨证、论治等整个理论体系之中，具有重要的指导意义。

2. 整体观念的内容　中医学把人体内脏和体表各部组织、器官看成是一个有机的整体，同时认为四时气候、地土方宜、周围环境等因素对人体生理、病理有不同程度的影响，既强调人体内部的统一性，又重视机体与外界环境的统一性，这就是中医学整体观念的主要内容。

（1）人是一个有机整体：其一，就形体结构而言，人体是由若干脏腑器官构成的。这些脏腑器官在结构上是不可分割、相互关联的。每一脏腑（zang-fu viscera）都是人体有机整体中的一个组成部分，都不能脱离整体而独立存在，属于整体的部分。其二，就生命物质而言，气、血、精、津、液是组成人体并维持人体生命活动的基本物质。分言之，则为气、为血、为精、为津、为液，则均由一气所化。它们在气化过程中，相互转化，分布、运行于全身各脏腑器官，这种物质的同一性，保证了各脏腑器官机能活动的统一性。其三，就机能活动而言，形体结构和生命物质的统一性，决定了机能活动的统一性，使各种不同的机能活动互根互用，协调和谐，密切联系。所谓"和实生物，同则不继"（《国语·郑语》）。人体各脏腑、组织或器官，都有各自不同的生理功能，这些不同的生理功能又都是整体功能活动的组成部分，从而决定了机体的整体统一性。人体各个组成部分之间，在结构上是不可分割的，在生理上是相互联系、相互制约的，在病理上是相互影响的。机体整体统一性的形成，是以五脏为中心，配合六腑，通过经络系统"内联脏腑，外络肢节"的作用实现的。五脏是构成整个人体的五个系统，人体所有组织器官都包括在这五个系统之中。人体以五脏为中心，通过经络系统，把六腑（six fu viscera）、五体（five body constituents）、五官（five sense organs）、九窍（nine orifices）、四肢百骸等全身组织器官有机地联系起来，构成一个表里相关、上下沟通、密切联系、协调共济、井然有序的统一整体，并且通过精、气、神的作用来完成机体统一的机能活动。这种五脏一体观（holism of five viscera）充分反映出人体内部各组织器官不是孤立的，而是相互关联的有机的统一整体。

（2）人与外界环境的统一性：中医学的整体观念强调人体内外环境的整体和谐、协调和统一，认为人体是一个有机整体，既强调人体内部环境的统一性，又注重人与外界环境的统一性。所谓外界环境是指人类赖以存在的自然和社会环境。现代系统论认为：生命系统包括细胞、器官、生物体、群体、组织、社区、社会以及超级系统 8 个层次，在环境中，根据不断变化的物质流、能量流和信息流，调节无数的变量而维持生存。天人关系是中国古代哲学的基本问题。在中国古代哲学中，天的含义大体有三，一是指自然之天，二是指主宰之天，三是指义理之天；人的含义大体有二，一是指现实中认知的主体或实践主体，二是指价值意义上的理想人格。天人关系实质上包括了人与自然、社会的关系。中国古代哲学气一元论认为，天人一气，整个宇宙都统一于气。天和人有着物质的统一性，有着共同的规律。中医学根据朴素的唯物主义"天人一气"的"天人合一"说，用医学、天文学、气象学等自然科学材料，论证并丰富了天人合一说，提出了"人与天地相参"（《素问·咳论》）的天人一体观（holism of human beings and universe），强调"善言天者，必有验于人"（《素问·举痛论》），把人的需要和对人的研究放在天人关系理论的中心地位。

（3）人与自然环境的统一性：人与自然有着统一的本原和属性，人产生于自然，人的生命活动规律必然受自然界的约束和影响。人与自然的物质统一性决定生命和自然运动规律的统一性。

人类生活在自然界之中，自然界存在着人类赖以生存的必要条件。自然界的运动变化又可以直接或间接地影响着人体，机体则相应地发生生理和病理上的变化。这种天人一体观（holism of human beings and universe）认为天有三阴、三阳、六气和五行的变化，人体也有三阴、三阳、六经、六气和五脏之气的运动。自然界阴阳五行的运动变化，与人体五脏六腑之气的运动是相互收受通应、密切联系着的。所以，人体与自然界息息相通，密切相关。人类不仅能主动地适应自然，而且能主动地改造自然，从而保持健康，生存下去，这就是人体内部与自然环境的统一性。其具体体现在以下两个方面。

1）人禀天地之气而生存：中医学认为世界本原于气，是阴阳二气相互作用的结果。天地是生命（life）起源的基地，天地阴阳二气的对立统一运动为生命的产生提供了最适宜的环境。故曰"人生于地，悬命于天，天地合气，命之曰人""天覆地载，万物悉备，莫贵乎人"（《素问·宝命全形论》）。生命是自然发展到一定阶段的必然产物。人和天地万物一样，都是天地形气、阴阳相感的产物，是物质自然界有规律地变化的结果。人类产生于自然界，自然界为人类的生存提供了必要条件，故曰"天食人以五气，地食人以五味"（《素问·六节藏象论》）。新陈代谢是生命的基本特征。生命既是自动体系，又是开放体系，它必须和外界环境不断地进行物质、能量和信息的交换。人是一个复杂的巨系统。气是构成人体的基本物质，也是维持生命活动的物质基础。它经常处于不断自我更新和自我复制的新陈代谢过程中，从而形成了气化为形、形化为气，形气转化的气化运动。没有气化运动就没有生命活动。升降出入是气化运动的基本形式，故曰"非出入则无以生长壮老已，非升降则无以生长化收藏""出入废则神机化灭，升降息则气立孤危"（《素问·六微旨大论》）。总之，人类是自然界的产物，又在自然界中生存。

2）自然界对人体的影响：人和自然相统一，人与自然有着共同规律，均受阴阳五行运动规律的制约，而且在许多具体的运动规律上又有相互通应的关系。人的生理活动随着自然界的运动和自然条件的变化而发生相应的变化。"人之常数"亦即"天之常数"（《素问·血气形志》），"天地之大纪，人神之通应也"（《素问·至真要大论》）。倘若违背了自然规律，将导致不良后果，所谓"至数之机……其往可追，敬之者昌，慢之者亡"（《素问·天元纪大论》）。

自然界中，四时气候、地土方宜等均给予人的生命活动与疾病以深刻的影响。如：

①季节气候与人体："人能应四时者，天地为之父母"（《素问·宝命全形论》）。一年四时气候呈现出春温、夏热、秋燥、冬寒的节律性变化，因而人体也就相应地发生了适应性的变化，如"春弦夏洪，秋毛冬石，四季和缓，是谓平脉"（《四言举要》）。天气炎热，则气血运行加速，腠理（striae）开疏，汗大泄；天气寒冷，则气血运行迟缓，腠理固密，汗不出。这充分地说明了四时气候变化对人体生理功能的影响。人类适应自然环境的能力是有一定限度的。如果气候剧变，超过了人体调节机能的一定限度，或者机体的调节机能失常，不能对自然变化作出适应性调节时，人体就会发生疾病。季节性的多发病或时令性的流行病有着明显的季节倾向，如"春善病鼽衄，仲夏善病胸胁，长夏善病洞泄寒中，秋善病风疟，冬善病痹厥"（《素问·金匮真言论》）。此外，某些慢性宿疾，如痹证、哮喘等，往往在气候剧变或季节更迭时发作或加剧。

②昼夜晨昏与人体：天地有五运六气（five circuits and six qi）的节律性的周期变化，不但有"年节律""月节律"，而且还有"日节律"。人体气血阴阳运动不仅随着季节气候的变化而变化，而且也随着昼夜的变化而发生节律性的变化。如人体的阳气，随着昼夜阳气的朝始生、午最盛、夕始弱、夜半衰的波动而出现规律性的波动。故曰"阳气者，一日而主外，平旦人气生，日中而阳气隆，日西而阳气已虚，气门乃闭"（《素问·生气通天论》）。在病理上，一般而言，大多白天病情较轻，傍晚加重，夜间最重，呈现出周期性的起伏变化。故曰"百病者，多以旦慧昼安，夕加夜甚"（《灵枢·顺气一日分为四时》）。

③地方区域与人体：地理环境是自然环境中的重要因素。地理环境包括地质水土、地域性气候和人文地理、风俗习惯等。地理环境的差异，在一定程度上，影响人们的生理机能和心理活动。中医学非常重视地区方域对人体的影响。生长有南北，地势有高低，体质（constitution）有阴阳，奉养有膏粱藜藿之殊，更加天时有寒暖之别，故"一州之气，生化寿夭不同"（《素问·五常政大论》），受病亦有深浅之异。一般而言，东南土地卑弱，气候多湿热，人体腠理多疏松，体格（physique）多瘦削；西北地处高原，气候多燥寒，人体腠理多致密，体格多壮实。人们长期生活在特定地理环境之中，逐渐形成了机能方面的适应性变化。一旦易地而居，环境突然改变，个体生理机能难以迅即发生相应的适应性变化，故初期会感到不太适应，甚至会因此发病。所谓"水土不服"，指的就是这种情况。总之，

地理环境不同，形成了生理上、体质上的不同特点，因而不同地区的发病情况也不尽一致。

④人与社会的统一性：人的本质，在现实上是一切社会关系的总和。人既有自然属性，又有社会属性。社会是生命系统的一个组成部分。人从婴儿到成人的成长过程就是由生物人变为社会人的过程。人生活在社会环境之中，社会生态变迁与人的身心健康和疾病的发生有着密切关系。社会角色、地位的不同，以及社会环境的变动不仅影响人们的身心机能而且疾病谱的构成也不尽相同。"大抵富贵之人多劳心，贫贱之人多劳力；富贵者膏粱自奉，贫贱者藜藿苟充；富贵者曲房广厦，贫贱者陋巷茅茨；劳心则中虚而筋柔骨脆，劳力则中实而骨劲筋强；膏粱自奉者脏腑恒娇，藜藿苟充者脏腑恒固；曲房广厦者玄府疏而六淫易客，茅茨陋巷者腠理密而外邪难干。故富贵之疾，宜于补正，贫贱之疾，易于攻邪"（《医宗必读·富贵贫贱治病有别论》）。太平之世多长寿，大灾之后，必有大疫，这是朴素的社会医学思想。随着科学的发展，社会的进步，社会环境的变迁，对人身心机能的影响也在发生变化。现代社会的"多科技综合征""抑郁症""慢性疲劳综合征"等的发生与社会因素有着密切关系。总之，中医学从天人合一的整体观念出发，强调研究医学应上知天文，下知地理，中知人事，治病宜不失人情，"不知天地人者，不可以为医"（《医学源流论》）。

⑤人对环境的适应能力：中医学的天人合一观强调人与自然的和谐一致，人和自然有着共同的规律，人的生长壮老已受自然规律的制约，人的生理病理也随着自然的变化而产生相应的变化。人应通过养生等手段，积极主动地适应自然。此外，还要加强人性修养，培养"中和"之道，建立理想人格，与社会环境相统一。但是，人的适应能力是有限的，一旦外界环境变化过于剧烈，或个体适应调节能力较弱，不能对社会或自然环境的变化作出相应的调整，则人就会进入非健康状态，乃至发生病理变化而罹病。

3. 整体观念（concept of holism）的意义　中医学的整体观念，对于观察和探索人体及人体与外界环境的关系和临床诊治疾病，具有重要指导意义。

（1）整体观念与生理：中医学在整体观念指导下，认为人体正常生命活动一方面要靠各脏腑（zang-fu viscera）发挥自己的功能，另一方面要靠脏腑间相辅相成的协同作用才能维持。每个脏腑各自协同的功能，又是整体活动下的分工合作，这是局部与整体的统一。这种整体作用只有在心的统一指挥下才能生机不息，"主明则下安……主不明则十二官危""凡此十二官者，不得相失也"（《素问·灵兰秘典论》）。经络系统则起着联系作用，它把五脏、六腑、肢体、官窍等联系成为一个有机的整体。精气神学说则反映了机能与形体的整体性。中医学还通过"阴平阳秘"和"亢则害，承乃制，制则生化"的理论来说明人体阴阳维持相对的动态平衡。五行相制是正常生理活动的基本条件，五行生克制化（five-element restriction and generation）理论则揭示了脏腑之间的相反相成、制约互用的整体关系。这种动态平衡观、恒动观、制约观，与现代系统论有许多相通之处，对发展生理学有重要的意义。

（2）整体观念与病理：中医学不仅从整体来探索生命活动的规律，而且在分析疾病的病理机制时，也首先着眼于整体，着眼于局部病变所引起的病理反应，把局部病理变化与整体病理反应统一起来。既重视局部病变和与之直接相关的脏腑，更强调病变与其他脏腑之间的关系，并根据生克制化理论来揭示脏腑间的疾病传变规律。用阴阳学说来综合分析和概括整体机能失调所表现出来的病理反应。阳胜则阴病，阴胜则阳病；阳胜则热，阴胜则寒；阳虚则寒，阴虚则热。阴阳失调（imbalance between yin and yang）是中医学对病理的高度概括。

在病因学和发病学上,中医学十分强调机体正气对于疾病发生与否的决定作用。"正气存内,邪不可干"(《素问·刺法论》),"邪之所凑,其气必虚"(《素问·评热病论》),"两虚相得,乃客其形"(《灵枢·百病始生》)。这种病因学、发病学的整体观,对医疗实践有重要的意义。

(3)整体观念与诊断:在诊断学上,中医学强调诊断疾病必须结合致病的内外因素加以全面考察。对任何疾病所产生的症状,都不能孤立地看待,应该联系到四时气候、地方水土、生活习惯、性情好恶、体质、年龄、性别、职业等,运用四诊的方法,全面了解病情,加以分析研究,把疾病的病因、病位、性质及致病因素与机体相互作用的反应状态综合起来,然后才能作出正确的诊断。故曰"圣人之治病也,必知天地阴阳,四时经纪,五脏六腑,雌雄表里,刺灸砭石,毒药所主,从容人事,以明经道,贵贱贫富,各异品理,问年少长,勇怯之理,审于分部,知病本始,八正九候,诊必副矣。"(《素问·疏五过论》)人体的局部与整体是辩证的统一,人体的任一相对独立部分,都蕴藏着整个机体的生命信息。所以人体某一局部的病理变化,往往蕴藏着全身脏腑气血阴阳盛衰的整体信息。如舌通过经络(meridian and collateral)直接或间接与五脏相通。故曰"查诸脏腑图,脾、肝、肺、肾无不系根于心。核诸经络,考手足阴阳,无脉不通于舌,则知经络脏腑之病,不独伤寒发热有苔可验,即凡内伤杂证,也无一不呈其形、著其色于其舌"(《临证验舌法》)。可见舌就相当于内脏的缩影。

"四诊合参""审察内外"就是整体观念在诊断学上的具体体现。

(4)整体观念与防治:中医防治学强调人与外在环境的统一以及人体的整体性。预防和治疗疾病必须遵循人体内外环境相统一的客观规律。人的机体必须适应气候季节的变化,和昼夜阴阳变化相适应,"春夏养阳,秋冬养阴",方能保持健康,预防疾病。治病"必知天地阴阳,四时经纪"(《素问·疏五过论》),"必先岁气,勿伐天和"(《素问·五常政大论》),否则"治不法天之纪,不用地之理,则灾害至矣"(《素问·阴阳应象大论》)。故曰"凡治病不明岁气盛衰,人气虚实,而释邪攻正,实实虚虚,医之罪也;凡治病而逆四时,生长化收藏之气,所谓违天者不祥,医之罪也"(《医门法律》)。所以,治疗疾病必须以天人一体观(holism of human beings and universe)为指导思想,采取适宜的治疗方法,才能取得预期的疗效。

人体是一个有机整体,局部和整体之间保持着相互制约、相互协调的关系。因此,治疗疾病必须着眼于全局,注意对整体的调节,避免"头痛医头,脚痛医脚"。如"从阴引阳,从阳引阴""以左治右,以右治左"(《素问·阴阳应象大论》),"病在上者下取之,病在下者上取之"(《灵枢·终始》)等,都是在整体观念指导下而确定的治疗原则。

总之,中医治疗学强调治病要因时、因地、因人制宜(treatment in accordance with individual),要从整体出发,全面了解和分析病情,不但要注重病变的局部情况、病变所在脏腑的病理变化,而且更要注重病变脏腑与其他脏腑的关系,把握整体阴阳气血失调的情况,并从协调整体阴阳、气血、脏腑平衡关系出发,扶正祛邪(strengthening healthy qi and eliminating pathogen),消除病邪对全身的影响,切断病邪在机体脏腑之间所造成的连锁病理反应,通过整体作用于局部,从而达到消除病邪、治愈疾病的目的。辨证论治(treatment upon syndrome differentiation)实质上就是整体治疗观的体现。

人既有自然属性,又有社会属性。天、地、人三位一体,人生活在天地之间、时空之内，人的生命活动必然受到自然环境和社会环境的影响。因此，置人于自然、社会环境的变化之中，以分析其机能状态，结合环境变化的各种因素进行诊断、治疗、预防、康复等一系列医学实践活动，是中医学的基本原则。所以要求医生必须上知天文，下知地理，中知人事。

中医学基于中国古代哲学天人合一观"人与天地相参"的整体观念具有重要的现实意义。首先，中医学的整体观念强调人与自然的和谐统一，对于纠正那种把人与自然对立起来，片面强调人是自然的主人，一味"征服自然"，向自然索取，破坏生态平衡的错误观点，有重大教育意义，并对建立现代环境科学有启迪作用。其次，中医学的整体观念强调天、地、人三位一体，把认识世界同认识人的自身统一起来，是对主体与客体辩证统一关系的朴素认识，对建立、发展现代医学模式（medical model）具有重要意义。最后，中医学的整体观念在强调天、地、人三位一体的同时，又特别注重"天覆地载，万物悉备，莫贵于人"，把人作为处理三者关系的核心，把提高人的精神境界、保持身心健康当作重要任务，对认识和解决当代"科技理性过度膨胀"，重视物质文明而忽视精神文明的社会病，也有所裨益。

（二）恒动观念

1. 恒动观念的基本概念　运动是物质的存在形式及其固有属性。世界上的各种现象都是物质运动的表现形式。运动是绝对的、永恒的，静止则是相对的、暂时的和局部的。静止是物质运动的特殊形式。中医学认为气具有运动的属性，气不是僵死不变的，而是充满活泼生机的。因此，由气所形成的整个自然界在不停地运动、变化着。自然界一切事物的变化，都根源于天地之气的升降作用，即气是构成人体和维持人体生命活动的最基本物质，所以人体也是一个具有能动作用的机体。"天主生物，故恒于动，人有此生，亦恒于动"[《格致余论·相火论》]。人类的生命具有恒动的特性。恒动就是不停顿地运动、变化和发展。中医学用运动的、变化的、发展的，而不是静止的、不变的、僵化的观点，来分析研究生命、健康和疾病等医学问题，这种观点称之为恒动观念。

2. 恒动观念的内容　世界是运动着的世界，一切物质，包括整个自然界，都处于永恒的无休止的运动之中，动而不息是自然界的根本规律。"高下相召，升降相因"（《素问·六微旨大论》），天地上下之间相引相召，造成气的升降和相互作用，从而引起世界上各种各样的变化。无论是动植物的生育繁衍，还是无生命物体的生化聚散，世界万物的生成、发展、变更，乃至消亡，无不根源于气的运动。气的胜复作用，即阴阳之气的相互作用，是"变化之父母，生杀之本始"（《素问·阴阳应象大论》）。即，气本身的相互作用是推动一切事物运动变化的根本原因。世界是物质"气"的世界，物质气不停息地进行升降出入运动，物质世界因运动而存在。物质存在的基本形式为形、气两大类，物质运动的基本形式为形气相互转化。中医学用气的运动和形气转化的观点，来说明生命、健康和疾病等问题。"人以天地之气生，四时之法成"（《素问·宝命全形论》），生命是物质的，人和万物一样，都是天地自然合乎规律的产物。人体就是一个不断发生着升降出入的气化作用的机体。

动和静是物质运动的两种表现形式。气有阴阳，相互感应，就有动静。"动静者，气本之感也；阴阳者，气之名义也"（《太极辨》）。动亦舍静，静即含动。阳主动，阴主静，阳动之中自有阴静之理，阴静之中已有阳动之根。"太极动而生阳，静而生阴"，"阳为阴之偶，阴为阳之基"，"一动一静，互为其根"（《类经附翼·医易》）。动静相互为用，促进了生命体的发生发展，运动变化。人体生命运动始终保持着动静和谐状态，维持着动静对立统一的整体性，从而保证了人体的正常生命活动。

3. 恒动观念的意义　生命在于运动，生命体的发展变化，始终处在一个动静相对平衡的自然更新的状态中。"人身，阴阳也；阴阳，动静也。动静合一，气血和畅，百病不生，乃得尽其天年"（《增演易筋洗髓·内功图说》）。因此，阴阳动静对立统一观点贯穿于中医学各个领域之中，正确地指导人们认识生命与健康、疾病的诊断与治疗，以及预防与康复等。

从健康与疾病言，"阴阳匀平，以充其形，九候若一"（《素问·调经论》）。"形肉血气必相称也，是谓平人"（《灵枢·终始》）。"平人"即健康者，其气血运行有序和谐，脏腑经络功能正常，形肉气血协调。机体内部的阴阳平衡，以及机体与外部环境的阴阳平衡是为健康。健康是一个动态的概念，只有机体经常处于阴阳动态变化之中才能保持和促进健康。健康和疾病在同一机体内阴阳此消彼长的关系是二者共存的主要特点。阴阳动态平衡的破坏意味着疾病。"阴平阳秘，精神乃治"，"内外调和，邪不能害"（《素问·生气通天论》）。阴阳乖戾，疾病乃起。从生理而言，饮食物的消化吸收，津液（fluid and liquid）的环流代谢，气血的循化贯注、物质与功能的相互转化等，无一不是在机体内部以及机体与外界环境的阴阳运动之中实现的。从病理而言，不论是六淫所伤，还是七情为害，都会使人体升降出入的气化运动发生障碍，阴阳动态平衡失调，而导致疾病。换言之，机体发生疾病后所出现的一切病理变化，诸如气血瘀滞、痰饮（phlegm and fluid-retention）停滞、糟粕蓄积等，都是机体脏腑气化运动失常的结果。总之，机体的气化运动，不论是整体还是局部，只要气机升降出入运动失常，就能影响脏腑、经络、气血、阴阳等的协调平衡，引起五脏六腑、表里内外、四肢九窍等各种各样的病理变化。

就疾病的防治而言，疾病过程也是一个不断运动变化的过程，一切病理变化都是阴阳矛盾运动失去平衡协调，出现了阴阳的偏胜偏衰的结果。治病必求其本的根本目的就在于扶正祛邪（strengthening healthy qi and eliminating pathogen），调整阴阳的动态平衡，体现了中医学用对立统一运动的观点来指导临床治疗的特点。中医学主张：未病之先，应防患于未然；既病之后，又要防止其继续传变。这种未病先防、既病防变的思想，就是用运动的观点去处理健康和疾病的矛盾，旨在调节人体阴阳偏颇而使之处于生理活动的动态平衡。中医学养生防病治疗的基本原则，体现了动静互涵的辩证思想。

（三）辩证观念

1. 辩证观念的含义　中医学不仅认为一切事物都有着共同的物质根源，而且还认为一切事物都不是一成不变的，各个事物不是孤立的，它们之间是相互联系、相互制约的，把生命的健康和疾病看作是普遍联系和永恒运动变化着的。生命的生长壮老已，健康和疾病的变化是机体自身所固有的阴阳矛盾发展变化的结果。中医学用矛盾的、整体的和运动的观点看待生命、健康和疾病的发生发展变化的思想，称之为中医学辩证观念。

2. 辩证观念的内容　"事物的矛盾法则，即对立统一的法则，是唯物辩证法的最根本的法则"（《毛泽东选集·矛盾论》）。阴阳是自然界运动发展的根本规律。生命是自然界物质运动的高度发展，是阴阳相互作用的结果。生命的本质就是机体内部的阴阳矛盾，"阳化气"与"阴成形"的对立统一以及机体同周围环境的矛盾统一。人的生命过程就是人体的阴阳对立（opposition between yin and yang）双方在不断的矛盾运动中取得统一的过程。

"辩证法是关于普遍联系的科学"（《自然辩证法》）。中医学认为，人与自然、社会共处于一个统一体中，人的生理病理与自然、社会有着密切联系。人体自身的结构、机能，也是形神合一的有机整体，在生理和病理上也是互相联系、互相影响的。中医学强调从联系的观点去认识人与自然、社会的关系，去处理健康与疾病的关系。运动是物质的属性。中医学认为：一切物质，包括整个自然界，整个人体，都是永恒运动着的。其运动形式为升、降、出、入。人体生命过程就是一个动态平衡过程，在动态的相对的平衡之中，显示出人体生命过程的生、长、壮、老、已的各个阶段。

上述中医学辩证法思想的三个主要观点（整体、恒动、辩证），贯穿在中医学的生理、病理、诊断和防治几个方面。

（1）生理学的辩证法思想：它主要表现为人体以五脏为中心，体内外环境相统一的藏象学说的整体观；脏腑之间相互依存、相互制约的对立统一观；气血津液等生命活动的必需物质与脏腑生理功能、精神活动与生理活动之间的辩证统一观等。

（2）病理学的辩证法思想：它表现为邪气伤人，非常则变，既注意内因又不排斥外因的病因学观点；正气存内，邪不可干，强调内因的发病学观点；五脏相通，病变互传，移皆有次，注重整体联系的病理学观点等。

（3）诊断学的辩证法思想：中医学认为疾病是机体各系统脏腑器官之间，以及机体与外界环境之间，这种平衡协调生命过程的对立统一的破坏。因此，在诊断疾病时，不是把人体疾病孤立起来就病论病，而是将疾病的形成、发展、变化与人体所处的自然与社会环境联系起来，当作一个整体来考察。主张明天道地理，识社会人事，通过事物的相互关系诊察疾病，由外知内，四诊合参，透过现象认识疾病的本质；察色按脉，先别阴阳，要善于抓住疾病的主要矛盾，从四诊的初级诊断阶段进入到辨证的高级诊断阶段，认识疾病的本质，从而作出正确的诊断。

（4）防治学的辩证法思想：它体现在从运动变化的观点出发，强调未病先防，既病防变（prevention of progress of disease）；用对立统一的观点指导治疗，主张扶正祛邪，调整阴阳；根据普遍联系的观点，提出治病应"必先岁气，无伐天和"，因时因地制宜，以及注意个体差异而因人施治等。治疗上强调"异病同治"（same treatment for different diseases）、"同病异治"（different treatments for the same disease），整体与局部并重，外治与内治结合，动与静统一；证变治亦变，承认疾病的阶段性和治病的灵活性，用药应贵于轻重有度，有方有法等。而辨证论治（treatment upon syndrome differentiation）则是辩证法思想在诊断和治疗上的集中反映。

3. 辩证观念的意义　中医学的辩证观念指导人们从整体、全面、运动、联系的观点而不是局部、片面、静止、孤立的观点，去认识健康与疾病。

（四）辨证论治

1. 辨证论治的概念　辨证论治为辨证（syndrome differentiation）和论治（treatment）的合称，是中医学的整体观念、恒动观念和辩证观念的具体体现，既是中医学认识疾病和治疗疾病的基本原则，又是诊断和防治疾病的基本方法，是中医学术特点的集中表现，也是中医学理论体系（theory system of TCM）的基本特点之一。

（1）症、证、病的概念：任何疾病的发生、发展，总是通过一定的症状、体征等疾病现象而表现出来的，人们也总是透过疾病的现象去揭示疾病的本质。中医学认为：疾病的临床表现以症状、体征为基本组成要素。

症状是疾病的个别表面现象，是患者主观感觉到的异常感觉或某些病态改变，如头痛、发热、咳嗽、恶心、呕吐等。能被觉察到的客观表现则称为体征，如舌苔（fur）、脉象等。广义的症状包括体征。

证，又称证候（clinical manifestation）。证是中医学的特有概念，是中医学认识和治疗疾病的核心。其临床表现是机体在致病因素作用下，机体与周围环境之间以及机体内部各系统之间相互关系紊乱的综合表现，是一组特定的具有内在联系的，全面揭示疾病本质的症状和体征。其本质是对疾病处于某一阶段的各种临床表现，结合环境等因素进行分析、归纳和总结，从而对疾病的致病因素、病变部位、疾病的性质和发展趋势，以及机体的抗病反应能力等所作的病理概括。它标志着机体对病因的整体反应状态，抗病、调控的反应状态。如脾阳虚证，其病位在脾，病因是寒邪为害，病性为寒，病势属虚。这样，病位之脾，病因病性之寒，病势之虚，有机地组合在一起，就构成了脾阳虚证。证是由症状组成的，但它不是若干症状的简单相加，而是透过现象抓住了具有本质意义的辨证指标，弄清其内在联系，从而揭示疾病的本质。可见，证比症状更全面、更深刻、更正确地揭示了疾病的本质，所以症与证的概念不同。

病，又称疾病，是在病因的作用下，机体邪正交争，阴阳失调，出现具有一定发展规律的演变过程，具体表现出若干特定的症状和各阶段的相应证候。

病是由证体现出来的，反映了病理变化的全过程和发生、发展、变化的基本规律。

症、证、病的关系：症、证、病三者既有联系又有区别，三者均统一在机体病理变化的基础之上；但是，症只是疾病的个别表面现象，证则反映了疾病某个阶段的本质变化，它将症状与疾病联系起来，从而揭示了症与病之间的内在联系，而病则反映了病理变化的全部过程。

（2）辨证和论治的含义及其关系：所谓辨证，就是将四诊（望、闻、问、切）所收集的资料、症状和体征，通过分析、归纳，辨清疾病的原因、性质、部位，以及邪正之间的关系，概括、判断为某种性质的证候。辨证的关键是"辨"，辨证的过程是对疾病的病理变化作出正确、全面判断的过程，即从感性认识上升为理性认识，分析并找出病变的主要矛盾。所谓论治，又称施治，就是根据辨证的结果，确定相应的治疗原则和方法，也是研究和实施治疗的过程。合而言之，辨证论治是在中医学理论指导下，对四诊所获得的资料进行分析综合，概括判断出证候，并以证为据确立治疗原则和方法，付诸实施的过程。辨证是决定治疗的前提和依据，论治是治疗疾病的手段和方法。通过论治可以检验辨证的正确与否。辨证论治的过程，就是认识疾病和解决疾病的过程。辨证和论治，是诊治疾病过程中相互联系不可分割的两个方面，是理论和实践相结合的体现，是理、法、方、药在临床上的具体运用，是指导中医临床工作的基本原则。

2. 辨证论治的运用　辨证论治（treatment upon syndrome differentiation）的过程，就是中医临床思维的过程。

（1）常用的辨证方法：在临床实践中常用的辨证方法有八纲辨证、脏腑辨证、气血津液辨证、六经辨证、卫气营血辨证、三焦辨证、病因辨证等。这些辨证方法，虽有其各自的特点，在对不同疾病的诊断上各有侧重，但又是互相联系和互相补充的。

（2）辨证论治的过程：在整体观念指导下，运用四诊对患者进行仔细的临床观察，将人体在病邪作用下反映出来的一系列症状和体征，根据"辨证求因"的原理进行推理，判断其发病的病因。再结合地理环境、时令、气候，患者的体质、性别、职业等情况具体分析，从而找出疾病的本质，得出辨证的结论，最后确定治疗法则，选方遣药进行治疗。这是中医临床辨证论治的基本过程。

（3）辨证与辨病的关系：在辨证论治中，必须掌握病与证的关系，既要辨病，又要辨证，而辨证更重于辨病。证是疾病不同阶段、不同病理变化的反映。因此，在疾病发展过程中，可出现不同的证候，要根据不同证候进行治疗。如温病的卫分证、气分证、营分证、血分证，就是温病过程中四个不同阶段的病理反应，应分别治以解表、清气、清营、凉血等法。同病可以异证，异病又可以同证。如同为黄疸病，有的表现为湿热证，治当清热利湿；有的表现为寒湿证，又宜温化寒湿，这就是所谓同病异治（different treatments for the same disease）。再如，不同的疾病，在其发展过程中，由于出现了性质相同的证，因而可采用同一方法治疗，这就是异病同治（same treatment for different diseases）。如，久痢、脱肛、子宫下垂等，是不同的病，但如果均表现为中气下陷证，就都可以用升提中气的方法治疗。由此可见，中医治病主要的不是着眼于"病"的异同，而是着眼于"证"的区别。相同的证，用基本相同的治法；不同的证，用基本不同的治法。即所谓"证同治亦同，证异治亦异"。这种针对疾病发展过程中不同质的矛盾用不同方法去解决的原则，就是辨证论治的精神实质。

中国古代的科学思维主要是直观综合的思维方式。观察是中国传统思维的起点，由现象以辨物是其重要观察方式，而这种现象是建立在感觉器官基础之上的观察。事物的现象是宏观与微观的统一，随着科学技术的进步，人们的观察已从宏观世界进入到微观世界，既立足于感官的观察，又借助于科学仪器，延伸感官的直觉观察，以弥补其不足。中医学在辨证过程中所取得的四诊资料，是靠感官直接观察而获得的，人们感觉器官直接观察的局限性决定了望、闻、问、切四诊资料的局限性。因此，辨证既要基于感官直接观察，从宏观、整体上把握疾病的现象，又要不囿于感官的直接观察，而应用各种科学方法和手段去获取感官直接观察难以取得的资料，使观察更科学、更全面，把辨证的水平提高到一个新的高度，这也是中医学现代化的一项重要任务。

第三节 中医学思维方法的特点
Characteristic of thinking method in TCM

中医学的思维方法，是中医学理论体系构建过程中的理性认识的方法学体系，它借助于语言，运用概念、判断、推理等思维形式反映人体内外的本质联系及其规律性。它是在长期医疗实践活动的基础上，运用中国古代哲学思想和方法，并采纳了古代的天文、历算、地理、气象、生物、物理、心理等学科知识，对人体的组织结构、生理功能、病因、发病、病机、养生和治则等进行了总结、分析、归纳和整理，经过实践—认识—再实践—再认识的多次循环过程而形成的。中医学的思维方法对中医学理论体系的建构起了决定性的作用，独特的思维方法才创造了中医学特有的理论体系。这种思维方法能动地从宏观上把握了人体这个客观世界的某些生命活动规律，反映了人体与自然环境和社会环境之间的密切联系，强调从传统文化、自然科学、社会科学等不同层面全方位考察研究人体的生命、健康和疾病，在养生防病中注重顺应自然，适应社会环境，在治疗中注重因时因地因人制宜，因此，了解并掌握中医学的特有思维方法，是学习和理解中医学基本理论的入门途径，也是其后登堂入室、深入研究中医学的必要手段。

精气学说、阴阳学说和五行学说，本是中国古代的哲学思想，是朴素的唯物论和辩证法，属自然哲学的范畴。它们以思辩的方法认识自然，认识宇宙，是中国传统文化认识世界的根本观点和方法。因而属于世界观和方法论范畴。中医学将此三学说的基本观点和方法广泛用于阐释人体的生命活动、病理变化、疾病的防治以及人与自然的关系等重大问题。

精气学说（theory of essential qi）作为一种自然观，奠定了中医学理论体系的方法论基石。它认为，精或气是世界的本原，是构成天地万物的最基本的物质；人是天地自然的产物，人体也是由精或气构成的；宇宙万物的发生、发展和变化，是精或气自身运动变化的结果。精气学说，帮助中医学构建了同源性思维和类比性思维方法，构建了整体观念、精气血津液神理论乃至藏象理论。

阴阳学说是中国古代朴素的对立统一理论。阴阳学说认为，阴阳的对立统一是宇宙的总规律。生命过程就是阴阳对立统一的结果。五行学说是中国古代朴素的系统论，含有辩证法的思想。五行学说认为：木、火、土、金、水是构成物质世界的基本元素。天地万物的运动都要受五行生克制化胜复法则的支配，人体脏腑、组织、器官之间也不例外。五行学说以系统结构观点阐述了人体脏腑经络等各系统之间以及人与外界环境之间的统一性。

精气学说和阴阳五行学说虽然各自从不同角度阐释了人体生命活动、病理变化及养生防病等重大问题，但它们之间又相互联系、相互补充。与阴阳五行学说相比较，精气学说更具"本体论"性质，旨在说明天地万物的同源性及物质统一性，为中医学建立天人一体观以及人体自身完整统一的整体观奠定了方法学基础。精或气是宇宙万物的构成本原的思想，类比到人体，则产生了人体之精是人体生命的本原，人体之气是人体生命之维系的理论，类比宇宙之精或气的升降聚散运动推动着宇宙万物的生成、发展和变化，则产生了人体之气的升降出入运动推动和调控着人体的生命进程的理论。阴阳学说和五行学说作为方法论，则构筑了中医学理论体系的基本框架。阴阳学说与五行学说相比较，阴阳学说旨在说明一切生命现象都包含着阴阳两个矛盾方面，阴阳的对立统一、协调平衡维持着人体的生命进程。"天地之道，以阴阳二气而造化万物；人生之理，以阴阳二气长养百骸"（《类经附翼·医易》）。而五行学说则具体说明了人体脏腑经络的结构关系及其调节方式，即人体整体功能动态平衡的特殊规律。精气、阴阳、五行学说之间相互联系、相互补充。中医学借助于古代哲学的精气—阴阳—五行的矛盾运动，阐述了人体生命活动的基本规律以及人与自然界的联系，构建独具特色的中医学理论体系。

精气、阴阳、五行学说等古代行学思想，作为中医学的思维方法，具有注重宏观观察、注重整体研究、擅长哲学思维、强调功能联系等四个方面的基本特点。

一、注重宏观观察
Emphasize macroscopic observation

中医学理论体系形成于战国至秦汉之际。受当时社会历史条件的影响和限制，古代医家在对人体组织结构、生理功能和病理变化进行力所能及的观察和推测自身体的同时，对人类生活的周围事物。如天文、地理、气象、动物、植物、矿物以及社会变动等情况进行了广泛的观察和分析，并将观察分析的结果与人的生理、病理结合起来进行研究，从而得出许多科学的结论。

中医学理论体系中的精气学说、阴阳学说、五行学说、藏象学说及病因病机学说等的形成，莫不是注重宏观观察的结果。这里的宏观包括两层意思：一是总体地动态地观察和把握人体的生命活动规律。把人类看作是自然界的一个物种，它不是孤立地存在着，而是与整个自然界息息相关的，具有密不可分的联系。因此，对于人体生命的正常活动和异常变化，不能从孤立的人体去看，而是应把人体放在自然界的总体运动和广阔的动态平衡之中进行考察和研究。故中医学虽然是关于人体生命、健康、疾病的科学，但它确实综合运用了与人体生命活动有关的各门自然科学和人文社会科学的知识。宏观的另一层含义是，客观存在的自然界和人类都是由有形可见的万事万物和无形可见的"气"构成的，而有形可见的万事万物包括人类，都是从无形的"气"派生出来的。它认为无形的"气"是构成自然界的基础。而有形之物与无形之气都是客观存在的物质，只不过是存在和运动的方式不同而已，即无论是肉眼可见的自然界中的万事万物，还是肉眼不可见的"气"，都统一于客观存在的物质世界，所谓"天下万物生于有，有生于无"（《道德经·四十章》），"通天下一气耳"（《庄子·知北游》）。中医学正是在这种思维方式中建立了自己的生命观、疾病观，并依据宏观整体理论指导养生延寿和防病治病。

二、注重整体研究
Emphasize holistic research

整体研究是在整体观的基础上形成的。哲学的整体观是关于如何理解整体的一个基本观察，它主要从整体与部分的关系上，回答什么是整体，以及整体的特征是什么。

中医学整体观认为，人是一个有机整体，人与环境之间存在着"天然"的不可分割的联系，即人体本身的统一性和人与自然环境的统一性。基于这一观点，中医学研究人体正常生命活动和疾病变化时，注重从整体上，从自然界变化对人体的影响上来认识。它既注重人体解剖组织结构，内在脏腑器官的客观存在，更重视人体各脏腑组织器官之间的联系及功能，强调人体自身内部以及人与外界环境之间的统一和谐。

中医学整体观反映在研究思路的方法上，往往是采用由整体到局部的考察研究方法，即把个体或局部的事物或现象放在整体中去考察和研究。这种注重整体研究的方法体现在中医学理论的各个方面。例如精气，阴阳学说认为，精气是构成宇宙天地万物的最基本物质，精气自身的运动变化产生了天地阴阳二气。天地阴阳二气交感和合产生了宇宙间包括人在内的万事万物，人产生于自然，人的生命活动规律也就必然受自然界的规定和影响。人与自然有着统一的本原和属性决定了人体生命活动与自然运动规律的统一性。在人与自然统一性这一整体观念思想影响下，中医学在研究人体的生理活动和病理变化乃至疾病的诊断、预防和治疗等方面，都把人体放在自然界中去考察，进而形成了中医学特有的天人一体的整体观。

中医学不仅认为人与自然界有着密切的联系，同时认为人体本身也是一个有机联系的统一的整体。构成人体的脏腑、组织、器官都是这个有机整体的一部分。在这一思想指导下，中医学在讨论人体的生理功能和病理变化时，总是认为构成人体的各个局部出现的变化都与整体机能有关。人体是由精或气构成和分化的有机整体，人体的每一部分都是整体中的部分，都具有整个生命活动的全部信息，局部实际上是整体的缩影。因而人体外部可诊察的某些部分，如舌、耳、寸口、面部、足掌面等，都是人体整个生命信息的表达部位，都可反映整体生命活动的情况。在诊断中诊察这些局部部位的变化，包括色泽、压痛点、舌质、舌苔（fur）和脉象的变化，皆可测知内在脏腑的不同性质和不同层次的病变。因为中医学在治疗疾病和养生保健方面，所以往往比较注重整体层次的调整。中医治疗学中耳针疗法、足部疗法及"从阴引阳，从阳引阴"和"病在上者下取之，病在下者高取之"等，都是中医学注重整体调整的具体体现。

三、擅长哲学思维
Good at philosophical thinking

中医学是运用哲学思维进行理性认识的集大成者。它在中医实践活动的基础上，以唯物主义和辩证法思想为指导，以儒家道家的"中和"平衡思想为思维方法的主线，以类比演绎、司外揣内等为具体的思维方法，对人体生命活动的正常和异常以及维持正常和纠正异常过程进行理性的认识、归纳和总结。因此，中医学理论体系的建立可以说是中医临床实践过程中所积累的丰富经验与哲学思维相融合的产物。中医学借助中国古代的哲学思维和原理，将其在医疗实践活动中积累的经验和通过观察而获得的大量感性资料上升为理性认识。在这个过程中，中医学对哲学本身也做出了重要贡献。

（一）中和思维

中和，又称"中庸""中行""中道"，是中国古代学中重要的思维方式。中，即不偏不倚，无太过、无不及的平衡状态；和，是对一切有内在联系的事物进行协调，使之达和谐状态的过程，因此，中和包含着平衡与和谐两层意思，在中国古代、几乎所有的哲学家都把"中和"这种平衡、和谐、适中、适应等看作是事物内在的最好也是最理想的状态。"中也者，天下之大本也；和也者，天下之达道也。致中和，天地位焉，万物育焉"（《中庸》）。"天地之气，莫大于和，和者，阴阳调"（《淮南子·氾论训》）。

哲学家研究的对象是客观存在的世界秩序，提出"中和"思想，正是为了维持已经建立起来的世界秩序，并保持它的平衡或和谐。中医学研究的对象是人体，人体要保持其内外环境的平衡与和谐，人的生命活动才能正常进行下去。"中和"这种哲学思想正好反映了中医学这种本质的内在要求，因而"中和"思想成为中医学的重要思维方式。

"中和"思想的核心是平衡与和谐，这种平衡与和谐的思想贯穿在中医学理论体系的各个方面。如阴阳学说认为：在正常情况下，人体的阴阳相对平衡协调意味着健康，所谓"阴阳匀平，以充其形，九候若一，命曰平人"（《素问·调经论》）；"阴平阳秘，精神乃治"（《素问·生气通天论》），若体内阴阳的相对平衡被打破，出现阴阳的平衡失调，则人体由生理状态转为病理状态，针对疾病发展过程中出现的阴阳平衡失调，治疗的原则是"损其有余，补其不足"，即所谓"谨察阴阳所在而调之，以平为期"（《素问·至真要大论》）。此外，五行的相生相克，自然界的气候变化，人的情志活动，都不能太过，也不能不及。只有保持这种无"太过"、无"不及"的状态，一切才能达到平和，才能使人的生命活动正常。自然理象及世界万事万物在有序的"治"的状态下产生、存在和发展变化。否则就会出现"逆"的病理状态或异常的存在、变化和发展。中医学对于疾病的治疗，在于纠正失"中和"的无序状态，使其达到"中和"有序。中医学理论中的整体观、阴阳五行学说辨证论治思想、生命观、发病观、对病和"证"的治疗观等，无不是围绕着不偏不倚的"中和"思想来展开的。"中和"思想虽源于哲学，但它已深深地植根于中医学之中，并与之融为一体，密不可分，成了中医学的"核心"和"灵魂"。这种思想之所以能贯穿于中医学的始终，主要的不是外在的影响，而是中医学内在本质的必然选择。中医学的实践证实，"中和"思想不仅对中医学理论体系的建构起了重要作用，而且对指导养生防病、诊疗用药都有重要指导意义。

（二）类比思维

类比，是根据两个（或两类）对象之间在某些方面的相似或相同而推出它们在其他方面也可能相似或相同的一种逻辑方法。是一种由一事物推到另一事物的推理方法。这种方法是科学认识过程中获得新知识的一种重要手段，历来为学者们所重视。在科学史上，许多重要的创造发明都曾经直接借助于类比法。

类比是以比较为基础的。人们为了变未知为已知，往往借助于类比方法，把陌生的对象和熟悉的对象相比较，把未知的东西和已知的东西相比较，进而找出它们之间的相同点或相似点。然后以此为依据，把其中某一对象的有关知识推移到另一对象中去，产生新的理论或知识。这种类比的方法，在科学研究中具有启发思路、提供线索、举一反三、触类旁通的作用。

类比法在中医学中叫作"援物比类"或"取象比类"法。中医学从整体观念出发，常以自然界和社会的事物与人体内的事物相类比去探索和论证人体生命活动的规律、疾病的病理变化以及疾病的诊断防治等问题，对中医学理论体系的形成和发展起了重要的方法学作用。精气学说（theory of essential qi）、阴阳学说和五行学说中都蕴涵着类比思维方法。精气学说认为，精或气是构成宇宙万物包括人类的共同本原。宇宙万物包括人类都是精或气的同源异构体，它们之间必然存在着密不可分的联系，即所谓"天人一体"。以这一思想类比人体，则人体也是一个小宇宙，或称一个小天地。人体的各个部分、各个脏腑组织器官，都是由禀受于父母的先天之精化生而成的。因而它们之间也是同源异构体，也存在着密切的不可分割的联系，关联着宇宙万物的发展变化，依赖于精成气的升降弥散运动；人体的生命活动，由气的运动变化所维系。气的运动停止，人体的生命活动则终止。

阴阳学说认为，物质世界的形成和发展变化，是由阴阳二气运动变化的结果。类比到人体，人体的生命进程也由阴阳二气的运动变化所维系，并时时受到自然界阴阳二气运动变化的影响。因此，人的生命活动正常与否，不但与人体内的阴阳运动平衡状态有关，而且与自然界中阴阳的运动平衡状态也有密切联系。中医学还依据自然界中随着太阳的升落而出现的一天之中阳气的变动情况与人体相类比，指出"阳气者，一日而主外，平旦人气（即阳气）生、日中而阳气隆，日西而阳气已虚、气门乃闭"（《素问·生气通天论》）。

五行学说把自然界的万事万物依据木、火、土、金、水的特性归为五大类，并认为自然界各种事物和现象的发展变化，都是这五种物质不断运动和相互作用的结果。中医学采用取象比类的方法。把人体的脏腑组织等根据五行各自的特性，将与自然界"木"相类的脏腑组织及功能活动归属于肝，将与"火"相类的脏腑组织及功能活动归属于心，以此类推而形成人体的肝系统、心系统、脾系统、肺系统、肾系统等五大生理病理系统。五大生理病理系统按照五行生克制化的规律运动变化，维持人体各脏腑组织之间的动态平衡，保证人体生命活动的有序进行。

中医学还把人体疾病过程中表现出来的症状和体征与自然界中的某些事物和现象进行类比推理，形成了病因理论中的"六淫学说"，如自然界的风具有轻扬向上，善动不居的特性，类比到人体的病理变化，则凡具有轻扬开泄、善行数变而主动等特性的病理表现，如肢体关节游走性疼痛、皮肤瘙痒无定处、头痛汗出、抽搐等，皆属外感（exogenous contraction）风邪为患，治疗时应采用祛风的方法。

此外，中医学还运用类比思维创造了不少治疗方法。如中医在治疗火热上炎证时，受到炉火正旺，抽掉炉底柴薪，则火势自减的启示，采用寒凉攻下的方法治疗。大便一通，火热下行，上部火热征象顿消，这种方法称之为"釜底抽薪法"。在治疗阴虚肠液干枯、大便秘结时，受到水能行舟的启发，采用滋阴增液而通便的方法，肠液增多，大便自然通畅。这种方法称之为"增水行舟法"。其他如"提壶揭盖法""导龙入海法"等亦属类比思维而创立的治疗方法。

类比方法在许多情况下是十分有效的，但也存在着局限性。因为类比推理是一种或然推理，事物之间既有同一性，又有差异性。同一性提供了类比的逻辑依据。差异性则限制着类比结论的正确性。类比推理的结论可能是真实的、正确的，但也可能是虚假的、错误的。因此，类比推理结论的真实性有待于进一步的科学验证。

为了避免或减少类比推理的虚假性，运用类比推理方法时，应该尽可能多地搜集类比双方的有关资料。扩大可比项、增加已知项和未知项之间的相关性，使已知属性和欲推导的属性存在着本质的联系。同时还要正确运用哲学思想作指导，进而提高类比推理结论的可靠性。

四、强调功能联系
Emphasize functional connection

中医学理论体系的形成受到道家"天下万物生于有，有生于无"（《道德经·四十章》）思想和《周易》象数思维方式的影响，强调事物和事物之间的功能性联系。中医学藏象理论的形成，虽然有中国古代解剖学实践为基础而进行的直观观察，但更主要的还是通过对脏腑功能活动表现于外的"征象"进行整体观察而得来的。如《素问·五藏生成》所说："五脏之象，可以类推；五脏相音，可以意识，五色微诊，可以目察。"这里的"音""色"都是脏腑功能活动的外在表现，也就是五脏的"象"，中医学通过对这些"象"的"目察""类推"和"意识"，去探索内在脏腑的奥秘，中医学使用这种方法确定了脏与官窍、五体（five body constituents）、外荣的关系。即心开窍于舌，主脉，其华在面；肝开窍于目，主筋，其华在爪；脾开窍于口，主肌肉，其华在唇；肺开窍于鼻，主皮，其华在毛；肾开窍于耳和二阴，主骨，其华在发。

人体较为简单的生命活动，如各脏腑形体官窍的某些机能，虽然通过分析脏腑形体官窍的形态结构可以认识；但复杂的生命活动，如脏腑之间的机能联系，靠分析其形态结构是难以做到的。因此，在藏象理论的建立及对复杂生命活动的解释方面，中医学主要不是分析其形态结构，而是采用功能联系的思维来认识的。中医学以五行学说将脏腑形体官窍构成一个以五脏为中心的生理病理系统，再以脏腑藏精，精化为气，气分阴阳，阴阳二气动静协调的理论建立起一个脏腑机能的解释性模型，来阐释各脏腑的复杂机能及其相互关系，阐释人体生长壮老已的生命过程。因而中医学脏腑的概念，不仅是一个形态学的概念，而更重要的是一个生理病理学的概念，一个功能性的概念。脏腑的结构，可以认为是一个在形态性结构框架的基础上赋予了功能性结构的成分而形成的形态功能合一性结构。脏腑的内涵，是其形态与功能的合一。

中医学的藏象理论依据"内外相应，同类相从"的基本原则，从人体局部与整体的关系入手，按照一定的规律，通过司外揣内的功能观察和取象类比的思维方法去揭示生命的奥秘，同时又通过功能之间的联系，运用五行生克理论去探讨脏与脏之间的关系，这在当时缺少微观实验观察手段的情况下，形成广泛联系的藏象理论无疑是成功的。但也应指出，中医学理论思维由于过分强调功能联系，而忽视了对物质实体的研究，也在一定程度上影响了中医学理论的进一步发展。

第四节　中医基础理论课程的主要内容
Main contents of fundamental theory course of TCM

中医基础理论是中医学的基本概念、基本知识、基本原理和基本规律的理论体系。中医基础理论课程属于中医学及其相关学科的专业基础课和入门课，为学习中医诊断学、中药学、方剂学、中医临床医学、中医预防医学及中医经典著作奠定理论基础。

中医基础理论课程的内容包括三个模块：即中医学的哲学基础、中医学对人体生理活动的认识、中医学对疾病基本规律及防治原则的认识等。中医学的主要思维方式独立成章，贯穿全书。

（一）中医学的哲学基础

中医学的哲学基础主要阐释中国古代哲学的气一元论、阴阳学说、五行学说及其在中医学中的应用。

气一元论，是探求宇宙本原和阐释宇宙变化的世界观和方法论。气是构成天地万物的本原；气的运动变化，推动和调控着宇宙万物的发生、发展和变化。中医学以此为指导构建了"天人一体"的整体观念，以及气为生命本原，气机、气化是生命活动特征的理论。

阴阳学说，是对立统一的辩证法思想。阴阳的对立统一是天地万物运动变化的根本规律。中医学以阴阳交感（interaction of yin and yang）、对立、互根、消长、转化、自和等运动规律和形式，认识和阐释人体的生命、健康和疾病。

五行学说，是多元关系的系统论观点。宇宙万物归为木、火、土、金、水五类，五类物质之间存在生克制化关系，用以说明各种事物既相互资生又相互克制以维持协调平衡的普遍联系。中医学以此阐释人体以五脏为中心的功能系统及其相互关系以及与自然环境的密切联系。

（二）中医学对人体生理活动的认识

中医学对人体生理活动的认识主要阐释有关人体生命活动的基本概念、基本原理和基本知识，包括藏象、精气血津液神、经络、体质等四部分。

藏象，是研究人体脏腑结构、生理功能及其相互关系的理论。主要阐释五脏、六腑和奇恒之腑的生理功能、生理特性、与形体官窍的关系、与季节的关系和脏腑之间的相互关系。

精气血津液神，是研究人体生命物质及生命活动的理论。主要阐释精、气、血、津、液、神的概念、来源、分布、功能、代谢、相互关系及其与脏腑之间的关系。

经络，是研究人体经络系统的循行分布、生理功能、疾病变化及其与脏腑相互关系的理论。主要阐述经络的概念、经络系统的组成、人体经络系统的循行分布规律和经络的生理功能和应用等。

体质，是研究人体体质的形成、特征、类型及其与疾病的发生、病因、病机、诊断、预防和治疗关系的理论。主要阐述体质的概念和形成、体质的生物学基础、体质的分型和特征、体质理论的应用等。

（三）中医学对疾病基本规律及养生与防治原则的认识

中医学对疾病基本规律及养生与防治原则的认识主要阐释关于疾病的发生原因、发病机制、病变机制、预防治疗的理论和方法，包括病因、病机和养生与防治原则等三个部分。

病因，是研究病因分类和各种病因的性质、致病途径、致病特征以及探求病因方法的理论。主要阐述六淫（six climatic influences）、疠气（pestilent qi）、七情内伤（injury by seven emotional factors）、饮食失宜（improper diet）、劳逸失度（maladjustment between work and rest）、病理产物（pathological product）、外伤、寄生虫、毒邪、药邪、医过、先天缺陷等致病因素。

病机，是研究疾病发生、发展、变化机制的理论，主要阐述发病基本原理、基本病机以及疾病的传变形式和规律。

养生与防治原则，是关于保养生命、疾病预防和治疗原则的理论。主要阐述养生原则、治未病的预防思想，以及治病求本的治疗思想和正治反治、标本缓急、扶正祛邪（strengthening healthy qi and eliminating pathogen）、调整阴阳、调理精气血津液、三因制宜等治疗原则。

本章要点表解

表 1.1　中医学理论体系的形成

中医学理论体系	阐释
形成的时期	春秋战国至两汉时期
形成的条件	（1）社会文化基础：诸子蜂起，百家争鸣，文化繁荣，为中医学理论体系的形成奠定了坚实的社会文化基础 （2）科学技术基础：当时科技有诸多创新，为构建中医学理论体系提供了科技基础 （3）医药实践基础：中国古代医药家已积累了丰富的医药知识，并总结升华为中医理论 （4）古代哲学思想对医学的渗透：对中医学理论体系的形成赋予重要的思维方法和说理工具
形成的标志	《黄帝内经》《难经》《伤寒杂病论》《神农本草经》等四部医学经典著作的问世，是形成中医理论体系的标志。在这段时期，中医在人体结构、生理、病因、病机、诊法、辨证、治法、方剂和中药等各个领域，都形成了相对完整的理论体系

表1.2 中医学理论体系的发展

时期	作者及著作（学说）	主要成就及意义
晋	王叔和《脉经》	现存最早的脉学专著
	皇甫谧《针灸甲乙经》	现存最早的针灸学专著
隋	巢元方《诸病源候论》	第一部病因及证候学专著
唐	孙思邈《千金要方》和《千金翼方》	第一部医学百科全书，记载了大量的处方及其他各种治病手段
宋	陈无择《三因极一病证方论》	创"三因学说"，将病因归为三大类
	庞安时《伤寒总病论》	首先提出温病与伤寒分治
金、元	刘完素，人称刘河间（寒凉派）	倡"六气皆从火化"，用药以寒凉为特点
	李东垣（补土派）	倡"内伤脾胃，百病由生"，治以补益脾胃为特点
	朱丹溪（养阴派）	倡"阳常有余，阴常不足"，治以滋阴降火为特点
	张从正（攻下派）	倡"邪去则正安"，治以汗吐下三法攻邪为特点
明、清	命门学说（赵献可、张介宾）	为藏象学说增添了新的内容
	温病学说	中医学理论的创新和突破
	吴又可《温疫论》	创"戾气说"，对温疫病的病因提出了新观点
	叶天士《外感温热篇》	创立卫气营血辨证，阐明温热病的发生发展规律
	吴鞠通《温病条辨》	创立三焦辨证
	薛生白《湿热条辨》	阐述湿热病的病因、症状、传变规律和治则治法
	王清任《医林改错》	发展了瘀血致病的理论
近现代	中、西医学工作者在搜集、整理历代医学文献的同时，运用现代科学方法研究中医基础理论，取得了一定的成果	

表1.3 中医学理论体系的主要特点

特点	阐释
整体观念 人是一个有机整体	（1）生理功能的整体性：主要体现在五脏一体观（holism of five viscera）、形神一体观（holism of body and spirit）和精气神一体观三个方面 （2）病机变化的整体性：中医善于从整体出发去分析局部病机变化的整体性根源 （3）诊断防治的整体性：可通过分析外在的病理表现，推测脏腑的病理变化；在防治疾病时，强调在整体层次上对全身各局部的调节，使之恢复常态 （4）养生康复的整体性：形神共养以维护健康、形神共调以治疗疾病、康复机体
人与自然环境的统一性	自然环境对人体生理有影响；自然环境对人体疾病有影响；自然环境对疾病的防治有影响，防治疾病时应顺应四时阴阳，因时、因地制宜
人与社会环境的统一性	社会环境对人体生理、疾病病变均有影响，防治疾病时应考虑社会因素的影响
辨证论治	（1）辨证是以中医理论对四诊（望、闻、问、切）所得资料进行分析综合，以辨别疾病当前阶段的病因、病位、病性、病势、邪正盛衰等多方面病理本质（证）的诊断方法。辨证应与辨病相结合 （2）论治是根据辨证结果确立相应的治疗原则和方法，可以同病异治（different treatments for the same disease），也可异病同治（same treatment for different diseases）

第二章　中医学的哲学基础
Philosophic basis of TCM

哲学是人们对于整个世界（自然、社会和思维）的根本观点和体系，即研究世界观的学问，是对自然知识和社会知识的概括和总结。科学是自然、社会和思维的知识体系。科学离不开理论思维，离不开世界观的指导。所以，哲学和科学之间存在着相互依赖、相互影响的密切关系。医学是研究人类生命过程以及同疾病（disease）作斗争的一门科学体系，属于自然科学范畴。自然科学与哲学的关系是特殊和普遍的辩证关系。医学研究生命运动的特殊规律，而哲学则研究自然、社会和思维发展的普遍规律。要探索生命（life）的奥秘和健康与疾病的运动规律，医学就必须以先进的哲学思想为建构自己理论体系的世界观和方法论。中医学属于中国古代自然科学范畴，以中国古代朴素的唯物论和自发的辩证法思想即气一元论（theory of qi）、阴阳学说（yin-yang theory）和五行学说（five-element theory）为哲学基础，来建构理论体系，并使之成为中医学理论体系的重要组成部分。

气（qi）是中国古代哲学范畴系统中一个最重要的最基本的范畴，是中华民族独有的普遍的范畴。气一元论，又称元气论，对中国传统文化具有极其深刻的影响，成为中国古人认识世界的自然观。阴阳学说是在气一元论基础上建立起来的，是中国古代关于对立统一规律的认识，气是阴阳对立（opposition between yin and yang）的统一体，物质世界在阴阳二气的相互作用下，不断地运动变化。五行学说是中国古代朴素的普遍系统论，和阴阳学说一样，着眼于事物的矛盾作用，着眼于事物的运动和变化，从事物的结构关系及其行为方式，探索自然界物质运动的动态平衡。中国古代哲学认为：气是天地万物统一的基础，是世界的本原。它以气为最高哲学范畴按照气—阴阳—五行的逻辑系统，揭示了世界万物包括生命（life）的本质，阐明了世界运动变化。

中医学继承和发展了中国古代哲学的气一元论、阴阳学说和五行学说，用以阐明人类生命活动和外界环境的关系，疾病发生、发展及其防治规律，以及增进健康、延年益寿和提高劳动能力的措施等，建立了中医学的气一元论、阴阳学说和五行学说（five-element theory）。

中医学是中国古代的一门比较系统的学科，在探索人体生命运动规律时，把当时先进的哲学理论和医学理论熔铸成为一个不可分割的整体，属于自然哲学形态。但中医学是在古代医学中远较古希腊古罗马医学理论完善且医术高超的自然哲学，它以气一元论（theory of qi）、阴阳学说（yin-yang theory）和五行学说（five-element theory）为自己的哲学基础，运用综合思维方式分析和解决医学理论和医疗实践，体现出中国传统文化的特点。时至今日，还无法用分析手段使其脱离自然哲学而成为独立存在的实证医学。因此，要学习和研究中医学，就必须弄懂中医学中所包含的哲学内容。做到这一点，才能深刻理解中医学理论的本质和特点。

第一节　气一元论
Theory of qi

　　中国古代哲学的物质观，从五行的多元论到阴阳二气的二元论，最终统一于气的一元论。诚如《河洛原理》所说，"太极一气产阴阳，阴阳化合生五行，五行既萌，遂含万物"。阴阳五行始终被置于中国古代哲学的最根本最高的气范畴之内，即使在阴阳五行学说的极盛时代，也没有成为宇宙观的主体，往往是气一元论（theory of qi）宇宙观的构成部分。所以天地万物"本是一气，分而言之则曰阴阳，又就阴阳中细分之则为五行。五气即二气，二气即一气"（〔宋〕吴澄《答人问性理》）。天地万物皆本于气，人亦因气而生。气是构成天地万物以及人类生命的共同的本始物质，人的生死、物之盛毁，都是气聚散变化的结果。故曰："人之生，气之聚也。聚则为生，散则为死。……故万物一也。"（《庄子·知北游》）人与天地之气通为一气，"人之生也，因阴阳五行之气而有形，形之中便具得阴阳五行之理，以为健顺五常之性"（吴澄《答田副使第二书》）。总之，中国古代哲学用气一元论的单一物质概念，说明了世界的物质本原，肯定了世界的物质性。世界上一切事物都是物质（气）的不同形态，世界上一切现象都是根源于物质（气）的，这是中国古代唯物主义哲学的基本理论。

　　总之，气一元论是中医古代哲学中最根本最重要的哲学思想，是一种动态的、有机的宇宙观，浓缩地反映出中华民族的特有传统文化。

一、气的基本概念
Basic concept of qi

　　中国古代哲学的气一元论应用于中医学领域，成为中医学认识世界和生命运动的世界观和方法论，与医学科学相结合，形成了中医学的气一元论。

（一）气的哲学含义

　　气，是中国古代哲学标示物质存在的基本范畴，是运动着的、至精至微的物质实体，是构成宇宙万物的最基本元素，是世界的本原，是标示着占有空间、能运动的客观存在。气是中国古代对世界本原的粗浅认识，从云气、水气到量子、场，无不涵盖其中，可谓"至大无外""至小无内"。

　　但在中国古代哲学上，气又是一个涵盖物质与精神、自然与社会的哲学范畴，其内涵既是客观存在的实体，又是主观的道德精神，兼容并包，错综复杂。

　　哲学的物质概念是标志客观实在的哲学范畴，是世界上一切现象（自然和社会）的根本特性的最高概括，是指不依赖人的感觉而存在的客观实在。运动是物质的根本属性。自然界和社会的一切现象，都是运动着的物质的各种不同表现形态。意识是物质高度发展的产物。哲学的物质概念是一个抽象的概念，不能把它同自然科学中关于物质的特殊属性、结构和形态的学说相混淆。哲学的物质概念是永恒的，既不会陈旧也不会改变，只会随着实践和科学的发展而不断丰富。但是，对具体科学的物质的概念、属性、结构和形态的认识，则是随着实践和科学的发展而不断改变和深化着的。

　　气作为哲学范畴是人们对世界物质本质及其现象的高度概括，是天地万物统一的基础，是生成万物的本原，天地万物存在的根基。它不是某一具体的物质形态，而是一个抽象的、一般的范畴。限于古代中国的科学发展水平，中国古代哲学对气的认识便不可避免地带有朴素直观的特性，以具体物质形态的气体为模型，构想了气的聚散、细缊、升降、振荡等运动形式，把气又规定为具有动态功能的客观实体，气又成为一种具体的特质形态，从而把自然科学的具体物质概念与哲学的物质概念并用。因此，气范畴具有抽象与具体、一般与个别的双重意义，此为中国古代哲学气范畴的重要特点之一。此外，气范畴是一种整体的本原性的概念而不是结构性的物质概念，这又是其另一特点。

中国古代哲学气一元论学说是随着社会的发展而不断地完善、丰富和发展的。及至近代，鸦片战争之后，随着西学东渐，中国哲学气范畴的发展表现出与古代不同的特色，气范畴被赋予了近现代科学的说明与规定，视气为光、电、质点、原子、量子、场等，现代理论物理学界更趋向以"场"释气。因此气由抽象的物质概念，越来越趋向于某种特定的具体存在，其抽象性、普遍性的程度越来越低。其所包含着的抽象性与具体性、普遍性与个别性的内在矛盾更加明显。这种变化反映在中医学中，气范畴的哲学功能不断地淡化，并倾向于被阴阳五行学说（yin-yang theory and five-element theory）取而代之。

（二）气的医学含义

中医学以气一元论为其宇宙观和方法论，因此，中医学理论体系也必然体现出中国古代哲学气范畴的特点。中医学在阐述生命运动的规律时，往往是抽象的哲学概念和具体的科学概念并用，注重整体生理功能的研究而忽视人体内部结构的探讨，具有鲜明的整体性和模糊性。

中医学的气具有抽象的哲学范畴和具体的科学概念双重意义。在中医学气一元论中，气作为哲学范畴的含义已如上述。作为医学科学中具体的科学的物质概念，在中医学理论体系，就生命物质系统——气、血、精、津、液而言，气是构成人体和维持人体生命活动的具有活力很强、运动不息、极其细微的物质，是生命物质与生理机能的统一。在生命物质系统的各种具体的物质概念中，气是最大的概念。

二、气一元论的基本内容
Basic content of theory of qi

气一元论作为中国传统文化的自然观体系，其蕴含的内容极其丰富。在此，仅就其中与中医学关系密切者简介如下。

（一）气是构成万物的本原

寰宇茫茫，生物吐纳，有一种有形无形而存在的东西，中国古代哲学称之为气。在中国传统哲学中，宇宙又称天地、天下、太虚、寰宇、乾坤、宇空等。气通常是指一种极细微的物质，是构成世界万物的本原。古代唯物主义哲学家认为"气"是世界的物质本原。东汉时期王充谓："天地合气，万物自生"（《论衡·自然》）。北宋时期张载认为"太虚不能无气，气不能不聚而为万物"（《正蒙·太和》）。气是一种肉眼难以相及的至精至微的物质。气和物是统一的，故曰："善言气者，必彰于物"（《素问·气交变大论》）。气是世界的本原，是构成宇宙的元初物质，是构成天地万物的最基本元素。"太虚寥廓，肇基化元，万物资始，五运终天，布气真灵，摠统坤元，九星悬朗，七曜周旋，曰阴曰阳，曰柔曰刚，幽显既位，寒暑弛张，生生化化，品物咸章"（《素问·天元纪大论》）。《内经》称宇宙为太虚，在广阔无垠的宇宙虚空中，充满着无穷无尽具有生化能力的元气（original qi）。元气（即具有本原意义之气）敷布宇空，统摄大地，天道以资始，地道以资生。一切有形之体皆赖元气生化而生成。元气是宇宙的始基，是世界万物的渊源和归宿。气是构成宇宙的本始物质，气本为一，分为阴阳，气是阴阳二气的矛盾统一体。"清阳为天，浊阴为地，地气上为云，天气下为雨，雨出地气，云出天气"（《素问·阴阳应象大论》）。"天气"是自然界的清阳之气，"地气"是自然界的浊阴之气。阴气浊重，降而凝聚成为有形的物体，构成了五彩缤纷的大地；阳气清轻，升而化散为无形的太虚，形成了苍莽的天宇。天地阴阳之气上升下降，彼此交感而形成天地间的万事万物。"本乎天者，天之气也。本乎地者，地之气也。天地合气，六节分而万物化生矣"（《素问·至真要大论》）。总之，气是物质性的实体，是构成自然万物的最基本元素。

人类是整个世界的特殊组成部分，是自然的产物。人与自然有着密切的关系。在中国哲学史上，周、秦以前称"天"或"天地"为自然，从《淮南子》始方有宇宙的观念，"往来古今谓之宙，四方上下谓之宇"（《淮南子·齐俗训》）。宇宙便是物质世界，便是自然界，宇宙观即世界观。天人关系问题是中国古代哲学特别是在《内经》问世的时代哲学领域激烈争论的重大问题之一。中医学从天地大宇宙、人身小宇宙的天人统一性出发，用气范畴论述了天地自然和生命的运动变化规律。

中医学从气是宇宙的本原，是构成天地万物的要素这一基本观点出发，认为气也是生命的本原，是构成生命的基本物质。故曰："人生于地，悬命于天，天地合气，命之曰人"（《素问·宝命全形论》），"气者，人之根本也"（《难经·八难》），"人类伊始，气化之也。两间（指天地间）既有人类，先由气化，继而形化，父精母血，子孳孙生"（《景景室医稿杂存》）。人体是一个不断发生着升降出入的气化作用的机体。人的生长壮老已，健康与疾病，皆本于气，故曰："人之生死，全赖乎气。气聚则生，气壮则康，气衰则弱，气散则死"（《医权初编》）。

气是絪缊运动，至精至微的物质，是构成人体和维持人体生命活动的最基本物质。这种"气"相对于天地之气而言，是人体之气，故又称"人气"。人类只要认识人气的运动变化规律，就能够认识生命的运动规律，故曰："通于人气之变化者，人事也"（《素问·气交变大论》）。血、精、津液等亦为生命的基本物质，但它们皆由气所化生，故称气是构成人体和维持人体生命活动的最基本物质。

"人之有生，一气而已……气以成性，而内焉则为人之心，外焉则为人之体。体者气之充，而心者气之灵"（吴廷翰《古斋漫录》）。人的形体和人的思想精神都是气的产物。中医学在古代哲学气论的基础上从生命科学的角度，认为"人之生死由乎气"，"惟气以成形，气聚则形存，气散则形亡"（《医门法律》），即人的形体是由气构成的，而人的精神意识思维活动也是由物质机体产生的一种气的活动，故曰："形者生之舍也，气者生之元也，神者生之制也。形以气充，气耗形病，神依气位，气纳神存"（《素问·病机气宜保命集》）。"人有五藏化五气，以生喜怒悲忧恐"（《素问·阴阳应象大论》），"气者，精神之根蒂也"（《脾胃论·省言箴》）。

总之，气是连续性的一般物质存在，充塞于整个宇宙，是构成世界的本原，是世界统一性的物质基础。气是构成万物最基本的物质要素，万物是气可以感知的有形存在形式。

气规定万物的本质，气的内涵揭示了气的物质性和普遍性、无限性和永恒性。

（二）运动是气的根本属性

天地之气动而不息，运动是气的根本属性，气是具有动态功能的客观实体，气始终处于运动变化之中，或动静、聚散，或絪缊；清浊，或升降、屈伸，以运动变化作为自己存在的条件或形式。天地运动一气，毂万物而生。《内经》称气的运动为"变""化"，"物生谓之化，物极谓之变"（《素问·天元纪大论》）。"物之生从乎化；物之极由乎变。变化之相薄，成败之所由也。"（《素问·六微旨大论》）自然界一切事物的变化，不论是动植物的生育繁衍，还是无生命物体的生化聚散，天地万物的生成、发展和变更、凋亡，无不根源于气的运动。"气有胜复，胜复之作，有德有化，有用有变。"（《素问·六微旨大论》）气有胜复作用，即气本身具有克制与反克制的能力。气这种胜与复、克制与反克制的作用，是气自身运动的根源。气分阴阳，阴阳相错，而变由生。阴阳相错，又称阴阳交错、阴阳交感（interaction of yin and yang），即阴阳的相互作用。阴阳相错是气运动变化的根本原因。换言之，阴阳的对立统一是气运动变化的根源和宇宙总规律，故曰："阴阳者，天地之道也，万物之纲纪，变化之父母，生杀之本始"（《素问·阴阳应象大论》）。气的阴阳对立（opposition between yin and yang）统一运动，表现为天地上下、升降、出入、动静、聚散、清浊的相互交感，这是气运动的具体表现形式。《内经》以"升降出入"四字概之，故曰："气之升降，天地之更用也……升已而降，降者谓天，降已而升，升者谓地，天气下降，气流于地，地气上升，气腾于天。高下相召，升降相因，而变作矣""出入废，则神机化灭；升降息，则气立孤危。故非出入，则无以生、长、壮、老、已；非升降，则无以生、长、化、收、藏"（《素问·六微旨大论》）。

气是构成宇宙的物质基础，气聚而成形，散而为气。形和气是物质存在的基本形式，而形和气的相互转化则是物质运动的基本形式。物之生由乎化，化为气之化，即气化（qi transformation）。形气之间的相互转化就是气化作用的具体表现。气生形，形归气，气聚则形生，气散则形亡。形之存亡由乎气之聚散。气充塞于太虚之中，一切有形之物的生成和变化乃至消亡，无不由于气的气化作用。所谓"气始而生化……气终而象变"（《素问·五常政大论》）。《内经》不仅在气化理论的基础上提出了气和形相互转化的思想，而且用阴阳学说（yin-yang theory）阐明形气转化的根源。"阳化气，阴成形"（《素问·阴阳应象大论》）。阳动而散则化气，阴静而凝则成形。阴阳动静的相互作用，是气化成形和形散为气两种方向相反的运动过程的根本原因。气至大无外，至细无内。大者，有形之物与太虚之气之间；小者，每一有形之物内部都存在着形化为气和气化为形的气化作用。中医学的形气转化理论对中国古代哲学史产生了深远的影响。

总之，气是阴阳矛盾统一体。阴阳为固有的两种对立要素，而不是两个不同的组成部分，即"阴阳有定性而无定质"（《张子正蒙注·卷一》）。阴阳矛盾对立形成了气的永恒的有规律的运动变化。动静统一是气的运动性质。气化运动是动与静的统一，聚散统一则是气的存在形式。散而归于太虚，是气的无形本体；聚而为庶物之生，是气的有形作用。聚暂而散久，聚散在质和量上均统一于气，聚散统一揭示了宇宙万物气的统一性。阴阳统一揭示了气的内在性质，动静统一描述了气的存在状况，而聚散统一则规定着气的存在形式。

（三）气是万物之间的中介

气贯通于天地万物之中，具有可入性、渗透性和感应性。未聚之气稀微而无形体，可以和一切有形无形之气相互作用和相互转化，能够衍生和接纳有形之物，成为天地万物之间的中介，把天地万物联系成为一个有机整体。

感应（induction），即交感相应之谓。有感必应，相互影响，相互作用。气有阴阳是二，二存在于一之中。气是阴阳的对立统一体，阴阳对立（opposition between yin and yang）的双方共同组成气的统一体，它们是一切运动变化的根源。气之阴阳两端相互感应而产生了事物之间的普遍联系。有差异就有统一，有异同就有感应。"以万物本一，故一能合异，以其能合异，故谓之感。……阴阳也，二端故有感，本一故能合。天地生万物，所受虽不同，皆无须臾之不感"（《正蒙·乾称》）。相互感应和普遍联系是宇宙万物的普遍规律。"感之道不一，或以同而感"，"或以异相应"，"或以相悦而感，或以相畏而感"，"又如磁石引针，相应而感也"，"感如影响，无复先后，有动必藏，咸感而应，故曰咸速也"（《横渠易说·下经》）。阴阳二气的相互感应产生了天地万物之间的普遍联系，使物质世界不断地运动变化。这种阴阳二气相互感应的思想具有朴素的辩证法元素，把人与自然、社会视为一个具有普遍联系的有机整体。中医学基于气的相互感应思想认为，自然界和人类、自然界的各种事物和现象、人体的五脏六腑与生理功能以及生命物质与精神活动之间，虽然千差万别，但不是彼此孤立毫无联系的，而是相互影响、相互作用、密切联系的，在差异中具有统一性，遵循共同的规律，是一个统一的有机整体。故曰："人与天地相参"（《灵枢·经水》）。"天地之大纪，人神之通应也"（《素问·至真要大论》）。

三、气一元论在中医学中的应用
Application of theory of qi in TCM

中医学将气一元论应用到医学方面，认为人是天地自然的产物，人体也是由气构成的，人体是一个不断发生着形气转化的升降出入气化作用的运动着的有机体，并以此阐述了人体内部气化运动的规律，精辟地论述了生命运动的基本规律，回答了生命科学的基本问题。如果说，中医学理论是建立在气一元论（theory of qi）之上的，并不为过。

（一）说明脏腑的生理功能

新陈代谢是生命（life）的基本特征。人之生死由乎气，气是维持生命活动的物质基础。这种生命的物质——气，经常处于不断自我更新和自我复制的新陈代谢过程中。气的这种运动变化及其伴随发生的能量转化过程称之为"气化"（qi transformation）。"味归形，形归气，气归精，精归化；精食气，形食味；化生精，气生形……精化为气"（《素问·阴阳应象大论》），就是对气化过程的概括。气化为形、形化为气的形气转化过程，包括了气、精、血、津、液等物质的生成、转化、利用和排泄过程。"天食人以五气，地食人以五味"（《素问·六节藏象论》），是说人体必须不断地从周围环境摄取生命活动所必需的物质。否则，生命就无法维持。故曰："平人不食饮七日而死者，水谷精气津液皆尽故也"（《灵枢·平人绝谷》）。人体的脏腑经络，周身组织，都在不同的角度、范围和深度上参与了这类气化运动，并从中获取了所需的营养物质和能量，而排出无用或有害的代谢产物。人体的气化运动是永恒的，存在于生命过程的始终，没有气化就没有生命。由此可见，气化运动是生命的基本特征，其本质就是机体内部阴阳消长（waxing-waning between yin and yang）转化的矛盾运动。

升降出入是人体气化运动的基本形式。人体内气的运动称之为"气机（qi movement）"。而气化运动的升降出入是通过脏腑（zang-fu viscera）的功能活动来实现的，故又有脏腑气机升降之说。人休通过脏腑气机的升降出入运动，把摄入体内的空气和水谷转化为气、血、津、液、精等，完成"味归形，形归气，气归精，精归化，精食气，形食味，化生精，气生形"的物质和能量的代谢过程。这种气（元气）、精（水谷精微）、味（营养物质）、形（形体结构）相互作用的关系，说明了人体的正常生理活动是建立在物质（气）运动转换的基础之上的。脏腑气化功能升降正常，出入有序，方能维持"清阳出上窍，浊阴出下窍；清阳发腠理，浊阴走五脏；清阳实四肢，浊阴归六腑"的正常生理活动，使机体与外界环境不断地新陈代谢，保证了生命活动的物质基础——气的不断自我更新。

气在于人，和则为正气（healthy qi），不和则为邪气（pathogenic qi）。故气的生理，贵在乎"和"。"气和而生，津液相成，神乃自生"（《素问·六节藏象论》）。元气充盛，则能宣发周身，推动气血之运行，主宰人体脏腑各种功能活动，使精气血津液生化不息。脏腑经络之气机旺盛，从而维持机体内部各器官、系统间活动的相对平衡以及机体与周围环境的动态平衡。由此可见，人体的生理功能根源于气，故曰："人之有生，全赖此气"（《类经·摄生类》）。

（二）说明人体的病理变化

五脏六腑皆赖气为之用。气贵于和，又喜宣通。故曰："气血以流，腠理以密"（《素问·生气通天论》），"气之不得无行也，如水之流，如日月之行不休"（《灵枢·脉度》），"气血冲和，万病不生，一有怫郁，诸病生焉"（《丹心溪法·卷三·六郁》）。凡疾病之表里虚实，顺逆缓急，无不因气所致，所谓"百病生于气也"（《素问·举痛论》）。故"凡病之为虚为实，为寒为热，至其病变，莫可名状，欲求其本，则止一气足以尽之。盖气有不调之处，即病本所在之处也"（《景岳全书·诸气》）。因此，一切疾病的发生发展都与气的生成和运行失常有关。

（三）指导诊断和治疗

1.诊断方面 中医诊断学中，四诊无一不与气密切相关。"有诸内者，必形诸外"（《丹溪心法》），审察五脏之病形，可知真气之虚实。因此，正气的盛衰可以从面色、形态、声音、神志、脉象等方面表现出来。其中以神志和脉象尤为重要。神气的存亡是生命活动的标志，神以精气为物质基础，是脏腑气血盛衰的外露征象。故曰："神者，正气也"（《四诊抉微》）。"神气者，元气也。元气完固，则精神昌盛无待言也。若元气微虚，则神气微去；元气大虚，则神气全去，神去则机息矣"（《景岳全书·传忠录·虚实篇》）。故望气色又可知内脏之盛衰、气血之虚实、邪气之浅深。

"寸口者，脉之大会"（《难经·一难》），"脉气流经，经气归于肺，肺朝百脉……气归于权衡。权衡以平，气口成寸，以决死生"（《素问·经脉别论》）。故气之盛衰可从寸口脉上反映出来。人之元气为脉之根本，故曰："脉有根本，人有元气，故知不死"（《难经·十四难》）。中医在诊断中，审查"胃气"如何，是决定疾病顺逆、生死的关键。有胃气则生，无胃气则死。

2. 治疗方面　中医学认为，疾病（disease）的发生取决于邪气和正气双方的矛盾斗争，正气在发病上居主导地位。故曰："正气存内，邪不可干"，"邪之所凑，其气必虚"。因此，治疗的原则不外乎扶正和祛邪。祛邪（eliminating pathogen）为了扶正（strengthening healthy qi），扶正即所以祛邪。"气者，人之根本也"（《难经》）。治疗的目的为疏其血气，令其和平。气得其和为正气，失其和为邪气。治气贵在于"调"，这里的"调"，是调和之意，不仅仅是用理气药来调畅气机（qi movement），而是指通过各种治疗方法来调整脏腑的阴阳失调，使机体重新建立阴阳气血升降出入的动态平衡，即"谨察阴阳之所在而调之，以平为期"。可见气一元论对治疗疾病具有重要的指导意义。

（四）判断疾病的预后

应用气一元论，从形气关系来判断疾病的轻重顺逆和预后，是中医诊断学中的重要内容。形以寓气，气以充形，"形气相得，谓之可治"，"形气相失，谓之难治"（《素问·玉机真脏论》）。若"形盛脉细，少气不足以息者危。形瘦脉大，胸中多气者死。……形肉已脱，九候虽调，犹死"（《素问·三部九候论》）。所以，元气（original qi）是疾病顺逆的根本。

中医学根据"形神合一"（harmonization between soma and spirit）的观点，强调望神色以决死生。"血气者，人之神"（《素问·八正神明论》），"夫色之变化，以应四时之脉……以合于神明也""治之要极，无失色脉"（《素问·移精变气论》）。"见其色而不得其脉，反得其相胜之脉，则死矣；得其相生之脉，则病已矣"（《灵枢·邪气脏腑病形》）。得神者昌，失神者亡。

脉气主要是胃气，是判断预后的主要依据。"度事上下，脉事因格，是以形弱气虚死；形气有余，脉气不足死；脉气有余，形气不足生"（《素问·方盛衰论》）。说明了脉有胃气，不仅可以判断脾胃的功能、气血的盛衰，而且对疾病进退转归、预后有一定临床意义。

第二节　阴阳学说
Yin-yang theory

阴阳学说是在气一元论（theory of qi）的基础上建立起来的中国古代的朴素的对立统一理论，属于中国古代唯物论和辩证法范畴，体现出中华民族辩证思维的特殊精髓。其哲理玄奥，反映着宇宙的图腾。其影响且远且大，成为人们行为义理的准则。如当今博得世界赞叹的《孙子兵法》是中国古代兵家理论和实战经验的总结，其将阴阳义理在军事行为中运用至极，已达到出神入化的境界。

阴阳学说认为：世界是物质性的整体，宇宙间一切事物不仅其内部存在着阴阳的对立统一，而且其发生、发展和变化都是阴阳二气对立统一的结果。

中医学把阴阳学说应用于医学，形成了中医学的阴阳学说，促进了中医学理论体系的形成和发展，中医学的阴阳学说是中医学理论体系的基础之一和重要组成部分，是理解和掌握中医学理论体系的一把钥匙。"明于阴阳，如惑之解，如醉之醒"（《灵枢·病传》），"设能明彻阴阳，则医理虽玄，思过半矣"（《景岳全书·传忠录·阴阳篇》）。

中医学用阴阳学说阐明生命的起源和本质，人体的生理功能、病理变化，疾病的诊断和防治的根本规律，贯穿于中医的理、法、方、药，长期以来一直有效地指导着实践。

一、阴阳的基本概念
Basic concept of yin-yang theory

（一）阴阳的含义

1. 阴阳的哲学含义 阴阳是中国古代哲学的基本范畴。气 - 物两体，分为阴阳。阴阳是气本身所具有的对立统一属性，含有对立统一的意思，所谓"阴阳者，一分为二也"（《类经·阴阳类》）。阴和阳之间有着既对立又统一的辩证关系。阴阳的对立统一是宇宙的总规律：阴阳不仅贯穿于中国古代哲学，而且与天文、历算、医学、农学等具体学科相结合，一并成为各门具体学科的理论基础，促进了各门具体学科的发展。阴阳的对立、互根、消长和转化构成了阴阳的矛盾运动，成为阴阳学说的基本内容。

阴阳与矛盾的区别：阴阳虽然含有对立统一的意思，但是它与唯物辩证法的矛盾范畴有着根本的区别。这种区别见下。

（1）阴阳范畴的局限性：唯物辩证法认为，一切事物内部所包含的对立都是矛盾。矛盾范畴，对于各对立面的性质，除了指出其对立统一外，不加任何其他限定。对立统一是宇宙中最普遍的现象。因此，矛盾范畴适用于一切领域，是事物和现象最抽象最一般的概括。而阴阳范畴不仅具有对立统一的属性，而且又有另外一些特殊的规定，属于一类具体的矛盾。阴阳是标志事物一定的趋向和形态特征的关系范畴。所以，阴阳尽管包罗万象，具有普遍性，但在无限的宇宙中，阴阳毕竟是一种有限的具体的矛盾形式，其内涵和外延比矛盾范围小很多，其适用范围有一定的限度，仅能对宇宙的事物和现象作一定程度的说明和概括，更不能用以说明社会现象。另外对于唯物辩证法来说，具体矛盾的双方，如有主有从，何者为主，何者为从，则视具体情况而定。但阴阳学说认为，在相互依存的阴阳矛盾中，一般情况下阳为主导而阴为从属，即阳主阴从。在人体内部阴阳之中，强调以阳为本，阳气既固，阴必从之。"凡阴阳之要，阳密乃固……阳强不能密，阴气乃绝"，"阳气者，若天与日，失其所，则折寿而不彰，故天运当以日光明"（《素问·生气通天论》）。阳气是生命的主导，若失常不固，人就折寿夭亡。因此，在治疗疾病时，主张"血气俱要，而补气在补血之先；阴阳并需，而养阳在滋阴之上"（《医宗必读·水火阴阳论》）。总之，阴阳学说对矛盾双方的性态作了具体限定，一方属阴，一方属阳，阳为主，阴为从。一般说来，这种主从关系是固定的，这也表现出阴阳学说的特殊性和局限性。

（2）阴阳范畴的直观性：唯物辩证法的矛盾范畴是建立在高度科学抽象的基础之上的，是宇宙的根本规律。而阴阳范畴，由于当时的科学发展水平的限制，使阴阳范畴还不可能超出直观的观察的广度和深度，不可能具有严格科学的表现形式，往往有一定的推测成分。

2. 阴阳的医学含义 阴阳范畴引入医学领域，成为中医学理论体系的基石，成为基本的医学概念。在中医学中，阴阳是自然界的根本规律，是标示事物内在本质属性和性态特征的范畴，既标示两种对立特定的属性，如明与暗、表与里、寒与热等等，又标示两种对立的特定的运动趋向或状态，如动与静、上与下、内与外、迟与数等。

总之，事物和现象相互对立方面的阴阳属性，是相比较而言的，是由其性质、位置、趋势等方面所决定的。阴阳是抽象的属性概念而不是具体事物的实体概念，也是一对关系范畴，它表示各种物质特性之间的对立统一关系。所以说："阴阳者，有名而无形"（《灵枢·阴阳系日月》）。

（二）阴阳的普遍性、相对性和关联性

1. 阴阳的普遍性　阴阳的对立统一是天地万物运动变化的总规律，"阴阳者，天地之道也，万物之纲纪，变化之父母，生杀之本始"（《素问·阴阳应象大论》）。不论是空间还是时间，从宇宙间天地的回旋到万物的产生和消失，都是阴阳作用的结果。凡属相互关联的事物或现象，或同一事物的内部，都可以用阴阳来概括，分析其各自的属性，如天与地、动与静、水与火、出与入等。

2. 阴阳的相对性　具体事物的阴阳属性，并不是绝对的，而是相对的。也就是说，随着时间的推移或所运用范围的不同，事物的性质或对立面改变了，则其阴阳属性也就要随之而改变。所以说"阴阳二字，固以对待而言，所指无定在"（朱震亨《局方发挥》）。

阴阳这种相对性表现为：

（1）相互转化性：在一定条件下，阴和阳之间可以发生相互转化，阴可以转化为阳，阳也可以转化为阴。如寒证和热证的转化，病变的寒热性质变了，其阴阳属性也随之改变。在人体气化运动过程中，生命物质和生理功能之间，物质属阴，功能属阳。二者在生理条件下，是可以互相转化的，物质可以转化为功能，功能也可以转化为物质。如果没有这种物质和功能之间的相互转化，生命活动就不能正常进行。

（2）无限可分性：阴阳的无限可分性即阴中有阳，阳中有阴，阴阳之中复有阴阳，不断地一分为二，以至无穷。如，昼为阳，夜为阴。而上午为阳中之阳，下午则为阳中之阴；前半夜为阴中之阴，后半夜则为阴中之阳。随着对立面的改变，阴阳之中又可以再分阴阳。

自然界任何相互关联的事物都可以概括为阴和阳两类，任何一种事物内部又可分为阴和阳两个方面，而每一事物中的阴或阳的任何一方，还可以再分阴阳。事物这种相互对立又相互联系的现象，在自然界中是无穷无尽的。所以说："阴阳者，数之可十，推之可百，数之可千，推之可万，万之大不可胜数，然其要一也"（《素问·阴阳离合论》）。这种阴阳属性的相对性，不但说明了事物或现象阴阳属性的规律性、复杂性，而且也说明了阴阳概括事物或现象的广泛性，即每一事物或现象都包含着阴阳，都是一分为二的。

3. 阴阳的关联性　阴阳的关联性指阴阳所分析的事物或现象，应是在同一范畴，同一层次，即相关的基础之上的。只有相互关联的一对事物，或一个事物的两个方面，才能构成一对矛盾，才能用阴阳来说明，如天与地、昼与夜、寒与热等等。如果不具有这种相互关联性的事物，并不是统一体的对立双方，不能构成一对矛盾，就不能用阴阳来说明。

（三）划分事物或现象阴阳属性的标准

"水火者，阴阳之征兆也"（《素问·阴阳应象大论》）。中医学以水火作为阴阳的征象，水为阴，火为阳，反映了阴阳的基本特性。如水性寒而就下，火性热而炎上。其运动状态，水比火相对的静，火较水相对的动；寒热、上下、动静，如此推演下去，即可以用来说明事物的阴阳属性。划分事物或现象阴阳属性的标准是：凡属于运动的、外向的、上升的、温热的、明亮的、功能的……属于阳的范畴；静止的、内在的、下降的、寒凉的、晦暗的、物质的……属于阴的范畴。由此可见，阴阳的基本特性，是划分事物和现象阴阳属性的依据。

（四）气与阴阳

中医古代哲学气一元论认为，气是世界的本原物质，气 - 物两体，分为阴气和阳气。阴阳是气的固有属性。气的运动是阴阳的对立统一运动。中医学认为，气是构成人体和维持人体生命活动的物质基础。人体之气按阴阳特性可分为阴阳两类，把对人体具有温煦推动作用的气称之为阳气，把对人体具有营养滋润作用的气称为阴气。气的阴阳对立（opposition between yin and yang）统一运动是生命运动的根本规律。

二、阴阳学说的基本内容
Basic content of yin-yang theory

（一）阴阳对立

对立是指处于一个统一体的矛盾双方的互相排斥、互相斗争。阴阳对立是阴阳双方的互相排斥、互相斗争。阴阳学说（yin-yang theory）认为：阴阳双方的对立是绝对的，如天与地、上与下、内与外、动与静、升与降、出与入、昼与夜、明与暗、寒与热、虚（deficiency）与实（excessiveness）、散与聚等。万事万物都是阴阳对立的统一。阴阳的对立统一是"阴阳者，一分为二也"的实质。对立是阴阳二者之间相反的一面，统一则是二者之间相成的一面。没有对立就没有统一，没有相反也就没有相成。阴阳两个方面的相互对立，主要表现在它们之间的相互制约、相互斗争。阴与阳相互制约和相互斗争的结果取得了统一，即取得了动态平衡。只有维持这种关系，事物才能正常发展变化，人体才能维持正常的生理状态；否则，事物的发展变化就会遭到破坏，人体就会发生疾病。例如：在自然界中，春、夏、秋、冬四季有温、热、凉、寒气候的变化，夏季本来是阳热盛，但夏至以后阴气却渐次以生，用以制约火热的阳气；而冬季本来是阴寒盛，但冬至以后阳气却随之而复，用以制约严寒的阴。春夏之所以温热是因为春夏阳气上升抑制了秋冬的寒凉之气，秋冬之所以寒冷是因为秋冬阴气上升抑制了春夏的温热之气。这是自然界阴阳相互制约、相互斗争的结果。在人体，生命现象的主要矛盾，是生命发展的动力，贯穿生命过程的始终。用阴阳来表述这种矛盾，就生命物质的结构和功能而言，则生命物质为阴（精），生命机能为阳（气）。其运动转化过程则是阳化气，阴成形。生命就是生命形体的气化运动。气化运动的本质就是阴精与阳气、化气与成形的矛盾运动，即阴阳的对立统一。阴阳在对立斗争中，取得了统一，维持着动态平衡状态，即所谓"阴平阳秘"，机体才能进行正常的生命活动。有斗争就要有胜负，如果阴阳的对立斗争激化，动态平衡被打破，出现阴阳胜负、阴阳失调，就会导致疾病的发生。

总之，阴阳的对立是用阴阳说明事物或现象相互对立的两个方面及其相互制约的关系。

（二）阴阳互根

互根指相互对立的事物之间的相互依存、相互依赖，任何一方都不能脱离另一方而单独存在。阴阳互根（interdependence of yin and yang），是阴阳之间的相互依存，互为根据和条件。阴阳双方均以对方的存在为自身存在的前提和条件。阴阳所代表的性质或状态，如天与地、上与下、动与静、寒与热、虚与实、散与聚等，不仅互相排斥，而且互为存在的条件。阳根于阴，阴根于阳，无阳则阴无以生，无阴则阳无以化。阴阳互藏，相互对立的阴阳双方中的任何一方包含着另一方，阳蕴含于阴之中，阴蕴含于阳之中。阴阳一分为二，又合二为一，对立又统一。故曰："阴根于阳，阳根于阴"（《景岳全书·传忠录·阴阳篇》）。"阴阳互根……阴以吸阳……阳以煦阴……阳盛之处而一阴已生，阴盛之处而一阳已化"（《素灵微蕴》）。阴阳互根深刻地揭示了阴阳两个方面的不可分离。中医学用阴阳互根的观点，阐述人体脏与腑、气与血、功能与物质等在生理病理上的关系。

1. 阴阳互根是确定事物属性的依据　分析事物的阴阳属性，不仅要注意其差异性，而且还要注意其统一性，即相互关联性，从差异中寻找统一。双方共处于一个统一体中，才能运用阴阳来分析说明。如上属阳，下属阴，没有上之属阳，也就无所谓下之属阴；没有下之属阴，也就无所谓上之属阳。昼属阳，夜属阴，没有昼之属阳，就无所谓夜之属阴；没有夜之属阴，也就没有昼之属阳。热属阳，寒属阴，没有热之属阳，也就无所谓寒之属阴；没有寒之属阴，也就没有热之属阳。所以说，阳依赖于阴，阴依赖于阳，每一方都以其对立的另一方为自己存在的条件。如果事物不具有相互依存的关联性，并不是统一体的对立双方，就无法分析其阴阳属性，也就不能用阴阳来说明了。

2. 阴阳互根是事物发展变化的条件　因为阳根于阴，阴根于阳，阴与阳相互依赖，缺少任何一方，则另一方也就不复存在了。所以事物的发展变化，阴阳二者是缺一不可的。如就个体的生理活动而言，在物质与功能之间、物质与物质之间、功能与功能之间，均存在着阴阳互根（interdependence of yin and yang）的关系。物质属阴，功能属阳，物质是生命的物质基础，功能是生命的主要标志。物质是功能的基础，功能则是物质的反映。脏腑功能活动健全，就会不断地促进营养物质的化生，而营养物质的充足，才能保护脏腑活动功能的平衡。平衡是中国古代整体思维形态之一。平衡，又称中和、中道。平衡思维的基本特征是注重事物的均衡性、适度性。平衡思维在中医学中作为科学形态，用以论述生命运动的规律。无过无不及谓之平衡，过或不及谓之失衡。阴阳消长（waxing-waning between yin and yang）稳定在一定范围内，人体以及机体与环境之间，才能保持正常的平衡状态。如阴阳消长超越了一定的限度（指维持平衡的限度，即条件），则平衡被打破，在自然界则引起灾害，在人体则引起疾病。

在自然界中，四季气候的变化，春去夏来，秋去冬至，四季寒暑的更替，就是阴阳消长的过程。从冬至春及夏，寒气渐减，温热日增，气候则由寒逐渐变温变热，是"阴消阳长"的过程；由夏至秋及冬，热气渐消，寒气日增，气候则由热逐渐变凉变寒，则是"阳消阴长"的过程。这种正常的阴阳消长，反映了四季气候变化的一般规律。

就人体生理活动而言，各种功能活动（阳）的产生，必然要消耗一定的营养物质（阴），这就是"阳长阴消"的过程；而各种营养物质（阴）的化生，又必然消耗一定的能量（阳），运动变化是中医学对自然和人体生命活动认识的根本出发点，这是中医学的宇宙恒动观。这种运动变化，包含着量变和质变过程。阴阳消长是一个量变的过程。阴阳学说（yin-yang theory）把人体正常的生理活动概括为"阴平阳秘""阴阳匀平"，即人体中阴阳对立的统一、矛盾双方基本上处于相对平衡状态，也就是阴阳双方在量的变化上没有超出一定的限度，没有突破阴阳协调的界限，所以人体脏腑功能活动正常。只有物质和功能协调平衡，才能保证人体的正常生理活动。所有相互对立的阴阳两个方面都是如此相互依存的，任何一方都不能脱离另一方而单独存在。如果双方失去了互为存在的条件，有阳无阴谓之"独阳"，有阴无阳谓之"孤阴"。孤阴不生，独阳不长，一切生物也就不能存在，不能生化和滋长了。在生命活动过程中，如果正常的阴阳互根关系遭到破坏，就会导致疾病的发生，乃至危及生命。在病理情况下，人体内的阳气和阴液，一方的不足可以引起另一方的亏损，阳损可以耗阴，阴损可以耗阳。即阳虚至一定程度时，由于"无阳则阴无以化"，故可进一步损伤体内的阴液而导致阴虚，称作"阳损及阴"。如长期食欲减退的患者，多表现为脾气（阳）虚弱，脾胃为后天之本，气血生化之源，脾气（阳）虚弱，化源不足，会导致阴（血）亏损，这可称之为阳损及阴的气血两虚证。反之，阴虚至一定程度，由于"无阴则阳无以生"，故又可损伤体内的阳气而导致阳虚，故称作"阴损及阳（yin injury with yang involved）"。如失血患者，由血（阴）的大量损失，气随血脱（qi prostration following blood loss），往往会出现形寒肢冷的阳虚之候，这可称之为阴损及阳的气血两虚证。如果人体内阳气与阴液、物质与功能等阴阳互根关系遭到严重破坏，以至一方已趋于消失，而使其另一方也失去了存在的前提，呈现独阳或孤阴状态。这种阴阳的相离，意味着阴阳矛盾的消失，那么生命也就即将结束了。

3.阴阳互根是阴阳相互转化的内在根据　因为阴阳代表着相互关联的事物的双方或一个事物内部对立的两个方面，因而阴和阳在一定条件下，可以各向自己相反的方面转化。阴阳在一定条件下的相互转化，也是以它们的相互依存、相互为根的关系为基础的。因为阴阳对立的双方没有相互联结、相互依存的关系，也就不可能各自向着和自己相反的方向转化。

（三）阴阳消长

消长，增减、盛衰之谓。阴阳消长，是阴阳对立双方的增减、盛衰、进退的运动变化。阴阳对立双方不是处于静止不变的状态，而是始终处于此盛彼衰、此增彼减、此进彼退的运动变化之中。其消长规律为阳消阴长，阴消阳长。阴阳双方在彼此消长的动态过程中保持相对的平衡，人体才保持正常的运动规律。平衡是维持生命的手段，达到生理限度（正常阈值，常阈）才是健康的特征。阴阳双方在一定范围内的消长，体现了人体动态平衡的生理活动过程。如果这种"消长"关系超过了常阈，便将出现阴阳某一方面的偏盛或偏衰，于是人体生理动态平衡失调，疾病就由此而生。在疾病过程中，同样也存在着阴阳消长（waxing-waning between yin and yang）的过程。一方的太过，必然导致另一方的不及；反之，一方不及，也必然导致另一方的太过。阴阳偏盛（excess of either yin or yang），是属于阴阳消长中某一方"长"得太过的病变，而阴阳偏衰，是属于阴阳某一方面"消"得太过的病变。阴阳偏盛偏衰就是阴阳异常消长病变规律的高度概括。一般说来，阴阳消长有常有变，正常的阴阳消长是言其常，异常的阴阳消长是言其变。总之，自然界和人体所有复杂的发展变化，都包含着阴阳消长的过程，是阴阳双方对立斗争、依存互根的必然结果。

（四）阴阳转化

转化即转换、变化，指矛盾的双方经过斗争，在一定条件下走向自己的反面。阴阳转化（inter-transformation of yin and yang），是指阴阳对立（opposition between yin and yang）的双方，在一定条件下可以相互转化，阴可以转化为阳，阳可以转化为阴。阴阳的对立统一包含着量变和质变。事物的发展变化，表现为由量变到质变，又由质变到量变的互变过程。如果说"阴阳消长"是一个量变过程，那么"阴阳转化"便是一个质变过程。阴阳转化是事物运动变化的基本规律。在阴阳消长过程中，事物由"化"至"极"，即发展到一定程度，超越了阴阳正常消长的阈值，事物必然向着相反的方面转化。阴阳的转化，必须具备一定的条件，这种条件中医学称之为"重"或"极"。故曰："重阴必阳，重阳必阴""寒极生热，热极生寒"（《素问·阴阳应象大论》）。阴阳互变之理，极则生变。

必须指出，阴阳的相互转化是有条件的，不具备一定的条件，二者就不能各自向相反的方向转化。阴阳的消长（量变）和转化（质变）是事物发展变化全过程密不可分的两个阶段，阴阳消长是阴阳转化的前提，而阴阳转化则是阴阳消长的必然结果。以季节气候变化为例，一年四季，春至冬去，夏往秋来。春夏属阳，秋冬属阴，春夏秋冬四季运转不已，就具体体现了阴阳的互相转化。当寒冷的冬季结束转而进入温暖的春季，便是阴转化为阳；当炎热的夏季结束转而进入凉爽的秋季，则是由阳转化为阴。在人体生命活动过程中，在生理上，物质与功能之间的新陈代谢过程，如营养物质（阴）不断地转化为功能活动（阳），功能活动（阳）又不断地转化为营养物质（阴）就是阴阳转化（inter-transformation of yin and yang）的表现。实际上，在生命活动中，物质与功能之间的代谢过程，是阴阳消长和转化的统一，即量变和质变的统一。在疾病的发展过程中，阴阳转化常常表现为在一定条件下，表证与里证、寒证与热证、虚证与实证、阴证与阳证的互相转化等。如邪热壅肺的患者，表现为高热、面红、烦躁、脉数有力等，这是机体反应功能旺盛的表现，称之为阳证、热证、实证（excess syndrome），但当疾病发展到严重阶段，由于热毒极重，大量耗伤机体正气，在持续高热、面赤、烦躁、脉数有力的情况下，可突然出现面色苍白、四肢厥冷、精神萎靡、脉微欲绝等一派阴寒危象。这是机体反应能力衰竭的表现，称之为阴证、寒证、虚证。这种病证的变化属于由阳转阴。又如咳喘患者，当出现咳嗽喘促、痰液稀白、口不渴、舌淡苔白、脉弦等脉症时，其证属寒（阴证）。常因重感外邪，寒邪外束，阳气闭郁而化热，反而出现咳喘息粗、咳痰黄稠、口渴、舌红苔黄、脉数之候，其证又属于热（阳证）。这种病证的变化，是由寒证转化为热证，即由阴转为阳。明确这些转化，不仅有助于认识病证演变的规律，而且对于确定相应的治疗原则有着极为重要的指导意义。

总之，阴阳是中国古代哲学的基本范畴之一，也是易学哲学体系中的最高哲学范畴。中国古代哲学中的一些重要概念、范畴和命题都是以阴阳这一范畴为基础而展开讨论和阐释的，把阴阳当成事物的性质及其变化的根本法则，将许多具体事物都赋予了阴阳的含义。事物的对立面就是阴阳。对立着的事物不是静止不动的，而是运动变化的。阴阳是在相互作用过程中而运动变化的。阴阳的相互作用称之为"阴阳交感（interaction of yin and yang）"，又名阴阳相推、阴阳相感。交感，交，互相接触；感，交感相应。互相感应，交感相应，谓之交感。阴阳交感表现为阴阳的对立、互根、消长和转化。

阴阳的对立、互根、消长、转化，是阴阳学说的基本内容。这些基本内容互相联系、互相影响、互为因果。掌握这些内容，就容易理解中医学对阴阳学说的运用了。

三、阴阳学说在中医学中的应用
Application of yin-yang theory in TCM

阴阳学说贯穿于中医理论体系的各个方面，用来说明人体的组织结构、生理功能、病理变化，并指导临床诊断和治疗。

（一）说明人体的组织结构

阴阳学说在阐释人体的组织结构时，认为人体是一个有机整体，是一个极为复杂的阴阳对立统一体，人体内部充满着阴阳对立统一现象。人的一切组织结构，既是有机联系的，又可以划分为相互对立的阴、阳两部分。所以说"人生有形，不离阴阳"（《素问·宝命全形论》）。

阴阳学说对人体的部位、脏腑（zang-fu viscera）、经络（meridian and collateral）、形气等的阴阳属性，都作了具体划分。如：

就人体部位来说，人体的上半身为阳，下半身属阴；体表属阳，体内属阴；体表的背部属阳，腹部属阴；四肢外侧为阳，内侧为阴。

就脏腑功能特点来说，心、肺、脾、肝、肾五脏为阴，胆、胃、大肠、小肠、膀胱、三焦、六腑为阳。五脏之中，心、肺为阳，肝、脾、肾为阴；心肺之中，心为阳，肺为阴；肝、脾、肾之间，肝为阳，脾、肾为阴。而且每一脏之中又有阴阳之分，如心有心阴、心阳，肾有肾阴（kidney yin）、肾阳（kidney yang），胃有胃阴、胃阳等。

就经络来说，也分为阴阳。经属阴，络属阳，而经之中有阴经与阳经，络之中又有阴络与阳络。就十二经脉而言，就有手三阳经与手三阴经之分、足三阳经与足三阴经之别。在血与气之间，血为阴，气为阳。在气之中，营气（nutrient qi）在内为阴，卫气（defensive qi）在外为阳等。

总之，人体上下、内外、表里、前后各组织结构之间，以及每一组织结构自身各部分之间的复杂关系，无不包含着阴阳的对立统一。

（二）说明人体的生理功能

中医学应用阴阳学说分析人体健康和疾病的矛盾，提出了维持机体阴阳平衡的理论。阴阳匀平谓之平人。机体阴阳平衡意味着健康。健康包括机体内部以及机体与环境之间的阴阳平衡。机体的正常生命活动，是阴阳两个方面保持着对立统一的协调关系，使阴阳处于动态平衡状态的结果。

阴阳学说在生理学的应用主要是：

1. 说明物质与功能之间的关系　人体生理活动的基本规律可概括为阴精（物质）与阳气（功能）的矛盾运动。属阴的物质与属阳的功能之间的关系，是对立统一关系的体现。营养物质（阴）是产生功能活动（阳）的物质基础，而功能活动又是营养物质所产生的机能表现。人体的生理活动（阳）是以物质（阴）为基础的，没有阴精就无以化生阳气，而生理活动的结果，又不断地化生阴精。没有物质（阴）不能产生功能（阳），没有功能也不能化生物质。这样，物质与功能，阴与阳共处于相互对立、依存、消长和转化的统一体中，维持着物质与功能、阴与阳相对的动态平衡，保证了生命活动的正常进行。

2. 说明生命活动的基本形式　气化活动是生命运动的内在形式，是生命存在的基本特征。升降出入是气化活动的基本形式。阳主升，阴主降。阴阳之中复有阴阳，所以阳虽主升，但阳中之阴则降；阴虽主降，但阴中之阳又上升。阳升阴降是阴阳固有的性质，阳降阴升则是阴阳交合运动的变化。人体阴精与阳气的矛盾运动过程，就是气化活动的过程，也是阴阳的升降出入过程；死生之机，升降而已。气化正常，则升降出入正常，体现为正常的生命活动。否则，气化失常，则升降出入失常，体现为生命活动的异常。

由于阴阳双方是对立统一的，所以两者之间的升与降、出与入也是相反相成的。这是从阴阳运动形式的角度，以阴阳升降出入的理论来说明人体的生理功能。

不论是物质与功能的矛盾运动，还是生命活动的基本形式，都说明在正常生理情况下，阴与阳是相互对立又相互依存，处于一个有利于生命活动的相对平衡的协调状态。如果阴阳不能相互为用而分离，阴精与阳气的矛盾运动消失，升降出入停止，人的生命活动也就终结了。

（三）说明人体的病理变化

人体与外界环境的统一和机体内在环境的平衡协调，是人体赖以生存的基础。机体阴阳平衡是健康的标志，平衡的破坏意味着生病。疾病的发生，就是这种平衡协调遭到破坏的结果。因此，阴阳失调（imbalance between yin and yang）是疾病发生的基础。

阴阳学说在病理学上的应用主要是：

1. 分析邪气和正气的阴阳属性　疾病的发生发展取决于两方面的因素：一是邪气。所谓邪气，就是各种致病因素的总称。二是正气。正气泛指人体的机能活动，常与邪气对称。邪气有阴邪（yin pathogen）（如寒邪、湿邪）和阳邪（yang pathogen）（如六淫中的风邪、火邪）之分。正气又有阴精和阳气之别。

2. 分析病理变化的基本规律　疾病的发生发展过程就是邪正斗争的过程。邪正斗争导致阴阳失调，而出现各种各样的病理变化。无论外感（exogenous contraction）病或内伤（endogenous injury）病，其病理变化的基本规律不外乎阴阳的偏盛或偏衰。

（1）阴阳偏盛（excess of either yin or yang）：即阴盛（exuberance of yin）、阳盛（exuberance of yang），是属于阴阳任何一方高于正常水平的病变。

阳盛则热：阳盛（exuberance of yang）是病理变化中阳邪亢盛而表现出来的热的病变。阳邪致病，如暑热之邪侵入人体可造成人体阳气偏盛，出现高热、汗出、口渴、面赤、脉数等表现，其性质属热，所以说"阳盛则热"。因为阳盛往往可导致阴液的损伤，如在高热、汗出、面赤、脉数的同时，必然出现阴液耗伤而口渴的现象，故曰"阳盛则阴病"。"阳盛则热"，是指因阳邪所致的疾病的性质；"阳盛则阴病"，是指阳盛必然损伤人体的正气（阴液）。

阴盛则寒：阴盛是病理变化中阴邪亢盛而表现出来的寒的病变。阴邪致病，如纳凉饮冷，可以造成机体阴气偏盛，出现腹痛、泄泻、形寒肢冷、舌淡苔白、脉沉等表现，其性质属寒，所以说"阴盛则寒"。阴盛往往可以导致阳气的损伤，如在腹痛、泄泻、舌淡苔白、脉沉的同时，必然出现阳气耗伤而形寒肢冷的现象，故曰"阴盛则阳病"。"阴盛则寒"，是指因阴邪所致疾病的性质；"阴盛则阳病"，是指阴盛必然损伤人体的正气（阳气）。

用阴阳消长（waxing-waning between yin and yang）的理论来分析，"阳盛则热"属于阳长阴消，"阴盛则寒"属于阴长阳消。其中，以"长"为主，"消"居其次。

（2）阴阳偏衰（decline of yin or yang）：阴阳偏衰即阴虚（yin deficiency）、阳虚（yang deficiency），是属于阴阳任何一方低于正常水平的病变。

阳虚则寒：阳虚是人体阳气虚损，根据阴阳动态平衡的原理，阴或阳任何一方的不足，必然导致另一方相对的偏盛。阳虚不能制约阴，则阴相对偏盛而出现寒象。如机体阳气虚弱，可出现面色苍白、畏寒肢冷、神疲蜷卧、自汗、脉微等表现，其性质亦属寒，所以称"阳虚则寒"。

阴虚则热：阴虚是人体的阴液不足。阴虚不能制约阳，则阳相对偏亢而出现热象。如久病耗阴或素体阴液亏损，可出现潮热、盗汗、五心烦热、口舌干燥、脉细数等表现，其性质亦属热，所以称"阴虚则热"。

用阴阳消长理论来分析，"阳虚则寒"属于阳消而阴相对长，"阴虚则热"属于阴消而阳相对长。其中，以消为主，因消而长，长居其次。

（3）阴阳互损（yin or yang injury with yang or yin involved）：根据阴阳互根（interdependence of yin and yang）的原理，机体的阴阳任何一方虚损到一定程度，必然导致另一方的不足。阳损及阴，阴损及阳。阳虚至一定程度时，因阳虚不能化生阴液，而同时出现阴虚的现象，称阳损及阴（yang injury with yin involved）。同样，阴虚至一定程度时，因阴虚不能化生阳气，而同时出现阳虚的现象，称阴损及阳（yin injury with yang involved）。阳损及阴或阴损及阳最终导致"阴阳两虚"。阴阳两虚是阴阳的对立处在低于正常水平的平衡状态，是病理状态而非生理状态。

临床上，为了区别阳盛则热、阴盛则寒和阳虚则寒、阴虚则热，把阳盛则热称作实热（excess-heat），把阴虚则热称作虚热（deficiency-heat），把阴盛则寒称作实寒（excess-cold），把阳虚则寒称作虚寒（deficiency-cold）。至于阳损及阴、阴损及阳乃致阴阳两虚，均属虚寒、虚热范畴；阳损及阴，以虚寒为主，虚热居次；阴损及阳，以虚热为主，虚寒居次；而阴阳两虚则是虚寒虚热并存，且暂时处于均势的状态。但是由于这种低水平的平衡是动态平衡，所以在疾病的发展过程中仍然会有主次。

（4）阴阳转化（inter-transformation of yin-yang）：在疾病的发展过程中，阴阳偏盛偏衰的病理变化可以在一定的条件下各自向相反的方向转化。即阳证可以转化为阴证，阴证可以转化为阳证。阳损及阴和阴损及阳也是阴阳转化的体现。

在病理状态下，对立的邪正双方同处于疾病的统一体中进行剧烈的斗争，它们的力量对比是不断运动变化着的。邪正斗争，是疾病自我运动转化的内在原因，医疗护理是促使转化的外部条件，外因通过内因而起作用。由于阴中有阳，阳中有阴，所以阴证和阳证虽然是对立的，有显著差别的，但这种对立又互相渗透，阳证之中还存在着阴证的因素，阴证之中也存在着阳证的因素，所以阳证和阴证之间可以互相转化。

（四）用于指导疾病的诊断

中医诊断疾病的过程，包括诊察疾病和辨别证候两个方面。"察色按脉，先别阴阳"（《素问·阴阳应象大论》）。阴阳学说用于诊断学中，旨在分析通过四诊而收集来的临床资料和辨别证候。

1. 阴阳是分析四诊资料之目　如色泽鲜明者属阳，晦暗者属阴；语声高亢洪亮者属阳，低微无力者属阴；呼吸有力、声高气粗者属阳，呼吸微弱、声低气怯者属阴；口渴喜冷者属阳，口渴喜热者属阴；脉之浮、数、洪、滑等属阳，沉、迟、细、涩等属阴。

2. 阴阳是辨别证候的总纲　如八纲辨证中，表证、热证、实证属阳；里证、寒证、虚证属阴。在临床辨证中，只有分清阴阳，才能抓住疾病的本质，做到执简驭繁。所以辨别阴证、阳证是诊断的基本原则，在临床上具有重要的意义。在脏腑辨证中，脏腑气血阴阳失调可表现出许多复杂的证候，但不外阴阳两大类，如在虚证分类中，心有气虚（qi deficiency）、阳虚（yang deficiency）和血虚（blood deficiency）、阴虚（yin deficiency）

之分，前者属阳虚范畴，后者属阴虚范畴。

总之，由于阴阳偏盛偏衰是疾病过程中病理变化的基本规律，所以疾病的病理变化虽然错综复杂，千变万化，但其基本性质可以概括为阴和阳两大类。

（五）用于指导疾病的防治

1. 指导养生防病　中医学十分重视对疾病的预防，不仅用阴阳学说来阐述摄生学说的理论。而且摄生的具体方法也是以阴阳学说为依据的。阴阳学说认为，人体的阴阳变化与自然界四时阴阳变化协调一致，就可以延年益寿；因而主张顺应自然，春夏养阳，秋冬养阴，精神内守，饮食有节，起居有常，做到"法于阴阳，和于术数"（《素问·上古天真论》）。借以保持机体内部以及机体内外界环境之间的阴阳平衡，达到增进健康、预防疾病的目的。

2. 用于疾病的治疗　由于疾病发生发展的根本原因是阴阳失调，因此，调整阴阳，补偏救弊，促使阴平阳秘，恢复阴阳相对平衡，是治疗疾病的基本原则。阴阳学说用以指导疾病的治疗，一是确定治疗原则，二是归纳药物的性能。

（1）确定治疗原则：阴阳偏盛（excess of either yin or yang）的治疗原则为损其有余，实（excessiveness）者泻之。阴阳偏盛，即阴或阳的过盛有余，为有余之证。由于阳盛则阴病，阳盛则热，阳热盛易损伤阴液，阴盛则阳病，阴盛则寒，阴寒盛易损伤阳气，故在调整阴阳的偏盛时，应注意有无相应的阴或阳偏衰（decline of yin or yang）的情况存在。若阴或阳偏盛而其相对的一方并没有构成虚损时，即可采用损其有余的原则。若其相对一方有偏衰时，则当兼顾其不足，配合以扶阳或益阴之法。阳盛则热属实热证，宜用寒凉药以制其阳，治热以寒，即热者寒之（treating hotness with coldness）。阴盛则寒属实寒证，宜用温热药以制其阴，治寒以热，即寒者热之（treating coldness with heat）。因二者均为实证，所以称这种治疗原则为损其有余，即实者泻之。

阴阳偏衰（decline of yin or yang）的治疗原则：补其不足，虚者补之。阴阳偏衰，即阴或阳的虚损不足，或为阴虚，或为阳虚（yang deficiency）。阴虚不能制阳而致阳亢者，属虚热证，治当滋阴以抑阳。一般不能用寒凉药直折其热，须用"壮水之主，以制阳光"（《素问·至真要大论》王冰注）的方法，补阴即所以制阳。"壮水之主，以制阳光"又称壮水制火或滋水制火，滋阴抑火，是治求其属的治法，即用滋阴降火之法，以抑制阳亢火盛。如肾阴不足，则虚火上炎，此非火之有余，乃水之不足，故当滋养肾水。《黄帝内经》称这种治疗原则为"阳病治阴"（《素问·阴阳应象大论》）。若阳虚不能制阴而造成阴盛者，属虚寒证，治当扶阳制阴。一般不宜用辛温发散药以散阴寒，须用"益火之源，以消阴翳"（《素问·至真要大论》王冰注）的方法，又称益火消阴或扶阳退阴，亦是治求其属的治法，即用扶阳益火之法，以消退阴盛。如肾主命门（life gate），为先天真火所藏，肾阳虚衰则现阳微阴盛的寒证，此非寒之有余，乃真阳不足，故治当温补肾阳，消除阴寒，《黄帝内经》称这种治疗原则为"阴病治阳"（《素问·阴阳应象大论》）。

补阳配阴，补阴配阳：至于阳损及阴、阴损及阳、阴阳俱损的治疗原则，根据阴阳互根的原理，阳损及阴则治阳要顾阴，即在充分补阳的基础上补阴（补阳配阴）；阴损及阳则应治阴要顾阳，即在充分补阴的基础上补阳（补阴配阳）；阴阳俱损则应阴阳俱补，以纠正这种低水平的平衡。阴阳偏衰为虚证，所以称这种治疗原则为"补其不足"或"虚则补之"（treating deficiency with reinforcement）。

（2）归纳药物的性能：阴阳用于疾病的治疗，不仅用以确立治疗原则，而且也用来概括药物的性味功能，作为指导临床用药的依据。治疗疾病，不但要有正确的诊断和确切的治疗方法，同时还必须熟练地掌握药物的性能。根据治疗方法，选用适宜药物，才能有良好的疗效。

中药的性能，是指药物具有四气、五味（five flavors）、升降浮沉的特性。四气（又称四性），有寒、热、温、凉。五味有酸、苦、甘、辛、咸。四气属阳，五味属阴。四气之中，温热属阳；寒、凉属阴。五味之中，辛味能散、能行，甘味能益气，故辛甘属阳，如桂枝、甘草等；酸味能收，苦味能泻下，故酸苦属阴，如大黄、芍药等；淡味能渗泄利尿（物质的浓淡对比而言，浓属阴，淡属阳）故属阳，如茯苓、通草；咸味药能润下，故属阴，如芒硝等。按药物的升降浮沉特性分，药物质轻，具有升浮作用的属阳，如桑叶、菊花等；药物质重，具有沉降作用的属阴，如龟板、赭石等。治疗疾病，就是根据病情的阴阳偏盛偏衰，确定治疗原则，再结合药物的阴阳属性和作用，选择相应的药物，从而达到"谨察阴阳所在而调之，以平为期"（《素问·至真要大论》）的治疗目的。

第三节　五行学说
Five-element theory

五行学说是中国古代的一种朴素的唯物主义哲学思想，属元素论的宇宙观，是一种朴素的普通系统论。五行学说认为宇宙间的一切事物，都是由木、火、土、金、水五种物质元素所组成，自然界各种事物和现象的发展变化，都是这五种物质不断运动和相互作用的结果。天地万物的运动秩序都要受五行生克制化法则的统一支配。五行学说用木、火、土、金、水五种物质来说明世界万物的起源和多样性的统一。自然界的一切事物和现象都可按照木、火、土、金、水的性质和特点归纳为五个系统。五个系统乃至每个系统之中的事物和现象都存在一定的内在关系，从而形成了一种复杂的网络状态，即所谓"五行大系"。五行大系还寻求和规定人与自然的对应关系，统摄自然与人事。人在天中，天在人中，你中有我，我中有你，天人交相生胜。五行学说认为大千世界是一个"变动不居"的变化世界，宇宙是一个动态的宇宙。

五行学说是说明世界永恒运动的一种观念。一方面认为世界万物是由木、火、土、金、水五种基本物质所构成，对世界的本原作出了正确的回答；另一方面又认为任何事物都不是孤立的、静止的，而是在不断的相生、相克的运动之中维持着协调平衡。所以，五行学说不仅具有唯物观，而且含有丰富的辩证法思想，是中国古代用以认识宇宙，解释宇宙事物在发生发展过程中相互联系法则的一种学说。

中医学把五行学说应用于医学领域，以系统结构观点来观察人体，阐述人体局部与局部、局部与整体之间的有机联系，以及人体与外界环境的统一，加强了中医学整体观念的论证，使中医学所采用的整体系统方法进一步系统化，对中医学特有的理论体系的形成，起了巨大的推动作用，成为中医学理论体系的哲学基础之一和重要组成部分。随着中医学的发展，中医学的五行学说与哲学上的五行学说日趋分离，着重用五行互藏理论说明自然界多维、多层次无限可分的物质结构和属性，以及脏腑的相互关系，特别是人体五脏之中各兼五脏，即五脏互藏规律，揭示机体内部与外界环境的动态平衡的调节机制，阐明健康与疾病及疾病的诊断与防治的规律。

一、五行的基本概念
Basic concept of five elements

（一）五行的含义

1. 五行的哲学含义　五行是中国古代哲学的基本范畴之一，是中国上古原始的科学思想。"五"，是木、火、土、金、水五种物质；"行"，四通八达，流行和行用之谓，是行动、运动的古义，即运动变化，运行不息的意思。五行（five elements），是指木、火、土、金、水五种物质的运动变化。切不可将五行看作是静态的，而应看作是五种动态的相互作用。五行不仅是物质和运动，双方不即不离，亦即亦离，而且是五种物、五种性、五种能力，故称五德。五行学说和阴阳学说一样，从一开始就着眼于事物的矛盾作用，事物的运动和变化。《说文解字》："五，五行也，从二，阴阳在天地间交舞也"。五行的"行"字、五运的"运"字都是运行不息的意思。五行的概念，不是表示五种特殊的物质形态，而是代表五种功能属性，"是五种强大的力量不停地循环运动而不是消极无动性的基本（主要的）物质"（英·李约瑟《中国科学技术史》），是自然界客观事物内部阴阳运动变化过程中五种状态的抽象，属于抽象的概念，也是中国古代朴素唯物主义哲学的重要范畴。

2. 五行的医学含义　中医学的五行，是中国古代哲学五行范畴与中医学相结合的产物，是中医学认识世界和生命运动的世界观和方法论。中医学对五行概念赋予了阴阳的含义，认为木、火、土、金、水乃至自然界的各种事物都是阴阳的矛盾运动所产生。阴阳的运动变化可以通过在天之风、热、温、燥、湿、寒六气和在地之木、火、土、金、水五行反映出来。中医学的五行不仅仅是指五类事物及其属性，更重要的是它包含了五类事物内部的阴阳矛盾运动。

中医学的五行概念，一是标示着物质世界，不论自然还是生命都是物质形态的多样性统一；二是标示着中医整体思想中的一种多元结构联系的思维形态。多元结构联系的整体思维是中国古代相关性思维的典型形态之一，这种思维形态在中医学中获得了更典型、更充分的表达。中医学的五行概念，旨在说明人体结构的各个部分，以及人体与外界环境是一个有机整体，属中医学中的哲学概念，不同于纯粹的哲学概念。

（二）五行与气、阴阳的关系

1. 五行与气　五行与气均属于中国古代哲学对世界本原认识的哲学范畴。气的范畴说明物质世界的统一性，而五行的范畴则说明物质世界的物质形态的多样性。气与五行体现出中国古代哲学思想"一"和"多"的辩证统一，万物本源于一气，一气分五行，五行归于一气。

2. 五行与阴阳　阴阳是宇宙的总规律，是气本身内在的矛盾要素。气有阴阳，一气分五行，故五行也含阴阳。五行的运动也必然受阴阳的制约。阴变阳合而生五行。五行中木火属阳，金水土属阴，而五行中每一行又各具阴阳。

二、五行学说的基本内容
Basic content of five-element theory

（一）对事物属性的五行分类

1. 五行的特性　五行的特性，是古人在长期生活和生产实践中，对木、火、土、金、水五种物质的朴素认识基础之上，进行抽象而逐渐形成的理论概念。五行的特性如下：

（1）"木曰曲直"：曲，屈也；直，伸也。曲直，即能曲能伸之义。木具有生长、能曲能伸、升发的特性。木代表生发力量的性能，标示宇宙万物具有生生不已的功能。凡具有这类特性的事物或现象，都可归属于"木"。

（2）"火曰炎上"：炎，热也；上，向上。火具有发热、温暖、向上的特性。火代表生发力量的升华，光辉而热力的性能。凡具有温热、升腾、茂盛性能的事物或现象，均可归属于"火"。

（3）"土爰稼穑"：春种曰稼，秋收曰穑，指农作物的播种和收获。土具有载物、生化的特性，故称土载四行，为万物之母。土具生生之义，为世界万物和人类生存之本，"四象五行皆藉土"。五行以土为贵。凡具有生化、承载、受纳性能的事物或现象，皆归属于"土"。

（4）"金曰从革"：从，顺从、服从；革，革除、改革、变革。金具有能柔能刚、变革、肃杀的特性。金代表固体的性能，凡物生长之后，必会达到凝固状态，用金以示其坚固性。引申为肃杀、潜能、收敛、清洁之意。凡具有这类性能的事物或现象，均可归属于"金"。

（5）水曰润下：润，湿润；下，向下。水代表冻结含藏之意，水具有滋润、就下、闭藏的特性。凡具有寒凉、滋润、就下、闭藏性能的事物或现象都可归属于"水"。

由此可以看出，中医学上所说的五行，不是指木、火、土、金、水这五种具体物质本身，而是五种物质不同属性的抽象概括。

2. 五行分类　五行学说（five-element theory）根据五行特性，与自然界的各种事物或现象相类比，运用归类和推演等方法，将其最终分成五大类。其具体推理方法如下。

（1）类比：类比（analogy）是根据两个或两类事物在某些属性或关系上的相似或相同而推出它们在其他方面也可能相同或相似的一种逻辑方法。类比也是一种推理方法。类比，中医学称之为"援物比类"或"取象比类"。中医学五行学说运用类比方法，将事物的形象（指事物的性质、作用、形态）与五行属性相类比，物象具有与某行相类似的特性，便将其归属于某行。如方位配五行、五脏配五行等。方位配五行，旭日东升，与木之升发特性相类，故东方归属于木；南方炎热，与火之炎上特性相类，故南方归属于火。又如五脏配五行，脾主运化（spleen dominating transportation and transformation）而类于土之化物，故脾归属于土，肺主肃降（lung dominating purification and descent）而类于金之肃杀，故肺归属于金。

（2）推衍：推是根据已知的某些事物的属性，扩展至其他相关事物，以得知这些事物的属性的推理方法。属中国古代的类推形式，包括平行式推衍和包含式推衍两种类型。

平行式推衍：与类比思维相比，实际上是发生了量的变化，并没有改变思维作业方向运动的性质。通常是某种法则或范本的延伸，这种法则、范本与新的推衍对象之间并不存在包含关系。以木行推衍为例，已知肝属于木，而肝合胆，主筋，开窍于目，故胆、筋、目眦属于木。其他如五志之怒、五声之呼、变动之握以及五季之春、五方之东、五气之风、五化之生、五色（five colors）之青、五味（five flavors）之酸、五时之平旦、五音（five notes）之角等，亦归于木。根据木行的特性，在人体以肝为中心，推衍至胆、目、筋、怒、呼、握；在自然界以春为中心，推衍至东、风、生、青、酸、平旦、角等。肝与胆、目、筋、怒、呼、握，以及春与东、风、生、青、酸、平旦、角等之间并不存在包含关系，仅是在五脏之肝、五季之春的基础上发生了量的增加，其他四行均类此。

包含式推衍：包含式推衍又可分为抽象模型推衍和类命题推衍两种形式。五行学说按木、火、土、金、水五行之间生克制化规律，说明人体肝、心、脾、肺、肾五脏为中心的五脏系统，以及人体与自然环境各不同要素之间的统一性，便是五行结构模型推衍的具体应用。类命题推衍属中国古代的三段论推理。中国古代的三段论属"不完整不规范"的推理形式，尚不具备类型或范式的意义。在五行推衍中不如模型推衍应用广泛，故在此从略。

总之，五行学说以天人相应（correspondence between human and environment）为指导思想，以五行为中心，以空间结构的五方、时间结构的五季、人体结构的五脏为基本框架，将自然界的各种事物和现象，以及人体的生理病理现象，按其属性进行归纳，即凡具有生发、柔和特性者统属于木；具有阳热、上炎特性者统属于火；具有长养、化育特性者统属于土；具有清静、收杀特性者统属于金；具有寒冷、滋润、就下、闭藏特性者统属于水。从而将人体的生命活动与自然界的事物和现象联系起来，形成了联系人体内外环境的五行结构系统，用以说明人体以及人与自然环境的统一性。

中国古代的科学方法具有勤于观察、善于推类、精于运数、重于应用和长于辩证的特点。推类，即善于用举一反三、引而伸之的推类方法去研究自然界的未知事物。在"仰观天象，俯察地理"，"近取诸身，远取诸物"的"观物取象"的基础上，"以类族辨物"，并进一步"引而伸之，触类而长之"，即触类旁通，由已知事物推广到其他未知的事物。五行学说的归类和推演的思维方法是：观物—取象—比类—运数（五行）—求道（规律），即应象以尽意。触类可为其象，合义可为其征，立象类比是手段，尽意求道是目的。这是一种以直接观察为基础的综合类比的思维方法。

类比（analogy）思维是中国古代的重要思维形态，其基本特征是思维的横向性和联想性。所谓横向性是指思维是在个别或具体的事物与现象之间的水平运动，从个别走向个别，从具体走向具体，从事物与现象走向事物与现象。在横向思维中涉及的两端之间并无本质上的类属关系，仅是一种表象上的"类"似，与纵向思维沿着种属即从千般到个别的垂直方向进行不同。所谓联想性是指思维具有随意性，只要两个物象在某一点上具有相似性，思维就可以跨越巨大的种类界限和知识空间，在两个看似完全不着边际的物象之间建立联系，而不像推理必须在一个限定范围内循规蹈矩地进行。类比思维具有比较强烈的主观色彩，虽有想象力和创造力丰富的优点，但它缺少严格的客观准则的制约，易陷于主观无据的泥潭。它也必然具有类比的推理特点，即其结论是或然的，可靠性小、创造性大。因此，五行归类，或称五行大系，不仅要揭示自然界一切事物之间的关系，使上自碧落下迄黄泉，无可逃逸其间，而且又刻意地去寻求和规定自然与人事之间的联系，将大千世界网罗净尽，不免有牵强附会、机械类比之嫌。但五行大系的可贵之处在于将宇宙万事万物各以类相从并相互作用，构成五个结构系统图式，组成一幅有序平衡、生机盎然的生存形态图，揭示了天人合一的宇宙之道。

（二）五行的调节机制

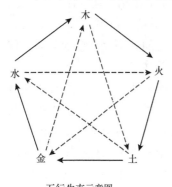

五行生克示意图

⟶ 代表相生

- - - ▶ 代表相克

图 2.1　五行生克示意图

1. 五行的正常调节机制　五行的生克制化规律是五行结构系统在正常情况下的自动调节机制（图 2.1）。

（1）相生规律：相生即递相资生、助长、促进之意。五行之间互相滋生和促进的关系称作五行相生（generation among five elements）。

五行相生的次序是：木生火，火生土，土生金，金生水，水生木。在相生关系中，任何一行都有"生我""我生"两方面的关系，《难经》把它比喻为"母"与"子"的关系。"生我"者为母，"我生"者为"子"。所以五行相生关系又称"母子关系"。以火为例，生"我"者木，木能生火，则木为火之母；"我"生者土，火能生土，则土为火之子。余可类推。

（2）相克规律：相克即相互制约、克制、抑制之意。五行之间相互制约的关系称之为五行相克。五行相克（restriction among five elements）的次序是：木克土，土克水，水克火，火克金，金克木，木克土。这种克制关系也是往复无穷的。木得金敛，则木不过散；水得火伏，则火不过炎；土得木疏，则土不过湿；金得火温，则金不过收；水得土渗，则水不过润。皆气化自然之妙用。

在相克的关系中，任何一行都有"克我""我克"两方面的关系。《黄帝内经》称之为"所胜"与"所不胜"的关系。"克我"者为"所不胜"。"我克"者为"所胜"。所以，五行相克的关系，又叫"所胜"与"所不胜"的关系。以土为例，"克我"者木，则木为土之"所不胜"。"我克"者水，则水为土之"所胜"。余可类推。

在上述生克关系中，任何一行皆有"生我"和"我生"，"克我"和"我克"四个方面的关系。以木为例，"生我"者水，"我生"者火；"克我"者金，"我克"者土。

（3）制化（restriction and generation）规律：五行中的制化关系，是五行生克关系的结合。相生与相克是不可分割的两个方面。没有生，就没有事物的发生和成长；没有克，就不能维持正常协调关系下的变化与发展。因此，必须生中有克（化中有制），克中有生（制中有化），相反相成，才能维持和促进事物相对平衡协调和发展变化。五行之间这种生中有制、制中有生、相互生化、相互制约的生克关系，称之为制化（restriction and generation）。

其规律是：木克土，土生金，金克木；火克金，金生水，水克火；土克水，水生木，木克土；金克木，木生火，火克金；水克火，火生土，土克水。

以相生言之，一方面，木能生火，是"母来顾子"之意，但是木之本身又受水之所生，这种"生我""我生"的关系是平衡的。如果只有"我生"而无"生我"，那么对木来说，会形成太过，恰如收入与支出不平衡一样。另一方面，水与火之间，又是相克的关系，所以相生之中，又寓有相克的关系，而不是绝对的相生，这样就保证了生克之间的动态平衡。

以相克言之，木能克土，金又能克木（我克、克我），而土与金之间，又是相生的关系，所以就形成了木克土、土生金、金又克木（子复母仇）。这说明五行相克不是绝对的，相克之中，必须寓有相生，才能维持平衡。换句话说，被克者本身有反制作用，所以当发生相克太过而产生贼害的时候，通过五行生克制化规律能够保持正常的平衡协调关系。

生克制化规律是一切事物发展变化的正常现象，在人体则是正常的生理状态。在这种相反相成的生克制化关系中，还可以看出五行之间的协调平衡是相对的。因为相生相克的过程，也就是事物消长发展的过程。在此过程中，一定会出现太过和不及的情况。这种情况的出现，其本身就是再一次相生相克的调节。这样，又再一次出现的协调平衡。这种在不平衡之中求得平衡，而平衡又立刻被新的不平衡所代替的循环运动，就不断地推动着事物的变化和发展。五行学说用这一理论来说明自然界气候的正常变迁和自然界的生态平衡以及人体的生理活动。

2. 五行的异常调节机制　五行结构系统在异常情况下的自动调节机制为子母相及和乘侮胜复。

（1）子母相及：及，影响所及之意。子母相及是指五行生克制化遭到破坏后所出现的不正常的相生现象，包括母及于子和子及于母两个方面。母及于子与相生次序一致，子及于母则与相生的次序相反。如木行，影响到火行，叫作母及于子；影响到水行，则叫作子及于母。

（2）相乘相侮：五行相乘（over-restriction among five elements）、五行相侮（over-restriction among five elements），实际上是反常情况下的相克现象。

相乘规律：乘，即乘虚侵袭之意。相乘即相克太过，超过正常制约的程度，使事物之间失去了正常的协调关系。五行之间相乘的次序与相克同，但被克者更加虚弱。

相乘现象可分两个方面：其一，五行中任何一行本身不足（衰弱），使原来克它的一行乘虚侵袭（乘），而使它更加不足，即乘其虚而袭之。以木克土为例，正常情况下，木克土，木为克者，土为被克者，由于它们之间相互制约而维持着相对平衡状态。异常情况下，木仍然处于正常水平，但土本身不足（衰弱），因此，两者之间失去了原来的平衡状态，则木乘土之虚而克它。这样的相克，超过了正常的制约关系，使土更虚。其二，五行中任何一行本身过度亢盛，而原来受它克制的那一行仍处于正常水平，在这种情况下，虽然"被克"一方正常，但由于"克"的一方超过了正常水平，所以也同样会打破两者之间的正常制约关系，出现过度相克的现象。仍以木克土为例，正常情况下，木能制约土，维持正常的相对平衡，若土本身仍然处于正常水平，但由于木过度亢进，从而使两者之间失去了原来的平衡状态，出现了木亢乘土的现象。

"相克"和"相乘"是有区别的，前者是正常情况下的制约关系，后者是正常制约关系遭到破坏的异常相克现象。在人体，前者为生理现象，而后者为病理表现。但是现在人们习惯将相克与反常的相乘混同，病理的木乘土，也称木克土。

相侮规律：侮，即欺侮，有恃强凌弱之意。相侮是指五行中的任何一行本身太过，使原来克它的一行，不仅不能去制约它，反而被它所克制，即反克，又称反侮。

相侮现象也表现为两个方面，以木为例。其一，当木过度亢盛时，金原是克木的，但由于木过度亢盛，则金不仅不能克木，反而被木所克制，使金受损，这叫木反侮金。其二，当木过度衰弱时，金原克木，木又克土，但由于木过度衰弱，则不仅金来乘木，而且土亦乘木之衰而反侮之。习惯上把土反侮木称之为"土壅木郁"。

相乘相侮均为破坏相对协调统一的异常表现。乘侮，都凭其太过而乘袭或欺侮。"乘"为相克之有余，而危害于被克者，也就是某一行对其"所胜"过度克制。"侮"为被克者有余，而反侮其克者，也就是某一行对其"所不胜"的反克。为了便于理解，我们将乘侮一一加以分析：实际上，相乘和相侮是休戚相关的，是一个问题的两个方面，现在，我们将两者统一起来分析之。如木有余而金不能对木加以克制，木便过度克制其所胜之土，这叫作"乘"，同时，木还恃己之强反去克制其"所不胜"的金，这叫作"侮"。反之，木不足，则不仅金来乘木，而且其所胜之土又乘其虚而侮之。所以说："气有余，则制己所胜而侮所不胜，其不及，则己所不胜侮而乘之，己所胜轻而侮之"（《素问·五运行大论》）。

（3）胜复规律：胜复（domination and retaliation）指胜气和复气的关系。五行学说把由于太过或不及引起的对"己所胜"的过度克制称之为"胜气"，而这种胜气在五行系统内必然招致一种相反的力量（报复之气），将其压制，这种能报复"胜气"之气，称为"复气"，总称"胜复之气"。"有胜之气，其必来复也"（《素问·至真要大论》）。这是五行结构系统本身作为系统整体对于太过或不及的自行调节机制，旨在使之恢复正常制化（restriction and generation）调节状态。如木气太过，作为胜气则过度克土，而使土气偏衰，土衰不能制水，则水气偏胜而加剧克火，火气受制而减弱克金之力，于是金气旺盛，把太过的木气克伐下去，使其恢复正常。反之，若木气不足，则将受到金的过度克制，同时又因木衰不能制土而引起土气偏亢，土气偏亢则加强抑水而水气偏衰，水衰无以制火而火偏亢，火偏亢则导致金偏衰而不能制木，从而使不及的木气复归于平，以维持其正常调节状态。故曰："形有盛衰，谓五行之治，各有太过不及也。故其始也，有余而往，不足随之，不足而往，有余从之"（《素问·天元纪大论》）。

胜复的调节规律是：先有胜，后必有复，以报其胜。"胜气"重，"复气"也重；"胜气"轻，"复气"也轻。在五行具有相克关系的各行之间有多少太过，便会招致多少不及；有多少不及，便会招致多少太过。由于五行为单数，所以对于任何一行，有"胜气"必有"复气"，而且数量上相等。故曰："有重则复，无胜则否"（《素问·至真要大论》），"微者复微，甚则复甚"（《素问·五常政大论》）。这是五行运动的法则。通过胜复调节机制，使五行结构系统整体在局部出现较大不平衡的情况，进行自身调节，继续维持其整体的相对平衡。

总之，五行结构系统具有两种调节机制，一为正常情况下的生克制化调节机制，一为异常情况下的胜复调节机制。通过这两种调节机制，形成并保障了五行结构系统的动态平衡和循环运动。

三、五行学说在中医学中的应用
Application of five-element theory in TCM

五行学说（five-element theory）在中医学领域中的应用，主要是运用五行的特性来分析和归纳人体的形体结构及其功能，以及外界环境各种要素的五行属性；运用五行的生克制化规律来阐述人体五脏系统之间的局部与局部、局部与整体，以及人与外界环境的相互关系；用五行乘侮（over-restriction and counter-restriction among five elements）胜复规律来说明疾病的发生发展的规律和自然界五运六气（five circuits and six qi）的变化规律，五行胜复（alternate preponderance among five elements）规律不仅有理论意义，而且还有指导临床诊断、治疗和养生康复的实际意义。五行学说的应用，加强了中医学关于人体以及人与外界环境是一个统一整体的论证，使中医学所采用的整体系统方法更进一步系统化。

（一）说明脏腑的生理功能及其相互关系

1. 人体组织结构的分属 中医学在五行配五脏的基础上，又以类比（analogy）的方法，根据脏腑组织的性能、特点，将人体的组织结构分属于五行，以五脏（肝、心、脾、肺、肾）为中心，以六腑（实际上是五腑：胃、小肠、大肠、膀胱、胆）为配合，支配五体（筋、脉、肉、皮毛、骨），开窍于五官（目、舌、口、鼻、耳），外荣于体表组织（爪、面、唇、毛、发）等，形成了以五脏为中心的脏腑组织的结构系统，从而为藏象学说奠定了理论基础。

2. 说明脏腑的生理功能 五行学说，将人体的内脏分别归属于五行，以五行的特性来说明五脏的部分生理功能。如木性可曲可直，条顺畅达，有生发的特性，故肝喜条达而恶抑郁，有疏泄的功能；火性温热，其性炎上，心属火，故心阳有温煦之功；土性敦厚，有生化万物的特性，脾属土，脾有消化水谷，运送精微，营养五脏、六腑、四肢百骸之功，为气血生化之源；金性清肃，收敛，肺属金，故肺具清肃之性，肺气有肃降之能；水性润下，有寒润、下行、闭藏的特性，肾属水，故肾主闭藏，有藏精、主水等功能。

3. 说明脏腑之间的相互关系 中医五行学说对五脏五行的分属，不仅阐明了五脏的功能和特性，而且还运用五行生克制化的理论，来说明脏腑生理功能的内在联系。五脏之间既有相互滋生的关系，又有相互制约的关系。

用五行相生（generation among five elements）说明脏腑之间的联系，如木生火，即肝木济心火，肝藏血，心主血脉（heart dominating blood and vessel），肝藏血功能正常有助于心主血脉功能的正常发挥。火生土，即心火温脾土，心主血脉、主神志，脾主运化（spleen dominating transportation and transformation）、主生血统血，心主血脉功能正常，血能营脾；脾才能发挥主运化、生血、统血的功能。土生金，即脾土助肺金，脾能益气，化生气血，转输精微以充肺，促进肺主气的功能，使之宣肃正常。金生水，即肺金养肾水，肺主清肃，肾主藏精，肺气肃降有助于肾藏精（kidney storing essence）、纳气、主水之功。水生木，即肾水滋肝木，肾藏精，肝藏血，肾精可化肝血，以助肝功能的正常发挥。这种五脏相互滋生的关系，就是用五行相生理论来阐明的。

用五行相克说明五脏之间的相互制约关系，如心属火，肾属水，水克火，即肾水能制约心火，如肾水上济于心，可以防止心火之亢烈。肺属金，心属火，火克金，即心火能制约肺金，如心火之阳热，可抑制肺气清肃之太过。肝属木，肺属金，金克木，即肺金能制约肝木，如肺气清肃太过，可抑制肝阳的上亢。脾属土，肝属木，木克土，即肝木能制约脾土。如肝气条达，可疏泄脾气之壅滞。肾属水，脾属土，土克水，即脾土能制约肾水，如脾土的运化，能防止肾水的泛滥。这种五脏之间的相互制约关系，就是用五行相克理论来说明的。

五脏中每一脏都具有生我、我生、克我、我克的关系。五脏之间的生克制化，说明每一脏在功能上有他脏的资助，不至于虚损，又能克制另外一脏，使其不致过亢。本脏之气太盛，则有他脏之气制约；本脏之气虚损，则又可由他脏之气补之。如脾（土）之气，其虚，则有心（火）生之；其亢，则有肝木克之；肺（金）气不足，土可生之；肾（水）气过亢，土可克之。这种生克关系把五脏紧紧联系成一个整体，从而保证了人体内环境的对立统一。

就五行的相互关系而言，除五行之间的生克制化胜复外，尚有五行互藏。五行互藏又称"五行体杂""……既有杂，故一行当体，即有五义"（《五行大义·卷二》）。而明代张景岳则明确提出了五行互藏，"五行者，水火木金土也……第人皆知五之为五，而不知五者之中，五五二十五，而复有互藏之妙焉"（《类经图翼·五行统论》）。即五行的任何一行中，又复有五行。如木行中更具火、土、金、水成分，余类推。中医学根据五行互藏而形成了五脏互藏理论，即五脏的网络调节机制。

4. 说明人体与内外环境的统一 事物属性的五行归类，除了将人体的脏腑组织结构分别归属于五行外，同时也将自然的有关事物和现象进行了归属。例如，人体的五脏、六腑、五体（five body constituents）、五官（five sense organs）等，与自然界的五方、五季、五味（five flavors）、五色（five colors）等相应，这样就把人与自然环境统一起来。这种归类方法，不仅说明了人体内在脏腑（zang-fu viscera）的整体统一，而且也反映出人体与外界的协调统一。如春应东方，风气主令，故气候温和，气主生发，万物滋生。人体肝气与之相应，肝气旺于春。这样就将人体肝系统和自然春木之气统一起来，从而反映人体内外环境统一的整体观念。

（二）说明五脏病变的传变规律

1. 发病 五脏外应五时，所以六气发病的规律，一般是主时之脏受邪发病。由于五脏各以所主之时而受病，当其时者，必先受之。所以，春天的时候，肝先受邪；夏天的时候，心先受邪；长夏的时候，脾先受邪；秋天的时候，肺先受邪；冬天的时候，肾先受邪。

主时之脏受邪发病，这是一般的规律，但是也有所胜和所不胜之脏受病。气候失常，时令未到而气先至，属太过之气；时令已到而气未至，属不及之气。太过之气的发病规律，不仅可以反侮其所不胜之脏，而且还要乘其所胜之脏；不及之气的发病规律，不仅所胜之脏妄行而反侮，即使是我生之脏，亦有受病的可能。这是根据五行所胜与所不胜的生克乘侮规律而推测的。这种发病规律的推测，虽然不能完全符合临床实践，但它说明了五脏疾病的发生，受着自然气候变化的影响。

2. 疾病传变（pathogenesis transmission） 由于人体是一个有机整体，内脏之间又是相互滋生、相互制约的，因而在病理上必然相互影响。本脏之病可以传至他脏，他脏之病也可以传至本脏，这种病理上的相互影响称之为传变。从五行学说来说明五脏病变的传变，可以分为相生关系传变和相克关系传变。

（1）相生关系传变：包括母病及子（illness of mother viscera affecting the child one）和子病及母（illness of child viscera affecting mother one）两个方面。

1）母病及子：又称母虚累子。母病及子系病邪从母脏传来，侵入属子之脏，即先有母脏的病变，后有子脏的病变。如水不涵木，即肾阴虚不能滋养肝木，其临床表现在肾，则为肾阴不足，多见耳鸣、腰膝酸软、遗精等；在肝，则为肝之阴血不足，多见眩晕、消瘦、乏力、肢体麻木，或手足蠕动，甚则震颤抽搐等。阴虚生内热，故亦现低热、颧红、五心烦热等症状。肾属水，肝属木，水能生木。肾水不生木，其病由肾及肝，由母传子。由于相生的关系，病情虽有发展，但互相滋生作用不绝，病情较轻。

2）子病及母：又称子盗母气。子病及母系病邪从子脏传来，侵入属母之脏，即先有子脏的病变，后有母脏的病变。如心火亢盛（rampancy of heart fire）而致肝火炽盛，有升无降，最终导致心肝火旺。心火亢盛，则现心烦或狂躁谵语、口舌生疮、舌尖红赤疼痛等症状；肝火偏旺，则现烦躁易怒、头痛眩晕、面红目赤等症状。心属火，肝属木，木能生火。肝为母，心为子。其病由心及肝，由子传母，病情较重。

疾病（disease）按相生规律传变，有轻重之分，"母病及子"为顺，其病轻；"子病及母"为逆，病重。

（2）相克关系传变：包括相乘和反侮两个方面。

1）相乘：是相克太过为病，如木旺乘土，又称木横克土。木旺乘土，即肝木克伐脾胃，先有肝的病变，后有脾胃的病变。由于肝气横逆，疏泄太过，影响脾胃，导致消化机能紊乱。肝气横逆，则现眩晕头痛、烦躁易怒、胸闷胁痛（hypochondriac pain）等症状；及脾则表现为脘腹胀痛、厌食、大便溏泄或不调等脾虚之候；及胃则表现为纳呆、嗳气、吞酸、呕吐等胃失和降之症。由肝传脾称肝气犯脾，由肝传胃称肝气犯胃（attack of stomach by liver qi），木旺乘土，除了肝气横逆的病变外，往往是脾气虚弱和胃失和降的病变同时存在。肝属木，脾（胃）属土，木能克土，木气有余，相克太过，其病由肝传脾（胃）。病邪从相克方面传来，侵犯被克之脏。

2）相侮：又称反侮，是反克为害，如木火刑金，由于肝火偏旺，影响肺气清肃，临床表现既有胸胁疼痛、口苦、烦躁易怒、脉弦数等肝火过旺之证，又有咳嗽、咳痰，甚或痰中带血等肺失清肃之候。肝病在先，肺病在后。肝属木，肺属金，金能克木，今肝木太过，反侮肺金，其病由肝传肺。病邪从被克之脏传来，此属相侮规律传变，生理上既制约于我，病则其邪必微，其病较轻，故《难经》谓"从所胜来者为微邪"。

总之，五脏之间的病理影响及其传变规律，可以用五行生克乘侮规律来解释。如肝脏有病，可以传心称为母病及子；传肾，称为子病及母（illness of child viscera affecting mother one）。这是按相生规律传变，其病轻浅，《难经》称为"顺传（sequential transmission）"。若肝病传脾，称为木乘土；传肺，称为木侮金。这是按乘侮规律传变，其病深重，《难经》称为"逆传（reverse transmission）"。

（三）用于指导疾病的诊断

人体是一个有机整体，当内脏有病时，人体内脏功能活动及其相互关系的异常变化，可以反映到体表相应的组织器官，出现色泽、声音、形态、脉象等诸方面的异常变化。由于五脏与五色（five colors）、五音（five notes）、五味（five flavors）等都以五行分类归属形成了一定的联系，这种五脏系统的层次结构，为诊断和治疗奠定了理论基础。因此，在临床诊断疾病时，就可以综合望、闻、问、切四诊所得的材料，根据五行的所属及其生克乘侮的变化规律，来推断病情。

1. 从本脏所主之色、味、脉来诊断本脏之病 如面见青色，喜食酸味，脉见弦象，可以诊断为肝病；面见赤色，口味苦，脉象洪，可以诊断为心火亢盛。

2. 推断脏腑相兼病变 从他脏所主之色来推测五脏病的传变。如脾虚的患者，面见青色，为木来乘土；心脏病患者，面见黑色，为水来克火等。

3. 推断病变的预后 从脉与色之间的生克关系来判断疾病的预后。如肝病色青见弦脉，为色脉相符。如果不得弦脉反见浮脉则属相胜之脉，即克色之脉（金克木）为逆；若得沉脉则属相生之脉，即生色之脉（水生木）为顺。

（四）用于指导疾病的防治

五行学说（five-element theory）在治疗上的应用，体现于药物、针灸、精神等疗法之中，主要表现在以下几个方面：

1. 控制疾病传变　运用五行子母相及和乘侮规律，可以判断五脏疾病的发展趋势。一脏受病，可以波及其他四脏，如肝脏有病可以影响到心、肺、脾、肾等脏。他脏有病亦可传给本脏，如心、肺、脾、肾之病变，也可以影响到肝。因此，在治疗时，除对所病本脏进行处理外，还应考虑到其他有关脏腑的传变关系。根据五行的生克乘侮规律，来调整其太过与不及，控制其传变，使其恢复正常的功能活动。如肝气太过，木旺必克土，此时应先健脾胃以防其传变。脾胃不伤，则病不传，易于痊愈。这是用五行生克乘侮理论阐述疾病传变规律和确定预防性治疗措施。至于能否传变，则取决于脏腑的机能状态，即五脏虚则传，实则不传。

在临床工作中，我们既要掌握疾病在发展传变过程中的生克乘侮关系，借以根据这种规律及早控制传变和指导治疗，防患于未然，又要根据具体病情而辨证施治，切勿把它当作刻板的公式而机械地套用。

2. 确定治则治法　五行学说不仅用以说明人体的生理活动和病理现象，综合四诊，推断病情，而且也可以确定治疗原则和制订治疗方法。

（1）根据相生规律确定治疗原则：临床上运用相生规律来治疗疾病，多属母病及子，其次为子盗母气。其基本治疗原则是补母和泻子，所谓"虚者补其母，实（excessiveness）者泻其子"（《难经·六十九难》）。

补母：补母即"虚者补其母"，用于母子关系的虚证。如肾阴不足，不能滋养肝木，而致肝阴不足者，称为水不生木或水不涵木。其治疗，不直接治肝，而补肾之虚。因为肾为肝母，肾水生肝木，所以补肾水以生肝木。又如肺气虚弱发展到一定程度，可影响脾之健运而导致脾虚。脾土为母，肺金为子，脾土生肺金，所以可用补脾气以益肺气的方法治疗。针灸疗法，凡是虚证，可补其所属的母经或母穴，如肝虚证取用肾经合穴（水穴）阴谷，或本经合穴（水穴）曲泉来治疗。这些虚证，利用母子关系治疗，即所谓"虚者补其母"。相生不及，补母能令子实。

泻子：泻子即"实者泻其子"，用于母子关系的实证。如肝火炽盛，有升无降，出现肝实证时，肝木是母，心火是子，这种肝之实火的治疗，可采用泻心法，泻心火有助于泻肝火。针灸疗法，凡是实证，可泻其所属的子经或子穴。如肝实证可取心经荥穴（火穴）少府，或本经荥穴（火穴）行间治疗。这就是"实者泻其子"的意思。

临床上运用相生规律来治疗，除母病及子、子盗母气外，还有单纯子病，均可用母子关系加强相生力量。所以相生治法的运用，主要是掌握母子关系，它的原则是"虚者补其母"，"实者泻其子"。凡母虚累子，应先有母的症状；子盗母气，应先有子的症状；单纯子病，须有子虚久不复原的病史。这样，三者治法相似，处方则有主次之分。

根据相生关系确定的治疗方法，常用的有以下几种：

滋水涵木法：滋水涵木（replenishing water to nourish wood）法是滋养肾阴以养肝阴的方法，又称滋养肝肾法、滋补肝肾法、乙癸同源（liver and kidney from same source）法。适用于肾阴亏损而肝阴不足，甚者肝阳偏亢之证。表现为头目眩晕，眼干目涩，耳鸣颧红，口干，五心烦热，腰膝酸软，男子遗精，女子月经不调，舌红苔少，脉细弦数等。

益火补土（tonifying fire to supplement earth）法：益火补土法是温肾阳而补脾阳的一种方法，又称温肾健脾法、温补脾肾法，适用于肾阳式微而致脾阳不振之证。表现为畏寒，四肢不温，纳减腹胀，泄泻，浮肿等。

这里必须说明，就五行生克关系而言，心属火、脾属土。火不生土应当是心火不生脾土。但是，我们所说的"火不生土"多是指命门（life gate）之火（肾阳）不能温煦脾土的脾肾阳虚之证，少指心火与脾阳的关系。

培土生金（reinforcing earth to generate metal）法：培土生金法是用补脾益气而补益肺气的方法，又称补养脾肺法，适用于脾胃虚弱，不能滋养肺脏而肺虚脾弱之候。该证表现为久咳不已，痰多清稀，或痰少而黏，食欲减退，大便溏薄，四肢乏力，舌淡脉弱等。

金水相生法：金水相生法是滋养肺肾阴虚的一种治疗方法，又称补肺滋肾法、滋养肺肾法。金水相生是肺肾同治的方法，有"金能生水，水能润金之妙"（《时病论·卷之四》）。适用于肺虚不能输布津液以滋肾，或肾阴不足，精气（essential qi）不能上滋于肺，而致肺肾阴虚者，表现为咳嗽气逆，干咳或咳血，音哑，骨蒸潮热，口干，盗汗，遗精，腰酸腿软，身体消瘦，舌红苔少，脉细数等。

（2）根据相克规律确定治疗原则：临床上由于相克规律的异常而出现的病理变化，虽有相克太过、相克不及和反克之不同，但总的来说，可分强弱两个方面，即克者属强，表现为功能亢进，被克者属弱，表现为功能衰退。因而，在治疗上同时采取抑强扶弱的手段，并侧重在制其强盛，使弱者易于恢复。另一方面强盛而尚未发生相克现象，必要时也可利用这一规律，预先加强被克者的力量，以防止病情的发展。

抑强：用于相克太过。如肝气横逆，犯胃克脾，出现肝脾不调，肝胃不和之证，称为木旺克土，用疏肝、平肝为主。或者木本克土，反为土克，称为反克，亦叫反侮。如脾胃壅滞，影响肝气条达，当以运脾和胃为主。抑制其强者，则被克者的功能自然易于恢复。

扶弱：用于相克不及。如肝虚郁滞，影响脾胃健运，称为木不疏土。治宜和肝为主，兼顾健脾，以加强双方的功能。

运用五行生克规律来治疗，必须分清主次，或是治母为主，兼顾其子；治子为主，兼顾其母。或是抑强为主，扶弱为辅，扶弱为主，抑强为辅。但是又要从矛盾双方来考虑，不得顾此失彼。

根据相克规律确定的治疗方法，常用的有以下几种：

抑木扶土（inhibiting wood and strengthening earth）法：以疏肝健脾药治疗肝旺脾虚的方法。疏肝健脾法、平肝和胃法、调理肝脾法属此法范畴，适用于木旺克土之证，临床表现为胸闷胁胀、不思饮食、腹胀肠鸣或脘痞腹痛、大便或秘或溏、嗳气、矢气等。

培土制水（cultivating earth to control water）法：培土制水法是用温运脾阳或温肾健脾药以治疗水湿停聚为病的方法，又称敦土利水法、温肾健脾法。适用于脾虚不运、水湿泛滥而致水肿胀满之候。若肾阳虚衰，不能温煦脾阳，则肾不主水，脾不制水，水湿不化，常见于水肿证，这是水反克土。治当温肾为主，兼顾健脾。

所谓培土制水法，是用于脾肾阳虚，水湿不化所致的水肿胀满之证。如以脾虚为主，则重在温运脾阳；若以肾虚为主，则重在温阳利水，实际上是脾肾同治法。

佐金平木（supporting metal to suppress wood）法：佐金平木法是清肃肺气以抑制肝木的一种治疗方法，又称泻肝清肺法。临床上多用于肝火偏盛，影响肺气清肃之证，又称

"木火刑金"。表现为胁痛（hypochondriac pain），口苦，咳嗽，痰中带血，急躁烦闷，脉弦数等。

泻南补北〔purging the south (fire) and nourishing the north (water)〕法：泻南补北法即泻心火滋肾水，又称泻火补水法、滋阴降火法。适用于肾阴不足，心火偏旺，水火不济，心肾不交之证。该证表现为腰膝酸痛，心烦失眠，遗精等。因心主火，火属南方；肾主水，水属北方，故称本法为泻南补北，这是水不制火时的治法。

但必须指出，肾为水火之脏，肾阴虚（kidney yin deficiency）亦能使相火（ministerial fire）偏亢，出现梦遗、耳鸣、喉痛、咽干等，也称水不制火，这种属于一脏本身水火阴阳的偏盛偏衰，不能与五行生克的水不克火混为一谈。

3. 指导脏腑用药 中药以色味为基础，以归经和性能为依据，按五行学说加以归类：如青色、酸味入肝；赤色、苦味入心；黄色、甘味入脾；白色、辛味入肺；黑色、咸味入肾。这种归类是脏腑选择用药的参考依据。

4. 指导针灸取穴 在针灸疗法上，针灸医学将手足十二经四肢末端的穴位分属于五行，即井、荥、俞、经、合五种穴位属于木、火、土、金、水。临床根据不同的病情以五行生克乘侮规律进行选穴治疗。

5. 指导情志疾病的治疗 精神疗法主要用于治疗情志疾病。情志生于五脏，五脏之间有着生克关系，所以情志之间也存在这种关系。由于在生理上人的情志变化有着相互抑制的作用，在病理上和内脏有密切关系，故在临床上可以用情志的相互制约关系来达到治疗的目的。如"怒伤肝，悲胜怒……喜伤心，恐胜喜……思伤脾，怒胜思……忧伤肺，喜胜忧……恐伤肾，思胜恐"（《素问·阴阳应象大论》），即所谓以情胜情。

由此可见，临床上依据五行生克规律进行治疗，确有其一定的实用价值。但是，并非所有的疾病都可用五行生克这一规律来治疗，不要机械地生搬硬套。换言之，在临床上既要正确地掌握五行生克的规律，又要根据具体病情进行辨证施治。

第四节　气一元论、阴阳学说、五行学说的关系
Relationships among theory of qi，yin-yang theory and five-element theory

一、气、阴阳、五行的关系
Relationships among qi，yin-yang and five elements

气、阴阳、五行都是中国传统哲学的重要范畴。气在与阴阳、五行的纵横联结中，构成气 - 阴阳 - 五行的逻辑结构系统，形成了中国传统哲学自身的特点。

（一）气与阴阳

气是物质实体，是构成宇宙天体以及天地万物的最基本元素，是世界的本原。气的范畴肯定了物质世界的统一性。阴阳是气的两种固有属性。按阴阳分，则世界上的气可分为阴气和阳气两类。阴阳又是气本身内在的矛盾要素。阴气和阳气又各具阴阳对立要素，相互渗透，相互作用，构成了气的矛盾统一体。一气分为阴阳，阴阳统一于气。"气有阴阳"（《正蒙·神化》），"一物两体，气也"（《正蒙·参两》），"气有阴阳，屈伸相感之无穷，故

神之应也无穷"(《正蒙·乾称》)。气是一,万物本原为一气,但一气分阴阳,气有阴阳为两,两存在于一之中,表现为对立的两个方面,"一"指对立双方的统一。作为宇宙本原的气是阴阳对立(opposition between yin and yang)的统一物,物质世界在阴阳二气的相互作用下,不断地运动变化。"两不立则一不可见,一不可见则两之用息。两体者,虚实也,动静也,聚散也,清浊也,其究一而已"(《横渠易说·说卦》)。虚实、动静、聚散、清浊等是对立两方面的具体表现,也是一气之阴阳的具体内涵。这种阴阳对立的双方,共同组成气的统一体,它们是一切运动变化的根源,从而建立起对立统一的气一元的物质概念。

(二)气与五行

气是世界的本原,"天地间一气耳。气之清而强者为火,清而弱者为水;浊而沉者为土,浊而浮者为木,浊而实者为金,皆一气之清浊而流派为五也。一气分五行,而五行又各有五行","五可还一,一可摄五,譬之一树……各不同形,实总一根荄"(《百子全书·叔苴子内篇·卷一》)。五行同一气,一气合五行。《云笈七签》吸收了阴阳五行思想,根据"元气(original qi)本一,化生有万"的理论,阐述了气与五行的关系,谓"一含五气,为水、为火、为木、为金、为土","元气分而为五行,五行归于一气"。《白虎通·卷二》曰:"五行者……金木水火土也。言行者,欲言为天行气之义也",意即金木水火土五种物质元素是由气的运动变化而成的。如是,将五行多元物质结构概念统一于气一元论(theory of qi)的单一的物质概念之中。

(三)阴阳与五行

中国古代哲学认为:"天降阳,地出阴,阴阳合而生五行"(李觏《删定易图序论一》)。即五行本原于阴阳之气,阴阳二气相互作用而产生五行。"阴变阳合而生水、火、木、金、土。五气顺布,四时行焉""五行 - 阴阳也,阴阳 - 太极也,太极本无极也。五行之生也,各一其性"(《御纂性理精义·卷一》)。"阴阳之为五行,有分而言之者,如木火阳而金水阴也;有合而言之者,如木之甲,火之丙,土之戊,金之庚,水之壬皆阳,而乙丁己辛癸皆阴也。以此推之健顺,五常之理可见"(《御纂性理精义·卷十》)。即太极生阴阳,阴阳化五行。就五行之阴阳言,木火属阳而金水土属阴,而五行之中又各具阴阳,木之甲、火之丙、土之戊、金之庚、水之壬为阳,而木之乙、火之丁、土之己、金之辛、水之癸为阴。

世界本原一气,气之动静而为阴阳,气为阴阳之体,阴阳为气之用。阴阳和合化生五行。所谓"有太极则一动一静而两仪分,有阴阳则一变一合而五行具"(《御纂性理精义·卷一》)。总之,"本是一气,分而言之曰阴阳,又就阴阳中细分之则为五行。五气即二气,二气即一气"(吴澄《吴文正公集·答人问性理》)。一气分阴阳,阴阳生五行,阴阳五行均为气之消息变化。

二、气一元论、阴阳学说、五行学说相互之间的关系
Mutual relationships among theory of qi, yin-yang theory and five-element theory

气、阴阳和五行,均为中国古代唯物主义哲学关于世界的物质构成的哲学范畴,属于世界本原的物质概念。气一元论、阴阳学说和五行学说,是中国朴素的唯物论和辩证法,是中国传统文化认识世界的根本观点和方法,体现了中华民族特有的智慧和才能。

气一元论、阴阳五行学说渗透到医学领域后，促进了中医学理论体系的形成和发展，并贯彻中医学理论体系的各个方面。其中，气一元论作为一种自然观，奠定了中医学理论体系的基石，如果说中医学理论体系的全部学说都是建立在气一元论基础之上的，也并不为过。而阴阳学说和五行学说作为方法论，则构筑了中医学理论体系的基本框架。气一元论、阴阳学说和五行学说，既各有所指和特点，又相互关联。

（一）气一元论与阴阳五行学说的关系

气一元论认为，气是不断地运动着的物质实体，是世界万事万物的本原（或本体），为宇宙天体和天地万物统一的物质基础。运动是气的根本特性，阴阳是气的固有属性，气是阴阳的矛盾统一体，气的胜复作用即阴阳的矛盾运动是物质世界运动变化的根源，气聚而成形，散而为气，形（有形）与气（无形）及其相互转化是物质世界存在和运动的基本形式。物质世界是一个不断地发生着气的升降出入的气化运动的世界。气分而为阴阳，阴阳合而生五行，而五行之中复有阴阳。就世界的本原而言，作为一种自然观，气一元论是阴阳学说和五行学说的基础。"人以天地之气生，四时之法成"，人是天地自然之气合乎规律的产物。人体就是一个不断地发生着升降出入的气化运动的机体。人体的气可分为阴气和阳气两类。阴阳匀平，命曰平人。生命过程就是阴阳二气对立统一运动的结果。人体的脏腑形体官窍等各个部分，又可按五行分为心、肺、脾、肝、肾等五个系统。五行之中复有阴阳和五行。机体就是这样联系密切、错综复杂的巨系统。

（二）阴阳学说与气一元论、五行学说的关系

阴阳是在气一元论的物质概念基础上发展起来的，具有深刻辩证性质的气本体论的概念。阴阳学说对世界本原的认识从属于气一元论，不仅具有自然观的特征，而且更具有方法论的性质。气一元论注重分析世界万物产生的本原，认为气是天地万物的无限多样性的统一的物质基础，以气之聚散来说明有形与无形之间的内在联系，强调事物的产生和消灭只是气的存在形式的转化，坚持了宇宙万物的形态多样性和物质统一性，着重回答哲学"本体论"的问题。而阴阳学说则注重研究气自身运动的根源和规律，认为气，一物两体，是阴阳矛盾的统一体。阴阳二气的相互作用是气自身运动的根源和一切事物运动变化的根本原因。用"一分为二"的辩证观点阐述相关事物或事物内部两个方面存在着的相互对立互根、消长转化和协调平衡。在气一元论基础上，体现了朴素的对立统一观念。认为整个宇宙是一个阴阳相反相成的对立统一体，阴阳的对立统一是天地万物运动变化的总规律。人体内部以及人与自然也是一个阴阳对立统一体。阴阳对立（opposition between yin and yang）理论用来分析人体健康和疾病的矛盾，阐明生命运动的根本规律。阴阳学说（yin-yang theory）在本体论上虽根于气一元论，但在方法论上更具辩证法思想，进一步发展了中国传统哲学。气的观念和阴阳矛盾的观念有机地结合，从而建立起对立统一的气一元论物质概念。

阴阳学说和五行学说相比较，阴阳学说旨在说明一切生命现象都包含着阴阳两个矛盾方面。就人体而言，"人生有形，不离阴阳"（《素问·宝命全形论》），"生之本，本于阴阳"（《素问·生气通天论》），"阴阳者，一分为二也"（《类经·阴阳类》），从而揭示了生命运动的动因、源泉和最一般最普遍的联系和形式。而五行学说则具体地说明了人体脏腑经络的结构关系及其调节方式，即人体整体动态平衡的特殊规律。所以，中医学言脏腑必及阴

阳而寓五行，论脏腑的生克制化又必赅阴阳。健康的本质是机体内部，以及机体与外界环境的动态平衡，而平衡的破坏则导致疾病。调节阴阳，以求得机体整体平衡是中医治疗疾病的根本原则，所谓"治病必求其本"，"本者，本于阴阳也"。而五行相生相胜的多路调节则是调节阴阳的具体化。

阴阳言气的矛盾对立，五行说明气有生克，两者相互渗透，相互包涵，"举阴阳则赅五行，阴阳各具五行也；举五行即赅阴阳，五行各具阴阳也"（戴震《孟子字义疏证·天道》）。"五行，即阴阳之质；阴阳，即五行之气。气非质不立，质非气不行。行也者，所以引阴阳之气也"（《类经图翼·运气》）。气化流行，生生不息。气化是一个自然过程，气运动变化的根本原因，在于其自身内部的阴阳五行的矛盾运动。阴阳有动静，五行有生克，于是形成了气的运动变化。

（三）五行学说与气一元论、阴阳学说的关系

五行学说对世界本原的认识也从属于气一元论，不仅具有自然观的特征，更具有朴素的普遍系统论性质。五行学说对宇宙本原的认识侧重于世界的物质构成，认为木、火、土、金、水是构成世界万物的物质元素，与气一元论主要说明世界的物质本原不同。五行学说用五行的生克制化、乘侮胜复规律，来说明自然界万事万物整体动态平衡性，视五行为宇宙的普遍规律，以五行为基础阐述事物之间生克制化、乘侮胜复的相互关系。由气而生成的天地万物，是由木、火、土、金、水五行结构系统所组成的整体，赖五行结构系统之间的生克制化、乘侮胜复机制，维持自然界的整体动态平衡。人体是一个以五脏为中心的五行结构系统所组成的有机整体。人与环境也是一个有机整体。中医学应用五行学说，从系统结构观点分析了人体局部与局部、局部与整体之间的有机联系，以及人体与外界的统一，论证了人体是一个统一整体的整体观念。五行生克乘侮胜复的调节机制，是人体脏腑经络结构系统保持相对稳定和动态平衡的原因。故曰："造化之机，不可无生，亦不可无制。无生则发育无由，无制则亢而为害"（《类经图翼·运气》），必须生中有制，制中有生，才能运行不息，相反相成。"气有余，则制己所胜而侮所不胜。其不及，则己所不胜，侮而乘之；己所胜，轻而侮之"（《素问·五运行大论》）。"有胜之气，其必来复也"（《素问·至真要大论》）。"微者复微，甚者复甚，气之常也"（《素问·五常政大论》）。气有阴阳，阴阳合而生五行，五行和阴阳结合而化生万物。五行系统结构的矛盾运动是宇宙的普遍规律，也是生命运动的普遍规律。阴阳五行的矛盾运动是人体之气运动的具体表现，是人体脏腑经络的运动规律，是生命运动的普遍规律。

总之，气一元论与阴阳五行学说相比较，更具"本体论"性质，旨在说明天地万物的物质统一性，人之生死，全在乎气。阴阳五行学说更具方法论特征。

（四）中医学说理论与哲学思想的关系

中医学按照气–阴阳–五行的逻辑结构，从气–阴阳–五行的矛盾运动，阐述了生命运动的基本规律，构筑了中医学的理论体系。

气一元论、阴阳学说和五行学说是中国古代朴素的自然观和方法论。中医学在哲学与自然科学尚未彻底分开的古代，把当时先进的气一元论、阴阳学说和五行学说（five-element theory）与医学理论熔铸成一个不可分割的整体。用哲学概念说明医学中的问题，同时又在医学理论的基础上，丰富和发展了哲学思想。哲学帮助了医学，医学丰富

了哲学，相辅相成，相得益彰。但是，在气一元论、阴阳学说和五行学说基础上的中医学理论也不可能从根本上超出朴素直观的水平。

因此，我们应当站在现代最先进的认识水平，从现代科学和哲学的最新成就中去寻找与中医学有联系的东西，从中发现可以使中医学迅速走向现代化的最适合的方法与工具，让中医学在现代开出更鲜艳的花朵，结出更丰硕的果实。

本章要点表解

表 2.1　阴阳的基本概念

阴阳学说	基本概念	
阴阳	（1）阴阳是对自然界相互关联的事物或现象中对立双方的属性概括。以水、火作为划分阴阳属性的象征，水为阴，火为阳	
	（2）中医用阴阳来概括分析相互关系而又相互对立的事物或现象，以及同一事物或现象内部相互对立的两个方面	
阴	水性寒冷、向下、主静，故与水之特性相似的事物或现象属于阴，具有静止、下降、内守、有形、寒冷、晦暗、抑制、柔弱等特点	事物的阴阳属性是相对的。在一定的条件下，可以发生相互转化；阴阳之中复有阴阳；比较对象发生变化，阴阳属性亦随之改变
阳	火性炎热、向上、主动，故与火之特性相似的事物或现象属于阳，具有运动、上升、外向、无形、温热、明亮、兴奋、刚强等特点	

表 2.2　阴阳的特性

阴阳的特性	阐释
普遍性	一切相关事物或现象可分阴阳
关联性	阴阳所概括的一对事物或现象应共处于统一体中，或一事物内部对立的两个方面。如不相关则不能用阴阳来概括说明
相对性	（1）阴阳属性在一定条件下可以互相转化 （2）阴阳之中可以再分阴阳 （3）阴阳属性随比较对象的改变而发生改变

表 2.3　阴阳学说的基本内容

阴阳学说内容	阐释
阴阳对立 （opposition between yin and yang）	指阴阳"一分为二"，即对立、相反的关系。阴阳对立的形式，通过阴阳之间的相互斗争，相互制约而发挥作用，其意义在于防止阴阳的任何一方不至于亢盛为害，以维持阴阳间的协调平衡，相互对立的阴阳两个方面具有相辅相成、相互依赖的关系
阴阳互根 （interdependence of yin and yang）	（1）阴阳互藏：相互对立的阴阳双方中的任何一方都包含着另一方，即阳中有阴，阴中有阳 （2）阴阳互根：阴阳二者互为根本，互相依存，每一方都以对方的存在作为自身存在的前提和条件，任何一方都不能脱离对方而单独存在
阴阳消长 （waxing-waning between yin and yang）	阴阳双方处于不断地消减和增加的运动变化之中，以维持动态平衡 （1）阴阳互为消长：表现为此消彼长或彼消此长 （2）阴阳同消同长：表现为此长彼长，此消彼消
阴阳转化 （inter-transformation of yin and yang）	事物的阴阳属性，在一定条件下可以向相反的方向转化，是阴阳消长的结果，是一质变的过程，其发生必须具备一定的内部条件和外部条件

表 2.4　五行学说

五行学说	阐释
五行	即木、火、土、金、水五种物质的运动变化
五行学说意义	认为木、火、土、金、水是构成物质世界所不可缺少的最基本物质,由于这五种最基本物质之间的相互滋生、相互制约的运动变化而构成了物质世界
五行的特性	(1)"木曰曲直":指树木生长的形态都是枝干曲直向上、向外舒展,引申为具有生长、升发、条达舒畅等作用或性质的事物,均归属于木
	(2)"火曰炎上":指火具有温热、上升的特性,引申为具有温热、升腾作用的事物,均归属于火
	(3)"土爱稼穑":种谷曰稼,收谷曰穑,土爱稼穑,是指土有承载、化生万物的作用,有"土为万物之母"的说法,引申为具有生化、承载、受纳作用的事物,均归属于土
	(4)"金曰从革":"从革"是指"变革"的意思。引申为具有清洁、肃降、收敛等作用的事物,均归属于金
	(5)"水曰润下":指水具有滋润向下的特性,引申为具有寒凉、滋润、趋下、闭藏的事物,均归属于水

表 2.5　五行的生克制化

五行正常关系	含义	阐释
五行相生	指此一事物对另一事物具有促进、助长和资生的作用。顺序:木生火,火生土,土生金,金生水,水生木	母子关系(《难经》):指五行中的相生关系。包括"生我"者为"母";"我生"者为"子"如木生火,故木为火之"母",火为木之"子"
五行相克 (restriction among five elements)	指一事物对另一事物的生长和功能具有抑制或制约的作用。顺序:木克土,土克水,水克火,火克金,金克木	"所不胜"和"所胜"关系:在《内经》中将相克称作"所不胜"和"所胜"。"克我"者为我"所不胜","我克"者为我"所胜"。例如火克金,火为金之"所不胜",而金为火之"所胜"
五行的制化	五行间既相互资生,又相互制约,维持平衡协调	生克关系的结合,事物生中有克,克中有生,相反相成
五行的胜复	指五行中一行亢盛(即胜气),则引起其所不胜(即复气)的报复性制约,从而使五行之间复归于协调和稳定	规律:"有胜则复",属五行间相克规律的自我调节 次序:子复母仇

表 2.6　以五行的特性来说明五脏的生理功能特点

五脏	五行归属	归类原因
肝	属木	木曰曲直,枝叶条达,有升发之性;肝性条达,恶抑郁,有疏泄之功
心	属火	火曰炎上,有温热之性;心居膈上,有温煦之功
脾	属土	土性敦厚,生化万物;脾居中焦,化生气血
肺	属金	金性清肃,收敛肃杀;肺性清肃,以降为顺
肾	属水	水性滋润,下行闭藏;肾有藏精,主水之功

第三章 藏 象
Visceral manifestation

  藏象：藏指隐藏于体内的内脏；象即象征、比象。象包括两层含义：一是指脏腑生理、病理表现于外的征象，二是指五脏与自然环境的事物与现象类比获得的比象。藏象，指藏于体内的内脏及其表现于外的生理病理征象以及与自然界相通应的事物和现象。"藏"是象的本质，"象"是"藏"的外在反映，体现了中医学"以象测藏"的认识方法。

  藏象学说（theory of visceral manifestation），是研究藏象的概念、脏腑形态结构与生理病理、脏腑之间以及脏腑与形体官窍、精气血津液神、外界环境之间相互关系的学说。藏象学说是中医学理论体系的核心，对养生防病、疾病诊治与康复具有极其重要的指导意义。

  藏象学说是以脏腑的形态和生理病理为研究目标的中医基础理论。藏象学说的基础是脏腑，脏腑是人体内脏的总称。中医学依据脏腑生理功能和形态结构特点，将脏腑分为五脏、六腑、奇恒之腑三类。

第一节 五 脏
Five zang viscera

  五脏（five zang viscera），即心（heart）、肺（lung）、脾（spleen）、肝（liver）、肾（kidney）的合称。五脏的共同生理特点是化生和贮藏精气，并能藏神而称为"神脏"。五脏虽各有所司，但彼此协调，共同维持生命过程。五脏与自然环境及精神因素密切相关。

  本节主要阐述五脏的主要生理机能，生理特性，与形、窍、志、液、时等的关系。

一、心
Heart

  心（heart）位于胸中，两肺之间，膈膜之上，外有心包络卫护。其形圆而下尖，如未开之莲蕊。

  心的主要生理机能是主血脉、主藏神。由于心主宰人体整个生命活动，故称心为"君主之官""生之本""五脏六腑之大主"。心的生理特性主要有主通明和心气下降。

  心在体合脉，其华在面，在窍为舌，在志为喜，在液为汗。心与小肠由手少阴心经（heart meridian of hand shaoyin）与手太阳小肠经（small intestine meridian of hand taiyang）的相互属络而成表里关系。心在五行属火，为阳中之阳，与自然界夏气相通应。

（一）主要生理机能

  1. 主血脉 心主血脉（heart dominating blood and vessel），指心气推动和调控血液在脉道中运行，流注全身，发挥营养和滋润作用。心主血脉包括主血和主脉两个方面。

  （1）主血：心主血的基本内涵，指心气推动和调控血液运行，输送营养物质于全身脏腑形体官窍的作用。人体各脏腑器官组织以及心脉自身，其生理机能的正常发挥皆有赖于血液的濡养。血液的运行与五脏机能密切相关，其中心的搏动泵血作用尤为重要。心脏的搏动，主要依赖心气的推动和调控：心阳能激发心脏的搏动，心阴能抑制心脏的搏动。心气充沛，心阴与心阳协调，心脏搏动有力，频率适中，节律均匀，血液正常输布全身，发挥其濡养作用。若心气不足，心脏搏动无力，或心阴不足，或心阳不足，均可导致血液运行失常。

心主血的另一内涵是心的生血作用，即所谓"奉心化赤"。指饮食水谷经脾胃运化而生成的水谷精微，其化为血液，须经心火（即心阳）的"化赤"作用，即《素问·经脉别论》所谓"浊气归心，淫精于脉"。可见，心有总司一身血液的运行及参与血液生成的作用。

（2）主脉：心主脉，指心气推动和调控心脏的搏动和脉管的舒缩，维持脉道通利的作用。"脉为血之府"，是容纳和运输血液的通道。《灵枢·决气》说："壅遏营气，令无所避，是谓脉。"心气充沛，心阴与心阳协调，心脏有节律地搏动，脉管有规律地舒缩，脉道通利，血运流畅。《素问·六节藏象论》所说"心者……其充在血脉"，即是针对心、脉和血液所构成的一个相对独立系统而言。

血液的正常运行及其作用的正常发挥，除心气充沛外，还有赖于血液的充盈和脉道的通利。换言之，血液的正常运行必须以心气充沛、血液充盈、脉道通利为基本条件。其中心气充沛又起着主导作用，故说"心主身之血脉"（《素问·痿论》）。

生理状态下，心气充沛，心阴与心阳协调，血液充盈，脉道通利，血运周身，脏腑得养而见面色红润光泽，脉象和缓有力等征象。若心气不充或阴阳失调，血脉壅塞，血运失常，脏腑失养，则常见心悸怔忡或心胸憋闷疼痛，唇舌青紫，脉细涩或结、代等症。

2. 藏神　心藏神（heart housing mind），又称心主神志，指心统帅人体生命活动和主宰意识、思维等精神活动的机能。故《素问·灵兰秘典论》说："心者，君主之官也，神明出焉。"

人身之神，有广义与狭义之分。广义之神，指整个人体生命活动的主宰和总体；狭义之神，指人的意识、思维、情感等精神活动。心所藏之神，既是广义之神，又包括了狭义之神。

人体的脏腑、经络（meridian and collateral）、形体、官窍，各有不同的生理机能，但都必须在心神的主宰和调节下分工合作，共同完成整体生命活动。心神正常，各脏腑机能协调有序，则身心康泰。神能驭气控精，并调节血液（blood）和津液（fluid and liquid）的运行输布，而精藏于脏腑之中而为脏腑之精，脏腑之精所化之气为脏腑之气，脏腑之气则推动和调控着脏腑的机能。因此，心神通过驾驭协调各脏腑之精气以达到调控各脏腑机能之目的。同时，心具有接受外界客观事物和各种刺激并作出反应，进行意识、思维、情感等活动的机能。如《灵枢·本神》说："所以任物者谓之心。"这一复杂的精神活动实际上是在"心神"的主导下，由五脏协作共同完成的。由于心为藏神之脏，故情志所伤，首伤心神，次及相应脏腑，导致脏腑气机紊乱。心藏神，为精神之所舍，故称为"五脏六腑之大主"（《灵枢·邪客》）。

心主血脉（heart dominating blood and vessel）与藏神机能密切相关。血是神志活动的物质基础之一，《灵枢·营卫生会》说："血者，神气也。"而心藏神，又能驭气以调控心血的运行。病理状态下，两者也常相互影响。如心血不足，心神失养，可致心神失常，而见精神恍惚、心悸失眠等症；心神异常，亦可影响心主血脉机能。

（二）生理特性

1. 主通明　心主通明，指心脉以通畅为本，心神以清明为要。心位于胸中，在五行属火，为阳中之阳的太阳，称为"阳脏"或"火脏"。《血证论》说："心为火脏，烛照万物。"其意义在于说明心主要以阳气为用：心阳有推动心脏搏动，温通全身血脉，兴奋精神，以使生机不息的作用。但心阳必须与心阴相协调，才能维持心主血脉与藏神的正常机能，才能使心脉畅通，心神清明。若心阳不足，失于温煦、鼓动，既可导致血液运行迟缓，瘀滞不畅，又可引起精神委顿、神志恍惚；而心阴不足，失于凉润、宁静，则可导致血液运行加速与心神不宁，出现心慌、心烦、失眠等症。

2. 心气下降　心位于人体上部，其气宜下降。心气中含有心阴与心阳两部分：心阴牵制心阳（心火），化为心气下行以助肾阳，制约肾阴，使人体上部不热，下部不寒，维持人体上下的寒温平衡与动静协调。若心火虚衰，不能下行资助肾阳，出现血流迟缓，腰以下寒凉，当补心阳；若因心阴不足，不能牵制心火下降，出现上热下寒，当滋心阴以降心火。

（三）与形、窍、志、液、时的关系

1. 在体合脉，其华在面　脉，又称经脉、血脉。在临床应用中，又将经脉与血脉的内涵作了界定：经脉，一般指经络系统中的经脉，是经气运行的通路，故针灸、推拿等作用于经络（meridian and collateral），强调"得气"；血脉，专指血管，是血液运行的通道，即所谓"脉为血之府"。全身的血脉统属于心，由心主司，故称心在体合脉。

面部的色泽，可以反映心血、心气的盛衰及其机能的强弱，故称心之华在面。其机理在于全身血气皆上注于面，正如《灵枢·邪气藏府病形》所说："十二经脉，三百六十五络，其血气皆上于面而走空窍。"心气旺盛，血脉充盈，则面色红润光泽。心气不足，可见面色㿠白；心血亏虚，则见面色无华；心脉痹阻，则见面色晦滞；心火亢盛（rampancy of heart fire），则见面色红赤。故《素问·五藏生成》说："心之合，脉也；其荣，色也。"

2. 在窍为舌　舌的主要机能是主司味觉，表达语言。《灵枢·忧恚无言》说："舌者，音声之机也。"心的经脉上通于舌，《灵枢·经脉》说："手少阴之别……循经入于心中，系舌本。"舌主司味觉和语言，均有赖于心主血脉和藏神的生理机能。故《灵枢·脉度》说："心气通于舌，心和则舌能知五味矣。"《灵枢·五阅五使》说："舌者，心之官也。"

心主血脉、藏神机能正常，则舌体红活荣润，柔软灵活，味觉灵敏，语言流利。若心血不足，则舌淡；心火上炎（heart fire flaming），则舌红生疮；心血瘀阻，则舌质紫暗，或有瘀斑。若心藏神的机能失常，则可见舌强、语謇，甚或失语等。

舌为口中的实体器官，并非"窍"，与耳、目、鼻、口等孔窍样器官不同。心原有窍为耳，如《素问·金匮真言论》说："南方赤色，入通于心，开窍于耳。"提示耳之听觉与心神相关。以后发现耳的听觉与肾精肾气的关系更为密切，就把耳归为肾之窍，并将非孔窍器官的舌替代耳作为心之窍。此外，舌通过经络与脾、肝、肾等脏也有联系，这与心为"五脏六腑之大主"之说相合。

3. 在志为喜　喜，是心之精气对外界刺激的应答而产生的良性情绪反应。心精、心血、心气充沛，心阴、心阳协调，是产生喜乐情绪的内在基础，故《素问·阴阳应象大论》说："在脏为心……在志为喜。"喜乐愉悦有益于心主血脉的机能，所以《素问·举痛论》说："喜则气和志达，荣卫通利。"但喜乐过度则可使心神受伤，如《灵枢·本神》说"喜乐者，神惮散而不藏。"从心主神志的机能状况来分析，又有太过与不及的变化。精神亢奋可使人喜笑不休，神气不足可使人易于悲哀，如《素问·调经论》说："神有余则笑不休，

神不足则悲。"另外，心为神明之主，不仅喜能伤心，而且五志过极均能损伤心神。所以《灵枢·邪气藏府病形》说："愁忧恐惧则伤心。"

4. 在液为汗　汗是五液之一，是津液（fluid and liquid）经阳气蒸化后，由汗孔排于体表的液体。如《素问·阴阳别论》说："阳加于阴谓之汗。"心精、心血为汗液化生之源，故称心在液为汗。《素问·宣明五气》有"五脏化液，心为汗"之说。

心主血脉，心血充盈，津血同源（fluid and blood from same source），血中之津渗出脉外则为津液，津液充足，化汗有源。汗出过多，津液大伤，必然耗及心精、心血，可见心慌、心悸之症。故又有"血汗同源""汗为心之液"之说。此外，汗液的生成与排泄又受心神的主宰与调节，所以情绪激动、劳动、运动及气候炎热时均可见汗出现象。如《素问·经脉别论》说："惊而夺精，汗出于心。"由此可见，心以主血脉和藏神机能为基础，主司汗液的生成与排泄，从而维持了人体体温的相对恒定及对外在环境的适应能力。

汗由津液所化，津液是气的载体，大汗可大量耗散津液，致心气或心阳无所依附而亡失，出现心气脱失或心阳暴脱的危候。

5. 与夏气相通应　夏季是一年之中最热的季节，自然界一派炎热之象，属阳中之阳的太阳。心为火脏，阳气最盛，同气相求，故与夏季相通应。人体的阳气有着随自然界阴阳升降而发生相应变化的活动规律。一般来说，心脏疾患，尤其是心阳虚衰的患者，其病情多在夏季缓解。而阴虚阳盛之体的心脏病和情志病，又往往在夏季加重。即《素问·阴阳应象大论》所说的"阳胜则身热……能冬不能夏。"从预防角度看，中医养神理论重视因时调摄，主张在夏三月"夜卧早起，无厌于日。"（《素问·四气调神大论》），尽量延长户外活动时间，使人的身心符合阳气隆盛状态，使心的机能达到最大限度的扩展，发挥生命的潜能。从治疗角度看，中医学提出了"冬病夏治"理论。如阳虚性心脏病在冬季易于发作，而在夏季内外阳气隆盛之时给予适当调理，可收事半功倍之效。

（四）心精、心血、心气、心阴、心阳的生理作用

心精，是一身之精分藏于心的部分，由发育过程中分藏于心的先天之精与脾转输至心的水谷之精组成，有的医家称其为"心液"。心精以与心血融合的形式存在于心、脉之内。

心血指在心、脉中流动的血液（广义的心血）。除了肝所藏的血外，都可称为"心血"。心血，有时特指在心脏本身血脉内流动的血液（狭义的心血），如"心血瘀阻"中的"心血"。

心精、心血具有濡养心脏及其形体官窍和化生心神的生理作用。心精、心血不足，濡养和化神作用减退，可见心悸怔忡、面色萎黄无华、舌色不荣、脉细无力，以及精神委顿、失眠健忘等病理表现。

心气由心精、心血化生，也是一身之气分布于心、脉的部分，是推动和调控心脏搏动、脉管舒缩及精神活动的一类极细微物质。心气充沛，则心脏搏动有力，脉管舒缩有度，血运通畅，精神振奋，思维敏捷；心气虚衰，则心搏无力，血运失常，精神委顿，可见心悸气短、自汗、乏力，活动时尤甚，脉弱或结代。

心阴与心阳是心气的两种不同属性的部分：心阴是心气中具有凉润、宁静、抑制作用的部分；心阳是心气中具有温煦、推动、兴奋作用的部分。心阴能制约心阳，防止心火过亢，并抑制心脏的搏动和精神活动。心阳能制约心阴，防止心阴过盛，并激发心脏的搏动和精神活动。心阴与心阳协调，则心气冲和畅达，心脏搏动和精神活动稳定有度。心阴不足则凉润、宁静、抑制等作用减退，虚热（deficiency-heat）内生，可见心悸、烦躁、手足心

热、少寐多梦、舌红少苔、脉细数等症；心阳虚衰则温煦、推动机能减退，虚寒（deficiency-cold）内生，可见心悸、胸闷、形寒肢冷、精神困倦、气喘自汗、面浮肢肿，或心痛暴作，面色㿠白，舌淡润，脉迟弱等症。心阴虚与心阳虚，都属心气中的一部分偏少，一般都兼有心气虚的表现。

心精、心血、心气、心阴、心阳都是内涵相对独立的概念，各有不同的生理作用和病机特征。心阴虚必见热象和虚性亢奋征象；心阳虚必见寒象和迟滞征象；若是心阴与心阳对等的虚少，无寒无热但有气虚征象，则属心气虚；心精、心血亏虚则见濡养和化神不足的征象。

（五）心包络

心包络，简称心包，亦称"膻中（danzhong）"，是心脏外面的包膜，有保护心脏的作用。在经络学说中，手厥阴心包经（pericardium meridian of hand jueyin）与手少阳三焦经〔triple energizer (jiao) meridian of hand shaoyang〕为表里，故心包络属脏。古代医家认为，心为人身之君主，不得受邪，所以若外邪侵心，则心包络当先受病，故心包有"代心受邪"之功用。如《灵枢·邪客》说："心者……邪弗能容也。容之则心伤，心伤则神去，神去则死矣。故诸邪之在于心者，皆在于心之包络。"明清温病学派受"心不受邪"思想的影响，将外感（exogenous contraction）热病中神昏谵语等心神失常的病理变化，称之为"热入心包"或"痰热蒙蔽心包"。实际上，心包受邪所出现的病证，即是心的病证，心与其他脏腑一样，亦可受邪气侵袭。

二、肺
Lung

肺（lung）位于胸腔，左右各一，覆盖于心之上。肺有分叶，左二右三，共五叶。肺经肺系（指气管、支气管等）与喉、鼻相连，故称喉为肺之门户，鼻为肺之外窍。

肺的主要生理机能是主气司呼吸，主行水，朝百脉，主治节。肺的生理特性主要有肺为华盖（lung as canopy）、肺为娇脏（lung as delicate zang viscus）与肺气宣降。

肺在体合皮，其华在毛，在窍为鼻，在志为悲（忧），在液为涕。肺与大肠由手太阴肺经（lung meridian of hand taiyin）与手阳明大肠经（large intestine meridian of hand yangming）的相互属络而成表里关系。肺在五行属金，为阳中之阴，与自然界秋气相通应。

（一）主要生理机能

1. 主气司呼吸　肺主气（lung dominating qi），首见于《内经》。《素问·五藏生成》说："诸气者，皆属于肺。"肺主气包括主呼吸之气和主一身之气两个方面。

（1）主呼吸之气（lung controlling respiration）：指肺有吸清呼浊，进行气体交换的机能。肺是气体交换的场所，通过肺气的宣发与肃降运动，吸入清气，排出浊气，吐故纳新，实现机体与外界环境之间的气体交换，以维持人体的生命活动。如《素问·阴阳应象大论》说："天气通于肺。"

肺主呼吸的机能，由肺气的宣发与肃降运动来维系：肺气宣发，浊气得以呼出；肺气肃降，清气得以吸入。肺气的宣发与肃降运动协调有序，则呼吸调匀通畅。若邪气犯肺，导致宣发肃降失调，影响气体交换，则出现胸闷、咳喘促、呼吸不利等症状。

（2）主一身之气（lung governing physical qi）：指肺主司一身之气的生成和运行的机能。故《素问·六节藏象论》说："肺者，气之本。"

肺主一身之气（lung governing physical qi）的生成，体现于宗气的生成。宗气由肺吸入的自然界清气与脾胃运化的水谷之精化生的水谷之气在肺中相结合而成，属后天之气。宗气积存于胸中"气海"，既上走息道出喉咙以促进肺的呼吸，又贯注心脉以行血气；还可沿三焦下行至脐下丹田以资先天元气。宗气作为一身之气的重要组成部分，在机体生命活动中占有非常重要的地位，关系着一身之气的盛衰。

肺主一身之气（lung governing physical qi）的运行，体现于对全身气机的调节作用。肺有节律地呼吸，对全身之气的升降出入起着重要的调节作用。肺的呼吸调匀通畅，节律均匀，和缓有度，则全身之气升降出入通畅协调。

肺主一身之气和呼吸之气，实际上都基于肺的呼吸机能。呼吸调匀是气的生成和气机调畅的根本条件。如果肺的呼吸机能失常，不仅影响宗气的生成，进而影响一身之气的生成不足，即所谓"气虚"，出现少气不足以息、声低气怯、肢倦乏力等症；并且影响一身之气机，导致各脏腑之气的升降运动失调。若肺丧失了呼吸机能，清气不能吸入，浊气不能排出，新陈代谢将停止，生命活动也就宣告终结。

2. 主行水　肺主行水（lung dominating water movement），指肺气的宣发肃降推动和调节全身津液的输布和排泄。《素问·经脉别论》称作"通调水道"。肺主行水的机制有二：一是肺气宣发，将脾转输至肺的津液，向上向外布散，上至头面诸窍，外达皮毛肌腠，并化为汗液排出体外；二是肺气肃降，将脾转输至肺的津液，向下向内输送到其他脏腑，并将各脏腑代谢后产生的浊液下输膀胱，成为尿液生成之源。

因肺为"华盖"，在五脏六腑中位置最高，参与调节全身的津液代谢，故《医方集解》称"肺为水之上源"。如果肺的宣发或肃降失常，水道失于通调，均可导致津液代谢障碍，出现尿少、痰饮（phlegm and fluid-retention）、浮肿等症。

临床上对津液输布失常的痰饮、水肿等病证，可用"宣肺利水"和"降气利水"方法进行治疗。由于津液输布障碍主要是因外邪侵袭而致肺气的宣发运动失常，故临床上又多用"宣肺利水"法来治疗，即《内经》所谓"开鬼门"之法，古人喻之为"提壶揭盖"，《医学源流论》则称之为"开上源以利下流"。

3. 朝百脉，主治节

（1）肺朝百脉（lung linking with all vessels）：指肺具有辅心行血于周身的生理机能。全身的血液，通过血脉而流经于肺，经肺的呼吸进行气体交换，而后运行于全身。

全身血脉统属于心，心气是行血的基本动力。而血液的运行，又赖于肺气的推动，即肺气具有辅心行血的作用。肺（lung）通过呼吸运动调节全身气机，从而促进血液运行。故《素问·平人气象论》说："人一呼脉再动，一吸脉亦再动。"《难经·一难》说："人一呼脉行三寸，一吸脉行三寸。"肺气充沛，宗气旺盛，气机调畅，则血运正常。若肺气虚弱或壅塞，不能辅心行血，则可导致心血运行不畅，甚至血脉瘀滞，出现心悸胸闷，唇青舌紫等症；反之，心气虚衰或心阳不振，心血运行不畅，也能影响肺气的宣发肃降，出现咳嗽、气喘等症。

（2）肺主治节（lung dominating management and regulation）：指肺气具有治理调节肺之呼吸及全身之气、血、津液的机能。《素问·灵兰秘典论》说："肺者，相傅之官，治节出焉。"其生理作用主要体现在治理调节呼吸运动、治理调节一身之气的运动、治理调节血液的运行、治理调节津液（fluid and liquid）的输布代谢四个方面。由此可见，肺主治节，是对肺的主要生理机能的高度概括。

（二）生理特性

1. 肺为华盖（lung as canopy）"华盖"，原指古代帝王车驾的顶盖。肺位于胸腔，覆盖五脏六腑，位置最高，因而有"华盖"之称。《灵枢·九针论》说："肺者，五脏六腑之盖也。"肺居高位，又主行水，故称之为"水之上源"。肺覆盖于五脏六腑之上，又能宣发卫气于体表，以保护诸脏免受外邪侵袭，故《素问·痿论》说："肺者，脏之长也。"

2. 肺为娇脏（lung as delicate zang viscus）　肺为娇脏，指肺清虚娇嫩，易受邪袭的生理特性。肺体清虚，性喜濡润，不耐寒热，不容异物；肺外合皮毛，在窍为鼻，与外界相通，外感（exogenous contraction）六淫之邪从皮毛乘口鼻而入，常易犯肺而为病。临床上治疗肺脏疾患，以轻清、宣散为贵，过寒过热过燥之剂皆所不宜，正是肺为娇脏（lung as delicate zang viscus）生理特性所决定的。

3. 肺气宣降（lung qi disperse and descend）　肺气宣降，指肺气向上向外宣发与向下向内肃降的相反相成的运动。宣发与肃降运动协调，维持着肺司呼吸（lung controlling respiration）、主行水等机能。

肺气宣发，主要体现在以下三个方面：一是呼出体内浊气；二是将由脾转输至肺的水谷精微上输头面诸窍，外达皮毛肌腠；三是宣发卫气于皮毛肌腠，以温分肉，充皮肤，肥腠理，司开阖，并将津液化为汗液排出体外。若肺失宣发，则可出现呼吸不畅，胸闷喘咳，以及卫气被遏、腠理（striae）闭塞的鼻塞、喷嚏、恶寒、无汗等症状。

肺气肃降，主要体现在以下三个方面：一是吸入自然界清气，并将宗气布散至脐下，以资元气；二是将脾转输至肺的水谷精微向下布散于其他脏腑；三是将脏腑代谢后产生的浊液下输于膀胱，成为尿液生成之源。若肺失肃降，常出现呼吸短促、喘息、咳痰等症。

肺气的宣发与肃降，是相互制约、相互为用的两个方面。宣发与肃降协调，则呼吸均匀通畅，津液（fluid and liquid）得以正常输布代谢，即所谓"水精四布，五经并行"。一般来说，外邪侵袭，多导致肺气不宣为主的病变；内伤（endogenous injury）及肺，多导致肺失肃降为主的病证。宣发与肃降失常又相互影响，互为因果，最终形成宣降失常同时并存的病理状态。肺气的宣发与肃降运动失调，常见于呼吸失常、津液代谢障碍及卫外不固的病证。

肺气肃降与宣发协调，有赖于肺阴与肺阳的协调。肺阴主凉润、肃降，肺阳主温暖、宣发。肺阴不足，凉润、肃降不及，易导致虚热（deficiency-heat）虚火内生、咳喘气逆的病变；肺阳虚衰，温暖、宣发不及，易发生寒饮蕴肺而咳喘的病变。

（三）与形、窍、志、液、时的关系

1. 在体合皮，其华在毛　皮毛为一身之表，具有防御外邪，调节津液代谢与体温，以及辅助呼吸的作用。毛附于皮，故常"皮毛"合称。肺与皮毛之间存在着相互为用关系，故称"肺合皮毛"。

肺对皮毛的作用主要有二：一是肺气宣发，将卫气外输于皮毛，以发挥其温分肉，充皮肤、肥腠理、司开阖及防御外邪的作用；二是肺气宣发，将水谷精微和津液外输于皮毛，

以发挥其濡养、滋润的作用。若肺津亏、肺气虚，既可致卫表不固而见自汗或易罹感冒，又可因皮毛失养而见枯槁不泽。

皮毛对肺的作用也主要有二：一是皮毛宣散肺气，以调节呼吸。《黄帝内经》把汗孔称作"玄府"，又叫"气门"，是说汗孔不仅是排泄汗液之门户，而且是随着肺气宣发肃降进行体内外气体交换的场所。二是皮毛受邪，可内合于肺。如寒邪客表，卫气被遏，可见恶寒发热、头身疼痛、无汗、脉紧等症；若伴有咳喘等症，则表示病邪已伤及肺脏。故治疗外感（exogenous contraction）表证时，解表与宣肺常同时并用。

2. 在窍为鼻，喉为肺之门户　鼻为呼吸之气出入之所，通过肺系（喉咙、气管等）与肺相联，鼻的主要生理机能是主通气和主嗅觉。鼻的通气和嗅觉机能，均依赖肺津的滋养和肺气的宣发运动。肺津充足，肺气宣畅，鼻窍得养而通利，嗅觉灵敏；肺津亏虚，肺失宣发，则鼻窍失润而干燥，或鼻塞不通，嗅觉迟钝。故曰："鼻者，肺之官也。"（《灵枢·五阅五使》）"肺气通于鼻，肺和则鼻能知臭香矣。"（《灵枢·脉度》）故临床治疗鼻干生疮、嗅觉失常，多用滋养肺津以润燥之法；治疗鼻塞流涕、嗅觉失常，多用辛散宣肺之法。

喉为呼吸之门户，主司发音。喉的发音有赖于肺津的滋养与肺气的推动。肺津充足，喉得滋养，或肺气充沛，宣降协调，则呼吸通畅，声音洪亮。若各种内伤（endogenous injury）或过用，耗损肺津、肺气，以致喉失滋养或推动，发音失常，出现声音嘶哑、低微，称为"金破不鸣（broken metal failing to sound）"，治以津气双补；若各种外邪袭肺，导致肺气宣降失常，郁滞不畅，出现声音嘶哑、重浊，甚或失音，称为"金实不鸣（muffled metal failing to sound）"，治以宣肺祛邪。

3. 在志为忧（悲）　忧、悲由肺精、肺气化生。《素问·阴阳应象大论》说："在脏为肺……在志为忧。"悲和忧虽有不同，但对人体生理活动的影响却大致相同，故忧和悲同属肺志。悲忧皆为人体正常的情绪变化或情感反应，但悲忧过度，则可损伤肺精、肺气，出现呼吸气短等现象。如《素问·举痛论》说："悲则气消。"反之，肺精气虚衰或肺气宣降失调，机体对外来刺激耐受能力下降，也易于产生悲忧的情绪变化。

4. 在液为涕　涕，即鼻涕，为鼻窍的分泌液，有润泽鼻窍、防御外邪、利于呼吸的作用。鼻涕由肺津所化，并有赖于肺气的宣发。《素问·宣明五气》有"五脏化液……肺为涕"之说。

肺津、肺气充足，则鼻涕润泽鼻窍而不外流。若寒邪袭肺，肺气失宣，肺津不化，可见鼻流清涕；风热犯肺（wind-heat invading lung），热伤肺津，可见鼻流黄涕；风燥犯肺，伤及肺津，可见鼻干而痛。

5. 与秋气相通应　秋季，暑去而凉生，草木皆凋，属阳中之阴的少阴；人体之肺气清肃下降，同气相求，故与秋气相应。肺气应秋而旺，清肃敛降。时至秋日，人体气血运行也随"秋收"之气而内敛，并逐渐向"冬藏"过渡。故养生家主张秋三月"早卧早起，与鸡俱兴"（《素问·四气调神大论》），使心志安宁，收敛神气。治疗肺病时，秋季不宜过于发散，而应顺其敛降之性。此外，秋季气候多清凉干燥，而肺为清虚之脏，喜润恶燥（liking moistness and disliking dryness），故秋季易见肺燥之证，临床常见干咳无痰、口鼻干燥、皮肤干裂等症。

（四）肺精、肺津、肺气、肺阴、肺阳的生理作用

肺精，是一身之精分藏于肺的部分，由发育过程中分藏于肺的先天之精与脾转输至肺的水谷之精组成。

肺津，即脾转输至肺的津液（fluid and liquid）。肺精以与肺津融合的形式存在于肺中，统称肺之精津。

肺精、肺津具有濡养滋润肺、大肠（large intestine）、皮毛、鼻、喉等脏器的作用，依靠肺气的宣发与肃降，上濡头面诸窍，外"输精于皮毛"，下输各脏腑以濡润之。肺之精津不足，不但本脏不得濡养，呼吸运动失常，而且大肠、皮肤、毛发、鼻、喉亦失其滋润而见肠燥便秘、皮肤粗糙、毛发枯槁稀疏或声音嘶哑等干燥表现。

肺气由肺精、肺津化生，也是一身之气分布于肺的部分，是推动和调控肺的呼吸、行水等机能活动的一类极细微物质。肺气不足则呼吸无力而见少气不足以息，津液不得输布而见痰饮内生，阻塞气道，咳喘并作。肺气不足，不得布散卫气以卫外，则多发感冒。

肺气中具有凉润、沉降等作用和运动趋向的部分称为肺阴，具有温煦、宣发等作用和运动趋向的部分称为肺阳。肺阴能够凉润肺脏，使肺气下行；肺阳能温暖肺脏，使肺气上行。肺阴与肺阳的作用协调，则肺气的宣发与肃降运动相反相成，呼吸均匀，和缓有度，"水精四布，五经并行"。肺阴亏虚则肺失凉润，气不下降而上逆，故见咳喘、逆气、潮热、五心烦热等症；肺阳虚衰则宣发无力，津液不得四布而停聚肺中为痰为饮，阻塞气道，常见咳喘憋气、痰多清稀，遇寒易发或加重，伴有肢冷等。

肺精、肺津、肺气、肺阴、肺阳都是内涵相对独立的概念，各有不同的生理作用和病机特点。肺阴虚必见热象，肺阳虚必见寒象，二者一般都兼有气虚的表现。若肺阴与肺阳对等的虚少，不见寒热征象而见少气不足以息，则属肺气虚；若只见干燥失润而无寒热征象，则属肺津不足。

三、脾
Spleen

脾（spleen）位于腹中，在膈之下，与胃相邻。《素问·太阴阳明论》说："脾与胃以膜相连。"脾"形如刀镰"（《医贯·内经十二官论》）。

脾的主要生理机能是主运化与主统血。人出生后，生命过程的维持及其所需精气血津液等营养物质的产生，均依赖于脾（胃）运化所化生的水谷精微，故称脾（胃）为"后天之本""气血生化之源"。脾的生理特性主要有脾气主升与喜燥恶湿。

脾在体合肉而主四肢，其华在唇，在窍为口，在志为思，在液为涎。脾与胃由足太阴脾经（spleen meridian of foot taiyin）与足阳明胃经（stomach meridian of foot yangming）相互属络而成表里关系。脾在五行属土，居中央，为阴中之至阴，通应长夏或四时。

（一）主要生理机能

1. 主运化　脾主运化（spleen dominating transportation and transformation），指脾气将饮食水谷转化为水谷精微，并将其吸收、转输到全身脏腑的生理机能。脾主运化是整个饮食物代谢过程的中心环节，也是后天维持生命活动的主要生理机能。为了便于理解这一生理机能，一般按其运化的对象分为运化"谷食"（固态饮食物）与运化"水饮"（液

态饮食物）两个方面来叙述。

（1）运化谷食：指脾气将谷食化为谷精，并将其吸收、转输到全身脏腑的生理机能。谷食入胃，经胃腐熟（初步消化）后，变为食糜，下传于小肠以进一步消化。谷食的消化虽在胃和小肠中进行，但必须经脾气的推动、激发作用，才能完成。小肠中的食糜，在脾气作用下经进一步消化后，分为清浊两部分。其精微部分（清），在脾气作用下由小肠吸收，再经脾气的转输作用输送到全身，分别化为精、气、血、津液，内养五脏六腑，外养四肢百骸、筋肉皮毛官窍。脾气转输精微的途径与方式有二：一是上输心、肺，化生气血，通过心肺布散全身；二是向四周布散到其他脏腑，即《素问·玉机真藏论》所谓"脾为孤脏，中央土以灌四傍"，《素问·厥论》所谓"脾主为胃行其津液者也"。脾气的运化机能强健，称为"脾气健运"，则能为化生精（essence; semen）、气、血（blood）等提供充足的原料，脏腑、经络、四肢百骸以及筋肉皮毛等组织就能得到充足的营养而发挥正常的生理机能。脾气的运化机能减退，称为"脾失健运（dysfunction of spleen in transportation）"，则可影响谷食的消化和精微的吸收而出现腹胀、便溏、食欲不振，乃至倦怠、消瘦等精气血生化不足的病变。

（2）运化水饮：指脾气将水饮化为水精，亦即津液（fluid and liquid），并将其吸收、转输到全身脏腑的生理机能。水饮的消化吸收亦在胃、小肠和大肠中进行，但又必须经脾气的推动、激发作用，才能完成。脾气转输津液的途径及方式有四：一是上输于肺，通过肺气宣降输布全身；二是向四周布散，"以灌四傍"，发挥其滋养濡润脏腑的作用；三是将胃、小肠、大肠中的部分水液经过三焦（六腑之一的三焦）下输膀胱，成为尿液生成之源；四是居中枢转津液，使全身津液随脾胃之气的升降而上腾下达，肺之上源之水下降，膀胱水府之津液上升。脾气健运，津液化生充足，输布正常，脏腑形体官窍得养。脾失健运，或为津液生成不足而见津亏之证，或为津液输布障碍而见水湿痰饮等病理产物（pathological product），甚至导致水肿。《素问·至真要大论》说："诸湿肿满，皆属于脾。"临床治疗此类病证，一般采用健脾化痰、健脾燥湿和健脾利水之法。

运化谷食和运化水饮，是脾主运化（spleen dominating transportation and transformation）的两个方面，二者是同时进行的。饮食物是人出生后所需营养的主要来源，是生成精、气、血、津液的主要物质基础，而饮食物的消化及其精微的吸收、转输都由脾所主，脾气不但将饮食物化为水谷精微，为化生精（essence）、气、血（blood）、津液（fluid and liquid）提供充足的原料，为"气血生化之源"；而且能将水谷精微吸收并转输至全身，以营养五脏六腑、四肢百骸，使其发挥正常机能，并能充养先天之精（congenital essence），促进人体的生长发育，是维持人体后天生命活动的根本，故称为"后天之本"。脾（spleen）为"后天之本"理论，对养生防病有着重要意义。在日常生活中注意保护脾胃，使脾气健运，则正气充足，不易受到邪气的侵袭，即所谓"四季脾旺不受邪"（《金匮要略·脏腑经络先后病脉证》）。反之，脾失健运，气血亏虚，则人体易病。所以，《脾胃论·脾胃胜衰论》说："百病皆由脾胃衰而生也。"

2. 主统血 脾主统血（spleen dominating blood control），指脾气具有统摄、控制血液在脉中正常运行而不溢出脉外的机能。《薛氏医案》明确提出："心主血，肝藏血，脾能统摄于血。"《金匮要略编注·下血》也说："五脏六腑之血，全赖脾气统摄。"

脾气统摄血液的机能，实际上是气的固摄作用的体现。脾气是一身之气分布到脾脏的部分，一身之气充足，则脾气充盛；而脾气健运，生气充足，则一身之气自然充足。气足则能摄血，故脾统血与气摄血是统一的。脾气健旺，气生有源，气足而固摄作用健强，血液则循脉运行而不溢出脉外。若脾失健运，气生无源，气衰而固摄作用减退，血液失去统摄则溢出脉外而为出血。

病理上，脾不统血与气不摄血的机理亦是一致的。只是由于脾气的升举特性，及其与肌肉的密切联系，所以习惯把下部和肌肉皮下出血，如便血、尿血、崩漏及肌衄等，称为脾不统血。脾不统血（failure of spleen to control blood）由气虚所致，一般出血时间较长，色淡质稀，多见于人体下半部，并有气虚见症如倦怠乏力等。

（二）生理特性

1. 脾气上升 脾气具有向上运动以维持水谷精微的上输和内脏位置相对稳定的生理特性。

（1）升清："清"指水谷精微等营养物质。脾气升动，将胃肠吸收的水谷精微上输心、肺、头面，通过心、肺的作用化生气血，以营养濡润全身。若脾气虚衰或为湿浊所困，升动失常，则水谷精微输布失常，气血的化生和输布障碍，脏腑经络形体官窍失养，因而出现各种代谢失常的病变。

脾气的升清，实际上是脾气运化机能的表现形式。脾气升清与胃气降浊相对而言，二者相互为用，相反相成，"脾宜升则健，胃宜降则和"（《临证指南医案·脾胃门》）。脾胃之气升降协调，共同完成饮食水谷的消化和水谷精微的吸收、转输。若脾气虚弱而不能升清，浊气亦不得下降，则上不得精微之滋养而见头目眩晕、精神疲惫；中有浊气停滞而见腹胀满闷；下有精微下流而见便溏、泄泻。正如《素问·阴阳应象大论》所说："清气在下，则生飧泄，浊气在上，则生䐜胀。"

（2）升举：内脏脾气上升能维持内脏位置的相对稳定，防止其下垂。脾气上升是防止内脏下垂的重要保证。若脾气虚弱，无力升举，反而下陷，可导致某些内脏下垂，如胃下垂、肾下垂、阴挺（子宫脱垂）、脱肛（直肠脱垂）等。临床治疗内脏下垂病证，常采用健脾升陷的补中益气汤。"中气"是脾胃二气的合称，是升降协调的冲和之气，其气下陷主要责之脾气不升，故中气下陷也称为脾气下陷。

2. 喜燥恶湿 脾喜燥恶湿（spleen liking dryness and disliking dampness），指脾喜燥洁而恶湿浊的生理特性，与胃的喜润恶燥相对而言。脾喜燥恶湿特性是与脾运化水饮的生理机能密切联系着的。脾气健运，运化水饮机能正常，水精四布，自然无痰饮水湿的停聚。若脾气虚衰，运化水饮机能障碍，痰饮水湿内生，即所谓"脾生湿"；水湿产生之后，又反过来困遏脾气，致使脾气不升，脾阳不振，称为"湿困脾"。外在湿邪侵入人体，也最易损伤脾阳，困遏脾气，引起湿浊内生。内湿、外湿皆易困遏脾气，致使脾气不升，影响正常机能的发挥，故说"脾恶湿"。若脾体干燥，脾气自然得以升转。《医学求是·治霍乱赘言》说："脾燥则升。"而脾气上升，水饮得以运化和枢转，自无内湿产生，也能抵抗外湿的侵害。故称"脾喜燥恶湿"。临床上，对脾生湿、湿困脾的病证，一般是健脾与利湿同治，所谓"治湿不理脾，非其治也。"

据以上两生理特性，可以推测脾气下陷的病机主要有二：一是脾气虚衰，无力升举，又称为中气下陷，当以健脾益气治之；二是脾气为湿所困，不得上升反而下陷，治当除湿与健脾兼用。

（三）与形、窍、志、液、时的关系

1. 在体合肉，主四肢　肉，指肌肉，《内经》称为"分肉"。全身肌肉赖脾胃运化的水谷精微的营养滋润，才能壮实丰满，并发挥其运动机能。故说脾在体合肉。《素问·痿论》有"脾主身之肌肉"之论。张志聪注释《素问·五藏生成》则明确指出："脾主运化水谷之精，以生养肌肉，故主肉。"脾失健运（dysfunction of spleen in transportation），水谷精微生成和转输障碍，肌肉失养，必致瘦削，软弱无力，甚至痿废不用。临床上，肌肉痿废不用等疾患，常从脾胃治疗。《素问·痿论》称为"治痿独取阳明。"

四肢与躯干相对而言，是人体之末，故又称"四末"。人体的四肢同样需要脾胃运化的水谷精微的营养滋润，以维持其正常的生理活动。脾气健运，则四肢营养充足，活动轻劲有力；若脾失健运，则四肢营养缺乏，可见倦怠无力，甚或痿废不用。所以《素问·太阴阳明论》说："四肢皆禀气于胃而不得至经，必因于脾，乃得禀也。今脾病不能为胃行其津液，四肢不得禀水谷气……筋骨肌肉皆无气以生，故不用焉。"

2. 在窍为口，其华在唇　口主接纳和咀嚼食物，便于胃的受纳和腐熟。脾经"连舌本，散舌下"，舌又主司味觉。所以，食欲和口味均可反映脾的运化机能状态，故称口为脾之窍。脾气健运，则食欲旺盛，口味正常，如《灵枢·脉度》说："脾气通于口，脾和则口能知五谷矣。"若脾失健运，湿浊内生，则见食欲不振，口味异常，如口淡乏味、口腻、口甜等。

唇，指口唇。口唇受脾精、脾气及其化生的气血的濡养，其色泽可以反映脾精、脾气的盛衰及其机能的强弱，故称脾之华在唇。如《素问·五藏生成》说："脾之合，肉也；其荣，唇也。"《灵枢·五阅五使》说："口唇者，脾之官也。"脾气健运，气血充足，则口唇红润光泽；脾失健运，则气血衰少，口唇淡白不泽。

3. 在志为思　思指思虑，思由脾精、脾气化生，故为脾志。思又与心神有关，故有"思出于心，而脾应之"之说。思虑，是人皆有之的情志活动，对机体并无不良影响。但思虑过度，或所思不遂，则会影响机体正常的生理活动，导致气滞或气结。思虑太过，最易妨碍脾气运化机能，致使脾胃之气结滞，脾气不能升清，胃气不能降浊，因而出现不思饮食、脘腹胀闷、头目眩晕等症。

4. 在液为涎　涎为口津，即唾液中较清稀的部分，由脾气布散脾精上溢于口而化生，故说脾在液为涎。涎具有保护口腔、润泽口腔的作用，在进食时分泌旺盛，以助食物的咀嚼和消化，故有"涎出于脾而溢于胃"之说。

脾精、脾气充足，涎液化生适量，上行于口而不溢出口外。若脾胃不和，或脾气不摄，则导致涎液异常增多，可见口涎自出。若脾精亏虚，涎液分泌减少，则见口干舌燥。

5. 与长夏或四时之气相通应　在生克五行中，脾属土，与长夏相通应。长夏（夏至~处暑）之季，气候炎热，雨水较多，天气下迫，地气上腾，湿为热蒸，蕴酿生化，万物华实，合于土生万物之象；而人体的脾主运化（spleen dominating transportation and transformation），化生精气血津液，以奉生身，类于"土爰稼穑"之理，故脾与长夏，同气相求而相通应。长夏之湿虽主生化，而湿之太过，反困其脾，使脾运不展。故至夏秋之交，脾弱者易为湿伤，诸多湿病由此而起。又因时逢炎夏，湿与热兼，湿热交相为病，多见身热不扬、肢体困重、脘闷不舒、纳呆泄泻等湿热交结不解的症状。治疗时应重在

除湿，所谓"湿去热孤"之法。

在中土五行中，脾属土，居中央，主四时。《素问·太阴阳明论》说："脾者土也，治中央，常以四时长四脏，各十八日寄治，不得独主于时也。"提出脾主四季之末的各十八日，表明四时之中皆有土气，而脾不独主一时。人体生命活动的维持，依赖脾胃所化生的水谷精微的充养；心肺肝肾的生理机能，赖脾气及其化生的精微物质的支持。脾气健运，则四脏得养，机能正常发挥，人体康健，正气充足，不易得病，既病也易于康复，即所谓"四季脾旺不受邪"。这是"脾主四时"的意义所在。

（四）脾精、脾气、脾阴、脾阳的生理作用

脾精，是一身之精分藏于脾的部分，由发育过程中分藏于脾的先天之精与脾吸收的水谷之精融合而成。脾精由脾气的转输而分布到其他四脏，化为诸脏之精，故《素问·玉机真藏论》有"脾为孤藏，中央土以灌四傍"之说。其中脾精之浓厚者化营化血，轻清者化卫化气，故又有脾为"后天之本，气血生化之源"之论。涎为脾精所化，故云脾"在液为涎"。四肢、肌肉皆赖脾转输其精以濡养之，故说脾主肌肉（spleen dominating muscle）、四肢。脾精还是"意""思"等精神活动的物质基础，脾精充足则"心有所忆"，深思熟虑。脾精不足则既乏化营生血之源，亦缺生卫化气之本，可出现形体消瘦、面色萎黄、少气乏力、倦怠神疲等血与气皆虚的症状。

脾气，是一身之气分布于脾的部分，也可以说是由脾精所化的具有推动和调控脾机能活动的一类极细微物质。脾气化水谷为精微，化水饮为津液（fluid and liquid），并转输水谷之精于全身各脏腑形体官窍。脾气以升为健，既体现于将水谷之精上输心肺，化生气血以养全身，又体现于维持内脏位置的稳定而不下垂，还体现于统摄血液运于脉中而不溢出，控制水谷之精输布于脏腑而不无故随大小便排出。脾气虚衰，则运化水谷、转输精微、统摄血液的作用减退，可见食少腹胀、少气懒言、四肢乏力、面色㿠白、形体消瘦或浮肿、舌淡苔白、脉弱等症，还可出现内脏下垂及各种出血或失精（如蛋白尿、乳糜尿）症状。

脾阴即脾气中的具有凉润、宁静等作用的部分；脾阳是脾气中具有温煦、推动等作用的部分。脾阴与脾阳协调统一，维护着脾生理机能的正常发挥。脾阴虚则其凉润、宁静等作用减退，虚热（deficiency-heat）内生，可见消瘦、烦热、食少、口唇生疮、舌红少津、脉细数。脾阳虚（spleen yang deficiency）则其温煦、推动等作用减退，虚寒（deficiency-cold）内生，表现为腹胀食少、腹痛喜温、大便清稀、形寒肢冷、面色㿠白，或周身浮肿、舌质淡胖、苔白滑、脉沉迟无力。

脾精、脾气、脾阴、脾阳的内涵都是相对独立的，生理作用和病机特点也各有不同。脾精不足常见营养不良的征象；脾气虚（spleen qi deficiency）常见运化动力不足和升举无力的表现，但无寒热征象；脾阴虚必见热象；脾阳虚必见寒象。脾阴虚与脾阳虚一般都兼有脾气虚的表现。

因脾与胃关系密切，脾气与胃气、脾阴与胃阴、脾阳与胃阳的概念内涵既有相类又有区别。脾气主升，胃气主降；脾气易虚，胃气易实。所谓"阴道虚，阳道实"也。脾阴、脾阳主内，胃阴、胃阳主外，故外在火邪易伤胃阴，寒邪易损胃阳；而内伤（endogenous injury）火热易耗脾阴，内生寒湿易损脾阳。

四、肝
Liver

肝（liver）位于腹腔，横膈之下，右胁之内。

肝的主要生理机能是主疏泄与主藏血。肝的生理特性主要有肝气升发与肝为刚脏（liver being firm-characterized zang viscus）。《素问·灵兰秘典论》说："肝者，将军之官，谋虑出焉。"

肝在体合筋，其华在爪，在窍为目，在志为怒，在液为泪。肝与胆由足厥阴肝经（liver meridian of foot jueyin）与足少阳胆经（gallbladder meridian of foot shaoyang）的相互属络而成表里关系。肝在五行属木，为阴中之阳，与自然界春气相通应。

（一）主要生理机能

1. 主疏泄 肝主疏泄（liver dominating free flow and rise of qi），指肝气具有疏通、畅达全身气机，进而调畅精血津液的运行输布、脾胃之气的升降、胆汁的分泌排泄以及情志活动等作用。最早提出肝主疏泄者，乃元代医家朱震亨的《格致余论·阳有余阴不足论》："主闭藏者肾也，司疏泄者肝也。"目前对"肝主疏泄"机能的认识，是在临床实践中逐步发展和完善起来的。

肝主疏泄的中心环节是调畅气机。肝气疏通、畅达全身气机，使脏腑经络之气的运行通畅无阻，升降出入运动协调平衡，从而维持了全身脏腑、经络、形体、官窍等机能活动的有序进行。

肝气的疏泄作用失常，称为肝失疏泄。其病机主要有三个方面：一是肝气郁结（liver qi stagnation），疏泄失职。多因情志抑郁，郁怒伤肝而致。临床多见闷闷不乐，悲忧欲哭，胸胁、两乳或少腹等部位胀痛不舒等症。二是肝气亢逆，疏泄太过。多因暴怒伤肝，或气郁日久化火，导致肝气亢逆，升发太过，临床表现为急躁易怒，失眠头痛，面红目赤，胸胁乳房走窜胀痛，或血随气逆而吐血、咯血，甚则突然昏厥，如《素问·调经论》说："血之与气并走于上，则为大厥，厥则暴死，气复反（返）则生，不反则死。"三是肝气虚弱，疏泄不及，升发无力，表现出一系列因虚而郁滞的临床表现，如忧郁胆怯、懈怠乏力、头晕目眩、两胁虚闷、时常太息、脉弱等。《灵枢·本神》说："肝气虚则恐。"

《素问·藏气法时论》说："虚则眳眳无所见，耳无所闻。"

肝气疏泄、畅达全身气机的生理作用，主要表现在以下几个方面：

（1）调畅血（blood）和津液（fluid and liquid）的运行输布：血液的正常循行和津液的输布代谢，均有赖于气的推动和调控。肝气疏泄，畅达气机，气行则血行，因而调畅了血液的运行。若肝气疏泄失常，在气机失调的同时，常见血行异常。如肝气郁结，疏泄失职，可致血行不畅，甚则停滞为瘀，出现月经后期、痛经、闭经、癥积痞块等；若肝气亢逆，疏泄太过，可致血随气逆，血不循经，出现吐血、咯血、月经先期、崩漏等；若肝气虚弱，疏泄无力，也可致血行不畅，出现气虚乏力，时见太息，月经愆期等。临床上，调理肝气、复其疏泄之职在瘀血内阻以及出血性病证中广为应用。

气能行津（qi moving fluid），气行则津布。肝气疏泄，畅达气机，气行则津液（fluid and liquid）布散，因而调畅了津液的输布。《济生方·痰饮论治》说："人之气贵乎顺，顺则津液流通，绝无痰饮之患。"若肝气郁结，疏泄失职，气滞则津停，可滋生痰饮水湿等病理产物（pathological product），引起瘰疬、痰核、瘿瘤、乳癖、水肿、臌胀等病证。临床上，疏肝理气亦为治疗痰饮水湿内停的常法。

（2）调畅脾胃之气的升降：肝气疏泄，畅达气机，促进和协调脾胃之气的升降运动，使脾气升、胃气降的运动稳定有序，为脾胃正常纳运创造了条件，促进了饮食物的消化、水谷精微的吸收和糟粕的排泄。若肝疏泄机能失常，既可影响脾气升清，致脾失健运（dysfunction of spleen in transportation）、清气下陷，见腹胀、腹泻等症；又可影响胃气降浊，致胃失通降、胃气上逆（counterflow rise of stomach qi），见纳呆、腹胀、嗳气、呕吐、便秘等。前者称"肝脾不和"或"肝气犯脾"，后者称"肝胃不和"或"肝气犯胃（attack of stomach by liver qi）"。以上病理变化，在五行学说（five-element theory）中称为"木乘土"。正如《血证论·脏腑病机论》所说："木之性主于疏泄，食气入胃，全赖肝木以疏泄之，而水谷乃化；设肝之清阳不升，则不能疏泄水谷，渗泄中满之症，在所不免。"

（3）调畅情志：情志活动是脏腑精气对外界刺激的应答，适度的情志活动以气机调畅、气血调和为重要条件。《灵枢·平人绝谷》说："血脉和利，精神乃居。"肝气疏泄，畅达气机，和调气血，对情志活动发挥调节作用。肝气疏泄，气机调畅，气血调和，则心情开朗，心境平和，情志活动适度。若肝气郁结或亢逆，疏泄失职或太过，则可导致情志活动的异常。前者常见情志抑郁、闷闷不乐；后者多见性情急躁、亢奋易怒等。另一方面，情志异常也可影响肝气疏泄，造成肝气郁结或亢逆。鉴于肝与情志的密切关系，故临床治疗情志病证多注重调肝。《医贯·郁病论》说："予以一方治其木郁，而诸郁皆因而愈。一方者何？逍遥散是也。"

（4）调畅胆汁的分泌排泄：胆汁，又称"精汁"，由肝之精气汇聚而成。《东医宝鉴》说："肝之余气泄于胆，聚而成精。"胆汁贮存于胆囊，排泄进入小肠参与饮食物的消化。胆汁的分泌、排泄是在肝气的疏泄作用下完成的。肝气疏泄，畅达气机，胆汁化生正常，排出通畅。若肝气郁结，疏泄失职，胆汁的分泌排泄障碍，不仅会影响脾胃纳运机能，致厌食、腹胀；而且会导致胆汁郁积，进而形成结石，见胁痛、黄疸等症。若肝气亢逆，肝胆火旺，疏泄太过，则可致胆汁上溢，出现口苦、泛吐苦水等。

（5）调畅排精排卵行经：男子的排精、女子的排卵与月经来潮等，皆与肝气疏泄密切相关。《格致余论·阳有余阴不足论》说："主闭藏者肾也，司疏泄者肝也。"指出男子精液的贮藏与施泄，是肝肾二脏疏泄与闭藏作用相互协调的结果。肝气疏泄，畅达气机，与肾气的闭藏作用协调，则精液排泄通畅有度。若肝气郁结，疏泄失职，则排精不畅而见精瘀（essence stasis）；若肝火亢盛，疏泄太过，精室被扰，则见梦遗等。

女子月经定期来潮，也是肝气疏泄和肾气闭藏相互协调的体现，其中肝气疏泄尤为关键。若肝气郁结，疏泄失职，常致月经后期、量少，经行不畅，甚或痛经等；若肝气亢逆，或肝火亢盛，疏泄太过，血不循经，常致月经前期量多、崩漏等。临床治疗此类病症，常注重调肝。此外，女子按时排卵，也受肝气疏泄的调节。相对于男子而言，肝的疏泄机能对于女子生殖更为重要，故有"女子以肝为先天"之说。

2. 主藏血　肝主藏血（liver storing blood），指肝具有贮藏血液、调节血量和防止出血的机能。

（1）贮藏血液：肝藏血，有"血海"之称，其意义概括起来有如下四个方面：一是濡养肝及其形体官窍。肝内贮藏的血液，即肝血，除濡养肝脏本身外，还输布至其形体官窍，濡养筋、爪、目等，维持其正常的机能。《素问·五脏生成》云："肝受血而能视，足受血而能步，掌受血而能握，指受血而能摄。"若肝血不足，濡养机能减退，筋、爪、目等常出现异常。如血不荣筋则致肢体麻木、筋脉拘挛、肌肉颤动、手足瘈疭等；血不养目则见目涩、目花、目珠刺痛等；血不荣爪则见爪甲脆薄、干枯、易于折断等。二是为经血生成之源。女子月经来潮，与冲脉充盛、肝血充足及肝气畅达密切相关。冲脉起于胞中而通于肝。肝血充足、肝气畅达则肝血流注冲脉，冲脉血海充盛则月经按时来潮，故说肝血为经血之源，并将肝与冲脉并称为"血海"。若肝血不足，常致月经量少，甚或闭经。三是化生和濡养肝气。肝内贮藏充足的血液，能够化生和濡养肝气，维护肝气的充沛及冲和畅达，使之发挥正常的疏泄机能。若肝血不足，则致肝气的化生不足，出现疏泄不及的病证。四是化生和濡养魂，维持正常神志及睡眠。魂乃神之变，属神志活动的范畴。《类经·藏象类》云："魂之为言，如梦寐恍惚、变幻游行之境，皆是也。"魂由肝血化生和涵养，《灵枢·本神》说："肝藏血，血舍魂。"肝血充足，则魂有所舍而不妄行游离。若肝血不足，血不养魂，则魂不守舍，而见失眠、多梦、梦魇、梦游、梦呓或幻觉等症。

（2）调节血量：一般情况下，人体各部分血量是相对恒定的，但又随着机体活动量、情绪、外界气候等因素的变化而变化。如剧烈运动或情绪激动时，外周血流量增加；而在安静或休息时，外周血液分配量则减少。《素问·五藏生成》云："人卧则血归于肝。"唐代王冰注解说："肝藏血，心行之，人动则血运于诸经，人静则血归于肝脏。何者？肝主血海故也。"这种变化是通过肝主疏泄（liver dominating free flow and rise of qi）与肝主藏血的协同作用来实现的。

肝调节血量的机能，以贮藏血液为前提。只有充足的血量贮备，才能有效地进行调节。而肝血的外流诸经和回归肝脏，又受肝气疏泄作用的调节。

（3）防止出血：肝为藏血之脏，具有收摄血液、防止出血的机能。《杂病源流犀烛·肝病源流》说："其职主藏血而摄血。"

肝防止出血的机理，大致有三个方面：一是肝气能收摄血液。肝气充足，则能固摄肝血而不致出血；二是肝气疏泄，畅达气机，维持血液运行通畅而不出血。若肝气亢逆，疏泄太过，血随气逆，可导致出血；三是肝主凝血。肝之阴气主凝敛，肝阴充足，肝阳被涵，阴阳协调，则能发挥凝血作用而防止出血。〔明〕章潢《图书编》说："肝者，凝血之本。"

肝藏血机能失职引起的出血，称"肝不藏血"。"肝不藏血"的病机大致有三：一是肝气虚弱，收摄无力。如《丹溪心法·头眩》说："吐衄漏崩，肝家不能收摄荣气，使诸血失道妄行。"二是肝火亢盛，灼伤脉络，迫血妄行。三是肝阴不足，不能凝敛血液于肝脏，反而虚火内扰，引起出血。肝不藏血可见吐、衄、咯血，或月经前期、崩漏等出血征象。三种情形可从出血的多寡、血出之势及兼症等方面对其病机和证加以鉴别。其中气虚者宜补肝气，兼补脾气；火旺者宜清肝火，降肝气；阴虚者宜滋阴制阳。

肝主疏泄和藏血机能是相互为用、相辅相成的。肝内贮藏充足的血液，可涵养肝气，维持肝气的冲和条达，以保证疏泄机能的正常发挥；血液藏于肝中，以及肝血输布外周，或下注冲任形成月经，又需要在肝气疏泄作用的调节下完成。

（二）生理特性

1. 肝为刚脏（liver being firm-characterized zang viscus）　指肝具有刚强躁急的生理特性。肝在五行属木，木性曲直，故肝气具有柔和与伸展畅达之能；肝气疏泄，畅达全身气机，性喜舒畅而恶抑郁；肝内寄相火（ministerial fire），主升主动。以上皆反映了肝为刚脏的生理特性。临床上，肝病多见因阳亢、火旺、热极、阴虚而致肝气升动太过的病理变化，如肝气上逆、肝火上炎（liver fire flaming）、肝阳上亢（hyperactivity of liver yang）和肝风内动（internal stirring of liver wind）等，从而出现眩晕、面赤、烦躁易怒、筋脉拘挛，甚则抽搐、角弓反张等症状，也反证了肝气的刚强躁急特性。治疗多用镇肝补虚、泻火滋阴、以柔克刚等法，以合木之曲直特性。

由于肝气易亢易逆，肝脏有病，常可延及其他脏腑，导致五脏六腑的病变，故有"肝为五脏之贼"之说。

肝为刚脏与肺为娇脏（lung as delicate zang viscus）相对而言，肝气主左升，肺气主右降，左升与右降相反相成，刚脏与娇脏刚柔相济。若肝气升动太过，肺气肃降不及，则可出现"左升太过，右降不及"的肝火犯肺的病理变化。

2. 肝气升发　肝气升发，指肝气向上升动、向外发散以调畅气机的生理特性。肝在五行属木，通于春气。春为四季之始，阳气始发，内孕生升之机。比类春天树木生长伸展、生机勃发之性，肝亦具有生长升发、条达舒畅的特性。肝气升发能启迪诸脏，使诸脏之气生升有由，则气血冲和，五脏安定，生机不息。如《杂病源流犀烛·肝病源流》说："肝和则生气，发育万物，为诸脏之生化。"

肝气升发有度，有赖于肝阴与肝阳的协调。肝阴主凉润、柔和，肝阳主温暖、升动。肝阴与肝阳协调，肝气才能柔和而升发，发挥疏泄、畅达气机之能。肝阴不足，易导致肝阳偏盛而升发太过，出现肝火上炎（liver fire flaming）或肝气亢逆的病变；肝阳不足而肝阴偏盛，易导致升发不足，出现肝脉寒滞的病变。

（三）与形、窍、志、液、时的关系

1. 在体合筋，其华在爪　筋，附着于骨而聚于关节，具有连接关节、肌肉，主司关节运动的机能。《素问·五藏生成》说："诸筋者，皆属于节。"筋依赖肝血和肝气的濡养，故称肝在体合筋。肝血充足，筋得其养，运动灵活而有力，《素问·阴阳应象大论》称为"肝生筋"。肝血充足，筋力强健，运动灵活，则能耐受疲劳，故又称肝为"罢极之本（source of endurance）"。若肝血亏虚，筋脉失养，则运动能力减退。老年人动作迟缓不便，容易疲劳，症在于肝血、肝气衰少而不能养筋之故。《素问·上古天真论》说："丈夫……七八，肝气衰，筋不能动。"

爪，即爪甲，包括指甲和趾甲，乃筋之延续，故有"爪为筋之余"之说。《素问·六节藏象论》说："肝者……其华在爪。"爪甲赖肝血和肝气的荣养，肝血、肝气的盛衰及其作用的强弱，可从爪甲的色泽与形态上表现出来，故称肝之华在爪。肝血充足，则爪甲坚韧，红润光泽；肝血不足，则爪甲菱软而薄，枯而色夭，甚则变形、脆裂。

2. 在窍为目　目，又称"精明"，为视觉器官。目的视觉机能，主要依赖肝血的濡养和肝气的疏泄，故称肝在窍为目。《素问·五脏生成》说："肝受血而能视。"《灵枢·脉度》说："肝气通于目，肝和则目能辨五色矣。"《灵枢·经脉》说："肝足厥阴之

脉……连目系。"肝血充足，肝气调和，循经上注于目，则目能视物辨色。若肝阴肝血不足，则易导致两目干涩、视物不清、目眩、目眶疼痛等症；肝经风热则见目赤痒痛；肝风内动则见目睛上吊、两目斜视；因情志不畅，致肝气郁结，久而火动痰生，蒙蔽清窍，可致两目昏蒙，视物不清。由于肝与目在生理病理上关系密切，临床上凡目疾以治肝为主。

除肝之外，目的视物机能还依赖于五脏六腑之精的濡养。《灵枢·大惑论》说："五脏六腑之精气，皆上注于目而为之精，精之窠为眼，骨之精为瞳子，筋之精为黑眼，血之精为络，其窠气之精为白眼，肌肉之精为约束。"后世在此基础上发展了"五轮"学说，为眼科疾病的辨证论治（treatment upon syndrome differentiation）奠定了理论基础。

3. 在志为怒　怒是人在情绪激动时由肝之精气对外界环境刺激的应答而出现的正常情感反应，故为肝志。怒志人皆有之，一定限度内的正常发泄不仅对人体无害，反而有利于肝气的疏导和调畅。但大怒或郁怒不解则易于伤肝，造成肝气疏泄失调：前者可致肝气升发太过、疏泄过亢；后者可致肝失疏泄、肝气郁结（liver qi stagnation），故又有"怒伤肝"之说。

怒以肝之气血为生理基础，故肝之气血失调常可引起怒志的异常改变。《素问·调经论》说："血有余则怒。"《灵枢·本神》说："肝气虚则恐，实则怒。"当肝气过亢，或肝阴不足、肝阳偏亢时，常可表现出易于激动，情绪失控，易于发怒。肝气虚、肝血不足，则易于产生郁怒之变。临床上，治怒当调肝：郁怒以疏肝之法，大怒以平肝之法。《杂病源流犀烛》指出："治怒为难，惟平肝可以治怒，此医家治怒之法也。"

4. 在液为泪　泪从目出，由肝精肝血经肝气疏泄于目而化生，有濡润眼球、保护眼睛的机能。正常情况下，泪液分泌适量，既能濡润眼球，又不致外溢。但当异物入眼时，泪液即可大量分泌，起到排除异物和清洁眼球的作用。此外，极度悲哀时，泪液也可大量分泌。肝脏机能失调常可导致泪液的分泌、排泄异常。如肝血不足，可见两目干涩；肝经风热或肝经湿热，则见目眵增多、迎风流泪等。

5. 与春气相通应　春季，阳气始生，生机萌发，万物欣欣向荣，属阴中之阳的少阳。人体之肝气升发，疏泄，喜条达而恶抑郁，故与春气相通应。肝气随春而盛，升发而畅达。时至春日，人体气血亦随"春生"之气而生生不息，故养生家主张：春三月"夜卧早起，广步于庭"（《素问·四气调神大论》）。保持心情开朗舒畅，力戒暴怒忧郁等，以顺应春气的生发和肝气的畅达之性。春季肝气应时而旺，若素体肝气偏旺、肝阳偏亢或脾胃虚弱之人在春季易于发病，可见眩晕、烦躁易怒、中风昏厥，或情志抑郁，或两胁肋胀痛、胃脘痞闷、嗳气泛恶、腹痛腹泻等症状。

（四）肝精、肝血、肝气、肝阴、肝阳的生理作用

肝精，是一身之精分藏于肝的部分，由发育过程中分藏于肝的先天之精及脾气"散精于肝"的水谷之精相合而成。肝精主要以与肝血相融合的形式存于肝内。

肝血，即肝所藏之血。肝精、肝血是肝机能活动的物质基础，也是胆汁（精汁）的化生之源。肝精、肝血濡养目、筋、爪，化生和涵养魂与怒。肝精、肝血亏虚，筋、目、魂、怒等不得濡养或涵养，则出现头昏眼花、夜盲、梦呓、易怒，或肢体震颤等征象。

肝气是一身之气分布于肝的部分，由肝精、肝血化生，是推动和调控肝机能活动的一类细微物质。肝气具有升发的特性，能畅达全身气的运行，进而调畅血液与津液的运行输布，调畅脾胃之气的升降，调畅胆汁的分泌与排泄，调畅情志活动，调畅男子泄精、女子

排卵和月经等。

肝阴是肝气中具有凉润、宁静、抑制作用的部分，肝阳是肝气中具有温煦、推动、兴奋作用的部分。肝阴与肝阳协调，肝气冲和条达。肝阴不足则肝阳偏亢，可见眩晕、头痛、耳鸣、目涩、少寐、急躁易怒、脉弦细等症；阳亢化风又可见抽搐、掉摇等症。肝阳虚衰则肝阴偏盛，肝脉寒滞，可见少腹冷痛拘急，或小腹隐痛而畏寒，囊冷阴湿或阳痿，四肢厥冷，巅顶疼痛，舌淡苔白滑，脉沉缓等症。

肝精、肝血、肝气、肝阴、肝阳都是内涵相对独立的概念，其生理作用和病机特征也各有不同。肝精、肝血不足常见筋目不得濡养的表现；肝气不足常见疏泄不及的表现；肝阴虚常见虚热（deficiency-heat）及虚性亢奋的表现；肝阳虚则见虚寒（deficiency-cold）及筋脉拘急的表现。

五、肾（附：命门）
Kidney（Attached：life gate）

肾（kidney）左右各一，位于腰部脊柱两侧。《素问·脉要精微论》说："腰者，肾之府。"

肾的主要生理机能是主藏精，主水，主纳气。肾藏先天之精，主生殖，为人体生命之本原，故称肾为"先天之本（congenital origin）"。肾精贵藏，故称肾为"封藏之本"。肾精化肾气，肾气含阴阳，肾阴与肾阳能资助、协调一身脏腑之阴阳，故又称肾为"五脏阴阳之本"。肾的生理特性是主蛰守位与肾气上升。

肾在体合骨，生髓，通脑，其华在发，在窍为耳及二阴，在志为恐，在液为唾。肾与膀胱由足少阴肾经（kidney meridian of foot shaoyin）与足太阳膀胱经（bladder meridian of foot taiyang）的相互属络而成表里关系。肾在五行属水，为阴中之阴，与自然界冬气相通应。

（一）主要生理机能

1. 主藏精　肾主藏精，指肾贮存、封藏精以主司人体的生长发育、生殖和脏腑气化的生理机能。《素问·六节藏象论》说："肾者，主蛰，封藏之本，精之处也。"精藏于肾而不无故流失，是其发挥正常生理效应的重要条件。

肾精（kidney essence）的构成，以先天之精为基础，以后天之精（acquired essence）为辅助。先天之精（congenital essence）是肾精的主体，后天之精起充养作用。先、后天之精相互资助，相互为用，合化为肾精。肾精所化的肾气，主要属先天之气，即元气。

肾精闭藏于肾，其中一部分在生殖机能成熟时化为生殖之精有节制地施泄。生殖之精有节制地施泄是肾阴敛藏与肾阳激发相协调的结果，也是肾气封藏与肝气疏泄相协调的结果。若肾阴不足，相火（ministerial fire）偏亢，敛藏不及而激发太过，可见遗精、梦交等；若肾阳不足，阴气偏盛，激发不及而敛藏太过，可见精冷不育，或宫寒不孕等。肾气虚衰，闭藏失职，可出现滑精、早泄等失精的病变；肝气郁结（liver qi stagnation），疏泄失常，可见精瘀（essence stasis）等排精不畅的病变。

肾藏精（kidney storing essence）的生理效应主要有以下两方面：

（1）主生长发育与生殖：指肾精、肾气促进机体生长发育与生殖机能成熟的作用。《素问·上古天真论》记述了肾气由稚嫩到充盛，由充盛到衰少，继而耗竭的演变过程，说："女子七岁，肾气盛，齿更发长。二七而天癸至，任脉通，太冲脉盛，月事以时下，故有子。三七，肾气平均，故真牙生而长极。四七，筋骨坚，发长极，身体盛壮。五七，阳明脉衰，面始焦，发始堕。六七,三阳脉衰于上，面皆焦，发始白。七七，任脉虚，太冲脉衰少，天癸竭，地道不通，故形坏而无子也。丈夫八岁，肾气实，发长齿更。二八，肾气盛，天癸至，精气溢泻，阴阳和，故能有子。三八，肾气平均，筋骨劲强，故真牙生而长极。四八，筋骨隆盛，肌肉满壮。五八，肾气衰，发堕齿槁。六八，阳气衰竭于上，面焦，发鬓颁白。七八，肝气衰，筋不能动，天癸竭，精少，肾藏衰，形体皆极。八八，则齿发去。"

肾藏精，精化气，肾精足则肾气充，肾精亏则肾气衰。机体生、长、壮、老、已的生命过程，可分为幼年期、青年期、壮年期和老年期等若干阶段，而每一阶段的机体生长发育状态，均取决于肾精及肾气的盛衰，并从"齿、骨、发"的变化中体现出来。出生之后，机体随着肾精及肾气的逐渐充盛，到幼年期，则表现出头发生长较快、日渐稠密，更换乳齿，骨骼逐渐生长而身体增高；青年期，肾精及肾气隆盛，表现为长出智齿，骨骼长成，人体达到一定高度；壮年期，肾精及肾气充盛至极，表现出筋骨坚强，头发黑亮，身体壮实，精力充沛；老年期，随着肾精及肾气的逐渐衰少，表现出面色憔悴，头发脱落，牙齿枯槁等。肾精、肾气不足，在小儿则为生长发育不良，五迟（立迟、语迟、行迟、发迟、齿迟），五软（头软、项软、手足软、肌肉软、口软）；在成人则为早衰。

机体生殖器官的发育，性机能的成熟与维持，以及生殖能力等，同样取决于肾精及肾气的盛衰。出生之后，由于肾精及肾气的不断充盈，天癸随之产生。天癸（reproduction-stimulating essence），是肾精及肾气充盈到一定程度而产生的，具有促进人体生殖器官发育成熟和维持人体生殖机能作用的一种精微物质。天癸来至，女子月经来潮，男子精气溢泻，说明性器官发育成熟，具备了生殖能力。其后，肾精及肾气的日趋充盈维持着机体日益旺盛的生殖机能。中年以后，肾精及肾气逐渐衰少，天癸亦随之衰减，以至竭绝，生殖机能逐渐衰退，生殖器官日趋萎缩。最后，丧失生殖机能而进入老年期。

临床上，防治某些先天性疾病、生长发育迟缓、生殖机能低下或一些原发性不孕、不育症，以及优生优育、养生保健、预防衰老等，也多从补益肾精肾气着手。

（2）主脏腑气化：指肾气及其所含的肾阴、肾阳主司脏腑气化过程。脏腑气化，指脏腑之气的升降出入运动推动和调控各脏腑形体官窍的机能，进而推动和调控机体精气血津液新陈代谢的过程。

肾气（kidney qi）由肾精所化，是一身之气分布于肾的部分。肾气含有肾阴、肾阳：肾阴具有凉润、宁静、抑制等作用，肾阳具有温煦、推动、兴奋等作用。肾阴与肾阳对立统一，相反相成，平衡协调，则肾气冲和。

肾阳为一身阳气之本，"五脏之阳气，非此不能发"，能推动和激发脏腑的各种机能，温煦全身脏腑形体官窍。肾阳充盛，脏腑形体官窍得以温煦，各种机能旺盛，精神振奋。若肾阳虚衰，推动、温煦等作用减退，则脏腑机能减退，精神不振，发为虚寒性病证。

肾阴（kidney yin）为一身阴气之本，"五脏之阴气，非此不能滋"，能宁静和抑制脏腑的各种机能，凉润全身脏腑形体官窍。肾阴充足，脏腑形体官窍得以凉润，其机能健旺而又不至于过亢，精神内守。若肾阴不足，抑制、宁静、凉润等作用减退，则致脏腑机能虚性亢奋，精神虚性躁动，发为虚热性病证。

肾精，又称为元精或真精。肾气，与元气、真气概念大致相同，故为脏腑之气中最重要者，称为脏腑之气的根本。肾阴，又称为元阴（original yin）、真阴；肾阳又称为元阳（original yang）、真阳。"真""元"等，本是道家或儒家术语，中医学借用之，是对先天禀赋（natural endowment）的表述。肾因藏先天之精而备受重视，故将肾精、肾气及其分化的肾阴、肾阳称为机体生命活动的根本，肾阴肾阳又称为"五脏阴阳之本"。生理上，肾之精、气、阴、阳与他脏之精、气、阴、阳之间，存在着相互资助和相互为用的动态关系；病理上，两者也相互影响。各脏之精、气、阴、阳不足，最终必然会累及到肾，故有"久病及肾"之说。

2. 主水 肾主水，指肾气具有主司和调节全身津液代谢的机能。《素问·逆调论》说："肾者水藏，主津液。"津液的输布和排泄是一个十分复杂的生理过程，肾气的作用主要体现在以下两方面：

（1）肾气对参与津液代谢脏腑的促进作用：水饮入胃，在胃主腐熟（stomach dominating decomposition）、小肠主液、大肠主津的作用下，经脾气运化，津液（fluid and liquid）或上输于肺，或"灌四傍"，从而发挥其滋养濡润作用。经脏腑形体官窍代谢后所产生的浊液，或通过肺气宣发化为汗液排泄；或通过肺气肃降输送至膀胱化为尿液排泄。可见，机体津液的输布与排泄，是在肺、脾、肾、胃、大肠、小肠、三焦、膀胱等脏腑的共同参与下完成的，各脏腑机能的正常发挥有赖于肾气、肾阴肾阳的资助与调控。换言之，肾气及肾阴肾阳通过对各脏腑之气及其阴阳的资助和调控，主司和调节着机体津液代谢的各个环节。

（2）肾气（kidney qi）的生尿和排尿作用：尿液的生成和排泄是津液代谢的一个重要环节。津液代谢过程中，各脏腑形体官窍代谢后产生的浊液，以及胃肠道中的部分津液，通过三焦水道下输于膀胱，在肾气的蒸化作用下，其清者经脾达肺，重新参与津液代谢；浊者留而为尿。尿液的排泄，主要是膀胱的生理机能，但依赖于肾阴抑制与肾阳推动作用的平衡，肾气蒸化与固摄作用的协调。肾阳虚衰，激发和推动作用减弱，可致津液不化而为尿少水肿；肾阴不足，相火（ministerial fire）偏亢，抑制作用减退，可见虚火内炎的尿频而数。肾气虚衰而失其固摄，则见尿失禁。《素问·水热穴论》说："肾者，胃之关也，关门不利，故聚水而从其类也，上下溢于皮肤，故为胕肿。胕肿者，聚水而生病也。"

3. 主纳气 肾主纳气（kidney dominating reception of qi），指肾气摄纳肺所吸入的自然界清气，保持吸气的深度，防止呼吸表浅的机能。肺司呼吸（lung controlling respiration），呼气赖肺气宣发，吸气赖肺气肃降。但吸气维持一定的深度，除肺气肃降作用外，还有赖于肾气的摄纳潜藏。故《难经·四难》说："呼出心与肺，吸入肾与肝。"《类证治裁·喘证》说："肺为气之主，肾为气之根。"

肾（kidney）的纳气机能，实际上是肾气的封藏作用在呼吸运动中的具体体现。肾气充沛，摄纳有权，则呼吸均匀和调，气息深长。若肾气衰弱，摄纳无力，肺吸入之清气不能下纳于肾，则会出现呼吸表浅，或呼多吸少，动则气喘等病理表现，称为"肾不纳气（failure of kidney to receive qi）"。

藏精是肾的最基本机能，而肾主生长发育和生殖、主水及主纳气等，都是肾藏精（kidney storing essence）机能的延伸。在认识肾的各种机能时，必须把藏精作为最根本的机能来理解和把握。

（二）生理特性

1. 主蛰守位 主蛰，喻指肾有潜藏、封藏、闭藏之生理特性，是对其藏精机能的高度概括。由于肾应冬，而冬日"蛰虫周密"（《素问·脉要精微论》），天人一理，比类推理，则知"肾者主蛰"。《素问·六节藏象论》说："肾者主蛰……通于冬气。"肾主藏精、主纳气、主生殖等机能，都是肾主蛰生理特性的具体体现。《医学入门·脏腑》说："肾……为封藏之本。"《医碥·杂症》说："肾以闭藏为职。"

肾气封藏则精气盈满，人体生机旺盛；若肾气封藏失职，则会出现滑精、喘息、遗尿，甚则小便失禁、多汗、大便滑脱不禁及女子带下、崩漏、滑胎等。《小儿药证直诀·脉证治法》云："肾主虚，无实也。"充分体现了肾主封藏（kidney dominating storage）生理特性的临床意义。

守位，指肾中相火（肾阳）潜藏不露，以发挥其温煦、推动等作用。相火（ministerial fire）与君火（monarchic fire）相对而言。君火，即心阳，心之生理之火，又称心火；相对于心火，其他脏腑之火皆称为相火。生理状态下，各脏腑的阳气称"少火（junior fire）"；病理状态下，各脏腑的亢盛之火称"壮火"。相火以其所在脏腑的不同而有不同的称谓，肝之相火称为"雷火"，肾之相火称为"龙火"。君火与相火的关系是："君火（monarchic fire）以明，相火（ministerial fire）以位"（《素问·天元纪大论》）。即君火在心，主发神明，以明著为要；相火在肝肾，禀命行令，以潜藏守位为要，即所谓"龙潜海底，雷寄泽中"。心神清明，机体的生命活动有序稳定，相火自然潜藏守位以发挥其温煦、激发等作用；肾阴充足，涵养相火，相火则潜藏于肾中而不上僭。

2. 肾气上升 肾位于人体之下部，其气当升。肾气中含有肾阴、肾阳两部分。肾阳鼓动肾阴，化为肾气以上升，与位于人体上部的心气交感互济，维持人体上下的协调。若肾阴不足，不能上济心阴以制约心火，可致心火偏亢；若肾阳虚衰，无力鼓动肾阴上济心阴以制心火，也可致心火偏亢，临床常见心烦、不寐等症。前者当补肾阴，后者则应补肾阳。

（三）与形、窍、志、液、时的关系

1. 在体合骨，生髓，其华在发 骨（bone），指骨骼，是躯体的支架。骨骼的发育标志着人的形体的发育，由肾精充养，由肾气推动与调控。肾藏精（kidney storing essence），精生髓，髓居骨中（称骨髓）以养骨，骨骼赖之以生长发育。因此，肾主骨（kidney dominating bone）实际上是肾精及肾气促进机体生长发育的具体体现。《素问·阴阳应象大论》说："肾生骨髓。"《素问·痿论》说："肾主身之骨髓。"肾精充足，骨髓生化有源，髓以养骨，则骨骼坚固有力；若肾精不足（kidney essence insufficiency），骨髓生化无源，骨骼失养，则可出现小儿囟门迟闭，骨软无力，以及老年人骨质脆弱，易于骨折等。

髓（marrow）分骨髓、脊髓和脑髓，皆由肾精化生。脊髓上通于脑，脑（brain）由髓聚而成，故《灵枢·海论》说："脑为髓之海。"《素问·五藏生成》说："诸髓者，皆属于脑。"因此，肾精充足，髓海得养，脑发育健全，则思维敏捷，精力充沛；反之，肾精（kidney essence）不足，髓海空虚，脑失所养，则见"脑转耳鸣，胫酸眩冒，目无所见，懈怠安卧。"《灵枢·海论》可见，脑的机能虽然总统于心，但亦与肾密切相关。脑的病变，

尤其是虚性病变，常采用补肾填精法治疗。

齿，指牙齿，为骨之延续，亦由肾精充养，故称"齿为骨之余"。《杂病源流犀烛·口齿唇舌病源流》说："齿者，肾之标，骨之本也。"牙齿松动、脱落及小儿齿迟等，多与肾精、肾气不足有关。

发，指头发。发的生长，赖血以养，故称"发为血之余"。由于肾藏精，精生血，精血旺盛，则毛发粗壮、浓密而润泽，故说发的生机根于肾。《素问·六节藏象论》说："肾……其华在发。"《素问·五藏生成》说："肾……其荣，发也。"肾精、肾气的盛衰，可从头发的色泽、疏密等表现出来。青壮年肾精、肾气旺盛，发长而润泽；老年人肾精、肾气衰少，发白而脱落，皆属常理。但临床所见的未老先衰，年少而头发枯萎、早脱早白等，则与肾精、肾气不足有关，应考虑从肾论治。

2. 在窍为耳及二阴　耳是听觉器官，听觉灵敏与否，与肾精、肾气的盛衰密切相关。故《灵枢·脉度》说："肾气通于耳，肾和则耳能闻五音矣。"肾精及肾气充盈，髓海得养，听觉灵敏；反之，肾精及肾气虚衰，髓海失养，则听力减退，或见耳鸣，甚则耳聋。人到老年，由于肾精及肾气衰少，多表现为听力减退。故说"肾开窍于耳"。

二阴，指前阴（外生殖器尿道口）和后阴（肛门）。前阴司排尿和生殖，后阴主排泄粪便。前阴的排尿与生殖机能，为肾所主，前已叙述。粪便的排泄本属大肠，但亦与肾气及肾阴、肾阳的作用有关。若肾阴不足，凉润作用减退，虚热（deficiency-heat）虚火内生，耗伤津液，可致肠液枯涸而见便秘；若肾阳虚损，温煦作用减退，气化失常，可见泄泻或便秘；肾气虚衰，固摄失司，可见久泄滑脱。故《素问·金匮真言论》说："肾……开窍于二阴。"

3. 在志为恐　恐，是肾精、肾气对外在环境的应答而产生的一种恐惧、害怕的情志活动，亦为人之常性。但过度恐惧，可导致"恐伤肾""恐则气下（terror leading to qi sinking）"等病理变化，出现二便失禁，甚则遗精、滑精等症。《素问·阴阳应象大论》说："在脏为肾……在志为恐。"

惊与恐相似，均为一种惧怕的心理状态，且可出现相同的病理变化。但两者又有区别：恐为自知，惊为不自知；恐致气下，而惊多致气乱。《素问·举痛论》说："惊则气乱。"

4. 在液为唾　唾为口津，即唾液中较稠厚的部分，多出于舌下，具有润泽口腔，滋润食物及滋养肾精的作用。

唾由肾精化生。肾精在肾气的作用下，沿足少阴肾经到达舌下或齿缝，分泌而出则为唾。故《素问·宣明五气》说："五脏化液……肾为唾。"由于唾源于肾精，若咽而不吐，则能回滋肾精；若多唾久唾，则能耗伤肾精。故古代养生家主张"吞唾"以养肾精。

唾与涎均为口津，但同中有异。涎较清稀，为脾精所化，出自两颊，可自口角流出；唾较稠厚，为肾精所生，出自舌下，多从口中唾出。故临床治疗口角流涎多从脾治，唾多频出多从肾治。

5. 与冬气相通应　冬季是一年中气候最寒冷的季节，一派霜雪严凝，冰凌凛冽之象，属阴中之阴的太阴。自然界的物类，则静谧闭藏以度冬时。人体中肾为水脏，有润下之性，藏精而为封藏之本。同气相求，故以肾应冬。时至冬日，人体气血亦随"冬藏"之气而潜藏，故养生家主张冬三月"早卧晚起，必待日光"（《素问·四气调神大论》），保持心志静谧内守，避寒就温，保持皮肤腠理（striae）致密，同时食用补阴潜阳的膳食，以利阴气积蓄，阳气潜藏。冬季气候寒冷，水气当旺，若素体阳虚，或久病阳虚，多在阴盛之冬季发病，即所谓"能夏不能冬"；若患阳虚性慢性疾病如肺病、心脏病等，则易在冬季寒冷时复发。

（四）肾精、肾气、肾阴、肾阳的生理作用

肾精（kidney essence），是一身之精分布于肾的部分，由禀受于父母的先天之精（congenital essence）为主体，加之部分后天之精相合而成。肾精的一部分化为生殖之精，繁衍生命，为生命产生之本原。肾精的盛衰决定着人体的生长发育与生殖机能。肾精化髓充骨养齿，肾精充足则骨骼强壮，牙齿完坚。肾精化髓通脑，"脑为髓之海"，肾精充盛则脑髓充满，精力充沛，思维敏捷。肾精不足（kidney essence insufficiency）常见不育不孕，小儿发育迟缓、囟门迟闭，或未老先衰，牙齿过早脱落，精神委顿、健忘恍惚等表现。

肾气（kidney qi），即一身之气分布于肾的部分，也可以说是由肾精所化的具有推动和调控人体生长发育、生殖、呼吸、津液代谢等机能的一类极细微物质。肾气推动和调控人体的生长发育，使人具备生殖能力，促进与调节全身津液的代谢，并使肺吸入的清气下纳于肾以维持呼吸的深度。同时，肾气还是人体防御机能的根本。肾气不足，可见发育迟缓、生殖能力低下、水肿尿少或尿失禁、遗精、滑精、虚喘，或卫外不固而易感冒等。

肾阴与肾阳是肾气的两种不同属性的部分：肾阴主凉润、宁静、抑制，肾阳主温煦、推动、兴奋。肾阴与肾阳协调共济，则合化为冲和之肾气，推动和调控肾的各种机能活动。若肾阴不足，不能制阳，则相火（ministerial fire）偏亢，出现潮热盗汗、五心烦热、性欲亢进、遗精或梦交、舌红少苔、脉细数等症，治当滋养肾阴，"壮水之主，以制阳光"；若肾阳虚衰，不能制阴，则虚寒（deficiency-cold）内盛，出现畏寒肢冷、腰痛阴冷、性欲减退，或浮肿，或泄泻、夜尿频数、舌淡苔白、脉沉迟无力等症，治当温补肾阳，"益火之源，以消阴翳"。

肾气与元气、真气的内涵类同，在人体生命活动中起着极为重要的作用。肾气所含的肾阴又称为元阴（original yin）或真阴，肾阳又称为元阳（original yang）或真阳。肾阴是一身阴气之源，肾阳是一身阳气之根，所谓"五脏之阴气，非此不能滋；五脏之阳气，非此不能发"。

肾精、肾气、肾阴、肾阳都是内涵相对独立的概念，其虚性病机也各有特点。肾精虚与肾阴虚（kidney yin deficiency）有别：前者属精虚而无热象；后者属肾气中属阴的部分虚少，必见热象。肾气虚与肾阳虚不同：前者属肾阴与肾阳对等的虚少，无寒热之象；后者属肾气中属阳的部分不足，当见寒象。

（五）命门

命门（life gate）一词，最早见于《内经》，指眼睛。"太阳根于至阴，结于命门。命门者，目也。"（《灵枢·根结》）作为内脏则首创于《难经》，历代各有发挥，明清两代研究尤为深入，出现了各种不同见解。归纳起来，其分歧主要有以下几个方面。

关于命门的形态，归纳为有形与无形之论。《难经》认为命门有形，肾即命门。如《难经·三十九难》说："肾两者，非皆肾也，其左为肾，右为命门。"张介宾认为命门为子宫，为精室，亦属有形。《类经附翼·求正录》说："子宫之下有一门，其在女者，可以手探而得，俗人名为产门；其在男者，于精泻之时，自有关阑知觉。请问此为何物？客曰：得非此即命门耶？曰：然也。"而孙一奎则认为命门无形，《医旨绪余·命门图说》说："命门……

若谓属水、属火、属脏、属腑，乃是有形之物，则外当有经络动脉而形于诊，《灵》《素》亦必著之于经也。"赵献可《医贯·内经十二官论》也认为："命门……无形可见。"

关于命门的部位，有右肾与两肾及两肾之间的区别。

右肾为命门说：《难经》首先提出右肾为命门说。《难经》之后，王叔和、李梴等均认为右肾为命门。其中，李梴《医学入门·命门赋》对命门部位和生理机能的论述尤详，说："命门下寄肾右……配左肾以藏真精，男女阴阳攸分，相君火以系元气，疾病死生是赖。"

两肾总号为命门说：元代医家滑寿首倡此说，认为"命门，其气与肾通，是肾之两者，其实则一耳。"虞抟则明确提出"两肾总号为命门"（《医学正传·医学或问》）。虞氏否定了左肾右命门说，认为"若独指乎右肾为相火，以三焦之配，尚恐立言之未精也。"

两肾之间为命门说：此说首推赵献可，《医贯·内经十二官论》说："命门即在两肾各一寸五分之间，当一身之中，《内经》曰'七节之旁，中有小心'是也，名曰命门，是真君真主，乃一身之太极，无形可见，而两肾之中，是其安宅也。"赵氏之说对后世影响很大，清代医家陈士铎、陈修园、林珮琴等皆认为命门部位在两肾之间。

关于命门的机能：有主火、共主水火、非水非火为肾间动气之不同。

赵献可认为命门即是真火，主持一身阳气。《医贯·内经十二官论》说："余有一譬焉，譬之元宵之鳌山走马灯，拜者舞者飞者走者，无一不具，其中间唯是一火耳……夫既曰立命之门，火乃人身之至宝。"《石室秘录》也认为："命门者，先天之火也。"

张介宾则强调了命门之中具有阴阳水火二气，从而发挥对全身的滋养、激发作用。《景岳全书·传忠录》提出："命门为元气之根，为水火之宅。五脏之阴气，非此不能滋；五脏之阳气，非此不能发。"

孙一奎则认为命门非水非火，只是一种元气发动之机，为生生不息造化之机枢，即《难经·八难》所谓的"肾间动气"。《医旨绪余·命门图说》指出："命门乃两肾中间之动气，非水非火，乃造化之枢纽，阴阳之根蒂，即先天之太极。"

综观以上各种认识，虽对命门的形态、部位有不同见解，但关于命门与肾息息相通的认识又是基本一致的。历代医家大多认为命门与肾同为五脏之本，内寓真阴真阳。明代命门学说的兴起进一步促进了"重肾"理论的发展，正如《医旨绪余·命门图说》所说："追越人两呼命门为精神之舍，元气之系，男子藏精，女子系胞者，岂漫语哉！是极归重于肾为言，谓肾间原气，人之生命，故不可不重也。"因此，目前多数医家认为：肾阳即命门之火，肾阴即命门之水。肾阴、肾阳，即是真阴、真阳，或元阴、元阳。古代医家之所以称之"命门"，亦即"生命之门"，无非是强调肾气及肾阴、肾阳在生命活动中的重要性。

第二节　六　　腑
Six fu viscera

六腑（six fu viscera），是胆、胃、小肠、大肠、膀胱、三焦的总称。它们的生理机能是"传化物"，生理特点是"泻而不藏"，"实而不能满"。饮食物的消化吸收和排泄，须通过消化道的七道门户，《难经》称为"七冲门"。如《难经·四十四难》说："唇为飞（扉）门，齿为户门，会厌为吸门，胃为贲门，太仓下口为幽门，大肠小肠会为阑门，下极为魄门，故曰七冲门也。"

六腑的气机运动具有通降下行的特性，如《素问·五藏别论》说："水谷入口，则胃实而肠虚。食下，则肠实而胃虚。"即每一腑都必须适时排空其内容物，以保持六腑通畅，机能协调，故有"六腑以通为用，以降为顺"之说。

一、胆
Gallbladder

胆（gallbladder）居六腑之首，又为奇恒之腑。胆位于右胁，附于肝之短叶间。胆与肝由足少阳胆经（gallbladder meridian of foot shaoyang）与足厥阴肝经（liver meridian of foot jueyin）相互属络而成表里关系。胆的主要生理机能是贮藏、排泄胆汁和主决断。

（一）主要生理机能

1. 贮藏和排泄胆汁 胆具有贮藏和排泄胆汁的生理机能。胆汁由肝之精气汇聚而成，贮存于胆囊，排泄进入小肠参与饮食物的消化、吸收。胆贮藏和排泄胆汁的机能又是在肝气的疏导、调节下完成的。若肝胆机能失常，胆汁分泌排泄障碍，影响脾胃纳运机能，则出现厌食、腹胀、腹泻等症状。若湿热蕴结肝胆，以致肝失疏泄，胆汁外溢，浸渍肌肤，则发为黄疸，出现目黄、身黄、小便黄等症状。相对于肝气升发，胆气则以下降为顺，若胆气不利，气机上逆，胆汁上溢，则可出现口苦、呕吐黄绿苦水等症状。

2. 主决断 胆主决断（gallbladder dominating decision），指胆具有对事物进行判断、作出决定的机能。《素问·灵兰秘典论》说："胆者，中正之官，决断出焉。"胆的决断能力取决于胆气强弱，胆气强者勇敢果断；胆气弱者则数谋虑而不决。由于肝胆为表里，肝主谋虑，胆主决断，二者相成互济，谋虑定而后决断出。诚如《类经·藏象类》所说："胆附于肝，相为表里，肝气虽强，非胆不断，肝胆相济，勇敢乃成。"临床上，肝胆气虚或心胆气虚者多见善惊易恐、胆怯等精神情志异常改变。

（二）胆为奇恒之腑

胆是中空的囊状器官，内盛胆汁。古人认为胆汁是精纯、清净的精微物质，称为"精汁"，故胆有"中精之府""清净之府"或"中清之府"之称。胆形态中空、排泄胆汁参与消化类似六腑，但其内盛"精汁"则又与五脏"藏精"的生理特点相似，可见，胆具备似脏非脏、似腑非腑的特征，故又为奇恒之腑。

二、胃
Stomach

胃（stomach）与脾同居中焦，"以膜相连"。胃腔称为胃脘，分为上、中、下三部：胃的上部为上脘，包括贲门；胃的下部为下脘，包括幽门；上下脘之间的部分称为中脘。贲门上连食管，幽门下通小肠，是饮食物进出胃腑的通道。胃与脾由足太阴脾经（spleen meridian of foot taiyin）与足阳明胃经（stomach meridian of foot yangming）相互属络而成表里关系。

胃的主要生理机能是主受纳和腐熟水谷，有"太仓""水谷之海"之称。胃的生理特性主要有胃气下降与喜润恶燥（liking moistness and disliking dryness）。

（一）主要生理机能

1. 主受纳水谷　胃主受纳（stomach dominating reception）水谷，指胃气具有接受和容纳饮食水谷的机能。饮食入口，在胃气通降作用下，由胃接受并容纳于其中，故胃有"太仓""水谷之海"之称。由于机体精气血津液的化生，都依赖于饮食水谷，故胃又有"水谷气血之海"之称。胃主受纳（stomach dominating reception），既是胃主腐熟机能的基础，又是饮食物消化吸收的基础。因此，胃主受纳机能的强弱，可从食欲和饮食多少反映出来。

2. 主腐熟水谷　胃主腐熟（stomach dominating decomposition）水谷，指胃气将饮食物初步消化，并形成食糜的机能。容纳于胃的饮食物，经胃气磨化和腐熟作用后，精微物质被吸收，并由脾气转输至全身；而食糜则下传于小肠作进一步消化。

胃气的受纳、腐熟水谷机能，必须与脾气运化相互配合，惟有纳运协调，才能将水谷化为精微，进而化生精气血津液，供养全身。

（二）生理特性

1. 胃气下降　胃气具有向下运动以维持胃肠道通畅的生理特性，具体体现于饮食物的消化和糟粕的排泄过程中：一是饮食物入胃，胃容纳而不拒之；二是经胃气腐熟作用而形成的食糜，下传小肠进一步消化；三是食物残渣下传大肠，燥化后形成粪便；四是粪便有节度地排出体外。

胃气下降与脾气上升相反相成。脾宜升则健，胃宜降则和。脾气升则水谷精微得以输布，胃气降则食糜糟粕得以下传。脾胃之气升降协调，共同完成饮食物的消化吸收过程。

胃气下降是胃主受纳的前提条件。所以，胃气不降则出现纳呆脘闷、胃脘胀满或疼痛、大便秘结等症。若胃气不降反而上逆，则出现恶心、呕吐、呃逆、嗳气等症。

脾胃并居人体之中央，为脏腑气机升降的枢纽。脾气升则肝肾之气皆升，胃气降则心肺之气皆降。胃气不降，可影响心火和肺气的下降，在腹胀、便秘的同时，可伴见心烦、失眠、口舌生疮、牙龈咽喉肿痛等病变。如《素问·逆调论》即有"胃不和则卧不安"之论。

2. 喜润恶燥（liking moistness and disliking dryness）　胃有喜润而恶燥的生理特性，与脾喜燥恶湿（spleen liking dryness and disliking dampness）相对而言。胃主受纳腐熟，不仅依赖胃气的推动，亦需胃中津液的濡润。胃中津液充足，则能维持其受纳腐熟机能和通降下行的特性。又胃为阳土，其病易成燥热之害，胃中津液每多受损。所以，临床治疗胃疾，强调保护胃中津液。即使必用苦寒泻下之剂，也应中病即止，以祛除实热（excess-heat）燥结为度，不可妄施，以免化燥伤阴。

（三）胃津、胃气、胃阴、胃阳的生理作用

胃津，即胃中津液。含义有二：一是指胃中分泌的津液及摄入的水饮，有滋润胃腑、促进胃气向下运动，助于饮食物受纳和腐熟等作用。胃津不足则滋润作用减退，可出现纳呆食少、饥不欲食、口燥咽干、大便干结等。二是泛指水谷精微，如《素问·厥论》所谓"脾主为胃行其津液者也"，其津液即指水谷之精。

胃气，是中医学的一个颇具歧义的概念。归纳历代医家的有关认识，主要有以下四点：一指推动胃的运动以发挥受纳腐熟水谷机能的一类精微物质，是一身之气分布到胃的

部分。二指脾气与胃气的合称，又称为"中气"。中气的盛衰影响着整个消化系统的机能，关系着机体的营养来源，乃至于人体生命活动的强弱与存亡。在临床治疗过程中，应时刻注意顾护脾胃之气，以"勿伤胃气"为务。否则，胃气衰败，则百药难施。三指水谷之气，即水谷之精化生的气，简称谷气。谷气是一身之气的重要组成部分，谷气充则五脏之气足。故有"胃气强则五脏俱盛，胃气弱则五脏俱衰"之论，又有"胃为五脏之本"之说。谷气充盛，随脉运行，则脉见从容和缓、节律一致之象，所谓脉有"胃气"。脉中胃气的强弱有无，对判断病情预后有着重要价值，故《素问·平人气象论》说："人以水谷为本，故人绝水谷则死，脉无胃气亦死。"四是指一身之气或正气。如李杲、张介宾等都视胃气为一身之气或正气。

　　胃阴、胃阳都是胃气（上述第一义）的一部分：胃阴为胃气中具有凉润、抑制作用的部分，胃阳为胃气中具有温煦、推动作用的部分。二者相辅相成，对立统一，共同完成胃主受纳、腐熟水谷的生理机能。胃阴不足，凉润、抑制作用减退，可出现胃脘嘈杂、隐隐灼痛、干呕、呃逆、舌红少苔、脉细数等症。胃阳虚弱，温煦、推动作用减退，可出现腹胀脘冷、喜食热饮、食欲减退、呕逆、舌淡苔白、脉沉缓等症。

　　胃津、胃气、胃阴、胃阳都是内涵独立的概念，其虚性病机各有特点：胃阴虚（stomach yin deficiency）必见热象；胃阳虚必见寒象；胃气虚表现为消化机能减退，无寒热征象；胃津不足则滋润失职，见干燥失润的征象，而无寒热征象。

三、小　肠
Small intestine

　　小肠（small intestine）位于腹中，其上口与胃在幽门相接，下口与大肠在阑门相连，是一个比较长的、呈迂曲回环迭积状的管状器官。小肠与心由手太阳小肠经（small intestine meridian of hand taiyang）与手少阴心经（heart meridian of hand shaoyin）相互属络而成表里关系。小肠的主要生理机能是主受盛化物，泌别清浊（separation of the refined from residue），主液。

　　1. 主受盛化物（reservoir and transformation）　小肠主受盛化物，指小肠接受盛纳食糜并对食糜作进一步消化的机能。主要表现于以下两个方面：一是小肠接受由胃腑下传的食糜而盛纳之，即受盛作用；二是食糜在小肠内必须停留一定时间，由脾气与小肠的共同作用对其进一步消化，化为精微和糟粕两部分，即化物作用。小肠受盛化物（reservoir and transformation）机能失调，表现为腹胀、腹泻、便溏等。

　　2. 主泌别清浊（separation of the refined from residue）　小肠主泌别清浊，指小肠对食糜作进一步消化，并将其分为清浊两部分的生理机能。其中清者，即谷精和津液，由小肠吸收，经脾气转输至全身，灌溉四傍；浊者，即食物残渣和部分津液，在胃与小肠之气的作用下经阑门传送到大肠。小肠泌别清浊的机能正常，则精微与糟粕各走其道而二便正常。若小肠泌别清浊的机能失常，清浊不分，就会出现便溏泄泻等症。

　　3. 小肠主液　小肠主液，指小肠在吸收谷精的同时，吸收了大量津液的生理机能。小肠吸收的津液与谷精合为水谷之精（foodstuff essence），由脾气转输到全身，其中部分津液经三焦下渗膀胱生成为尿液生成之源。如《类经·藏象类》说："小肠居胃之下，受盛胃中水谷而分清浊，水液由此而渗于前，糟粕由此而归于后，脾气化而上升，小肠化而下降，故曰化物出焉。"临床上，以"利小便所以实大便"的方法治疗泄泻，就是"小肠主液"理论的具体应用。

四、大　肠
Large intestine

大肠（large intestine）居腹中，其上口在阑门与小肠相接，其下端连肛门，是一个管腔性器官，呈回环迭积状。大肠与肺由手阳明大肠经（large intestine meridian of hand yangming）与手太阴肺经（lung meridian of hand taiyin）相互属络而成表里关系。大肠的主要生理机能是主传化糟粕与主津。

1. 主传化糟粕　大肠主传化糟粕，指大肠接受食物残渣，形成粪便排出体外的机能。大肠之气的运动，将粪便向下传送，并经肛门排出体外，故称为"传导之官"。如大肠传导糟粕机能失常，则出现排便异常，常见大便秘结或泄泻。若湿热蕴结大肠，大肠传导失常，还会出现腹痛、里急后重、下痢脓血等。

大肠的传化糟粕，实为对小肠泌别清浊（separation of the refined from residue）的承接。除此之外，尚与胃气的通降、肺气的肃降、脾气的运化、肾气的推动和固摄作用有关。胃气通降，实际上涵括了大肠对糟粕的排泄作用；肺与大肠为表里，肺气肃降有助于糟粕的排泄；脾气运化，有助于大肠对食物残渣中津液的吸收；肾气的推动和固摄作用，主司二便的排泄。

2. 大肠主津　大肠主津，指大肠接受食物残渣，吸收津液，使之形成粪便，即所谓燥化作用。大肠吸收食物残渣中的津液，由脾气转输全身，部分津液经三焦下渗于膀胱，成为尿液生成之源。由于大肠参与体内的津液代谢，故说"大肠主津"。大肠主津机能失常，津液不得吸收，与糟粕俱下，可出现肠鸣、腹痛、泄泻等症；若大肠实热（excess-heat），消烁津液，或大肠津亏，肠道失润，又会导致大便秘结不通。

五、膀　胱
Bladder

膀胱（bladder）又称"脬"，位于下腹部，居肾之下，大肠之前，是一个中空的囊状器官。其下有尿道，开口于前阴。膀胱与肾由足太阳膀胱经（bladder meridian of foot taiyang）与足少阴肾经（kidney meridian of foot shaoyin）相互属络而成表里关系。膀胱的主要生理机能是汇聚水液，贮存和排泄尿液。

1. 汇聚水液　人体的津液通过肺、脾、肾等脏腑的作用，布散全身脏腑形体官窍，发挥其滋养濡润作用，其代谢后的浊液则下归于膀胱。胃、小肠、大肠中的部分津液由脾吸收后，经三焦之腑渗入膀胱，成为尿液生成之源。因此，膀胱是水液汇聚之处，故《灵枢》称之为"津液之府"。《素问·灵兰秘典论》说："膀胱者，州都之官，津液藏焉。"汇聚于膀胱中的水液，经肾气和膀胱之气的蒸化作用，其清者上输于脾，重新参与津液代谢，而剩余者则留于膀胱为尿。

2. 贮存和排泄尿液　膀胱中尿液的贮存和排泄，由肾气及膀胱之气的激发和固摄作用调节。肾气及膀胱之气的激发与固摄作用协调，则膀胱开合有度，尿液可及时地从溺窍排出体外。若肾气与膀胱之气的激发与固摄作用失调，膀胱开合失权，既可出现小便不利或癃闭，又可出现尿频、尿急、遗尿、小便不禁等。故《素问·宣明五气》说："膀胱不利为癃，不约为遗溺。"

六、三　焦
Triple energizer

三焦（triple energizer）是上焦、中焦、下焦的合称。三焦概念有六腑三焦、部位三焦与辨证三焦的不同。

（一）六腑三焦

三焦作为六腑之一，位于腹腔中，与其他五腑同样有着特定形态结构与生理机能，三焦与心包络由手少阳三焦经〔triple energizer (jiao) meridian of hand shaoyang〕与手厥阴心包经（pericardium meridian of hand jueyin）相互属络而成表里关系。

三焦的形态结构，据多年来的研究和考证，大多认为是腹腔中的肠系膜及大小网膜、淋巴管道等组织。这些组织充填于腹腔脏腑之间，能通透津液，为津液自胃肠渗入于膀胱的通道，与六腑中空有腔的形态结构特点相符。《灵枢·经脉》说："三焦手少阳之脉……下膈，循属三焦"，"心主手厥阴心包络之脉……下膈，历络三焦"，也说明三焦是位于腹腔中的实体性脏器。

六腑三焦的主要生理机能是疏通水道，运行津液。《素问·灵兰秘典论》说："三焦者，决渎之官，水道出焉。"津液自胃肠经三焦下渗膀胱，三焦水道通畅，则津液源源不断渗入膀胱，成为尿液生成之源。《灵枢·本输》说："三焦者，中渎之府也，水道出焉，属膀胱。"

（二）部位三焦

三焦作为人体上中下部位的划分，源于《灵枢·营卫生会》的"上焦如雾，中焦如沤，下焦如渎"之论，与《难经·三十八难》所谓"有名而无形"的三焦相通。部位三焦，包含了上至头、下至足的整个人体，已经超出了实体六腑的概念。张介宾等医家将其附会为分布于胸腹腔的包容五脏六腑的一个"大府"，并因其大无脏腑能与之匹配而称之为"孤府"，实际上也已指明此三焦并非腹中之实体性脏器。

1. 部位三焦的生理机能　部位三焦的总体生理机能是通行诸气与运行津液。其运行津液的机能是由六腑三焦"决渎之官，水道出焉"（《素问·灵兰秘典论》）延伸而来，而通行诸气机能则本于《难经·三十八难》"主持诸气"之论。

（1）通行诸气：指部位三焦是一身之气上下运行的通道。肾精化生的元气，自下而上运行至胸中，布散于全身；胸中气海的宗气，自上而下达于脐下，以资先天元气。诸气运行输布于周身，皆以三焦为通道。故《难经·六十六难》说："三焦者，原气之别使也。"《难经·三十八难》指出三焦"有原气之别焉，主持诸气。"

（2）运行津液：指部位三焦是全身津液上下输布运行的通道。全身津液的输布和排泄，是在肺、脾、肾等脏腑的协同作用下完成的，但必须以三焦为通道。三焦水道不利，肺、脾、肾等脏腑输布调节津液代谢的机能则难以实现，所以又把津液代谢的协调平衡状态，称作"三焦气化"。正如《类经·藏象类》所说："上焦不治则水泛高原，中焦不治则水留中脘，下焦不治则水乱二便。三焦气治，则脉络通而水道利。"

部位三焦通行诸气和运行津液的机能是相互关联的，实际上是一个机能的两个方面。因为，津液的运行赖于气的推动——气能行津（qi moving fluid），而气又依附于津液而存在——津能载气（fluid conveying qi）。因此，气运行的通道，必然是津液升降的通道；而津液升降的通道，也必然是气运行的通道。

2. 上中下三焦部位的划分及其生理特点

（1）上焦：横膈以上的胸部，包括心、肺两脏，以及头面部，称作上焦。也有人将上肢归属于上焦。"上焦如雾（upper energizer as a sprayer）"作为其生理特点，是对心肺输布营养至全身的作用和形式的形象描写与概括，喻指上焦宣发卫气，输布水谷精微、血液和津液的作用，如雾露之灌溉。如《灵枢·决气》说："上焦开发，宣五谷味，熏肤、充身、泽毛，若雾露之溉，是谓气。"

（2）中焦：中焦在横膈以下、脐以上的上腹部，包括脾胃、肝胆等脏腑。"中焦如沤（middle energizer as a macerater）"作为其生理特点，是对脾胃、肝胆等脏腑的消化饮食物的作用和形式的形象描写与概括，喻指中焦消化饮食物的作用，如发酵酿造之过程。如《灵枢·营卫生会》说："中焦……此所受气（通"气"，指饮食物）者，泌糟粕，蒸津液，化其精微，上注于肺脉。"《灵枢·决气》说："中焦受气取汁，变化而赤是谓血。"

就解剖位置而言，肝胆属中焦。《内经》的脉法以及《脉经》等，均以肝应左关而属于中焦。就机能联系而言，肝肾同源（liver and kidney from same source），肾居下焦，故肝从肾又属下焦。明清温病学以"三焦"作为辨证纲领，将外感（exogenous contraction）热病后期出现的精血亏虚和动风病证，归于"下焦"的范围，即以肝属下焦。

（3）下焦：一般以脐以下的部位为下焦，包括小肠、大肠、肾、膀胱、女子胞、精室等脏腑以及两下肢。"下焦如渎（lower energizer as sewer）"作为其生理特点，是对小肠、大肠、肾和膀胱的排泄糟粕的作用和形式的描写与概括，喻指肾、膀胱、大肠等脏腑排泄二便的机能，如沟渠之通导。

（三）辨证三焦

辨证三焦，指三焦作为温病的辨证纲领。辨证三焦，既非六腑三焦，亦非部位三焦，而是温病发生发展过程中由浅及深的三个不同病理阶段。究其概念的来源，则可能是由部位三焦的概念延伸而来。

第三节　奇恒之腑
Extraordinary fu viscera

奇恒之腑（extraordinary fu viscera），是脑、髓、骨、脉、胆、女子胞的总称。奇恒之腑形态似腑，多为中空的管腔或囊状器官；功能似脏，主藏精气而不泻（house of essence-qi without leakage）。因其似脏非脏、似腑非腑，异于常态，故以"奇恒"名之。除胆为六腑之外，其余皆无表里配合，也无五行配属，但与奇经八脉有关。

本节只介绍脑及女子胞，其他如脉、骨、髓、胆已在"五脏"与"六腑"节中述及。

一、脑

Brain

脑（brain）居颅腔之中，为脑髓汇聚而成，故又名"髓海"。《素问·五藏生成》说："诸髓者，皆属于脑。"《灵枢·海论》说："脑为髓之海。"脑为神明之所出，又称"元神之府（house of original mentality）"。

（一）主要生理机能

脑的主要生理机能是主宰生命活动，主精神意识和主感觉运动。

1. 主宰生命活动 "脑为元神之府"（《本草纲目》），是生命的枢机，主宰人体的生命活动。元神来自先天，两精相搏，随形具而生之神，即为元神，属先天之神。"元神，乃本来灵神，非思虑之神"（《寿世传真》）。《灵枢·本神》说："两精相搏谓之神。"《灵枢·经脉》说："人始生，先成精，精成而脑髓生。"元神藏于脑中，为"吾真心中之主宰也"（《乐育堂语录》）。元神存则生命立，元神败则生命息。得神则生，失神则亡。

2. 主精神活动 人的意识、思维、情志等精神活动，是外界客观事物作用于脑的结果，又有着层次的区别。思维意识是精神活动的高级形式，是在"元神之府（house of original mentality）"脑的调控下，通过心的"任物"（《灵枢·本神》）作用，于后天获得的结果，属后天之神，又称"识神"。故张锡纯《医学衷中参西录·人身神明诠》说："脑中为元神，心中为识神。元神者，藏于脑，无思无虑，自然虚灵也；识神者，发于心，有思有虑，灵而不虚也。"情志活动是人对外界刺激的情绪反应，与人的情感、欲望等心身需求有关，属"欲神"范畴，亦为先天"元神"所调控。因此，脑为意识思维活动的枢纽。脑主精神活动的机能正常，则精神饱满，意识清晰，思维灵敏，记忆力强，语言清晰，情志正常。反之，则出现意识思维及情志方面的异常。

3. 主感觉运动 口、舌、眼、鼻、耳五官诸窍，皆位于头面，与脑相通。其视、听、言、动等机能，皆与脑密切相关。如《医林改错》说："两耳通脑，所听之声归脑；两目系如线长于脑，所见之物归脑；鼻通于脑，所闻香臭归于脑；小儿周岁脑渐生，舌能言一二字。"脑主元神，神能驭气，布散动、觉之气于诸筋而达百节，令之运动，故脑能统领肢体运动。髓海充盈，主司感觉运动机能正常，则视物精明，听力正常，嗅觉灵敏，感觉无殊，运动如常，轻劲多力；若髓海不足，主感觉运动机能失常，不论虚实，都会出现听觉失聪，视物不明，嗅觉不灵，感觉障碍，运动不能，懈怠安卧等症。

总之，脑髓充则神全，神全则气行，气行则生机盎然、感觉灵敏、运动轻劲多力。"脑者，人身之大主，又曰元神之府"，"脑……以司视听言动"，"人身能知觉运动，及能记忆古今，应对万物者，无非脑之权也"（《医易一理》）。

（二）与脏腑精气的关系

肾藏精（kidney storing essence），精生髓，髓汇聚而成脑，故脑与肾的关系密切。如《医学入门·天地人物气候相应图》说："脑者髓之海，诸髓皆属于脑……髓则肾主之。"因先天之精（congenital essence）赖后天之精的培育，故脑与五脏六腑之精也有着联系。五脏六腑之精充，则肾精盈；肾精充盈，则脑髓满；脑髓满，则脑之机能正常。

此外，精神活动虽由脑与心主司，但又与五脏密切相关，故有"五神脏"之说。如

《素问·宣明五气》说："心藏神，肺藏魄，肝藏魂，脾藏意，肾藏志。"《素问灵枢类纂约注》说："肝藏魂，人之知觉属魂；肺藏魄，人之运动属魄。"可见，精神思维由心所司，知觉主要由肝所司，运动主要由肺所司，意念智慧主要由脾所司，意志和记忆主要由肾所司。五脏之所以藏神，是因为神以形立，五脏所藏精气乃神的物质基础。

神虽分藏于五脏，但总由脑之"元神"与心之"识神"调节和控制。

二、女子胞（附：精室）
Uterus with its appendages（Attached: essence chamber）

女子胞（uterus with its appendages），又称胞宫、子宫、子脏、胞脏、子处、血脏，位于小腹部，在膀胱之后，直肠之前，下口（即胞门，又称子门）与阴道相连，呈倒置的梨形。女子胞的主要生理机能是主持月经和孕育胎儿。

（一）主要生理机能

1. 主持月经　月经，又称月信、月事、月水，是女子天癸来至后周期性子宫出血的生理现象。健康女子，约到 14 岁，生殖器官发育成熟，子宫发生周期性变化，约 28 天周期性排血一次，即月经开始来潮，如《血证论·男女异同论》说："女子胞中之血，每月换一次，除旧生新。"约到 49 岁，天癸竭绝，月经闭止。月经的产生，是脏腑经脉气血及天癸作用于胞宫的结果。胞宫有主持月经的作用。

2. 孕育胎儿　胞宫是女性孕育胎儿的器官。女子在发育成熟后，应时排经排卵，具备受孕生殖的能力。此时，两性交媾，两精相合，就构成了胎孕。《类经·藏象类》说："阴阳交媾，胎孕乃凝，所藏之处，名曰子宫。"受孕之后，月经停止来潮，脏腑经络血气皆下注于冲任，到达胞宫以养胎，培育胎儿以至成熟而分娩。《中西汇通医经精义·下卷》说："女子之胞，一名子宫，乃孕子之处。"

（二）与脏腑经脉的关系

女子胞的生理机能与天癸、经脉以及脏腑有着广泛而又密切的联系。

1. 与"天癸"的关系　天癸（reproduction-stimulating essence）是肾精及肾气充盈到一定程度而产生的，具有促进人体生殖器官发育成熟和维持人体生殖机能作用的一种精微物质。在"天癸"的促发下，女子胞发育成熟，月经来潮，应时排卵，为孕育胎儿准备条件。

2. 与经脉的关系　女子胞与冲、任、督、带及十二经脉（twelve meridians）均有密切关系。其中，又以冲、任、督、带联系最为密切。

冲脉上渗诸阳，下灌三阴，与十二经脉相通，为"十二经脉之海"，冲脉又为"五脏六腑之海"。脏腑经络之气血皆下注冲脉，故称冲脉为"血海"。冲脉血海蓄溢十二经之血，胞宫得以泄溢经血，孕育胎儿。故《景岳全书·妇人规》说："经本阴血也，何脏无之，唯脏腑之血皆归冲脉，而冲为五脏六腑之血海，故经言太冲脉盛则月事以时下，此可见冲脉为月经之本也。"

任脉（conception vessel）为"阴脉之海"，蓄积阴经之血，一身阴经之血经任脉聚于胞宫，妊养胎儿，故称"任主胞胎"。任脉气血充盛是女子胞主持月经、孕育胎儿的生理基础。冲为血海，任主胞胎，二者相资，方能有子。所以，胞宫的作用与冲任二脉的关系更加密切。

督脉（governor vessel）为"阳脉之海"，督脉与任脉，同起于胞中，一行于身后，一行于身前，交会于龈交，其经气循环往复，沟通阴阳，调摄气血，并与肾相通，运行肾气，从而维持胞宫正常的经、孕、产的生理活动。

"带脉下系于胞宫，中束人身，居身之中央"（《血证论·崩带》），既可约束、统摄冲任督三经的气血，又可固摄胞胎。

十二经脉的气血通过冲脉、任脉、督脉灌注于胞宫之中，而为经血之源，胎孕之本。女子胞直接或间接与十二经脉相通，禀受脏腑之气血，泄而为经血，藏而育胞胎，从而完成其生理机能。

3. 与脏腑的关系　女子以血为本，经水为血液所化，月经的来潮和周期，以及孕育胎儿，均离不开气血的充盈和血液的正常运行。而心主血，肝藏血，脾胃为气血生化之源又主统血。肾藏精（kidney storing essence），关乎天癸，且精能化血。肺主气（lung dominating qi），朝百脉而输精微。诸脏分司血的生化、统摄与调节等。故脏腑安和，血脉流畅，血海充盈，则经候如期，胎孕乃成。五脏之中，女子胞又与心、肝、脾、肾的关系尤为密切。

综上所述，女子胞的生理机能从脏腑、经络而言，主要与心、肝、脾、肾和冲、任二脉的关系最为密切。

（三）精室

男子之胞名为"精室"是男性生殖器官，具有藏精、生殖机能。为肾所主，并与冲任相关。故《中西汇通医经精义·下卷》说："女子之胞，男子为精室，乃血气交会，化精成胎之所，最为紧要。"睾丸，又称外肾，"外肾，睾丸也"（《中西医粹》）。亦称势，"宦者少时去其势，故须不生。势，阴丸也，此言宗筋，亦指睾丸而言"（丹波元简注《灵枢·五音五味》）。

三、髓
Marrow

髓，是骨腔中膏脂状的精微物质。如《说文解字》说："髓，骨中脂也。"髓因所居骨腔的部位不同，而分为脑髓、脊髓和骨髓。脑髓，藏于颅腔之中。脊髓，藏于脊椎管之内，与脑髓相通。《难经本义·四十五难》说："髓自脑下注于大杼，大杼渗入脊心，下贯尾骶，渗注骨节。"脊髓与脑髓上下升降、彼此交通，故二者合称为脑脊髓。骨髓，藏于骨骼之中。《素问·脉要精微论》说："骨者，髓之府。"

髓的生理功能是充养脑髓、滋养骨骼、化生血液。

（一）充养脑髓

脑为髓之海，髓由肾精所化生。肾中精气，注入脊髓，上行入脑，不断补养脑髓，以维持脑的正常生理功能。肾精充足，则脑髓充盛，才能实现脑主宰生命的生理功能，表现为脑力充沛，思维敏捷，耳聪目慧，身强体健。《医林改错·脑髓说》说："灵机记性在脑者，因饮食生气血。长肌肉，精汁之清者，化而为髓，由脊骨上行入脑，名曰脑髓。盛脑髓者，名曰髓海……小儿无记性者，脑髓未满；高年无记性者，脑髓渐空。"若先天不足或后天失养，导致肾精不足，不能生髓充脑，则髓海空虚，常出现头晕目眩，视物昏花，耳鸣如蝉，记忆力减退，腰膝酸软无力。或小儿发育迟缓，囟门迟闭，智力不足等症状。

（二）滋养骨骼

骨为髓之府，髓为骨之充。髓的盈盛亏虚，直接影响骨骼的生长发育和代谢。肾生骨髓，肾荣精充则髓满，髓满则骨骼营养充分而强健有力。反之，精亏髓少，骨失充养，则会出现骨弱无力，或骨骼发育不良，或骨痿、骨脆、骨折等骨骼病变。《诸病源候论·牙齿病诸候》说："齿牙皆是骨之所终，髓之所养，髓弱骨虚，风气客之，则齿断。"《素问·痿论》说："肾气热，则腰脊不举，骨枯而髓减，发为骨痿。"

（三）化生血液

骨髓是化生血液的重要物质基础。《诸病源候论·虚劳病诸候》说："精者血之所成也。"又说："妊娠四月，始受水精，以成血脉。"精充髓满，则血液化源充足。因此，中医临床常用补肾填精之法治疗某些血虚证。

第四节　形体官窍
Physique, sense organs and orifices

形体官窍，是人体躯干、四肢、头面部等组织结构或器官的统称，是人体结构的组成部分，主要包括五体（five body constituents）和五官（five sense organs）九窍（nine orifices），以及五脏外华等内容。藏象学说认为，形体官窍虽为相对独立的组织或器官，各具不同的生理功能，但它们又都从属于五脏，分别为某一脏腑功能系统的组成部分。形体器官依赖脏腑经络的正常生理活动为之提供气血津液等营养物质而发挥正常的生理作用，其中与五脏的关系尤为密切。藏象学说采用以表知里的方法，着重通过活动的机体的外部表征来推导人体内部脏腑组织的运动规律，从而确定"象"与"脏"的关系。

形体官窍的状态，准确地反映着人体脏腑经络气血的健康情况，犹枝叶之与根本。所以，从形体官窍外部表征的异常变化，可以把握人体内部脏腑经络气血阴阳盛衰，从而测知病变之所在而确定适当的治疗方法。

一、形　体
Physique

形体，有广义与狭义之分。广义的形体，泛指人体的身形和体质。狭义的形体，指脉、筋、肌肉、皮肤、骨五种组织结构，称之为五体（five body constituents）。五体既与脏腑经络的机能状态密切相关，又与五脏有着特定的联系。五体与五脏这种对应关系称为"五脏所主"。所谓："五脏所主，心主脉，肺主皮，肝主筋（liver dominating tendon），脾主肉，肾主骨（kidney dominating bone）。"（《素问·宣明五气》）

（一）脉

在中医学中，脉（vessel）有多种含义，一指脉管，又称血脉、血府，是气血运行的通道。"夫脉者，血之府也"（《灵枢·决气》），属五体范畴。二指脉象、脉搏。所谓"按其脉，知其病"（《灵枢·邪气脏腑病形》），属四诊范畴。三指诊脉法，属切诊、脉诊范畴。四指疾病名称，属五不女之一，即螺、纹、鼓、角、脉中之脉。

1. 解剖形态　在五体中，脉（vessel）即脉管，又称血脉、血府，主要指血管，为气血运行的通道。"壅遏营气，令无所避，是谓脉"（《灵枢·决气》）。脉是相对密闭的管道系统，它遍布全身，无处不到，环周不休，外而肌肤皮毛，内而脏腑体腔，形成一个密布全身上下内外的网络。脉与心肺有着密切的联系，心与脉在结构上直接相连，而血在脉中运行，赖气之推动。心主血，肺主气，脉运载血气，三者相互为用，既分工又合作，才能完成气血的循环运行。因此，脉遍布周身内外，而与脏腑的关系尤为密切。

脉与经络、经脉的关系：经络是经脉和络脉的统称，其中纵行的主要干线称为经脉，由经脉分出网络全身的分支为络脉。经络是人体气血运行的通道，而经脉则是人体气血运行的主要通道。经络、经脉的含义较脉为广。实际上，言经络、经脉，则脉亦在其中了。

2. 生理功能

（1）运行气血：气血在人体的血脉之中运行不息，而循环贯注周身。血脉能约束和促进气血，使之循着一定的轨道和方向运行。饮食物经中焦脾胃的消化吸收，产生水谷精微，通过血脉输送到全身，为全身各脏腑的生理活动提供充足的营养。如果脉中气血数量减少，营养匮乏，就会导致全身气血不足。若脉中气血运行速度异常，运行迟缓则血瘀，血行加速、血液妄行则出血。

（2）传递信息：脉为气血运行的通道，人体各脏腑组织与血脉息息相通。脉与心密切相连。心脏推动血液在脉管中流动时产生的搏动，谓之脉搏。脉搏是生命活动的标志，也是形成脉象的动力。脉象是脉动应指的形象。脉象的形成，不仅与血、心、脉有关，而且与全身脏腑机能活动也有密切关系。因此，脉象成为反映全身脏腑功能、气血、阴阳的综合信息，是全身信息的反映。人体气血之多寡，脏腑功能之盛衰，均可通过脉象反映出来。所以，通过切脉来推断病理变化，可以诊断疾病。

3. 与脏腑的关系

（1）心主脉：脉为血液运行的通道，它能约束和促进血液沿着一定的轨道和方向循行。脉（vessel）为血之府，血液通过脉能将营养物质输送到全身各个部分。所以，脉间接地起着将水谷精微输送到全身的作用。

心主脉的机制有二：一是因为心与脉在结构上直接相连，息息相通，即"心之合脉也"之意。二是脉中的血液循环往复，运行不息，主要依靠心气的推动。因此，心不仅主血，而且也主脉。全身的血和脉均由心所主，心脏是血液循环的枢纽，心气是推动血液运行的动力。故曰："心主身之血脉"（《素问·痿论》）。所以，心的功能正常，则血脉流畅；心的功能异常，则血行障碍。如心气不足，鼓动乏力，则脉象虚弱；心气不足，血脉不充，则脉来细小；心脉瘀阻，血运不畅，则发绀，胁下痞块，脉律不整。

（2）肺、肝、脾与脉：肺朝百脉（lung linking with all vessels）；肝主藏血（liver storing blood），调节血量，防止出血；脾主统血（spleen dominating blood control），使血液不溢于脉外。所以，脉（vessel）的生理功能与肺、肝、脾等亦有密切关系。若肺、脾、肝的功能失常，则可导致脉络损伤，使血液不循常道，或上溢于口鼻诸窍，或下泄于前后二阴，或渗出于肌肤而形成出血、血瘀之候。

（二）皮

皮，皮肤的简称。皮毛是皮肤和附着于皮肤的毫毛的合称，包括皮肤、汗孔和毫毛等组织。皮肤有分泌汗液、润泽皮肤、调节呼吸和抵御外邪等功能。在五体中所说的皮，实指皮毛而言。一般习惯上常常皮与皮毛混称。

1. 解剖形态　皮肤是覆盖在人体表面，直接与外界环境相接触的部分。皮肤的纹理及皮肤与肌肉间隙处的结缔组织称之为皮腠，为腠理（striae）的组成部分。在中医文献上，有时又称皮肤为"腠"。皮肤为一身之表，具有护卫机体、抵御外邪、调节津液代谢、调节体温，以及呼吸、感觉等功能。

2. 生理功能

（1）护卫机体：皮肤是体表防御外邪的屏障。卫气行于皮毛，助皮肤以保护机体，使皮肤发挥抵御外邪的屏障作用。若卫气虚弱，皮肤疏缓，皮腠开，则外邪易于侵袭而致病。故曰："虚邪之中人也，始于皮肤，皮肤缓则腠理开，开则邪从毛发入，入则抵深"（《灵枢·百病始生》）。

（2）调节津液代谢：汗为津液所化。汗是津液代谢的产物。汗主要通过皮肤的汗孔（玄府、气门）而排泄，以维持体内津液代谢的平衡。卫气功能之强弱，皮肤腠理的疏密，汗孔之开合，可影响汗液的排泄，从而影响机体的津液代谢。如汗出过多必损伤津液，轻则伤津，甚则伤阴、脱津。所谓"津脱者，腠理开，汗大泄"（《灵枢·决气》）。

（3）调节体温：脏腑（zang-fu viscera）在气化过程中产生的少火，是正常的具有生气的火，是维持人体生命活动的阳气。少火达于皮肤，使皮肤温和，保持一定的温度。汗孔（又称鬼门、气门）是阳气藏泄的门户，"阳气者，一日而主外……日西而阳气已虚，气门乃闭"（《素问·生气通天论》）。正常的出汗有调和营卫、滋润皮肤的作用。皮肤通过排泄汗液，以调节体温并使之保持相对恒定。脏腑经络的阴阳平衡（equilibrium between yin and yang），气血和调，汗出无太过不及，则体温无高低之害，更无寒热之苦。阳热过盛则皮肤疏松，汗孔开张，增加汗出以泻热；阴寒太盛则皮腠致密，玄府闭塞，以减少阳气之丢失。所以说："天暑衣厚则腠理开，故汗出……天寒则腠理闭，气湿不行……则为溺与气"（《灵枢·五癃津液别》）。

（4）调节呼吸：肺为呼吸之橐籥。肺合皮毛，皮毛上的汗孔有呼吸吐纳之功，故又称汗孔为玄府。"凡人之气，由口鼻呼吸出入者，其大孔也；其实周身八万四千毛孔，亦莫不从而嘘嗡（呼吸吐纳之意）。"（《读医随笔·论喘》）。"遍身毛窍，俱暗随呼吸之气以为鼓伏"（《存存斋医话稿》）。

3. 与脏腑的关系　肺主皮毛（lung dominating skin and hair）。肺与皮肤、汗腺、毫毛的关系，可以从两个方面来理解：

其一，肺气宣发，输精于皮毛。肺主气，肺气宣发，使卫气和气血津液输布全身，以温养皮毛。皮毛具有抵御外邪侵袭的屏障作用。皮毛的营养，虽然与脾胃的运化有关，但必须赖肺气的宣发，才能使精微津液达于体表。故曰："肺之合皮也，其荣毛也"（《素问·五脏生成》)。若肺气虚弱，其宣发卫气和输精于皮毛的生理功能减弱，则卫表不固，抵御外邪侵袭的能力低下而易于感冒，或出现皮毛憔悴枯槁等现象。由于肺与皮毛相合，外邪侵袭皮毛，腠理（striae）闭塞，卫气郁滞的同时也常常影响及肺，导致肺气不宣；而外邪袭肺，肺气失宣时，也同样能引起腠理闭塞，卫气郁滞等病变。

其二，皮毛汗孔的开合与肺司呼吸相关。肺司呼吸（lung controlling respiration），而皮毛上汗孔的开合，有散气或闭气以调节体温，配合呼吸运动的作用。在中医学中汗孔又称"气门（spiracle）"（玄府、鬼门），故云："所谓玄府者，汗孔也"（《素问·水热穴论》）。汗孔不仅排泄由津液所化之汗液，实际上也随着肺的宣发和肃降进行着体内外气体的交换。所以唐容川在《中西汇通医经精义》中指出，皮毛有"宣肺气"的作用。因此，肺卫气虚，肌表不固，则常自汗出而呼吸微弱；外邪袭表，毛窍闭塞，又常见无汗而呼吸气喘的症状。

（三）肉

肉，肌肉的简称，泛指解剖学的肌肉、脂肪和皮下组织。肌肉又称肌、分肉。肌肉外层（皮下脂肪）为白肉，内层（肌肉组织）为赤肉，赤白相分，界限分明，故称。肌肉具有主司全身运动之功。

1. 解剖形态　肉，肌肉的纹理称为肌腠，又称肉腠、分理。人体肌肉较丰厚处称之为䐃或肉䐃，"䐃，肉之聚也"（《类经·藏象类》）。肌肉之间互相接触的缝隙或凹陷部位称为溪谷，为体内气血汇聚之所，亦是经气所在之处。大的缝隙处称谷，小的凹陷处称溪，"肉之大会为谷，肉之小会为溪"（《素问·气穴论》）。肌肉与皮肤统称为肌肤，肌肉与皮肤之间的部位称为肌皮。肌肉与骨节相连部位为肉节。

2. 生理功能

（1）主司运动：人体各种形式的运动，均需肌肉、筋膜和骨节的协调合作，但主要靠肌肉的舒缩活动来完成。肌肉收缩弛张，始能动作。故曰："二十岁，血气始盛，肌肉方长，故好趋；三十岁，五脏大定，肌肉紧固，血脉盛满，故好步"（《灵枢·天年》）。

（2）保护脏器："肉为墙"（《灵枢·经脉》）。墙，障壁之谓，房屋或园场周围的障壁称之为墙。墙具有屏障作用。"肉为墙"，意即肌肉起着屏障作用。肌肉既可保护内在脏器，缓冲外力的损伤，又可抗拒外邪的侵袭。如"肉不坚，腠理疏，则善病风"（《灵枢·五变》）。

3. 与脏腑的关系

脾主肌肉（spleen dominating muscle）：肌肉的营养来自脾所吸收转输的水谷精微。脾主肌肉，是由脾运化水谷精微的功能所决定的，"脾……主运化水谷之精，以生养肌肉，故合肉"（《黄帝内经素问集注·五脏生成篇》）。脾胃为气血生化之源，全身的肌肉，依靠脾所运化的水谷精微来营养。营养充足则肌肉发达丰满。因此，人体肌肉壮实与否，与脾的运化功能有关。故曰："脾主身之肌肉"（《素问·痿论》），"脾者，肉之本，脾气已失，则肉不荣"（《中藏经》），"脾胃俱旺，则能食而肥，脾胃俱虚，则不能食而瘦"（《脾胃论·脾胃胜衰论》）。如脾气虚弱，营养匮乏，必致肌肉瘦削，软弱无力，甚至痿废不用。

四肢，又称四末，是肌肉比较集中的部位，"四肢为脾之外候"（《体仁汇编》）。所谓"脾主四肢（spleen dominating limbs）"，是说人体的四肢，需要脾气输送营养才能维持其正常的功能活动。脾气健运，营养充足，则四肢轻劲，灵活有力；脾失健运（dysfunction of spleen in transportation），营养不足，则四肢倦怠乏力，甚或痿弱不用。

在临床上，中医学有"治痿独取阳明"（《素问·痿论》）之说，意即调理脾胃是治疗痿证的重要方法之一。

（四）筋

筋，在五体（five body constituents）中指肌腱和韧带。筋性坚韧刚劲，对骨节肌肉等运动器官有约束和保护作用；在经络学说中，筋为经筋之简称。

1. 解剖形态　筋是联结肌肉、骨和关节的一种坚韧刚劲的组织，为大筋、小筋、筋膜的统称。附于骨节者为筋，筋之较粗大者为大筋，较细小者为小筋，包于肌腱外者称为筋膜。诸筋会聚所成的大筋又称宗筋，"宗筋弛缓，发为筋痿"（《素问·痿论》）。宗筋的另一含义特指阴茎，宗筋聚于前阴，故常以宗筋代指阴茎或睾丸。膝为诸筋会集之处，故称"膝为筋之府"（《灵枢·经筋》）。

2. 生理功能

（1）连结骨节：筋附于骨而聚于关节，"诸筋者，皆属于节"（《素问·五脏生成论》），"诸筋从骨……连续缠固，手所以能摄，足所以能步，凡厥运动，罔不顺从"《圣济总录·伤折门》。筋连结骨节肌肉，不仅加强了关节的稳固性，而且还有保护和辅助肌肉活动的作用。故曰："筋者，周布四肢百节，联络而束缚之"（《风劳臌膈四大证治》）。

（2）协助运动：人体的运动系统是由骨、骨连结和骨骼肌三部分组成的。筋附着于骨节间，起到了骨连结的作用，维持着肢体关节的屈伸转侧，运动自如。肢体关节的运动，除肌肉的舒缩外，筋在肌肉、骨节之间的协同作用也是很重要的。故曰："宗筋主束骨而利机关也"（《素问·痿论》），"机关纵缓，筋脉不收，故四肢不用也"（《圣济总录·诸风门》）。

3. 与脏腑的关系

（1）肝主筋（liver dominating tendon）："肝主筋"（《素问·宣明五气篇》），"肝主身之筋膜"（《素问·痿论》）。筋束骨，系于关节，维持正常的屈伸运动，须赖肝血的濡养。肝血充足则筋力劲强，关节屈伸有力而灵活，肝血虚衰则筋力疲惫，屈伸困难。肝体阴而用阳（liver being yin in substance and yang in function），故筋的功能与肝阴肝血的关系尤为密切。所谓"筋属肝木，得血以养之，则和柔而不拘急"（《风劳臌膈四大证治》）。肝血充盛，使肢体的筋和筋膜得到充分的濡养，维持其坚韧刚强之性，肢体关节才能运动灵活，强健有力。若肝的阴血亏损，不能供给筋和筋膜以充足的营养，则筋的活动能力就会减退。当年老体衰，肝血衰少时，筋膜失其所养，故动作迟钝、运动失灵。在病理情况下，许多筋的病变都与肝的功能有关。如肝血不足，血不养筋，则可出现肢体麻木、屈伸不利、筋脉拘急、手足震颤等症状。若热邪炽盛，燔灼肝之阴血，则可发生四肢抽搐、手足震颤、牙关紧闭、角弓反张等肝风内动之证。

（2）脾胃与筋："食气入胃，散精于肝，淫气于筋"（《素问·经脉别论》）。人以水谷为本，脾胃为水谷之海，气血生化之源。脾胃健旺，化源充足，气血充盈，则肝有所滋，筋有所养。所以，筋与脾胃也有密切关系。若脾被湿困，或脾胃虚弱，化源不足，筋失所养，可致肢体软弱无力，甚则痿废不用。

（五）骨

骨（bone），泛指人体的骨骼。骨具有贮藏骨髓，支持形体和保护内脏的功能。

1. 解剖形态　中医学远在《内经》时代，就对骨骼的解剖和功能有比较详细的记载。如《灵枢·骨度》对人体骨骼的长短、大小、广狭等均有较为正确的描述。宋代《洗冤录》中所记载的人体骨骼名称和数量，与现代解剖学基本相符。

2. 生理功能

（1）贮藏骨髓："骨者，髓之府"（《素问·脉要精微论》）。骨为髓府，髓（marrow）藏骨中，所以说骨有贮藏骨髓的作用。骨髓能充养骨骼。骨的生长、发育和骨质的坚脆等都与髓的盈亏有关。骨髓充盈，骨骼得养，则骨骼刚健。反之，会出现骨的生长发育和骨质的异常变化。

（2）支持形体：骨具坚刚之性，为人身之支架，能支持形体，保护脏腑，故云："骨为干"（《灵枢·经脉》）。人体以骨骼为主干，骨支撑身形，使人体维持一定的形态，并防卫外力对内脏的损伤，从而发挥保护作用。骨所以能支持形体，实赖于骨髓之营养，骨得髓养，才能维持其坚韧刚强之性。若精髓亏损，骨失所养，则会出现不能久立，行则振掉之候。

（3）主管运动：骨是人体运动系统的重要组成部分。肌肉和筋的收缩弛张，促使关节屈伸或旋转，从而表现为躯体的运动。在运动过程中，骨及由骨组成的关节起到了支点和支撑并具体实施动作等重要作用。所以一切运动都离不开骨骼的作用。

3. 与脏腑的关系

（1）肾主骨（kidney dominating bone）：因为肾藏精（kidney storing essence），精生髓而髓又能养骨，所以骨骼的生理功能与肾精有密切关系。髓藏于骨骼之中，称为骨髓。肾精充足，则骨髓充盈，骨骼得到骨髓的滋养，才能强劲坚固。总之，肾精具有促进骨骼的生长、发育、修复的作用，故称"肾主骨"。如果肾精虚少，骨髓空虚，就出现骨骼软弱无力，甚至骨骼发育障碍。所以小儿囟门迟闭、骨软无力，以及老年人的骨质脆弱、易于骨折等均与肾精不足有关。

齿为骨之余，齿与骨同出一源，也是由肾精所充养，故曰："齿者，肾之标，骨之本也"（《杂病源流犀烛》）。牙齿的生长、脱落与肾精的盛衰有密切关系。所以，小儿牙齿生长迟缓，成人牙齿松动或早期脱落，都是肾精不足（kidney essence insufficiency）的表现，常用补益肾精的方法治疗，每多获效。

（2）奇经与骨：脊即脊椎，由颈椎、胸椎、腰椎、骶骨和尾骨组成。脊内有督脉，"督脉者，起于下极之俞，并于脊里，上至风府，入属于脑"（《难经·二十八难》）。故"督脉为病，脊强反折"（《素问·骨空论》），"督脉之为病，脊强而厥"（《难经·二十九难》）。所以，奇经之督脉与骨有密切关系。临床上，补益督脉之品可以治疗骨骼特别是脊骨之病。

二、官　窍
Sense organs and orifices

官窍，泛指器官和孔窍。本节所述的官窍是五官（five sense organs）和九窍（nine orifices）的统称。官指舌、鼻、口、目、耳等五个器官，简称五官。五官分属于五脏，为五脏之外候。"鼻者，肺之官也；目者，肝之官也；口唇者，脾之官也；舌者，心之官也；耳者，肾之官也""五官者，五脏之阅也"（《灵枢·五阅五使》）。除五官之外，咽喉也属于官之范畴。"人之九窍，阳七，阴二，皆五脏主之"（《古今医彻》）。阳窍有七，一般称七窍，是头面部（眼二、耳二、鼻孔二和口）七个窍的合称。头面部的七窍，又称上窍、清窍、阳窍。人体清阳之气出于上窍，故曰："清阳出上窍"。阴窍有二，指前后二阴（前阴尿道口和后阴肛门）。二阴，又称下窍，人体气化产物如尿便，皆从二阴排出，故称"浊阴出下窍"。头部七窍及前后二阴谓之"九窍"，"头有七阳窍，下有二阴窍，人身只有此九窍耳"（《黄帝内经素问注证发微》）。

五脏（five viscera）的精气分别通于七窍。五脏有病，往往从七窍变化中反映出来。"五脏常内阅于上七窍也。故肺气通于鼻，肺和则鼻能知臭香矣；心气通于舌，心和则舌能知五味矣；肝气通于目，肝和则目能辨五色矣；脾气通于口，脾和则口能知五谷矣；肾气通于耳，肾和则耳能闻五音矣。五脏不和，则七窍不通"（《灵枢·脉度》）。肾又开窍于二阴，每一官窍不仅与其相应的脏腑有着特定的联系，而且与其他脏腑也有密切关系，体现出局部与整体的统一。如目虽为肝之窍，但又与心、肺、脾、肾有着密切关系。因此，目又分属于五脏。这种官窍与脏腑相关的理论，在眼科、耳鼻喉科临床上具有重要的指导意义，也是耳针疗法、眼针疗法、鼻针疗法的理论依据。

（一）舌

舌内应于心，司味觉，与吞咽、发音有密切关系。舌象 [舌质和舌苔（fur）] 是望诊的重要内容。

1. 解剖形态　舌位于口腔底部，舌之根部称为舌本、舌根；舌之中部谓之舌中；舌之尖部为舌尖；舌之两侧称为舌旁。舌之肌肉脉络组织称为舌体、舌质。舌分上下两面，上面称为舌背、舌面，其上有丝状乳头、菌状乳头和轮廓乳头，附着在舌面上的一层苔状物称为舌苔（fur），又名舌垢。舌的下面称为舌底、舌腹，舌的下面正中有一黏膜皱襞为舌系带，舌下静脉丛及舌系带称为舌系。舌系带两侧静脉上有两个奇穴，左为金津，右为玉液。

2. 生理功能　舌有感觉味觉、协助咀嚼、吞咽食物和辅助发音的功能。舌为司味之窍、声音之机。舌的主要功能是主司味觉和辅助发音而表达语言。舌的味觉和语言功能，有赖于心主血脉（heart dominating blood and vessel）和心主神志的生理功能。如心的生理功能异常，便可导致味觉的改变和舌强语謇等病理现象。

3. 与脏腑经络的关系

（1）心开窍于舌：心开窍于舌，是指舌为心之外候，"舌为心之苗"。心经的经筋和别络，均上系于舌。心的气血通过经脉的流注而上通于舌，以保持舌体的正常色泽形态和发挥其正常的生理功能。所以，察舌可以测知心的生理功能和病理变化。心的功能正常，则舌体红活荣润，柔软灵活，味觉灵敏，语言流利。若心有病变，可以从舌上反映出来。心主血脉功能失常时，如心阳不足，则舌质淡白胖嫩；心血不足，则舌质淡白；心火上炎（heart fire flaming），则舌尖红赤；心脉瘀阻，则舌紫，瘀点瘀斑；如心主神志的功能异常，则可现舌强、舌卷、语謇或失语等。

（2）与其他脏腑的关系：舌不仅为心之窍，而且通过经脉与五脏六腑皆有密切联系。如："脾脉连舌本，肾脉挟舌本，肝脉绕舌本"（《知医必辨·论疾病须知四诊》），"唇舌者肌肉之本也"（《灵枢·经脉》）。因此，舌与五脏六腑皆相关，其中尤以与心和脾胃的关系更为密切。在病理上，五脏六腑的病变均可显现于舌。所以，舌诊成为一种独特的中医诊断方法。舌诊脏腑部位的分属为：舌尖属心肺，舌边属肝胆（左边属肝，右边属胆），中心属脾胃，舌根属肾。

（3）舌与经脉：在经脉中，手少阴之别系舌本，足少阴之脉挟舌本，足厥阴之脉络舌本，足太阴之脉连舌本，散舌下，足太阳之筋结于舌本，足少阳之筋入系舌本。五脏六腑直接或间接地通过经络（meridian and collateral）、经筋与舌相联。因此，脏腑有病，可影响舌的变化。

（二）鼻

鼻，又名明堂，为肺之窍，是呼吸清浊之气出入的门户。鼻与嗅觉有关，也是外邪入侵之门户。

1. 解剖形态 鼻，隆起面部中央，上端狭窄，突于两眶之间，连于额部，名为頞（即鼻根），又名山根、下极、王宫。前下端尖部高处，名为鼻准，又名准头、面王、鼻尖。鼻准两旁隆起部分，名为鼻翼。鼻之下部有两孔，名为鼻孔。鼻孔内有鼻毛（又名鼻须），鼻孔深处称为鼻隧。頞以下至鼻准，有鼻柱骨突起，名为鼻梁，又称鼻茎、天柱。

2. 生理功能

（1）气体出入的门户：呼吸系统是由鼻、喉、气管及肺等器官共同组成的。其中，鼻、喉、气管及其分支构成气体出入于肺的通道，称为呼吸道，"口鼻者，气之门户也"（《灵枢·口问》）。鼻为呼吸道的起始部，下连于喉，通过气管而直贯于肺，助肺而行呼吸，是气体出入之门户。故曰："肺之呼吸全赖鼻孔，鼻之两孔为气出入之门，呼出浊气，吸入清气也。"（《医易一理》）

（2）主司嗅觉：鼻子辨别气味谓之嗅。鼻为司嗅之窍。鼻窍通利，则能知香臭。因肺气通于鼻，故鼻之嗅觉灵敏与否，与肺气通利与否有关。所以，肺的病变，可见鼻塞、鼻煽、流涕等症状。

（3）协助发音：喉上通于鼻，司气息出入而行呼吸，为肺之系。鼻具有行呼吸和发声音的功能。鼻与喉相通，同属肺系，故鼻有助喉以发声音的作用。

（4）外邪入侵之门户：鼻与自然界直接相通，为外邪侵袭机体之门户。孔窍为外邪侵入人体的重要途径。鼻为肺窍，故鼻为外邪犯肺之门户。"温邪感触，气从口鼻直走膜原中道……至于春温夏热，鼻受气则肺受病"（《眉寿堂方案选存·卷上》），"温邪上受，首先犯肺"（《外感温热篇》）。"温邪中自口鼻，始而入肺。"（《临证指南医案·卷五》）

3. 与脏腑经络的关系

（1）肺开窍于鼻：鼻为呼吸出入的通道，具有通气的功能。肺司呼吸（lung controlling respiration），故有"鼻为肺窍"之说。鼻还有主嗅觉的功能。鼻的嗅觉和通气功能均须依赖于肺气的作用。肺气和利，则呼吸通畅，嗅觉灵敏。鼻为肺窍，故鼻又为邪气侵犯肺脏的通路。所以在病理上，外邪袭肺，肺气不利，常常是鼻塞、流涕、嗅觉不灵，甚则鼻翼煽动与咳嗽喘促并见，故临床上可把鼻的异常表现作为推断肺脏病变的依据之一。

（2）鼻与其他脏腑：鼻通过经络与五脏六腑紧密地联系着，不仅为肺之窍，而且与脾、胆、肾、心等也有密切关系。

脾（spleen）与鼻，脾统血，鼻为血脉多聚之处，鼻的健旺，有赖脾气的滋养。鼻准属脾，当脾有病变时，常影响于鼻窍，"脾热病者，鼻先赤"（《素问·刺热篇》）。可见脾的生理和病理与鼻有紧密关系。

胆（gallbladder）与鼻，胆为中清之腑，其清气上通于脑。胆之经脉，曲折布于脑后。

脑下通于空格，空格之下为鼻。胆之经气平和，则脑、空格、鼻功能正常。反之，胆经有热，热气循经上行，移于脑而犯于颜和鼻，则可致辛颜鼻渊。临床上，实证、热证的鼻病，多与胆经火热有关。

肾（kidney）与鼻，鼻为肺窍，是气体出入门户。肺为呼吸之主，肾为纳气之根。肾气充沛，摄纳正常，肺与鼻才得通畅。如肾虚，则易于发生鼻病，"五气所病……肾为欠为嚏"（《素问·宣明五气论》）。

鼻与心，心与鼻也有一定关系。"心主嗅，故令鼻知香臭"（《难经·四十难》），"心肺有病，而鼻为之不利"（《素问·五脏别论》）。

（3）鼻与经脉：鼻为经脉聚焦，清阳交会之处。循行于鼻的经脉有：足阳明胃经（stomach meridian of foot yangming）起于鼻外侧，上行至鼻根部，向下沿鼻外侧进入上齿龈；手阳明大肠经（large intestine meridian of hand yangming）止于鼻翼旁；足太阳膀胱经（bladder meridian of foot taiyang）起于目内眦；手太阳小肠经（small intestine meridian of hand taiyang），其支者从颐抵鼻旁到内眦；督脉（governor vessel）沿额正中下行到鼻柱至鼻尖端至上唇；任脉（conception vessel）、阳蹺脉（yang heel vessel）均直接循经鼻旁。

（三）口

口，指整个口腔，包括口唇、舌、齿、腭、咽等。口为脾之外窍，进谷、辨五味（five flavors）、泌津液、磨谷食、助消化及出语言等功能。胃之所系。

1. 解剖形态 口，下连气管、食管，为消化管的起始部分。食物经咽至食管，口是饮食物摄入的门户。口唇，又名唇、唇口、飞门，位于口之前端，分上唇、下唇两部分。上唇表面正中线上有一浅沟称为"人中"，其中上 1/3 交界处为人中穴。唇为脾之外候。

2. 生理功能

（1）进水谷辨五味："口者胃之门户"（《血证论·口舌》），"口为身之门，舌为心之苗，主尝五味，以布五脏焉"（《世医得效方·卷十七·口齿兼咽喉科》）。口腔为消化管的始端，具有进饮食、磨谷食、知五味、泌津液、助消化的功能。

（2）助呼吸发声音："口唇者，音声之扇也……悬雍垂者，音声之关也"（《灵枢·忧恚无言》）。口腔也是气体出入之门户，有助肺呼吸和发声音的作用。

3. 与脏腑经络的关系

（1）脾开窍于口："脾主口……在窍为口"（《素问·阴阳应象大论》），"口唇者，脾之官也"（《灵枢·五阅五使》），"脾气通于口，脾和则能知五谷矣"（《灵枢·脉度》）。脾开窍于口，饮食、口味等与脾之运化功能有关。脾主运化（spleen dominating transportation and transformation），脾气健旺，则津液上注口腔，唇红而润泽，舌下金津、玉液二穴得以泌津液助消化，则食欲旺盛，口味正常。口唇与脾在生理功能上互相配合，才能完成腐熟水谷、输布精微的功能。脾主肌肉（spleen dominating muscle），口唇为脾之外候，故脾的生理病理常常从口唇的变化反映出来。

（2）与其他脏腑："口者，五脏六腑之所贯通也。脏腑有偏胜之疾，则口有偏胜之症。"（《罗氏会约医镜》）口与五脏六腑相联系，不仅为脾之窍，而且还与心、胃、肾、肝等有密切关系；舌为心之苗；肾主骨（kidney dominating bone），齿为骨之余；胃经食管、咽而直通于口齿，为胃系之所属；肝脉环唇内，络舌本，其气上通舌唇。所以，口腔的生理病理与心、肾、胃、肝等脏腑也有密切关系。

（3）口与经脉：口腔是经脉循行的要冲，手阳明大肠经（large intestine meridian of hand yangming）、足阳明胃经（stomach meridian of foot yangming）、手少阴心经（heart meridian of hand shaoyin）、足少阴肾经（kidney meridian of foot shaoyin）、手少阳三焦经［triple energizer (jiao) meridian of hand shaoyang］、足少阳胆经（gallbladder meridian of foot shaoyang）、足厥阴肝经（liver meridian of foot jueyin），以及督脉（governor vessel）、任脉（conception vessel）、冲脉（thoroughfare vessel）均循行于此。

口齿唇舌，通过经络的运行，与脏腑密切地联系起来，在五脏六腑中，与脾、心、肾、胃、肝更为密切。

（四）咽喉

咽喉，一是咽和喉的总称；二指口咽部。中医古代医籍常咽、喉并称。咽喉是司饮食、行呼吸、发声音的器官。

1. 解剖形态 咽喉上连口腔而通于鼻，下通肺胃，又是经脉循行之要冲。喉在前，连于气道，合声门称作喉咙，通于肺脏，为肺之系。咽在后，接于食管，直贯胃腑，为胃之系。故曰："喉……为肺之系，""咽者……为胃之系"（《重楼玉钥·喉科总论》）。

咽，又名嗌、咽嗌，古称咽。一指口腔后部，是饮食和呼吸的共同通道。"咽喉者，水谷之道也。喉咙者，气之所以上下者也"（《灵枢·忧恚无言》）。现代解剖学的咽，可分为鼻咽部（包括鼻后至软腭上部）、口咽部（包括软腭以下至舌骨平面处）、喉咽部（包括舌骨平面以下至环状软骨下缘）。二指食管。

2. 生理功能

（1）行呼吸发声音："喉者空虚，主气息出入呼吸，为肺之系，乃肺气之通道也，"（《重楼玉钥·喉科总论》）。喉为清浊之气，呼吸出入的要道。喉既是呼吸道，又是发声器官。"喉咙者，气之所以上下者也；会厌者，声音之户也；口唇者，音声之扇也；舌者，音声之机也；悬雍垂者，音声之关也；颃颡者，分气之所泄也"（《灵枢·忧恚无言》）。声音的发出是在肺气的推动下，由喉咙、会厌、舌、口唇、悬雍垂等器官共同作用的结果。

（2）通利水谷："咽者咽也，主通利水谷，为胃主系，乃胃气之通道也"（《重楼玉钥·喉科总论》）。咽是消化管从口腔到食管的必经之路，也是呼吸道中联系鼻与喉的要道。咽是消化和呼吸共用的器官，通利水谷为其主要生理功能。故曰："咽与喉，会厌与舌，此四者同在一门，而其作用各异。喉以呼气，故喉气通于天；咽以咽物，故咽气通于地；会厌与喉上下以司开阖，食下则吸而掩，气上则呼而出。……四者相交为用，缺一则饮食废而死矣。"（《儒门事亲·卷三》）

3. 与脏腑经络的关系

（1）喉为肺系：喉是呼吸的门户和发音器官。肺主声，声音出于肺而根于肾。肺的经脉过喉，故喉的通气和发音与肺有关。肺主气（lung dominating qi），声由气发，所以声音的产生与肺的生理功能有关。又肾脉挟舌本，肾精充足，上承会厌（会厌为声音之门户，肺的经脉亦通会厌），鼓动声道而出声。所以说，肺为声音之门，肾为声音之根。总之，中医学认为声音的产生与肺肾有关。如果肺有病变，不仅可使喉咙通气不利，而且还可使声音发生变化，如声音嘶哑或失音。客邪壅肺者，为"金实则无声"，其证属实。肺气虚弱，肺阴不足，为"金碎则无声"，其证属虚。

（2）咽为胃系：咽为胃系之所属，与胃相通，是水谷之通道。故胃气健旺，咽的功能正常。若胃腑蕴热，则咽部出现红、肿、痛的病理变化。"凡咽痛而饮食不利者，胃火也"（《血证论·咽喉》）。"胃经受热，胃气通于喉咙，故患喉痛"（《疮疡经验全书·卷一》）。脾与胃互为表里，足太阴脾经络于胃，上挟咽喉，故咽喉与脾也有密切关系。"脾胃有热，则热气上冲，致咽喉肿痛"《太平圣惠方，卷三十五》。由于脾胃疾病多反映于咽喉，故有"喉咙者，脾胃之候也"的说法。

（3）咽喉与其他脏腑：肾藏精，其经脉入肺中，循喉咙。咽喉得肾之精气濡养，生理功能正常，则不易为邪毒所犯。若因肾虚精亏，咽喉失于濡养，则易为病。"肾水不能潮润咽喉，故其病也。"（《疡医大全》）

肝之经脉循喉咙入颃颡，肝之经气上于咽喉。若肝气郁结（liver qi stagnation），疏泄升降失常，则影响喉的正常生理功能。肝郁化火，可导致气血凝滞于咽喉而发病，"厥阴终者，中热嗌干"（《素问·诊要经终论》）。可见，咽喉与肝肾也密切相关。

（4）咽喉与经脉：咽喉是经脉循行交会之处，在十二经脉（twelve meridians）中，除手厥阴心包经（pericardium meridian of hand jueyin）和足太阳膀胱经（bladder meridian of foot taiyang）间接通于咽喉外，其余经脉直接通达。手太阴肺经（lung meridian of hand taiyin），入肺脏，循经喉中。手阳明大肠经（large intestine meridian of hand yangming），从缺盆上走颈部，挟口入下齿中。足阳明胃经（stomach meridian of foot yangming），从上齿中，出挟口环唇，循下颌角前，沿咽喉入缺盆。足阳明胃经，上行挟食管二旁，循经咽喉连于舌根。手少阴心经（heart meridian of hand shaoyin），挟食管上循咽喉，连于眼。手太阳小肠经（small intestine meridian of hand taiyang），其支从缺盆循颈经咽喉上颊。足少阴肾经（kidney meridian of foot shaoyin），从肺上循喉咙，挟舌根。手少阳三焦经［triple energizer (jiao) meridian of hand shaoyang］，从肩走颈经咽喉至颊。足少阳胆经（gallbladder meridian of foot shaoyang），从颊车，下走颈经咽喉至缺盆。足厥阴肝经（liver meridian of foot jueyin），循经喉咙，上入颃颡，环行于唇内。此外，任脉（conception vessel）、冲脉（thoroughfare vessel）循喉咙，络于口唇。

（五）目

目，即眼、眼睛，又称精明、命门。眼由眼球、视路和附属器（包括眼睑、结膜、泪器、眼外肌和眼眶）组成，为视觉器官。眼又是望诊察神的重要器官。眼的生理功能与全身脏腑经络均有关系。

1. 解剖形态　中医学认为，目主要由白睛、黑睛、瞳仁、两睑、两眦五个部分组成。

用五轮学说来说明眼睛的组织结构和生理、病理现象，成为眼科的独特理论。五轮，为气轮、风轮、水轮、血轮和肉轮的统称。白睛属气轮，黑睛为风轮，瞳孔（瞳子、瞳神）为水轮，内外眦（眼内外角）为血轮，眼睑为肉轮。

2. 生理功能

（1）主司视觉："目者，司视之窍也，"（《医宗金鉴·刺灸心法要诀》）。目具有视万物，察秋毫，辨形状，别颜色的重要功能，为脏腑先天之精（congenital essence）所成，后天之精（acquired essence）所养。"五脏六腑之精，皆上注于目而为之精……目者，五脏六腑之精也。"（《灵枢·大惑论》）

（2）心灵之窗："目为神之牖"（《推蓬悟语》），神为生死之本，得神则生，失神则死。

"目为神窍"（《寿世传真》），目可以传神。眼之活动灵敏，精彩内含，炯炯有神，谓之有神；活动迟钝，目无精彩，目暗睛迷，为无神；若目光突然转亮，为假神，乃"回光返照"之危象。因此，望眼神成为望诊中望神之重要内容。

3. 与脏腑的关系

（1）目与五脏："眼通五脏，气贯五轮"（《济生方·卷五·目》）。所谓轮，是比喻眼球形圆，转动灵活，宛如车轮之意。"五轮者，皆由五脏之精气所发；名之曰轮，其象如车轮圆转，运动之意也"（《审视瑶函》）。根据五轮学说，目部的脏腑相关部位为：内眦及外眦的血络属心，称为"血轮"，因为心主血，血之精为络；黑珠属肝，称为"风轮"，因肝属风主筋，筋之精为黑睛；白珠属肺称为"气轮"，因肺生气，气之精为白睛；瞳仁属肾，称为"水轮"，因肾属水，主骨生髓，骨之精为瞳仁；眼胞属脾称为"肉轮"，因脾主肌肉（spleen dominating muscle），肌肉之精为约束（眼睑）。

因脏与腑相表里，故血轮与心、小肠，风轮与肝、胆，气轮与肺、大肠，水轮与肾、膀胱，肉轮与脾、胃相关。所以有"目窍于肝，出于肾，用于心，运于肺，藏于脾"（《证治准绳》）之说。五轮学说不仅是眼科的独特理论，也是眼针疗法的理论基础。

（2）肝开窍于目：眼目是视觉器官。在正常情况下，眼睛精彩内含，神光充沛，视物清楚正确，能够辨别物体的颜色和长短。在心神的主宰下，五脏六腑之精气，通过血脉而上注于目，使之发挥正常的生理功能。虽然五脏六腑都与目有着内在联系，但其中尤以肝最为密切。因为"肝气通于目，肝和则能辨五色矣"（《灵枢·脉度》）；肝主藏血（liver storing blood），"肝受血而能视"（《素问·五脏生成》）；肝的经脉上连于目系（目系又称眼系、目本，为眼球内连于脑的脉络）。所以说，眼为肝之外候，肝开窍于目。因此，肝的功能正常与否，常常在目上反映出来。例如，肝火上炎，则目赤肿痛；肝风内动可见两目斜视、天吊等。眼睛的视觉功能，既依赖于全身脏腑经络气血的充养，又需要肝之阴血的濡养，所以许多眼科疾患在治疗上既照顾整体，又突出强调治肝，体现了局部和整体的统一。

（3）目与经脉："诸脉者，皆属于目"（《素问·五脏生成》）。目与十二经脉、奇经八脉均有密切关系，经脉周密地分布在眼的周围，使脏腑之气血灌注于目，保证了眼与脏腑的密切联系。

足三阳经之本经均起于眼或眼附近，而手三阳经皆有 1～2 条支脉终止于眼或眼附近；此外，以本经或支脉，或别出之正经连于目系者，有足厥阴肝经、手少阴心经以及足之三阳经；在奇经八脉中，其起止循行与目直接相关者，主要有督脉、任脉、阴跷脉、阳跷脉等；经筋分布于眼及眼周围者，有手足三阳之筋。故曰："目者，宗脉之所聚也"（《灵枢·口问》）。

4. 八郭学说 八郭是指中医眼科在外眼划分的八个部位（或方位）。一般多用自然界八种物质或八卦名称来命名，即天（乾）郭、地（坤）郭、风（巽）郭、雷（震）郭、泽（兑）郭、山（艮）郭、火（离）郭、水（坎）郭。外眼划分的部分之所以称之为郭，系取其有如城郭护卫之意。至于八郭的位置，内应脏腑及临床意义，历来各家说法不一，仅供参考。八郭学说在临床上的应用远不如五轮学说普遍。

（六）耳

耳位于头面部之两侧，属清窍，为听觉和位觉（平衡觉）器官。耳的生理功能与五脏皆相关，而与肾中精气盛衰的关系尤为密切。

1. 解剖形态 耳位于头面部之两侧。为清阳之气上通之处，属清窍之一。由外耳（包括耳郭和外耳道），中耳（包括鼓膜、鼓室和咽鼓管等）和内耳（包括耳蜗、前庭和半规管）三部分组成。耳之外壳称为耳郭，又名耳壳。耳郭前凹后凸：耳郭的游离缘卷曲，称为耳轮。耳轮前方有一与其平行的弓状隆起，称为对耳轮。对耳轮向上分为两脚，分别称为对耳轮上脚和对耳轮下脚，两脚之间的凹陷部，称为三角窝。在耳轮与对耳轮之间的浅沟，称为耳舟，在对耳轮前方有一陷凹，称为耳甲，它被耳轮脚分为上下两部，上部为耳甲艇，下部为耳甲腔。耳甲腔前方有一突起，名为耳屏，又名耳门、蔽。在对耳轮下端有一结节状突出，与耳屏相对，称为对耳屏。耳屏与对耳屏之间有耳屏间相连，耳甲腔向内经外耳门（又名耳孔）可通入外耳道。耳轮之垂下处，名为耳垂、耳坠、耳垂珠。耳膜，即鼓膜。人体各部位和脏器在耳郭上有一定的"反映区"：在反映区出现的敏感点。称为耳穴。耳郭的外部形态为耳针定穴的标志。耳为听觉器官，有司听觉、主平衡之功。

2. 生理功能 "耳者，司听之窍也"（《医宗金鉴·刺灸心法要诀》），耳的主要功能主司听觉。另外，耳也是人体的平衡器官。耳的功能靠精、髓、气、血的充养，尤其与肾的关系较为密切。肾精充盈，髓海得养，则听觉灵敏，分辨力高。反之，肾精虚衰，髓海失养，则听力减退，耳鸣耳聋。

3. 与脏腑经络的关系

（1）肾与耳：肾开窍于耳，"耳之聪司于肾"（《古今医案按》），"肾主耳……在窍为耳"（《素问·阴阳应象大论》），"肾气通于耳，肾和则能闻五音矣"（《灵枢·脉度》），"两耳通脑，所听之声归于脑"（《医林改错》）。肾藏精（kidney storing essence），精生髓，髓聚于脑，精髓充盛，髓海得养，则听觉才会灵敏。故称肾开窍于耳，"耳为肾之外候"（《难经·四十难》）。故临床上常常把耳的听觉变化，作为推断肾气盛衰的一个标志。人到老年，肾中精气逐渐衰退，故听力每多减退。

（2）耳与其他脏腑

1）耳与心："肾为耳窍之主，心为耳窍之客"（《证治准绳·杂病》），故有"心开窍于耳"之说。因为"耳者，心之窍……心在窍为舌，肾在窍为耳，可见舌本属心，耳兼乎心肾也"（《类经·藏象类》）。所以耳属心肾二脏之窍，但以肾为主，以心为客。故曰："肾开窍于耳，故治耳者以肾为主"，或曰："心亦开窍于耳，何也？盖心窍本在舌，以舌无孔窍，因寄于耳，此肾为耳窍之主，心为耳窍之客耳"（《医贯·卷五》），说明心与耳的生理有关。

2）耳与肝：胆肝气通于耳，肝气条达，则听力聪敏。若肝脏功能失调，"虚则目䀮䀮无所见，耳无所闻"，"气逆则头痛，耳聋不聪"（《素问·脏气法时论》），胆附于肝，胆足少阳之脉，其支者从耳后入耳中出走耳前。肝胆主升发，喜条达，若肝胆失调，胆经有热，易上逆于耳而为病，"足少阳胆经，上络于耳，邪在少阳，则耳聋也"（《医学心悟·伤寒六经见证法》）。

3）耳与脾：脾主运化（spleen dominating transportation and transformation）而升清，脾气健旺，气血充沛，清阳之气上奉耳，则耳的功能正常；若脾失健运（dysfunction of spleen in transportation），气血不足，耳失所养而失聪。若湿邪困脾，清阳不升，浊阴不降，蒙蔽耳窍而为病。

4）耳与肺：耳与肺亦有一定关系，"温邪上受，首先犯肺"（《温热经纬·外感温热篇》），"金肺受邪……嗌燥，耳聋"（《素问·气交变大论》）。在临床上耳病初起，往往出现邪气在表的肺经症状。

总之，耳与五脏六腑均有密切的联系，其中，与肾、心、胆、肝、脾等脏腑关系较为密切。

（3）耳与经脉：耳为宗脉之所聚，"十二经脉，三百六十五络，其气血皆上于面而走空窍……其别气走于耳而为听"（《灵枢·邪气脏腑病形》）。其中直接循行于耳的经脉有：足少阳胆经（gallbladder meridian of foot shaoyang）、手少阳三焦经［triple energizer (jiao) meridian of hand shaoyang］，均从耳后入耳中，走耳前。足阳明胃经（stomach meridian of foot yangming），循颊车上耳前。手太阳小肠经（small intestine meridian of hand taiyang），由目锐眦入耳中。足太阳膀胱经（bladder meridian of foot taiyang），从巅至耳上角。耳通过经脉与脏腑和全身广泛地联系，因此又将耳壳分区分别隶属于人体各部，并以此作为耳穴诊断疾病和治疗疾病的依据。

（七）前阴

前阴，又称下阴，指男女外生殖器（外生殖器，又名阴器）及尿道的总称。前阴与排尿和生殖有关。

1. 解剖形态　男性的前阴，即男性外生殖器，包括阴囊（内有睾丸、附睾和精索等）和阴茎（简称茎，又名玉茎、茎物、阳物、阳事、溺茎）。女性外生殖器，称为女阴、子户（包括阴道等）：阴道名为廷孔、庭孔、阴户，阴道外口称为阴门（也称阴户）。女性的前阴包括阴道和尿道。

2. 生理功能　前阴具有排尿和生殖功能。女性的阴道还是排泄月经和娩出胎儿的通道。

3. 与脏腑经络的关系

（1）肾与前阴：前阴包括尿道（溺窍）和生殖器（精窍），是排尿和生殖的器官，"前阴有精窍，与溺窍相附，而各不同。溺窍内通膀胱，精窍则内通胞室，女子受胎，男子藏精之所，尤为肾之所司"（《中西汇通医经精义·上卷》）。关于肾与人的生殖机能的关系，已如前述，不再复赘。

尿液的贮存和排泄虽属于膀胱的功能，但须依赖肾的气化才能完成。因此，尿频、遗尿、尿失禁以及尿少或尿闭，均与肾的气化功能有关。

（2）前阴与其他脏腑：肝主疏泄（liver dominating free flow and rise of qi），为筋之主，前阴为宗筋之所聚，肝经入阴毛，绕阴器。肝气条达，疏泄以时，宗筋得养，前阴功能正常，则精、经疏泄以时，尿液排泄正常，此为肝司阴器之功。脾胃为后天之本，气血生化之源。冲脉隶属于阳明，阳明总宗筋之会，脾胃健旺，化源充足，则精血充盈，前阴功能健旺，若脾失健运（dysfunction of spleen in transportation），或湿热下注，或气不摄精。精（经）不固，或宗筋弛纵而阴痿。心为君火（monarchic fire），主神志，相火（ministerial fire）寄于肝肾，心肾相交（coordination between heart and kidney），君火以明，相火以位，则肾能封藏。若君火动摇于上，相火应之于下，则肾失封藏，而阳痿、遗精、不孕、月经不调、小便失常诸症丛生。

（3）前阴与经脉：足厥阴肝经过阴器；足少阳经绕毛际；督脉络阴器，女子入系廷孔，男子循阴茎；任脉下出会阴，上行于毛际；冲脉与阳明合于宗筋。此外，足阳明、太阴、少阴之筋聚于阴器。

（八）后阴

后阴为排泄大便的器官。

1.解剖形态　后阴即肛门，为大肠的下口，又称魄门、谷道，简称肛。"肛门者……又曰魄门"（《证治要诀》）。魄门为粕之通道，魄门即粕门，饮食糟粕由此排出体外，故称。

2.生理功能　后阴的主要功能是排泄大便。

3.与脏腑经络的关系

（1）肾与后阴：肾主封藏（kidney dominating storage），为胃之关，既开窍于前阴，又开窍于后阴。后阴是排泄粪便的通道。粪便的排泄本是大肠的传导功能，但藏象学说常常把大肠的功能统属于脾的运化功能范畴。脾之运化赖肾以温煦和滋润，所以大便的排泄与肾的功能有关。肾的阴阳失调可出现泄泻、便秘等大便异常。总之，饮食之受纳在于胃，便溺之排泄关乎肾。故张景岳说："肾为胃关，开窍于二阴，所以二便之开闭，皆肾脏之所主"（《景岳全书·泄泻》）。

（2）后阴与其他脏腑：魄门的开合由心神主宰，与前阴同为肾之窍。饮食糟粕的排泄不仅关乎于肾，而且与脾之运化、肺之肃降，以及肝之疏泄均有密切关系。故曰："魄门亦为五脏使"（《素问·五脏别论》）。

（3）后阴与经脉：督脉、任脉和冲脉，三者"一源三歧"，均起于胞中，下出于会阴。会阴，亦称篡、下极、屏翳，指外生殖器后方与肛门前方的部位。足太阳经别入于肛，故足太阳经和任督冲脉的穴位可治后阴病变。

三、五脏外华
Manifestations of five zang viscera

华，光华，光彩之意。"精明色者，气之华也"（《素问·脉要精微论》）。"气由脏发，色随气华"（《四诊抉微》）。色泽为脏腑气血之外荣：光明显于外，润泽隐于内，光明润泽为色之常，在望色中是谓色之有神气。故曰："光明者，神气之著；润泽者，精血之充"（《望诊遵经》）。五脏与面、毛、唇、爪、发相关，故面、毛、唇、爪、发的色泽，可以反映五脏气血的盛衰：五脏外华，即"心其华在面"，"肺其华在毛"，"脾其华在唇"，"肝其华在爪"，"肾其华在发"。

（一）心其华在面

心其华在面，是说心的功能正常与否，常可从面部的色泽反映出来。心主血脉（heart dominating blood and vessel），面部血脉极为丰富，全身气血皆可上注于面，所以面部的色泽能反映出心气的盛衰，心血的多少。

心功能健全，血脉充盈，循环通畅，则面色红润光泽；反之，心脏功能失调，可引起面部色泽异常。如心气不足，心血亏少，则面白无华；心脉瘀阻，则面色青紫。故曰："心……其华在面"（《素问·六节藏象论》），"其荣色也"（《素问·五脏生成》）。

（二）肺其华在毛

毛为附在皮肤上的毫毛，"肺……其华在毛"（《素问·六节藏象论》），"肺之合皮也，其荣毛也"（《素问·五脏生成》）。肺主皮毛（lung dominating skin and hair），肺宣发卫气和津液于毫毛，则毫毛光彩润泽。若肺气失调，不能行气与津液以温养毫毛，毫毛之营养不足，就会憔悴枯槁。故曰："太阴者，行气温于皮毛者也。故气不荣则皮毛焦，皮毛焦则津液去，津液去则皮节伤，皮节伤则爪枯毛折，毛折则气先死。"（《灵枢·经脉》）

（三）脾其华在唇

唇指口唇，位于口之前端，有上唇下唇之分。唇四周的白肉称之为唇四白。"唇为脾余"（《普济方》），"口唇者，脾之官也"（《灵枢·五阅五使》），"口为脾窍，内外唇肉脾所主也"（《医学真传》）。口唇的肌肉由脾所主。因此，口唇的色泽形态可以反映脾的功能正常与否。脾气健运，气血充足，营养良好，则口唇红润而有光泽。如果脾的功能失调，口唇的色泽形态就会出现异常的变化。脾失健运（dysfunction of spleen in transportation），气血虚少，营养不良，则口唇淡白不华，甚则萎黄不泽；口唇糜烂为脾胃积热；环口黧黑，口唇卷缩不能覆齿是脾气将绝之兆。总之，口唇的形色，不但是全身气血状况的反映，而且也是脾胃功能状态的反映。

（四）肝其华在爪

爪指爪甲，包括指甲和趾甲。爪甲的营养来源与筋相同，故称"爪为筋之余"，"肝应爪"（《灵枢·本脏》）。爪甲赖肝血以滋养，肝血的盛衰，可以影响爪甲的荣枯。肝血充足，则爪甲坚韧明亮，红润光泽。若肝血不足，则爪甲软薄，枯而色夭，甚则变形或脆裂。所以说"肝……其华在爪"（《素问·六节藏象论》），"肝之合筋也，其荣爪也"（《素问·五脏生成》）。可见，爪甲色泽形态的变化，对于判断肝的生理病理有一定参考价值。所以见到上述病变，治疗多从肝入手。

（五）肾其华在发

发，即头发，又名血余。发之营养来源于血，故称"发为血之余"。但发的生机根源于肾。因为肾藏精（kidney storing essence），精能化血，精血旺盛，则毛发壮而润泽，故又说肾"其华在发"。由于发为肾之外候，所以发的生长与脱落、润泽与枯槁，与肾精的关系极为密切。

第五节　脏腑之间的关系
Relationship of zang-fu viscera

藏象学说（theory of visceral manifestation）以五脏为中心，以精气血津液为物质基础，通过经络系统，将脏、腑、奇恒之腑沟通联系成有机整体。脏腑（zang-fu viscera）之间的关系主要有：脏与脏之间的关系，脏与腑之间的关系，腑与腑之间的关系，脏与奇恒之腑之间的关系。

一、脏与脏之间的关系
Relationship between zang viscera

心、肺、脾、肝、肾五脏，既各司其职，又存在着密不可分的生理联系。对五脏之间关系的理解，不能局限于五行之间的关系，而应注重五脏精气阴阳及其生理机能之间的相互制约、相互资生与相互协调。

（一）心与肺

心与肺的关系，主要表现在心主血与肺主气，心主行血与肺主呼吸之间的关系。

心主一身之血，肺主一身之气（lung governing physical qi），两者相互协调，保证气血的正常运行，维持机体各脏腑组织的新陈代谢。一方面，心主血脉，而肺朝百脉（lung linking with all vessels），辅心行血，也是血液正常运行的必要条件。另一方面，肺司呼吸（lung controlling respiration）机能的正常发挥也有赖于心主血脉（heart dominating blood and vessel），故又有"呼出心与肺"（《难经·四难》）之说。由于宗气具有贯心脉行血气、走息道行呼吸的生理机能，从而加强了血液运行与呼吸之间的联系，成为连接心、肺的中心环节。临床上，肺气虚或肺失宣降，均可影响心主血脉，导致血液运行涩滞，出现胸闷、心悸，甚则唇青、舌紫等血瘀症状。若心气不足，心阳不振，瘀阻心脉，也会影响肺气宣降，从而出现咳嗽、气促等病理现象。

（二）心与脾

心与脾的关系，主要表现在血液生成与运行上的相互为用、相互协同。

1. 血液生成 脾主运化（spleen dominating transportation and transformation）而为气血生化之源，水谷精微经脾转输至心肺，贯注于心脉而化赤为血。心主血脉（heart dominating blood and vessel），心血养脾以维持其运化机能。病理上，若脾失健运（dysfunction of spleen in transportation），化源不足，可导致血虚而心失所养。而劳神思虑过度，不仅暗耗心血，又可损伤脾气，形成心脾两虚（insufficiency of both heart and spleen）证。临床常见眩晕、心悸、失眠、多梦、腹胀、食少、体倦乏力、精神萎靡、面色无华等症，治之以补养心脾的归脾汤之类。

2. 血液运行 血液在脉中正常运行，既有赖于心气的推动，又依靠脾气的统摄，心主行血与脾主统血（spleen dominating blood control）相反相成、协调平衡，维持着血液的正常运行。临床上，若心气不足，行血无力；或脾气虚损，统摄无权，均可导致血行失常，或见气虚血瘀，或见气不摄血的出血。

（三）心与肝

心与肝的关系，主要表现在行血与藏血以及精神情志调节两个方面。

1. 血液运行 心主行血，肝主藏血，二者相互配合，共同维持血液的正常运行。所以说："肝藏血，心行之"（王冰注《素问·五藏生成》）。心气充沛，心血充盈，则血行正常，肝有所藏；肝藏血充足，疏泄正常，有效进行血量调节，也有利于心行血机能的正常发挥。心血与肝血，基本上概括了全身之血液。相应地，全身血液亏虚，也主要表现为心血虚、肝血虚以及心肝血虚证。此外，心血瘀阻可累及肝，肝血瘀阻亦可累及心，最终导致心肝血瘀的病理变化。

2. 精神情志 心藏神（heart housing mind），主宰精神、意识、思维及情志活动。肝主疏泄（liver dominating free flow and rise of qi），调畅气机，维护情志的舒畅。二脏相互为用，共同维持正常的精神情志活动。心血充盈，心神健旺，有助于肝气疏泄，情志调畅；肝气疏泄正常，情志舒畅，亦有利于心神内守。病理上，心神不安与肝气郁结（liver qi stagnation），心火亢盛（rampancy of heart fire）与肝火亢逆，常可并存或相互引动。前者可出现以精神恍惚、情绪抑郁为主的病证；后者则出现以心烦失眠、急躁易怒为主的病证。

（四）心与肾

心与肾的关系，主要表现为"心肾相交（coordination between heart and kidney）"，包括了水火既济、精神互用、君相安位等内容。

1. 水火既济 心居上属阳，在五行属火；肾居下属阴，在五行属水。心火（阳）须下降于肾，使肾水不寒；肾水（阴）须上济于心，使心火不亢。肾无心火之温煦则水寒，心无肾阴之滋润则火炽。心与肾水火升降互济，维持了两脏之间生理机能的协调平衡。肾阴上济依赖肾阳的鼓动，心火下降依赖心阴的凉润。肾阴在肾阳的鼓动作用下化为肾气以上升济心，心火在心阴的凉润作用下化为心气以下行助肾。如《慎斋遗书》说："心肾相交，全凭升降。而心气之降，由于肾气之升；肾气之升，又因心气之降。"《吴医汇讲》说："水不升为病者，调肾之阳，阳气足，水气随之而升；火不降为病者，滋心之阴，阴气足，火气随之而降。则知水本阳，火本阴，坎中阳能升，离中阴能降故也。"

2. 精神互用 心藏神，肾藏精（kidney storing essence）。精能化气（essence transforming into qi）生神，为气、神之基；神能统精驭气，为精、气之主。故积精可以全神，神全可以统驭精气。如《类证治裁·内景综要》说："神生于气，气生于精，精化气，气化神。"《类经·摄生类》说："虽神由精气而生，然所以统驭精气而为运用之主者，则又在吾心之神。"

3. 君相安位 心为君火，肾为相火（命火）。君火（monarchic fire）在上，如日照当空，为一身之主宰；相火（ministerial fire）在下，为神明之臣辅。命火秘藏，禀命守位，则心阳充足；心阳充盛，则相火潜藏守位。君火相火，各安其位，则心肾上下交济。

心与肾之间水火、阴阳、精神的动态平衡失调，称为"心肾不交（non-interaction of heart and kidney）"。主要表现为水不济火，肾阴虚（kidney yin deficiency）于下而心火亢于上的阴虚火旺；或肾阳虚与心阳虚互为因果的心肾阳虚、水湿泛滥；或肾精与心神失调的精亏神逸的病理变化。

（五）肺与脾

肺与脾的关系，主要表现在气的生成与津液代谢两个方面。

1. 气的生成 肺主呼吸，吸入自然界清气；脾主运化（spleen dominating transportation and transformation）水谷，化生谷气。清气与谷气合为宗气，宗气与元气合为一身之气。因先天元气的量一般固定不变，故一身之气的盛衰，主要取决于宗气的生成。脾化生的水谷精微赖肺气宣降以输布全身，而肺维持自身生理活动所需的水谷精微又依靠脾气运化以成。故有"肺为主气之枢，脾为生气之源"之说。病理上，肺气虚累及脾 [子病及母（illness of child viscera affecting mother one）]，脾气虚（spleen qi deficiency）影响肺 [母病及子（illness of mother viscera affecting the child one）]，终致肺脾两虚之证。

2. 津液代谢 肺气宣降主行水，使津液正常输布与排泄；脾主运化水饮，上输于肺，或脾气散精，使津液正常生成与输布。肺脾两脏协调配合，相互为用，是保证津液正常输布与排泄的重要环节。若脾失健运，津液不化，聚湿生痰，上渍于肺则见痰嗽喘咳。故有"脾为生痰之源，肺为贮痰之器"之说。

（六）肺与肝

肺与肝的关系，主要体现在人体气机升降的调节方面。

"肝生于左，肺藏于右"（《素问·刺禁论》）是对肝肺气机升降特点的概括。肝气从左升发，肺气由右肃降。肝气以升发为宜，肺气以肃降为顺。肝升肺降，一升一降，升降协调，对全身气机的调畅，气血的调和，起着重要的调节作用，古人称为"龙虎回环"。肺气充足，肃降正常，有利于肝气的升发；肝气疏泄，升发条达，有利于肺气的肃降。可见肝升与肺降，既相互制约，又相互为用。

病理上，肝郁化火，肝火上炎（liver fire flaming），肝升太过，可致肺失肃降，而出现咳嗽、胸痛、咯血等肝火犯肺证，阴阳学说称"左升太过，右降不及"，五行学说称"木火刑金"或"木旺侮金"。反之，肺失清肃，燥热内盛，也可伤及肝阴，致肝阳亢逆，而出现头痛、易怒、胁肋胀痛等肺病及肝之候。

（七）肺与肾

肺与肾的关系，主要表现在津液代谢、呼吸运动及阴阳互资三个方面。

1. 津液代谢 肺主行水（lung dominating water movement），为水之上源；肾为水脏而主水。肺气宣发，将津液向上向外布散；肺气肃降，将津液向下输送至肾，并将代谢后的浊液下输膀胱。而肺主行水的机能，又有赖于肾气及肾阴肾阳的促进与调节。二者协同维持着机体津液的正常输布与排泄。病理上，肺肾机能失调可致津液代谢障碍，出现水肿，正如《素问·水热穴论》所说："其本在肾，其末在肺，皆积水也。"

2. 呼吸运动 肺司呼吸（lung controlling respiration），肾主纳气（kidney dominating reception of qi）。呼吸运动由肺所主，亦需肾纳气机能的协助。肺气肃降，吸入清气并向下运行；肾气摄纳，将吸入的清气下纳于肾，以维持呼吸的深度。故云"肺为气之主，肾为气之根"（《景岳全书·杂证谟》）。病理上，肺气久虚、肃降失司与肾气不足、摄纳无权，往往互为影响，以致出现气短喘促，呼吸表浅，呼多吸少等肾不纳气（failure of kidney to receive qi）的病理变化。

3. 阴阳互资 肺金为肾水之母，肺阴充足，下输于肾，使肾阴充盈；肾阴为诸阴之本，肾阴充盛，上滋于肺，使肺阴充足。肺阴不足与肾阴不足，既可同时并见，亦可互为因果，最终导致肺肾阴虚内热之候。肾阳（kidney yang）为诸阳之本，能资助肺阳，推动津液输布，则痰饮不生，咳喘不作。老年久病痰饮（phlegm and fluid-retention）喘咳，多属肺肾阳虚。

（八）肝与脾

肝与脾的关系，主要表现在疏泄与运化的相互为用、藏血与统血的相互协调关系。

1. 饮食物消化 肝主疏泄（liver dominating free flow and rise of qi），调畅气机，协调脾胃升降，并疏利胆汁于肠道，促进脾胃运化机能；脾气健运，水谷精微充足，气血生化有源，肝得以濡养而使肝气冲和条达，有利于疏泄机能的发挥。病理上，肝失疏泄，气机郁滞，易致脾失健运，形成精神抑郁，胸闷太息，纳呆腹胀，肠鸣泄泻等肝脾不调之证。脾失健运（dysfunction of spleen in transportation），也可影响肝失疏泄，导致"土壅木郁"之证。或因脾虚生湿化热，湿热郁蒸肝胆，胆热液泄，则可形成黄疸。

2. 血液运行 肝主藏血（liver storing blood），调节血量；脾为气血生化之源，统摄血液。脾气健运，生血有源，统血有权，使肝有所藏；肝血充足，疏泄正常，血量得以有效调节，且能防止出血。肝脾相互协作，共同维持血液的正常运行。病理上，脾气虚弱，则血液生化无源而血虚；或统摄无权而出血，均可导致肝血不足。此外，肝不藏血也与脾不统血（failure of spleen to control blood）同时并见，临床称为"藏统失司"。

（九）肝与肾

肝与肾的关系，主要表现在"肝肾同源（liver and kidney from same source）"（又称"乙癸同源"，以天干配五行，肝属乙木，肾属癸水，故称），包括精血同源、藏泄互用（interdependence between storing and discharging）以及阴阳互滋互制等内容。

1. 精血同源（essence and blood from same source）　肝藏血，肾藏精（kidney storing essence），精血同源（于水谷精微，且能相互转化资生，故曰"精血同源"。）《张氏医通》说："气不耗，归精于肾而为精；精不泄，归精于肝而化清血。"肾精肝血，荣则俱荣，损则俱损。病理上，肝血不足与肾精亏虚多可相互影响，以致出现头昏目眩、耳聋耳鸣、腰膝酸软等肝肾精血两亏之证。

2. 藏泄互用　肝主疏泄（liver dominating free flow and rise of qi），肾主封藏（kidney dominating storage），二者之间存在着相互制约、相互为用的关系。肝气疏泄可促使肾气开合有度，肾气闭藏可防肝气疏泄太过。疏泄与封藏相反相成，从而调节女子的月经来潮、排卵和男子的排精机能。病理上，肝肾藏泄失调，女子可见月经失调，月经量多或闭经，以及排卵障碍；男子可见阳痿、遗精、滑精或阳强不泄等症。

3. 阴阳互滋互制　肝肾阴阳之间存在着相互滋养和相互制约的联系。肾阴与肾阳为五脏阴阳之本，肾阴滋养肝阴，共同制约肝阳，则肝阳不亢；肾阳资助肝阳，共同温煦肝脉，可防肝脉寒滞。肝肾阴阳之间互制互用维持了肝肾之间的协调平衡。病理上，肾阴（kidney yin）不足可累及肝阴；肝肾阴虚，阴不制阳，水不涵木，又易致肝阳上亢（hyperactivity of liver yang），可见眩晕、中风等。肾阳虚衰可累及肝阳；肝肾阳虚，阳不制阴，阴寒内盛，可见下焦虚寒（deficiency-cold），肝脉寒滞，出现少腹冷痛，阳痿精冷，宫寒不孕等。

（十）脾与肾

脾与肾的关系，主要表现在先天后天相互资生与津液代谢方面。

1. 先天后天相互资生　脾主运化（spleen dominating transportation and transformation），化生气血，为后天之本；肾主藏精，是生命之本原，为先天之本（congenital origin）。脾主运化，是脾气及脾阴脾阳协同作用的结果，但有赖于肾气及肾阴肾阳的资助和调节；肾藏精（kidney storing essence）及其化生的元气，亦赖脾运化的水谷精微的不断充养和培育。后天与先天，相互资生，相互促进。先天温养激发后天，后天补充培育先天。病理上，肾精不足（kidney essence insufficiency）与脾精不充，脾气虚弱与肾气虚亏，脾阳虚损与命门火衰等，常可相互影响，互为因果。两脏精虚多出现生长发育迟缓或未老先衰；两脏气虚多表现为腹胀便溏，或二便失禁，或虚喘乏力；脾肾阳虚多出现畏寒腹痛、腰膝僵冷、五更泄泻、完谷不化等虚寒性病证。

2. 津液代谢　脾运化水饮机能，须赖肾气蒸化及肾阳的温煦推动。肾主水，又赖脾气及脾阳的协助，即所谓"土能制水"。脾肾两脏相互协同，共同主司津液代谢的协调平衡。病理上，脾失健运（dysfunction of spleen in transportation），水湿内生，可发展至肾虚水泛；而肾虚气化失司，水湿内蕴，也可影响脾的运化机能，最终均可导致尿少浮肿、腹胀便溏、畏寒肢冷等脾肾两虚、水湿内停之证。

二、腑与腑之间的关系
Relationship between fu viscera

胆、胃、小肠、大肠、膀胱、三焦六腑之间的关系，主要体现于饮食物的消化、吸收和排泄过程中的相互联系与密切配合。

饮食入胃，经胃腐熟而成食糜，下传小肠。小肠受盛，并在胆汁的参与下，泌别清浊（separation of the refined from residue），清者（水谷精微）由脾转输以养全身，其中的部分津液经三焦渗入膀胱；浊者（食物残渣）下传大肠。大肠（large intestine）的食物残渣，经燥化吸收水液，变为粪便，由胃气的下降和大肠的传导通过肛门排泄，其中的部分津液经三焦渗入膀胱。三焦（triple energizer）为水液之通路，津液的输布运行皆经三焦，脏腑代谢后产生的浊液也经三焦下输膀胱。膀胱（bladder）的津液，经肾气的蒸化，清者上升，剩余的为尿液。由于六腑传化水谷，需要不断受纳、消化、传导和排泄，虚实更替，宜通而不宜滞，故《素问·五脏别论》有"胃实而肠虚""肠实而胃虚"的论述，说明饮食物在胃肠中必须更替运化而不能久留，所以后世医家有"六腑以通为用"之说。

六腑（six fu viscera）在病理上相互影响，如胃有实热（excess-heat），津液被灼，可致大肠传导不利而见大便燥结。而大肠传导失常，肠燥便秘也可引起胃失和降，胃气上逆（counterflow rise of stomach qi），出现嗳气、呕恶等症。

应当指出，六腑虽以通为用，但亦有太过不及之辨，故必须认真分析。

三、脏与腑之间的关系
Relationship between zang and fu viscera

脏与腑的关系，是脏腑阴阳表里配合关系。脏属阴主里而腑属阳主表，一脏一腑，一阴一阳，一表一里，相互配合，组成心与小肠、肺与大肠、脾与胃、肝与胆、肾与膀胱等脏腑表里关系（心包与三焦从略），体现了阴阳、表里相输相应的"脏腑相合"关系。

脏腑相合关系，其依据主要有三：①经脉属络。即属脏的经脉络于所合之腑，属腑的经脉络于所合之脏，如手太阴肺经（lung meridian of hand taiyin）属肺络大肠，手阳明大肠经（large intestine meridian of hand yangming）属大肠络肺，肺与大肠构成脏腑表里关系，手太阴经与手阳明经则构成表里经。其他脏腑依此类推。②生理配合。六腑机能受五脏之气的支持和调节，五脏机能也有赖于六腑的配合。③病理相关。脏病可影响到其相合的腑，腑病也可影响其相合的脏。因此，在治疗上，相应地就有脏病治腑、腑病治脏、脏腑同治诸法。可见脏腑相合理论，对指导临床有重要意义。

（一）心与小肠

心与小肠通过经脉相互属络构成了表里关系。

生理上，心主血脉（heart dominating blood and vessel），心阳之温煦，心血之濡养，有助于小肠的化物等机能；小肠化物，泌别清浊（separation of the refined from residue），清者经脾上输心肺，化赤为血，以养心脉，即《素问·经脉别论》所谓"浊气归心，淫精于脉"。

病理上，心经实火，可移热于小肠，引起尿少、尿赤涩刺痛、尿血等小肠实热的症状。反之，小肠有热，亦可循经上熏于心，可见心烦、舌赤糜烂等症状。此外，小肠虚寒（deficiency-cold），化物失职，水谷精微不生，日久可出现心血不足的病证。

（二）肺与大肠

肺与大肠通过经脉的相互属络构成了表里关系。

生理上，肺气清肃下降，能促进大肠的传导，有利于糟粕的排泄。大肠传导正常，糟粕下行，亦有利于肺气的肃降。

病理上，肺气壅塞，失于肃降，可引起腑气不通，肠燥便秘。若大肠实热（excess-heat），传导不畅，腑气阻滞，也可影响到肺的宣降，出现胸满咳喘。

（三）脾与胃

脾与胃通过经脉的相互属络构成了表里关系。脾与胃同为气血生化之源，后天之本。脾与胃的关系，主要包括水谷纳运协调、气机升降相因（interdependence between ascending and descending）、阴阳燥湿相济（interdependence between drying and moistening）等，体现在生理联系和病理影响两方面。

水谷纳运协调：胃主受纳（stomach dominating reception）、腐熟水谷，为脾主运化（spleen dominating transportation and transformation）提供前提；脾主运化，消化水谷，转输精微，满足胃继续受纳的需要。两者密切合作，纳运协调，维持着饮食物的不断受纳、消化以及精微的不断吸收与转输过程。故《诸病源候论·脾胃诸病候》说："脾胃二气相为表里，胃受谷而脾磨之，二气平调，则谷化而能食。"《景岳全书·脾胃》说："胃司受纳，脾主运化，一运一纳，化生精气。"若脾失健运，可导致胃纳不振；而胃气失和，也可导致脾运失常；最终均可出现纳少脘痞、腹胀泄泻等脾胃纳运失调之症。

气机升降相因：脾胃居于中焦，脾气主升而胃气主降，相反而相成。脾气升则肾气、肝气皆升，胃气降则心气、肺气皆降，故为脏腑气机上下升降的枢纽。脾气上升，将运化吸收的水谷精微向上输布，有助于胃气之通降；胃气通降，将受纳之水谷、食糜及食物残渣通降下行，也有助于脾之升运。脾胃之气升降相因，既保证了饮食纳运的正常进行，又维护着内脏位置的相对恒定。病理上，若脾虚气陷，可导致胃失和降而上逆；而胃失和降，亦可影响脾气升运机能；均可产生脘腹坠胀、头晕目眩、泄泻不止、呕吐呃逆，或内脏下垂等候。即所谓"清气在下，则生飧泄，浊气在上，则生䐜胀"（《素问·阴阳应象大论》）。

阴阳燥湿相济（interdependence between drying and moistening）：脾为阴脏，主运化水饮，喜燥而恶湿；胃为阳腑，主通降下行，喜润而恶燥。故《临证指南医案·卷二》说："太阴湿土，得阳始运，阳明燥土，得阴自安。以脾喜刚燥，胃喜柔润故也。"脾易生湿，得胃阳以制之，使脾不至于湿；胃易生燥，得脾阴以制之，使胃不至于燥。脾胃阴阳燥湿相济，是保证两者纳运、升降协调的必要条件。病理上，如湿困脾运，可导致胃纳不振；胃阴不足，亦可影响脾运机能；脾湿则其气不升，胃燥则其气不降，可见中满痞胀、排便异常等症。

（四）肝与胆

肝与胆通过经脉的相互属络构成了表里关系。肝与胆的关系，主要表现在同司疏泄、共主勇怯等方面。

1. 同司疏泄　肝主疏泄（liver dominating free flow and rise of qi），分泌胆汁；胆附于肝，藏泄胆汁。两者协调合作，疏利胆汁于小肠，帮助脾胃消化饮食物。肝气疏泄正常，促进胆汁的分泌和排泄；而胆汁排泄无阻，又有利于肝气疏泄的正常发挥。病理上，若肝气郁滞，可影响胆汁疏利；而胆腑湿热，也可影响肝气疏泄；最终均可导致肝胆气滞、肝胆湿热（dampness-heat in liver and gallbladder），或郁而化火、肝胆火旺之证。

2. 共主勇怯　《素问·灵兰秘典论》说："肝者，将军之官，谋虑出焉。胆者，中正之官，决断出焉。"胆主决断（gallbladder dominating decision）与人的勇怯有关，而决断又基于肝之谋虑，肝胆相互配合，情志活动正常，处事果断。如《类经·藏象类》说："胆附于肝，相为表里。肝气虽强，非胆不断。肝胆相济，勇敢乃成。"实际上，肝胆共主勇怯是以两者同司疏泄为生理学基础的。病理上，若肝胆气滞，或胆郁痰扰，均可导致情志抑郁或惊恐胆怯等病证。

（五）肾与膀胱

肾与膀胱通过经脉的相互属络构成了表里关系。

生理上，肾为主水之脏，开窍于二阴；膀胱为津液之府。肾与膀胱相互协作，共同完成尿液的生成、贮存与排泄。膀胱的贮尿排尿机能，取决于肾气的盛衰。肾气充足，蒸化及固摄作用正常发挥，则尿液正常生成，贮于膀胱并有度地排泄。膀胱贮尿排尿有度，也有利于肾气的主水机能。

病理上，若肾气虚弱，蒸化无力，或固摄无权，可影响膀胱的贮尿排尿，而见尿少、癃闭或尿失禁。膀胱湿热（dampness-heat in bladder），或膀胱失约，也可影响到肾气的蒸化和固摄，出现尿液及其排泄异常。

四、五脏与奇恒之腑之间的关系
Relationship between zang and extraordinary fu viscera

五脏与奇恒之腑具有相同的生理特点，即"藏精气而不泻（house of essence-qi without leakage）"。奇恒之腑（extraordinary fu viscera）多数没有自身所属的经脉（胆为六腑之一，故除外），但与奇经八脉却有着较多的联系，而五脏及其所属经脉与奇经八脉也有着密切的联系，因此，五脏与奇恒之腑在生理上存在着相互资助、相互为用的关系，在病理上也相互影响。

（一）五脏与女子胞

女子胞（uterus with its appendages）的主要生理机能是主持月经和孕育胎儿，其与心、肝、脾、肾的关系最为密切。

心藏神，女子胞主持月经和孕育胎儿的机能受心神调节。心神内守，心情舒畅，是女子月经按时来潮和适时排卵以成胎孕的重要条件。心主血脉（heart dominating blood and vessel），化赤为血，心血充盛，血脉充盈，心气充沛，血脉通畅，对女子胞的机能具有重要的资助和促进作用。若心神不宁，或心血不足，或心气虚衰，都可影响胞宫导致月经失调，甚或不孕。

肝主藏血（liver storing blood），称为"血海"，为妇女经血之源。肝血充足，下注冲脉血海，则冲脉盛满，血海充盈；肝主疏泄，调畅气机，肝气冲和条达，气行则血行，故使任脉通，冲脉盛；肝气疏泄，气机畅达，则情志舒畅。故肝的疏泄和藏血机能正常，可使气血和调，心情舒畅，应时排经、排卵。女子以血为本，以气为用，经、带、胎、产无不与气血情志相关，无不依赖于肝之藏血和疏泄机能，故有"女子以肝为先天"（《临证指南医案·卷九》）之说。

脾主运化（spleen dominating transportation and transformation），为气血生化之源，主统血。血和调于五脏，洒陈于六腑，在女子则上为乳汁，下为月经。女子胞与脾的关系，主要表现在经血的化生与固摄两个方面。脾气健运，化源充足，统摄有权，则经血藏泄正常。

肾藏精（kidney storing essence），为先天之本（congenital origin），主生长发育与生殖，与女子胞机能密切相关。

此外，肺主气，朝百脉，与女子胞也有着一定的联系。

（二）五脏与脑

脑（brain）为"元神之府（house of original mentality）"，其机能又与五脏密切相关。

心藏神（heart housing mind），脑为元神之府；心主血，上供于脑，血足则脑髓充盈，故心与脑相通。临床上，脑病可从心论治。

肺主气（lung dominating qi），朝百脉，辅心行血。肺之机能正常，则气血充盈、畅行，魄生而感觉成，故脑与肺有着密切关系。

脾为后天之本（spleen being acquired foundation），气血生化之源。脾胃健运，气血化源充足，五脏安和，九窍通利，则清阳出上窍而上达于脑。脾胃虚衰则九窍不通，脑失所养。所以，从脾胃入手益气升阳是治疗脑病的主要方法之一。李杲倡"脾胃虚则九窍不通论"，开升发脾胃清阳之气以治脑病的先河。

肝主疏泄（liver dominating free flow and rise of qi），调畅气机，又主藏血。气机调畅，血气和调，则脑清神聪，魂生而知觉成。若疏泄失常，肝气抑郁或亢逆，则见精神失常，情志失调，或清窍闭塞，或为中风昏厥；若肝失藏血，神失所养，魂不得涵养而飞荡，则见运动障碍或梦呓夜游等。

肾藏精（kidney storing essence），精生髓，髓充脑，脑为髓海（brain as sea of marrow）。肾精充盛则脑髓充盈，肾精亏虚则髓海不足。所以，补肾填精益髓为治疗脑病的重要方法。

由于脑与五脏密切相关，故脑病亦从五脏论治，其关乎肾又不独责于肾。对于意识思维情志等精神活动异常的病证，不可简单地归结为心与脑的病变，而应从五脏论治。

（三）五脏与脉

脉是血液运行的通道，故又称"血脉"，以与"经脉"概念相区别。脉"壅遏营气"的生理机能与五脏相关。

心主血脉（heart dominating blood and vessel），脉为血之府，心脏与血脉合而为一个相对独立的血液循环系统。心气充沛，心脏有节律地搏动，则脉道通利，血行正常。心气虚弱，推动无力，则血脉不利，血行瘀滞。又，心藏神，神驭气，对心脏的搏动、血脉通利及血液的运行也具有调节作用。

脾主统血（spleen dominating blood control），固摄和控制血液在脉中运行而不溢出脉外。脾气虚弱，脾不统血（failure of spleen to control blood），可致血液溢出脉外而见各种出血。脾又为血液生化之源，关乎血脉充盈与通利。

肺主气（lung dominating qi），朝百脉，辅助心脏推动和调节血液的运行。

肝主疏泄（liver dominating free flow and rise of qi），调畅气机，气机畅达则血脉通利；又肝主藏血（liver storing blood），调节血量，能防止出血。

肾阴肾阳是五脏阴阳之本。肾阳资助心阳，促进血脉流畅；肾阴资助心阴，滋养血脉。临床上既可见心肾阳虚，温煦推动无力的心脉病变；又常见心肾阴虚，凉润宁静机能减退的心脉病证。

（四）五脏与骨、髓

肾藏精，精化髓，髓充骨，精足则髓满骨健，身体强壮。

由于肾"受五脏六腑之精而藏之"（《素问·上古天真论》），故骨与髓的发育与五脏精气也有密切的关系。

第六节　人体的生命活动与五脏调节
Life activities of human body and regulation of five zang viscera

人体的基本生命活动，主要是指神志活动、呼吸运动、消化吸收、血液循行、水液代谢、生长生殖等。在健康状态下，表现为人体正常的生理机能活动；在病理状态下，则体现为患病机体异常的生命现象。

人体是以五脏为中心的有机的统一的系统整体，气血是人体生命活动的物质基础。脏腑功能协调平衡，阴阳匀平，气血和畅，维持着机体及其与环境的统一，保证人体进行正常的生命活动。故曰："内外调和，邪不能害。"（《素问·生气通天论》）

神志活动、呼吸运动、血液循行、水液代谢、生长生殖等人体的基本机能活动，虽各为相关脏腑所主，具有各自的规律性，但又均为五脏功能互相协调配合的结果。这充分体现了中医学整体观念的基本特色。机体通过阴阳、五行、气血、经络（meridian and collateral）、脏腑等调节机制，使各种机能活动成为整体性活动，维持着机体内外环境的相对稳定，实现了机体的完整统一性。五脏为人体生命的中心，所以，在机体的调节机制中，以五脏调节最为重要。

一、神志活动
Mental activity

（一）神志的内容

神志，又称神明、精神。志为情志，亦属于神的范畴。中医学根据天人相应（correspondence between human and environment），形神统一的观点，认为神的含义有三：其一，泛指自然界的普遍规律，包括人体生命活动规律；其二，指人体生命活动的总称；其三，指人的精神、意识、思维、情志、感觉、动作等生理活动，为人类生命活动的最高级形式，即中医学中狭义的神。人的神志活动主要包括五神（即神、魂、魄、意、志）和五志（即喜、怒、思、忧、恐）两个方面。

（二）神志活动与五脏调节

1. 五神与五脏　五脏（five zang viscera）与五神的关系是：心藏神（heart housing

mind）、肺藏魄（lung housing corporeal soul）、肝藏魂（liver housing soul）、脾藏意（spleen housing thought）、肾藏志（kidney housing will），所以称五脏为"五神脏"。神魂魄意志是人的精神思维意识活动，属于脑的生理活动的一部分。中医学将其分属于五脏，成为五脏各自生理功能的一部分，但总统于心。

（1）心藏神：心藏神是指心统领和主宰精神、意识、思维、情志等活动。魂、魄、意、志四神以及喜、怒、思、忧、恐五志，均属心神所主。故曰："意志思虑之类皆神也"，"神气为德，如光明爽朗，聪慧灵通之类皆是也。""是以心正则万神俱正，心邪则万神俱邪"（《类经·藏象类》）。

（2）肺藏魄（lung housing corporeal soul）：魄是不受内在意识支配而产生的一种能动作用表现，属于人体本能的感觉和动作，即无意识活动。如耳的听觉、目的视觉、皮肤的冷热痛痒感觉，以及躯干肢体的动作、新生儿的吸乳和啼哭等，都属于魄的范畴。故曰："魄之为用，能动能作，痛痒由之而觉也"（《类经·藏象类》）。魄与生俱来，"并精而出入者谓之魄"（《灵枢·本神》），为先天所获得，而藏于肺。"肺者，气之本，魄之处也"（《素问·六节藏象论》）。"肺藏气，气舍魄"（《灵枢·本神》）。故气旺盛则体健魄全，魄全则感觉灵敏，耳聪目明，动作正确协调。反之，肺病则魄弱，甚至导致神志病变，故曰："肺，喜乐无极则伤魄，魄伤则狂"（《灵枢·本神》）。

（3）肝藏魂：魂，一是指能伴随心神活动而作出较快反应的思维意识活动，"随神往来者谓之魄"（《灵枢·本神》）；另一是指梦幻活动，"魂之为言，如梦寐恍惚，变幻游行之境，皆是也"（《类经·藏象类》）。肝主疏泄（liver dominating free flow and rise of qi）及藏血，肝气调畅，藏血充足，魂随神往，魂的功能便可正常发挥，所谓"肝藏血，血舍魂"（《灵枢·本神》）。如果肝失疏泄或肝血不足，魂不能随神活动，就会出现狂乱、多梦、夜寐不安等症。

魂和魄均属于人体精神意识的范畴。但魂是后天形成的有意识的精神活动，魄是先天获得的本能的感觉和动作。"魄对魂而言，则魂为阳而魄为阴"（《类经·藏象类》）。

（4）脾藏意：意，忆的意思，又称为意念。意就是将从外界获得的知识经过思维取舍，保留下来形成回忆的印象。"心有所忆谓之意"（《灵枢·本神》），"谓一念之生，心有所向而未定者，曰意"（《类经·藏象类》）。脾藏意，指脾与意念有关。"脾藏营，营舍意"（《灵枢·本神》）。脾气健运，化源充足，气血充盈，髓海得养，即表现出思路清晰，意念丰富，记忆力强；反之，脾的功能失常，"脾阳不足则思虑短少，脾阴不足则记忆多忘"（《中西汇通医经精义·上卷》）。

（5）肾藏志：志为志向、意志。"意之所存谓之志"（《灵枢·本神》）：即意已定而确然不变，并决定将来之行动欲付诸实践者，谓之志。故曰："意已决而卓有所立者，曰志"（《类经·藏象类》）：意与志。均为意会所向。故，意与志合称为意志。但志比意更有明确的目标，所谓"志者，专意而不移也"（《中西汇通医经精义·上卷》）。即志有专志不移的意思。"肾藏精，精舍志"（《灵枢·本神》），肾精生髓，上充于脑，髓海满盈，则精力充沛，志的思维意识活动亦正常。若髓海不足，志无所藏，则精神疲惫，头晕健忘，志向难以坚持。

2. 五志与五脏　情志泛指人的情感、情绪，也是人的心理活动，亦属于神的范畴。故曰："分言之，则阳神曰魂，阴神曰魄，以及意志思虑之类皆神也。合言之，则神藏于心，而凡情志之属，惟心所统，是为吾身之全神也"（《类经·藏象类》）。对于情志的分类，中医学有五志说和七情说之分，五志说认为，人的情志有五，即怒、喜、思、忧、恐：肝"在志为怒"，心"在志为喜"，脾"在志为思"，肺"在志为忧"，肾"在志为恐"（《素问·阴阳应象大论》），故称五志。七情说认为，人的情志有七：即喜、怒、忧、思、悲、恐、惊，故称之为七情。"七情者，喜、怒、忧、思、悲、恐、惊是也"（《三因极一病证方论》）。七情之中，悲与忧，情感相似，可以相合；惊亦有恐惧之意，故惊可归于恐。如是"七情说"与"五志说"便统一了，即怒、喜、思、忧（悲）、恐（惊）。五脏与五志的关系是：心在志为喜，肝在志为怒，脾在志为思，肺在志为忧，肾在志为恐。喜怒思忧恐是人们对外界信息所引起的情志变化，是整个精神活动的重要组成部分。情志活动要通过五脏的生理功能而表现出来，故也将其分别归属于五脏之中。

（1）心在志为喜：心的生理功能和情志活动的"喜"有关。喜，对外界信息的反应，一般属于良性反应。适当的喜乐，能使血气调和，营卫通利，心情舒畅，有益于心的生理活动。"喜则气和志达，营卫通利"（《素问·举痛论》）。但过度的喜乐，则可损伤心神。故曰："喜伤心"（《素问·阴阳应象大论》）。如，心藏神（heart housing mind）功能过亢，可出现喜笑不休，心藏神功能不及，又易使人悲伤。由于心能统领五志，故五志过极皆能伤心。

（2）肝在志为怒：怒是人们在情绪激动时的一种情志变化。一般说来，当怒则怒，怒而有节，未必为害。若怒而无节，则它对于机体的生理活动是属于一种不良的刺激，可使气血逆乱，阳气升发。肝为刚脏（liver being firm-characterized zang viscus），主疏泄，其气主动主升，体阴而用阳。故肝的生理病理与怒有密切关系，尤以病理为最，所谓"忿怒伤肝"（《灵枢·百病始生》）。如，大怒可伤肝，使肝的阳气升发太过而致病。反之，肝的阴血不足，阳气偏亢，则稍有刺激，便易发怒。

（3）脾在志为思：思，即思考、思虑，是人的精神意识思维活动的一种状态。正常地思考问题，对机体的生理活动并无不良的影响，但在思虑过度、所思不遂等情况下，就能影响机体的正常生理活动。脾气健运，化源充足，气血旺盛，则思虑、思考等心理活动正常。若脾虚则易不耐思虑，思虑太过又易伤脾，"思伤脾"（《素问·阴阳应象大论》）。所以脾的生理功能与情志活动的"思"有关。

（4）肺在志为忧：忧愁是属于非良性刺激的情志活动，尤其是在过度忧伤的情况下，往往会损伤机体正常的生理活动，忧愁对人体的影响，主要是损耗人体之气。因肺主气，所以忧愁过度易于伤肺，所谓"悲则气消"。而肺气虚弱时，机体对外来非良性刺激的耐受能力下降，人也较易产生忧愁的情志变化。

（5）肾在志为恐：恐，即恐惧、胆怯，是人们对事物惧怕时的一种精神状态，它对机体的生理活动能产生不良的刺激。"恐伤肾"（《素问·阴阳应象大论》），"恐则气下（terror leading to qi sinking）"（《素问·举痛论》）。过度的恐惧，有时可使肾气不固，气泄于下，导致二便失禁。

总之，中医学认为，人的意识思维虽由心所主宰，但其功能活动受五脏的调节。心藏神（heart housing mind），肺藏魄（lung housing corporeal soul），肝藏魂（liver housing soul），脾藏意（spleen housing thought），肾藏志（kidney housing will）。心藏神，在志为喜，喜则气和志达，可见"喜"是对外界信息的良性反应，有利于"心主血"，但喜乐过甚则伤神，喜乐者神惮而不藏。肺藏魄，在志为忧，人初生之时，耳目心识，手足运动，为魄之灵，是由外界刺激引起的一种精神活动。年老时肺气虚衰，语言善误，这从病理上阐明了肺与魄的关系。肝藏魂（liver housing soul），在志为怒，魂乃神之变，魂之为言。

二、血液循环
Circulation of blood

心、血、脉是一个相对独立而且密闭的系统。其中，脉是一个相对密闭的管道系统。血液循行于脉管之中，流布全身，环周不休。故曰："络与经，皆有血也"（《医学真传》）。

（一）血液运行

血液的正常循行，必须依靠于气的推动、温煦和固摄作用。故曰："盖气者，血之帅也。气行则血行，气止则血止，气温则血滑，气寒则血凝，气有一息之不运，则血有一息之不行"（《仁斋直指方论》）。气为阳，血为阴，气血冲和，阴平阳秘，机体内外环境相对稳定，血液方能正常地不断循环流动，在人体内担负着运输、调节、防御等机能。但阴与阳，则阳主阴从；气与血，则气主血辅。所以，阴阳平衡（equilibrium between yin and yang），气血和谐，阳、气为主，阴、血为辅，则是血液循行的必要条件。

血液运行的方向，分为离心和向心两个方面。离心方面是指从心脏发出，经过经脉到络脉，反复分支，脉管逐渐变小（孙络），最后流布到全身各部组织内。向心方面是指血液在各部组织内经过利用后，带着废物由孙络到络脉，由络脉逐渐汇合到经脉，最后返回心脏。"食气入胃，浊气归心，淫精于脉，脉气流经，经气归于肺，肺朝百脉（lung linking with all vessels），输精于皮毛；毛脉合精，行气于府，府精神明，留于四脏，气归于权衡"（《素问·经脉别论》）。水谷精微，奉心化赤而为血，血流于经脉而归于肺，肺朝百脉（lung linking with all vessels）而血运于诸经。血液自经而脏，由脏而经，向心与离心而循环不息。所谓"心脏输出紫血之浊气，输入赤血之清血。赤血即受肺吸入清气生气，由心运行脉管，滋养周身之精血也；紫血即受脏腑经脉浊气毒气改变之血，由回血管复运于肺内，待呼出浊气，得吸入之清气，则紫血复变为赤血，仍流布周身之内，以养生命。人身之血脉运行，周而复始也"（《医易一理》）。

（二）血液循行与五脏调节

心主血脉（heart dominating blood and vessel），为血液循行的基本动力。全身的血液依赖心气的推动在脉中正常运行，输送各处。"诸血者皆属于心"（《素问·五脏生成》），"人心动，则血行诸经"（《医学入门·脏腑》）。心气充沛，才能维持正常的心力、心率、心律，血液才能在脉内正常运行，川流不息，营养全身。肺主治节（lung dominating management and regulation），朝百脉，助心行血，全身的血液都要通过经脉而聚会于肺，通过肺的呼吸进行气体交换，然后再输送到全身。"人周身经络，皆根于心，而上通于肺，以回于下，如树之有根有干有枝。百体内外，一气流通，运行血脉，以相出入"（《医原》）。肝藏血是指肝有储藏血液和调节血量的生理功能。在正常生理情况下，人体各部分的血量是相对恒定的。但是随着机体活动量的增减，血量亦随之改变。"肝藏血，心行之，人动则血运于诸经，人静则血归于肝脏"。脾统血是指脾有统摄血液在经脉之中流行，防止溢出脉外的功能，"五脏六腑之血全赖脾气统摄"。肾主藏精，精血同源（essence and blood from same source），血液的正常运行有赖于血液本身的充盈，肾脏对血液循环的作用主要是对有效血液循环的调节。

总之，血液循行是五脏共同调节的结果。其中，心为血液循行的基本动力，肺助心行血，亦为其动力；肝之疏泄藏血，脾之统摄，肾精化而为血，又为人身阴阳之本，则是血液循行的调节因素。

三、呼吸运动
Respiratory motion

（一）呼吸的过程

人以天地之气生，人体与环境之间的气体交换称之为呼吸。呼吸过程是指人体吸入自然界之清气，呼出体内浊气的气体出入交换，吐故纳新的过程。呼吸是生命活动的重要指征，是人体重要的生命活动之一，也是全身各组织器官正常生理活动的必要保证。

呼吸运动是一个完整的过程，是周身之气升降出入运动的具体表现形式之一，它包括"吸清"与"呼浊"两方面的内容。

吸清过程，是肺通过肃降作用，借鼻腔或口腔将自然界的清气吸入体内，再途经喉咙、气管等呼吸道而进入肺中。天气通于肺，口鼻者为气之门户，喉咙是清浊之气呼吸出入升降的要道。吸入肺中的清气在胸中与脾上输的水谷之精气互相结合形成宗气，宗气一方面温养肺脏自身和喉咙等上呼吸道，以继续维持正常的呼吸运动；另一方面由肺入心，在心肺的共同作用下布散周身，内灌脏腑经脉，外濡肌肤腠理。其中清气通过经脉下达于肾，由肾封藏摄纳，使气有所归依，同时也不断地充养了肾气。

呼浊过程，是指吸入体内的自然界之清气被周身组织器官所充分利用，并在新陈代谢的活动中产生了浊气，其大部分通过经脉又复上行至心入肺，在肺的宣发作用下，再经过气管、喉、鼻（口腔）等呼吸道而呼出体外。有一部分浊气则通过皮毛汗孔的开合作用，由"气门"而排泄。

（二）呼吸运动与五脏调节

"肺在诸脏之上，而诸脏之气咸由之吐纳也"（《图书编》）。肺主呼吸，吸之则满，呼之则出，一呼一吸，消息自然，司清浊之运化，为人身之橐籥。

肾主纳气（kidney dominating reception of qi），肺所吸入之清气有赖肾的摄纳，防止呼吸浅表。肺为气之主，肾为气之根（kidney being the root of qi），肺主出气，肾主纳气，阴阳相交，呼吸乃和。肝主疏泄，调畅气机。

肝为刚脏（liver being firm-characterized zang viscus）而主疏泄，肺为娇脏（lung as delicate zang viscus）而主肃降。肝从左升，肺从右降，升降得宜则气机舒展。脾主运化（spleen dominating transportation and transformation），水谷精气由脾上升，与肺的呼吸之气相合而生成宗气。宗气走息道而行呼吸，贯心脉以行气血。脾脏不仅调节气的运行，而且调节气的质量。心主血，血为气之母（blood as mother of qi），气非血不和，气不得血，则散而无统，血是气的载体，并给气以充分营养。吸入肝与肾，呼出心与肺。因为五脏都参与呼吸气机的调节，所以五脏中任何一脏的功能异常，均可引起呼吸系统疾病，故曰："五脏六腑皆令人咳，非独肺也"（《素问·咳论》）。

四、消化吸收
Digestion，absorption

（一）消化吸收的过程

人以水谷为本，人体在生命活动的过程中，需要不断地摄取饮食营养，以维持各组织器官正常的生理活动。水谷精微是人类赖以生存的要素之一，也是化生气血阴阳的物质基础。

消化吸收是饮食物代谢过程中的两个主要环节。消化，是指饮食物通过消化器官的运动和消化液的作用，被分别成清者和浊者的过程。即人将摄入的饮食物转变为可以吸收利用的水谷精微的过程。清者，指水谷精微；浊者，指食物残渣。吸收，是指饮食物在充分消化的基础上所转变成的精微物质被吸收，并进而转输至心肺的过程。消化和吸收是一个完整的过程。消化液的分泌和消化器官的运动是紧密联系的，消化过程和吸收过程也是相辅相成，密切协调的。"人之于饮食也，唇以摄收之，齿以咀嚼之，舌以转掉之，使之往复周回，然后咽入。会厌居食管气管之间，气出则张，食入则掩盖气门，使食桥渡而过，由此入嗓，传送至胃之上口贲门，入胃、脾以磨之，肝以疏之，而后蒸化腐熟，由胃之津门泄出水分，其汁由幽门传入小肠，经所谓小肠为受盛之官是也。至小肠之阑门……是时谷已成糟粕，传入大肠，经所谓大肠为传导之官是也。至直肠则结为粪，由肛门而出。"（《中国医药汇海·论消化之原理》）

（二）消化吸收与五脏调节

饮食物的消化吸收过程，关系到五脏六腑的生理活动，是脾、胃、小肠、大肠、肝、胆、胰等脏腑功能互相配合而进行的，其中与脾（小肠）、胃的关系尤为密切，所以说脾胃同为后天之本，气血生化之源。

脾主运化（spleen dominating transportation and transformation），食物经过胃的腐熟后，下送小肠以"分清泌浊"。浊的部分再传大肠转变为废物排出体外，清的部分由脾吸收而运送全身，发挥营养作用。脾主运化实际上包括了现代消化生理学的全部内容，以及营养生理学的部分内容。肝主疏泄（liver dominating free flow and rise of qi），调节食物的消化和吸收，土得木而达，食气入胃，全赖肝木之气以疏泄之而水谷乃化。肝的疏泄有助于脾胃的运化还表现在胆汁的分泌与排泄，帮助脾胃运化。肺居上焦，职司宣发，"谷入于胃，以传于肺，五脏六腑皆以受气"，饮食精微由肺的宣发而布达全身。肾主命门，脾阳根于肾阳，水谷运化须借助于肾阳的温煦蒸腾，故肾阳被誉为釜底之薪，所谓后天水谷之气得先天精血之气则生生不息。心主血属火，心有所主，则脾气健旺，"脾之所以能运行水谷者，气也，气寒则凝滞不行，得心火以温之乃健运而不息，是为火生土"（《医碥·五脏生克说》）。

五、水 液 代 谢
Water-liquid metabolism

（一）水液代谢的过程

水液代谢，是指水液的生成、输布以及水液被人体利用后的剩余水分和代谢废物的排泄过程，这是一个极其复杂的生理过程。水液来源于饮食，是通过胃、脾以及大小肠等消化吸收而生成。水液的代谢过程，则是以脾、肺、肾三脏为中心完成的。故曰："脾土主运行，肺金主气化，肾水主五液。凡五气所化之液，悉属于肾；五液所化之气，悉属于肺；转输之脏，以制水生金者，悉属于脾。"（《医宗必读·水肿胀满论》）

水液生成以后，首先由脾通过升清作用，将其向上转输到心肺，同时一部分未被吸收的水液，则与食物残渣一起下传于大肠，从粪便中排出体外。

肺接受了脾上输的大量水液，通过宣发肃降作用，将其敷布至周身。其中一部分水液经肺的宣发作用，随卫气而运行于体表，外达四肢官窍，以濡养肌肉，润泽皮肤，代谢以后的废料和剩余水分，又通过阳气的蒸腾，化生成汗液从汗孔排出。另一部分水液经肺的肃降作用，以心脏为动力，随营气循经脉而运行于体内，以濡养五脏六腑，灌注于骨节和脑髓之中，在被机体组织器官利用之后，又集聚于肾。另外，在肺的呼气运动中，也排出了少量的水气。

肾为主水之脏，集聚于肾的水液在肾的气化作用之下，被泌别成清者和浊者两部分。其清者，通过肾中阳气的蒸腾气化作用，又复上归于肺，由心肺再布散周身，以维持体内的正常水液量；其浊者，则通过肾中阳气的温化推动作用，不断地化生成尿液，并且向下输送至膀胱。当膀胱内尿液积到一定量时，就产生尿意，从而及时自主地经尿道而排出体外。

（二）水液代谢与五脏调节

水液的正常代谢，与五脏系统功能正常，阴阳平衡密切相关，阴阳并需，尤以阳气为要，阳旺则气化，气化则水自化。

肾司开合，为主水之脏。脾主运化水液，为水液代谢之枢纽。肺主行水（lung dominating water movement），为水之上源。肝主疏泄（liver dominating free flow and rise of qi），调畅气机，气行则水行。心主血脉（heart dominating blood and vessel），行血而利水运。饮水入胃，中焦之水经脾气的运化，肝气的疏泄，散精于上焦；心肺同居上焦，上焦之水为清水，清中之清者经肺气宣发，心脉通利而散布到肌腠、皮毛、四肢、百骸，其代谢废物即变为汗液等排出体外；清中之浊者得肺气肃降而输达下焦；归肾之水为浊，浊中之清者复经肾气的蒸腾上升至心肺而重新参加代谢，浊中之浊者经肾气开合送至膀胱，而排出体外。

总之，人体水液代谢的全过程，需要五脏六腑生理功能的协同配合，又是以肺、脾、肾三脏的功能活动为主的，"盖水为至阴，故其本在肾；水化于气，故其标在肺；水惟畏土，故其制在脾"（《景岳全书·肿胀》）。其中肾的气化作用又贯穿于水液代谢的始终，并且对脾、肺等脏腑在水液代谢方面的功能起着促进作用。如果脾、肺、肾三脏中任何一脏的功能失常，皆可引起水液的输布排泄障碍，使水湿停留于体内，而产生痰饮、水肿等病理变化。

六、生长生殖
Growth，reproduction

（一）生长生殖的过程

人的生命历程从胎孕、发育、成长、衰老乃至死亡，经历着一个生、长、壮、老、已的过程。生长壮老已是人类生命的自然规律。人的生命活动是以脏腑阴阳气血为基础的。脏腑阴阳气血平衡，人体才能正常生长发育。"生之本，本于阴阳"（《素问·生气通天论》），阴阳是生命之本。阳化气，阴成形，生命过程就是不断地化气与成形的过程。气血是构成人体和维持人体生命活动的基本物质，为人体盛衰之本。精者，气之精也，"人始生，先成精"，"精者，身之本"。人体的产生，先从精始，由精而生成身形脏腑。人出生之后赖五脏六腑之精的充盈，以维持正常的生命活动。总之，气血精津液是促进人体生长发育的基本物质。精能化气（essence transforming into qi），气化为精。肾为藏精之脏，"受五脏六腑之精而藏之"。男子二八，女子二七，肾精充盛而天癸至，天癸（reproduction-stimulating essence）至则精气溢泄，月事应时而下，具备生殖能力，男女交媾，胎孕乃成。随着脏腑阴阳气血的盛衰和精气天癸的至竭，人体呈现出生长壮老已的生命过程。

（二）生长生殖与五脏调节

1. 生长发育与五脏　人的生长发育与体内的气血阴阳以及脏腑的功能活动均有关。如心血充盈，可运行濡养周身；肺气充足，可维持体内清浊之气的吐故纳新；肝气调畅，可促进各组织器官功能的正常发挥。因此，人的生长发育要依赖五脏六腑的精气充养和支持，是五脏六腑共同发挥作用的生命过程。由于"肾为先天之本（kidney being innate foundation）"，"脾为后天之本（spleen being acquired foundation）"，故脾肾两脏在促进人的生长发育并维持人的生命活动中起着极其重要的作用。

肾中精气的盛衰决定着人体的生长发育过程，为人体生长发育的根本。肾中精气禀受于父母，是激发生命活动的原动力。人体生长壮老已的生命过程，反映了肾中精气的盛衰变化。肾之精气充足，生长发育正常，则表现为：幼年时期生机旺盛，齿更发长；青壮年时期体魄壮实，筋骨强健。如肾之精气不足，生长发育迟缓，则幼年时期可见立迟、行迟、发迟、齿迟、语迟之"五迟症"；成年时期则可出现发落齿摇，未老先衰等现象。

后天化生的精气血津液是维持生命机能，促进生长发育的重要物质基础，故人出生以后，还要得到脾运化的水谷精微的充养，才能保证继续生长发育的需要。脾吸收、转输的营养物质，能够化生成精、气、血、津液，一方面源源不断地濡养周身各组织器官，以维持正常的生理活动；另一方面又不断地补充、培育先天之精（congenital essence）气，使机体生机不息，保证了人体在利用生命物质的过程中正常地生长发育。脾胃乃人后天之根本，脾胃一伤，饮食不进，生机自绝。可见，人体的形成根于肾，生命的延续关乎脾。如脾气虚弱，运化失常，便可引起营养不良、体乏消瘦等症，直接影响到正常的生长发育，这也称之为"后天失调"。

2. 生殖与五脏　生殖是生物绵延和繁殖种系的重要生命活动，是保证种族延续的各种生理过程的总称。在高等动物，生殖涉及两性生殖细胞的结合和产生新个体的全部生理过程。在人类，还涉及政治、经济、哲学等一系列社会问题。人类生殖是通过两性生殖器官的活动而实现的。生殖机能主要是指机体发育成熟而具备的繁衍后代的能力。人的生殖机能是一个复杂的生理活动过程，与五脏六腑有着密切关系，其中与肾、肝、脾的关系密切，尤以肾为最。

人的性器官的发育，性机能的成熟以及生殖能力，均与肾密切相关。肾为封藏之本，肾中的先天之精气，与生俱来，是禀受于父母的生殖之精气，是构成新的生命体的原始物质，为人类生育繁衍所不可缺少的物质基础。先天之精促使胚胎的形成，并维系着胚胎的正常发育。如果父母肾中精气充盛，生殖机能正常，两精相合，所形成的人体先天之精气才能充足，化生的形体才能壮实。若父母精气衰弱，影响生殖能力，便会引起下一代形体虚衰，或出现先天性畸形、痴呆、缺陷，或导致其生殖能力低下。

　　人的生殖能力并非伴随生命历程而始终存在，仅仅在生命历程的一定阶段，具有天癸的时期，方具备生殖能力。天癸是生殖的基础，天癸的产生取决于肾，是肾中精气以及阴阳逐渐充盛到一定程度而化生的一种新的物质。天癸关系到性机能的产生和成熟，并且控制、调节着人的生殖能力。一般而言，男子16岁至64岁，女子14岁至49岁，肾中精气盛（渐盛—充盛—渐衰），天癸产生并维持其功能，而具有生殖能力。故曰："儿于初主之时，形体虽成，而精气未裕，所以女必十四，男必十六，而后天癸至。天癸既至，精之将盛也；天癸未至，精之未盛也"（《景岳全书·小儿补肾论》），由此可见，肾中精气的盛衰，天癸的产生与否，是决定并影响生殖能力的关键。

　　肝具有藏血和主疏泄的功能。一方面，肝气调畅，藏血充足，女子的月经来潮和孕育胎儿的生理活动便能正常维持；若肝失疏泄，藏血不足，就会导致月经不调、不孕、不育等症。另一方面，肝的疏泄作用还影响男子的排精功能，如肝火偏旺，可出现遗精；肝气郁结（liver qi stagnation），可出现精液排泄减少等。

　　脾主运化（spleen dominating transportation and transformation），先天之精气要依赖后天之精气充养，脾吸收、转输的水谷精微下达于肾，归藏于肾，使肾精保持充盈，方有利于生殖之精的生成。同时水谷精微化生的血液又能贮藏于肾，使冲任血脉充足而不绝，有助于女子发挥正常的生殖能力。因此，脾与人体的生殖机能也有关。

本章要点表解

表 3.1　脏腑、奇恒之腑的功能特点比较

	五脏	六腑	奇恒之腑
组成	肝、心、脾、肺、肾	胆、胃、大肠、小肠、膀胱、三焦	脑、髓、骨、脉、女子胞
结构特点	多为实质性器官	多为空腔性器官	结构似腑
生理功能	化生、贮藏精气	受盛、传化水谷	功能似脏
生理特点	满而不实（full of essence without foodstuff），藏精气而不泻（house of essence-qi without leakage）	实而不满（full of excess without essence）、传化物而不藏	"藏而不泻"
病理特点	脏病多虚	腑病多实	
治疗特点	多补	多泻	

表 3.2　心的概况

心	阐释
生理特性	（1）心主通明：心脉以通畅为本，心神以清明为要 （2）心火宜降：心为君主之官，故为君火，君火暖炽，下行以温肾阳，使人体上部不热，下部不寒，维系心肾两脏水火阴阳平衡（equilibrium between yin and yang）协调
生理功能	（1）心主血脉（heart dominating blood and vessel） ①心主血：心气推动和调控血液运行，输送营养物质于全身各脏腑形体官窍；心生血 ②心主脉：心气推动和调控心脏搏动，推动脉道通利 （2）心主神明（heart housing mind）：心主宰五脏六腑、形体官窍等生命活动和意识等精神活动
病理变化	（1）心阳不足：①血行迟缓、瘀滞不畅——面色或舌色青紫 ②神失所养——精神委顿，神昏 （2）心阴不足：①阴不制阳，血行加速——舌红面赤 ②精神亢奋——心烦、失眠

表 3.3　心的系统联系

心的系统联系	阐释
心藏神	精神活动与五脏有关，但都发于心神，以心为主宰，故称心藏神
在体合脉	血脉属心，心脏与血管共同作用，保证血液的正常运行
其华在面	面部的色泽变化可反映心脏的生理功能和病理变化 ①心气充盛：血脉充盈，面色红润 ②心气不足：面色㿠白、晦滞 ③心血瘀阻：面色紫暗
在窍为舌	舌为心之苗，心经的别络联系到舌 心主血、藏神的功能与舌的色泽、味觉、运动、语言等密切相关 ①心血充足，心神正常：舌体红润，味觉灵敏，舌体运动灵活，语言流利 ②心血不足：舌质淡白 ③心血瘀阻：舌质紫暗 ④心神失常：舌强、语言謇涩等
在志为喜	正常情况："喜则气缓"，喜悦有益于心主血脉 喜乐过度：可使心神涣散不收，注意力难以集中，甚至失神狂乱
在液为汗	汗为心之液，心的病变，血与津液的病变，都能影响到汗液的排泄
与夏季相应	心应夏季，暑为夏季主气，最易使心火旺盛 盛夏应防暑邪；但又不能因过分贪凉而损伤正气，即所谓"春夏养阳"

表 3.4　肺的概况

肺	阐释
生理特性	(1)肺为华盖（lung as canopy）：肺位于胸腔，覆盖五脏六腑，位置最高 (2)肺为娇脏：肺清虚而娇嫩，易受邪袭 (3)肺气宣降：肺向上向外宣发与向下向内肃降作相反相成的运动，维持肺司呼吸、主行水等功能 (4)肺喜润恶燥：燥邪最易伤肺津，治疗多以润肺为主
生理功能	(1)肺主气司呼吸 ①肺主呼吸之气：肺能吸入自然界清气，并呼出体内浊气 ②肺主一身之气（lung governing physical qi）：肺主一身之气的生成和运行 (2)肺主通调水道：通过肺气宣发肃降对体内水液的输布运行和排泄具有疏通和调节作用 (3)肺朝百脉：全身的血液都要通过经脉而会聚于肺，经过呼吸进行气体交换，而后输布全身。即肺气助心行血
病理变化	(1)肺失宣发：呼吸不畅，胸闷喘咳；卫气被郁、恶寒无汗；津液内停；呼吸困难，喘咳不得卧 (2)肺失肃降：呼吸表浅或短促，咳喘气逆

表 3.5　肺的系统联系

肺的系统联系	阐释
肺藏魄	魄藏于气，由肺所主，肺与魄关系密切
在体合皮，其华在毛	(1)肺宣发卫气和津液以温养、润泽皮毛 ①正常：皮肤致密，毫毛光泽，抵御外邪能力亦强 ②肺气虚弱：皮毛干枯，抵御外邪能力下降，易于感冒 ③外邪袭肺，肺气不宣：恶寒发热，鼻塞流涕，脉浮 (2)皮毛汗孔开阖有辅助肺的呼吸作用：汗孔不仅有排泄汗液的作用，还有随肺的宣发肃降进行气体交换的作用
在窍为鼻，以喉为肺之门户	肺开窍于鼻，咽喉为肺胃之门户 ①肺气充足，呼吸正常：鼻窍通利，嗅觉灵敏 ②肺气失宣：鼻塞流涕，嗅觉失灵，音哑或失音

肺的系统联系	阐释
在志为忧（悲）	悲忧过度，可伤肺气，导致肺气郁滞不舒，或肺气耗伤（"悲则气消"）
	肺气虚时，机体对外界刺激耐受性下降，易产生悲忧情绪
在液为涕	正常情况下，涕液润泽鼻窍，不外流
	寒邪犯肺，则鼻流清涕；热邪犯肺，鼻流浊涕；燥邪犯肺，则鼻干
与秋季相应	肺应秋季，燥为秋季主气，燥邪最容易侵犯肺脏
	秋季应注意护阴润燥，以养肺为先

表 3.6　脾的概况

脾	阐释
生理特性	（1）脾气宜升 ①脾主升清：将胃肠吸收的水谷精微上输心、肺、头面，通过心肺的作用化生气血，以营养濡润全身 ②升举内脏：脾气上升能维持内脏位置相对恒定，防止内脏下垂 （2）脾喜燥恶湿（spleen like dryness and dislike dampness）：脾气健运，运化水液功能正常，水精四布，自然无痰饮水湿的停聚
生理功能	（1）脾主运化（spleen dominating transportation and transformation）：脾能将水谷化为精微，并将其吸收并转输到全身各处，包括运化谷食和运化水饮两方面的作用 （2）脾主统血：统摄血液运行于脉中，使之不溢出脉外
病理变化	（1）脾失健运：食欲不振，腹胀、便溏、倦怠、消瘦 （2）脾不统血：出血、倦怠无力，面色萎黄（贫血）

表 3.7　脾的系统联系

脾的系统联系	阐释
脾藏意	脾具有思维、记忆、意念的功能
在体合肌肉，主四肢	肌肉收缩是产生运动的动力，肌肉的营养来自脾运化所吸收的水谷精微
	脾气健运，营养充足：肌肉丰满，健壮结实，四肢灵活，轻劲有力
	脾失健运，营养不足：肌肉消瘦，软弱松弛，肢倦乏力，萎废不用
开窍于口	饮食口味与脾运化功能密切相关 （1）脾气健运：口味正常，食欲较好 （2）脾失健运：口淡无味，口甜口腻，食欲不振
其华在唇	口唇色泽与脾胃化生之气血是否充盈有关 （1）脾气健运，全身气血充盛：口唇红润光泽 （2）脾失健运，气血化生不足：口唇淡白无华或萎黄不泽
在志为思	"思则气结"，气结于中，脾气不行，可致脾的运化升清功能失常
	思虑过度，可出现不思饮食，脘腹胀闷，头目眩晕等症状
在液为涎	涎为口津，为唾液中较为清稀的部分，有保护口腔黏膜和润泽口腔的作用，进食分泌较多，有助于食物的吞咽及消化
	脾病可见涎液分泌异常，如脾气虚失于固摄，可见口角流涎
与长夏相应	脾应长夏，湿为长夏主气，湿邪最容易侵犯脾胃
	长夏是健运脾胃的最佳时机，宜健脾渗湿，以增强脾胃运化功能

表 3.8　肝的概况

肝	阐释
生理特性	(1)肝主升发:肝气向上升动、向外发散、生机不息
	(2)肝喜条达而恶抑郁:情志的乐观愉悦,有助于肝气疏通和畅达
	(3)肝为刚脏(liver being firm-characterized zang viscus):肝具有刚强、躁急的生理特性。肝体阴而用阳(liver being yin in substance and yang in function),肝体阴柔,其用阳刚,阴阳和调,刚柔相济
生理功能	(1)肝主疏泄:维持全身气机疏通畅达,通而不滞、散而不郁
	①调畅精神情志
	②协调脾升胃降
	③促进胆汁泌泄
	④维持血液循环
	⑤维持津液输布
	⑥调节排精行经
	(2)肝主藏血(liver storing blood)
	①贮藏血液:肝为血海,肝藏的血液能濡养肝及其形体官窍;为经血生成之源;化生和濡养肝气
	②调节血量
	③防止出血:能收摄血液;维持血液运行通畅;肝主凝血,故能防止出血
病理变化	(1)肝失疏泄:分别出现肝气郁结、肝气亢逆、肝火偏旺的症状
	(2)肝不藏血:吐血、衄血、咯血或月经先期、崩漏等出血征象

表 3.9　肝的系统联系

肝的系统联系	阐释
肝藏魂	指肝主意识、思维活动以及梦幻活动
在体合筋	(1)筋与肢体的运动功能密切相关,肝血对筋有滋养作用
	(2)肝血充足,筋脉得养:关节运动灵活有力,爪甲坚韧,红润光泽
	(3)肝血不足,筋爪失养:手足震颤,肢体麻木,屈伸不利,甚则瘛疭
开窍于目	(1)肝的经脉上连目系,目的视力有赖肝之疏泄和肝血之营养
	(2)五脏六腑之精气皆上注于目而为之精,因此,目与五脏六腑都有内在联系
其华在爪	(1)"爪为筋之余",爪甲的营养来源于肝血
	(2)肝血充足:爪甲坚韧明亮,红润光泽
	(3)肝血不足:爪甲软薄,枯槁色夭,甚则变形脆裂
在志为怒	怒可以使气血上逆,阳气升泄,大怒势必造成肝阳升发太过,故"怒伤肝"
在液为泪	(1)肝开窍于目,泪从目出,泪有濡润眼睛,保护眼睛的功能
	(2)肝阴不足:两目干涩
	(3)肝经风热:目眵增多,迎风流泪
与春季相应	(1)肝应春气,春季万物复苏,欣欣向荣,有利于肝气升发、调畅
	(2)肝的病变,在春季,得自然界少阳之气滋助,可逐渐好转

表 3.10　肾的概况

肾	阐释
生理特性	(1)肾主蛰藏:肾有潜藏、封藏、闭藏精气的生理特性
	(2)肾水宜升:肾阳鼓动肾阴与人体上部心气交感互济,维持人体阴阳水火的协调
	(3)肾恶燥:肾为水脏,易燥伤阴液为病

续表

肾	阐释
生理功能	(1)肾主藏精:肾能贮存、封藏精气以主司人体的生长发育及生殖功能 ①主生长发育与生殖:肾精、肾气具有促进机体生长发育作用;机体生殖器官的发育、性功能的成熟与维持,以及生殖能力均取决于肾中精气的盛衰 ②肾为脏腑之本:肾中精气阴阳对先天脏器的生成及后天脏腑功能均具有主要作用 ③肾主生髓化血:能促进骨骼的生长发育,使骨骼健壮有力,牙齿坚固;肾精生髓,髓充于骨,骨中精髓为血液化生之源 (2)肾主水:肾主持和调节人体水液代谢活动 ①调节并参与津液代谢相关脏腑(肺、脾、胃、小肠、大肠、三焦、膀胱等)的功能 ②调节尿液的生成和排泄 (3)肾主纳气(kidney dominating reception of qi):肾能摄纳肺吸入的清气而维持正常呼吸活动
病理变化	(1)肾藏精作用不足:肾精气不足——婴幼儿生长发育不良、成人早衰;肾精亏虚——生殖器发育不良、生殖功能减退或不育;肾阴阳不足——肾生理功能衰退;肾精亏损——记忆力减退、思维迟钝、头昏、耳鸣 (2)肾阳虚弱——气化失司,水液代谢障碍 (3)肾不纳气——呼吸表浅、呼多吸少、动则气喘

表3.11 肾的系统联系

肾的系统联系	阐释
肾藏志	肾主意志和记忆的功能
在体合骨、荣齿	(1)骨骼的生长发育及其功能的发挥,均有赖于肾中精气的充养,肾精可以化生骨髓,骨髓滋养骨骼,使骨骼强劲而坚固,故"肾主骨(kidney dominating bone)" (2)肾精不足,骨髓空虚,骨骼失养:小儿囟门迟闭,骨软无力,易于骨折 (3)齿为骨之余:牙齿也需要肾之精气的滋养 (4)肾精亏虚,可见牙齿松动,甚至早脱
开窍于耳及二阴	耳(1)耳主听觉,肾精充足,髓海得养,听觉灵敏 　　(2)肾精衰减,髓海失养,则听力减退,或耳鸣、耳聋等 二阴(1)肾开窍于二阴:前阴包括尿道和外生殖器,后阴指肛 　　　(2)肾与后阴的关系: 　　　　①生理:肾阴濡润肠腑,肾阳温煦脾阳 　　　　②病理:肾阳或肾阴不足,影响排便,肾阴亏虚,肠液枯涸,而致便秘;肾阳虚弱,脾阳不足,而致腹泻
其华在发	(1)头发的生长根于肾:肾藏精,肾精可化生血液,精血旺盛,则头发浓密而润泽 (2)精血不足,头发失养:头发花白、稀疏、枯槁,并容易脱落
在志为恐	恐为肾志,恐惧太过,则伤肾,导致肾气不固,气泄于下的病变
在液为唾	(1)唾为口腔内分泌的唾液中的稠厚者,肾的经脉上行于舌根,唾为肾精所化 (2)多唾或久唾,易耗损肾中精气;若肾气亏虚,固摄无权,可见唾液增多
与冬季相应	(1)肾应冬气,冬季易感寒邪,损伤肾阳 (2)冬季宜补肾阳,祛寒邪
附:命门	(1)部位:有右肾为命门、两肾俱为命门以及两肾之间为命门等不同的学说 (2)功能:有命门主火论、命门水火共主论、命门为肾间动气论等不同的学说

表 3.12 六腑与五脏之间的关系

脏与腑	关系	生理病理
心与小肠	通过经络相互络属，构成表里关系	（1）生理上相互联系：心主血脉（heart dominating blood and vessel），心阳之温煦，心血之濡养，有利于小肠的化物；小肠化物，泌别清浊（separation of the refined from residue），吸收水谷精微，其浓稠部分经脾转输归心，化血以养心脉 （2）病理上相互影响：如心火可下移于小肠，小肠有热又可循经上炎于心
肺与大肠	通过经络相互络属，构成表里关系	（1）肺气的肃降有助于大肠传导功能的发挥，大肠传导功能正常，则有助于肺气的肃降 （2）肺肃降功能异常，可导致大肠传导异常，出现便秘
脾与胃	脾与胃以膜相连，又通过经络相互络属，构成表里关系	在生理上紧密配合，相互协调，纳运相合，升降相因（interdependence between ascending and descending），燥湿相济（interdependence between drying and moistening），故合称"后天之本"
肝与胆	胆附于肝之短叶间，通过经络相互络属，构成表里关系	肝之余气聚而形成胆汁，贮存于胆，其排泄依靠肝的疏泄功能 肝的疏泄功能失常，就会影响胆汁的分泌与排泄；反之，若胆汁排泄不畅，亦会影响肝的疏泄
肾与膀胱	通过经络相互络属，构成表里关系	膀胱的贮尿功能，有赖于肾气的固摄；膀胱的排尿，有赖于肾与膀胱的气化作用。二者配合，维持水液的正常代谢

第四章　精、气、血、津液
Essence，qi，blood，fluid and liquid

精、气、血、津液、神在人体生命活动中占有极其重要的位置。《灵枢·本藏》说："人之血气精神者，所以奉生而周于性命者也。"中医学有关精、气、血、津液、神的理论，早在《内经》中已有较全面、系统的论述。这一系统理论的形成和发展，不仅受到古代哲学思想中朴素唯物论的影响，而且与藏象学说（theory of visceral manifestation）的形成和发展有着更为密切的关联。

精、气、血、津液是人体脏腑经络、形体官窍进行生理活动的物质基础，是构成人体和维持人体生命活动的基本物质。而这些物质的生成及其在体内的代谢，又都依赖于脏腑、经络、形体、官窍的正常生理活动才得以进行。因此，无论在生理还是病理状况下，这些基本物质与脏腑经络、形体官窍之间，始终存在着相互依赖、相互影响的密切关系。

第一节　精
Essence

中医学的精理论，是研究人体之精的概念、代谢、功能及其与脏腑、气血等相互关系的学说。与古代哲学的精或精气在概念上有着严格的区别。

一、人体之精的基本概念
Basic concept of human essence

精，是由禀受于父母的生命物质与后天水谷精微相融合而形成的一种精华物质，是人体生命的本原，是构成人体和维持人体生命活动的最基本物质。如《素问·金匮真言论》说："夫精者，身之本也。"精一般呈液态贮藏于脏腑之中或流动于脏腑之间。如《灵枢·本神》说："是故五脏者，主藏精。"《素问·经脉别论》说："食气入胃，散精于肝。"

中医学有关人体之精的概念，受到古代哲学精气学说（theory of essential qi）的影响。古代哲学中精或水为万物生成之本原的思想，对人体之精是生命本原并呈液态藏于脏腑中之理论的建立，具有重要的类比思维的方法学意义。然而，中医学关于精的理论源于古人对人类生殖繁衍过程的观察与体验，并从人体吸收饮食精华物质来维持生命的观察过程中得以完善。人体之精是人类生命繁衍的根源，指代人体内部的精华物质，因而与古代哲学范畴的抽象精概念不同。

中医学的精有多种含义。精的本始含义，是指具有繁衍后代作用的生殖之精，如《素问·上古天真论》说：男子"二八……精气溢泻，阴阳和，故能有子。"此称为狭义之精，是中医学精概念产生的始基。从精华、精微之意的角度出发，人体之内的血、津液、髓以及水谷精微等一切精微物质，均属于精的广义范畴。但从具体物质的生成与功能而言，精与血、津液、髓的概念是有区别的。一般说来，精概念的范畴，仅限于先天之精、水谷之精（foodstuff essence）、生殖之精及脏腑之精，并不包含血、津液及髓。

精与气相对而言，精属阴而有形，藏于脏腑之中；气属阳而无形，运行于全身上下内外。

二、人体之精的代谢
Metabolism of human essence

精的代谢过程，分为精的生成、贮藏和输泄等三个不同而相关联的阶段。

（一）精的生成

从精的生成来源而言，精有先天之精（congenital essence）和后天之精（acquired essence）之分。

1. 先天之精　先天之精禀受于父母，是构成胚胎的原始物质。古人通过对生殖繁衍过程的观察和体验，认识到男女生殖之精相结合则能产生一个新的生命个体。《灵枢·天年》认为人之始生，"以母为基，以父为楯"。可见，父母遗传的生命物质是与生俱来的精，谓之先天之精（congenital essence）。如《灵枢·决气》说："两神相搏，合而成形，常先身生，是谓精。"《灵枢·本神》说："生之来，谓之精。"

2. 后天之精　后天之精来源于水谷，又称"水谷之精"。古人通过对饮食水谷消化吸收乃至糟粕排泄过程的观察，认识到人体必须吸收饮食物中的精华物质才得以维持生命。脾气升运，化饮食水谷为水谷之精（foodstuff essence），是人出生后赖以维持生命活动的精微物质，故称为后天之精（acquired essence）。水谷之精以与津液相合的液态形式由脾气转输于全身各脏腑形体官窍，如《素问·厥论》说："脾主为胃行其津液者也。"《素问·玉机真藏论》说："脾为孤脏，中央土以灌四傍。"

人体之精的来源，以先天之精（congenital essence）为本，并得到后天之精的不断充养，而且先后天之精相互促进，相互辅助，如此人体之精才能逐渐充盛。无论是先天之精或是后天之精的匮乏，均能产生精虚不足的病理变化。

（二）精的贮藏与输泄

1. 精的贮藏　人体之精分藏于五脏，但主要藏于肾中。先天之精在胎儿时期就贮藏于肾，是肾精的主体成分。而在胎儿发育和各脏腑组织官窍的生成过程中，先天之精也有部分分藏于其他脏腑中。后天之精来源于水谷，由脾胃化生的精微物质，经脾气的转输作用源源不断地输送到各个脏腑组织，化为脏腑之精，在供给脏腑生理活动需要的同时，又将其剩余部分输送于肾中贮藏，以充养肾藏的先天之精。《素问·上古天真论》说："肾者主水，受五脏六腑之精而藏之。"在其所藏先天之精的基础上，经过后天之精的不断充养，肾所藏的精逐渐充盛起来。因此，五脏皆藏先天之精和后天之精，主藏于肾，但有成分比例的不同。各脏所藏之精，是其功能活动的物质支撑。由于先天之精主要藏于肾，并在后天之精的资助下化为生殖之精以繁衍生命，因而称肾为"先天之本"。肾的藏精功能主要依赖肾气的封藏作用。肾精化生肾气，肾气的封藏作用使精藏肾中而不妄泄，保证肾精发挥其各种生理功能。故《素问·六节藏象论》说："肾者主蛰，封藏之本，精之处也。"若肾气虚亏，封藏失职，可造成失精的病理变化。

2. 精的输泄　一般说来，精的输泄有两种形式：一是分藏于全身各个脏腑之中，濡养脏腑，并化气以推动和调控各脏腑的机能。二是化为生殖之精而有度地排泄以繁衍生命。

精是维持人体生命活动的最基本物质，先天之精藏于肾，在后天水谷之精（foodstuff essence）的资助下合化为肾精，是肾脏各种功能的根本所在。后天之精在脾气的转输作用下分布到各脏腑，成为脏腑之精。各脏腑之精与其各脏的血、津液等物质相互化生，以多种形式来促进脏腑生理功能的发挥。因此，脏腑形体官窍的荣枯都依赖精的濡养滋润。精不仅以精华物质本身充养到各脏腑，成为各脏腑功能活动的物质基础，而且肾中先天之精通过化生元气这一生理活动形式，以三焦为通道，布散到全身各脏腑，推动和激发各脏腑的功能活动，为人体生命活动的原动力。因此，精布散于全身，不仅作为构成人体的基本物质，而且是人体各脏腑生理活动所不可缺少的精华物质。各脏之精虚（deficiency of essence）则难以支撑其自身的生理机能，而肾精亏虚则可能影响全身脏腑组织的生理活动。

生殖之精，由先天之精（congenital essence）在后天水谷之精的资助下化生。女子"二七"、男子"二八"之时，若先天之精无缺陷，后天之精能滋养，肾中所藏之精充盛，肾气充沛，天癸则按时而至。肾精在天癸的促发作用下，可化为生殖之精以施泄。如《素问·上古天真论》说男子"二八，肾气盛，天癸至，精气溢泻，阴阳和，故能有子"。生殖之精的化生与施泄有度，还与肾气封藏、肝气疏泄以及脾气的运化作用密切相关。

三、人体之精的功能
Function of human essence

精主闭藏而静谧于内，与气之运行不息相较，其性属阴。精除了具有繁衍生命的重要作用外，还具有濡养、化血、化气、化神等功能。

（一）繁衍生命

由先天之精与后天之精合化而生成的生殖之精，具有繁衍生命的作用。由于具有遗传功能的先天之精主要藏于肾，并且五脏六腑之精都可资助藏于肾的先天之精，故生殖之精实由肾精化生。

先、后天之精的相辅相成使肾精逐渐充实，化生的肾气也逐渐充盛。充盛的肾气促进和维持了人体的生长发育，形体发育成熟到一定年龄并能产生"天癸"，使人体具备生殖机能，有利于繁衍后代。在生殖过程中，父母将生命物质通过生殖之精遗传给后代。因此，肾精不仅产生生殖之精这种物质，而且化生肾气以促进生殖。这一给予后代的生命遗传物质，即是新生命的"先天之精"。因此，精是生命的本原。

（二）濡养

精能滋润濡养人体各脏腑形体官窍。先天之精与后天之精充盛，则脏腑之精充盈，肾精也充盛，因而全身脏腑组织官窍得到精的充养，各种生理机能得以正常发挥。若先天禀赋（natural endowment）不足，或后天之精化生有碍，则肾精亏虚，五脏之精也衰，失去濡养作用，脏腑组织官窍得不到精的濡养和支持，其功能则不能正常发挥，甚至衰败。如肾精有损，则见生长发育迟缓或未老先衰；肺精不足，则见呼吸障碍、皮肤失润无泽；肝精不足，肝血不充，筋脉失养，则见拘挛、掉摇或抽搐；如此等等。

肾是藏精的主要脏器，肾精可以生髓，髓充养骨骼，使骨骼健壮，牙齿坚固；髓充养于脑，则脑的生理功能得以充分发挥。如若肾精亏虚，不能生髓，则骨骼失养，牙齿脱落松动；髓海不足，则头昏神疲，智力减退。

（三）化血

精可以转化为血，是血液生成的来源之一。《张氏医通·诸血门》说："精不泄，归精于肝而化清血。"因而肾精充盈，则肝有所养，血有所充。故精足则血旺，精亏则血虚。

精化血的另一层意义，是指精作为精微的生命物质，既可单独存在于脏腑组织中，也可不断地融合于血液中。如心精一般融入心血中，肝精一般融入肝血中以发挥其濡养作用。

（四）化气

精可以化生为气。《素问·阴阳应象大论》说："精化为气。"先天之精可以化生先天之气（元气），水谷之精可以化生谷气，再加上肺吸入的自然界清气，综合而成一身之气。气不断地推动和调控人体的新陈代谢，维系生命活动。因此，精是生命之本原，是构成人体的最基本物质。

先、后天之精分藏于脏腑之中，则为脏腑之精；一身之气分布于脏腑之中，则为脏腑之气。先、后天之精充盛，则其化生的一身之气必然充足；各脏腑之精充足，则化生的脏腑之气自然充沛。各脏腑之气推动和调控着各脏腑的功能，使其正常发挥而协调共济，共同维持着机体正常的生命进程。

精化生气，气有保卫机体、抵御外邪入侵的能力。《素问·金匮真言论》说："故藏于精者，春不病温。"可见精足则正气旺盛，抗病力强，不易受病邪侵袭。

总之，脏腑之精充盈，肾精充盛，则化气充足，机体生命活动旺盛，身体健康，生殖功能正常，抗御外邪，祛病延年。若脏腑之精亏虚，肾精衰少，则化气不足，机体正气虚衰，抗病和生殖能力下降，对整个生命活动极为不利。

（五）化神

精能化神，精是神化生的物质基础。神是人体生命活动的外在总体表现，它的产生离不开精这一基本物质。《灵枢·平人绝谷》说："神者，水谷之精气也。"精与神的关系，说明了物质是第一性的唯物观点。因此，"精气不散，神守不分"（《素问遗篇·刺法论》）。只有积精，才能全神，这是生命存在的根本保证。反之，精亏则神疲，精亡则神散，生命休矣。

四、人体之精的分类
Classification of human essence

精，按其来源，可分为先天之精（congenital essence）和后天之精（acquired essence）；言其分布部位，则有各脏腑之精；以其特殊功能，则有生殖之精。因此，精（一身之精）由先天之精和后天之精相融合而成，分藏于各脏腑，则为脏腑之精；施泄以繁衍生命，则为生殖之精。

（一）先天之精与后天之精

人体之精从生成来源来说，有先天之精与后天之精之分。先天之精禀受于父母，源于父母的生殖之精，是构成胚胎的原始物质，是生命产生的本原。后天之精源于饮食水谷，由脾胃等脏腑吸取饮食精华而产生，是维持人体生命活动的重要物质。

先天之精为基础，后天之精为补充，二者相辅相成，使一身之精生成有源，逐渐充盛。

（二）脏腑之精

分藏于脏腑之中的精称为脏腑之精。

先天之精形成胚胎，在胚胎发育过程中，五脏六腑均以先天之精作为其组织结构及生理活动的最基本物质，再者，先天之精化生元气以促进各脏腑的功能活动，也即是得到先天之精的活力资助。因此，各脏腑之精均含有先天之精的成分。另一方面，后天之精经过脾气的转输，灌注到各脏腑，成为脏腑之精的主要成分。

脏腑之精不仅滋润濡养各脏腑，而且化生脏腑之气，推动和调控脏腑的生理活动。

（三）生殖之精

生殖之精源于肾精，由先天之精在后天之精的资助下合化而成，起着繁衍后代的作用。人们在生殖活动过程中，通过生殖之精的交合将生命物质遗传给下一代。男女双方生殖之精结合成为胚胎，产生了新的生命体。

第二节　气
Qi

中医学（traditional Chinese medicine，TCM）的气学说，是研究人体之气的概念、生成、分布、功能及其与脏腑（zang-fu viscera）、精（essence; semen）、血（blood）、津液（fluid and liquid）之间关系的系统理论，与古代哲学的气学说有着明显的区别。

一、人体之气的基本概念
Basic concept of human qi

气是人体内活力很强运行不息的极精微物质，是构成人体和维持人体生命活动的基本物质之一。气运行不息，推动和调控着人体内的新陈代谢，维系着人体的生命进程。气的运动停止，则意味着生命的终止。

中医学的气概念，可能源于古人对人体生命现象的观察。古人通过对人体自身某些显而易见且至关重要的生命现象，如呼吸时气的出入、活动时随汗而出的蒸蒸热气等的观察，产生了对气的朴素而直观的认识，加之在气功锻炼中体悟到的气在体内的流动，于是在朴素认识逐渐积累的基础上进行推测、联想、抽象和纯化，逐渐形成了人体之气是人体中的能流动的细微物质的概念。随着认识的深入，对人体之气的来源、功能、运动规律和形式以及与脏腑的关系有了较系统的认识，建立了中医学的气学理论。

中医学气概念的形成，自然受到古代哲学气学说的渗透和影响。古代哲学的气是运动不息的细微物质的概念，气升降聚散运动推动和调控宇宙万物发生发展和变化的思想，对中医学的气是运行不息的精微物质概念的形成，气升降出入运动推动和调控着人体生命活动等理论的构建，都具有重要的方法学意义。但中医学的气是客观存在于人体中的具体的气，是在体内不断升降出入运动的精微物质，既是构成人体的基本物质，又对生命活动起着推动和调控作用。中医学的气理论有其固有的研究对象和范围，而古代哲学的气学说是一种古代的宇宙观和方法论，因此中医学的气概念与古代哲学的气概念是有严格区别的。

精与气的概念在中医学中是有严格区别的。精是构成人体的最基本物质，也是维持人体生命活动的基本物质。《灵枢·经脉》说："人始生，先成精。"气是由精化生的极细微物质，《素问·阴阳应象大论》说："精化为气。"精为脏腑功能活动的物质基础，气是推动和调控脏腑生理活动的动力。因此，《内经》中多次提到精与气的转化关系，其对精与气的区分较先秦哲学中的概念更为明确。

二、人体之气的形成
Formation of human qi

人体之气，由精化生，并与肺吸入的自然界清气相融合而成。一身之气的生成，是脾、肾、肺等脏腑的综合协调作用的结果。

（一）生成之源

人体之气来源于先天之精所化生的先天之气（即元气）、水谷之精所化生的水谷之气和自然界的清气，后两者又合称为后天之气（即宗气），三者结合而成一身之气，《内经》称为"人气"。

来源于父母的生殖之精结合成为胚胎，人尚未出生之前，受之于父母的先天之精（congenital essence）化生先天之气，成为人体之气的根本。先天之气是人体生命活动的原动力，《灵枢·刺节真邪》称之为"真气"，说："真气者，所受于天，与谷气并而充身者也"；《难经》称之为"原气"或"元气"（original qi）。

来源于饮食物的水谷精微，被人体吸收后化生水谷之气，简称为"谷气"，布散全身后成为人体之气的主要部分。《灵枢·营卫生会》说："人受气于谷，谷入于胃，以传于肺，五脏六腑皆以受气。"另外，水谷精微化生的血和津液，也可作为化气之源。

来源于自然界的清气需要依靠肺的呼吸功能和肾的纳气功能才能吸入体内。《素问·阴阳应象大论》说："天气通于肺。"清气参与气的生成，并且不断吐故纳新，促进人体代谢活动，因而是生成人体之气的重要来源，清气随呼吸运动进入体内，不可间断。

（二）相关脏腑功能

从气的来源得知，人体之气的充足与否有赖于全身各个脏腑的综合协调作用，其中与肾、脾、胃和肺的生理功能尤为密切相关。

1. 肾为生气之根 肾藏先天之精，并受后天之精的充养。先天之精是肾精的主体成分，先天之精所化生的先天之气（即元气），是人体之气的根本，因而肾藏精的生理功能对于气的生成至关重要。肾封藏肾精，不使其无故流失，精保存体内，则可化为气，精充则气足。如若肾失封藏，精耗则气衰。

2. 脾胃为生气之源 脾主运化，胃主受纳（stomach dominating reception），共同完成对饮食水谷的消化吸收。脾气升转，将水谷之精上输心肺，化为血与津液。水谷之精及其化生的血与津液，皆可化气，统称为水谷之气，布散全身脏腑经脉，成为人体之气的主要来源，所以称脾胃为生气之源。若脾胃的受纳腐熟及运化转输的功能失常，则不能消化吸收饮食水谷之精微，水谷之气的来源匮乏，影响一身之气的生成。故《灵枢·五味》

说:"故谷不入,半日则气衰,一日则气少矣。"

3. 肺为生气之主 肺主气（lung dominating qi），主司宗气的生成，在气的生成过程中占有重要地位。一方面，肺主呼吸之气（lung controlling respiration），通过吸清呼浊的呼吸功能，将自然界的清气源源不断地吸入人体内，同时不断地呼出浊气，保证了体内之气的生成及代谢。另一方面，肺将吸入的清气与脾气上输水谷精微所化生的水谷之气二者结合起来，生成宗气（pectoral qi）。宗气积于胸中，上走息道行呼吸，贯注心脉行血气，下蓄丹田资元气。若肺主气的功能失常，则清气吸入减少，宗气生成不足，导致一身之气衰少。

总之，肾的生理功能与先天之气的生成关系密切，脾胃和肺的生理功能与后天之气的生成关系密切，诸多脏腑的功能协调，密切配合，则人体之气的生成来源不断，人体之气得以充足旺盛。如若肾、脾胃和肺等脏腑生理功能的任何环节异常或失去协调配合，都会影响气的生成及其功能的发挥。

三、人体之气的运动与气化
Movement and transformation of human qi

气有运动的特性，气以其运行不息而激发和调控机体的新陈代谢，推动人体的生命进程。气的运动止息，机体新陈代谢的气化过程因而停止，则标志着生命过程的终止。

（一）气的运动

1. 气机的概念 气的运动称作气机（qi movement）。人体之气是不断运动着的活力很强的极细微物质，它流行全身，内至五脏六腑，外达筋骨皮毛，发挥其生理功能，推动和激发人体的各种生理活动。

2. 气运动的基本形式 气的运动形式，因气的种类与功能的不同而有所不同，但总的来说，可以简单地归纳为升、降、出、入四种基本形式。所谓升，是指气自下而上地运行；降，是指气自上而下地运行；出，是指气由内向外地运行；入，是指气自外向内地运行。例如呼吸，呼出浊气是出，吸入清气是入。而呼气是由肺向上经喉、鼻而排出体外，既是出，又是升；吸气是气流向下经鼻、喉而内入肺脏，既是入，也是降。

人体之气运动的升与降、出与入是对立统一的矛盾运动，广泛存在于机体内部。虽然从某个脏腑的局部生理特点来看，有所侧重，如肝、脾主升，肺、胃主降等，但是从整个机体的生理活动来看，升与降，出与入之间必须协调平衡。只有这样，才有人体之气的正常运动，各脏腑才能发挥正常生理功能。因此，气机升降出入的协调平衡是保证生命活动正常进行的一个重要环节。

一方面，气必须有通畅无阻的运动；另一方面，气的升降出入运动之间必须平衡协调。具备这两点，气的运动才是正常的，这种正常状态称之为"气机调畅"。

3. 气运动的意义 气机的升降出入，对于人体的生命活动至关重要。如先天之气、水谷之气和吸入的清气，都必须经过升降出入才能布散全身，发挥其生理功能。而精、血、津液也必须通过气的运动才能在体内不断地运行流动，以濡养全身。人体脏腑、经络、形体、官窍的生理活动必须依靠气的运动才得以完成，脏腑、经络、形体、官窍之间的相互联系和协调也必须通过气的运动才得以实现。也就是说，人体整个生命活动都离不开气的升降出入运动。同时，人与自然环境之间的联系和适应，也离不开气的升降出入运动，例如人之吸入清气、呼出浊气；摄入食物和水液，排出粪便及尿液、汗液等等都是气运动的体现。气的升降出入运动是人体生命活动的根本，气的升降出入运动一旦停息，也就意味着生命活动的终止。故《素问·六微旨大论》说："出入废则神机化灭，升降息则气立孤危。故非出入，则无以生长壮老已；非升降，则无以生长化收藏……是以升降出入，无器不有。"

4. 脏腑之气的运动规律　人体的脏腑、经络（meridian and collateral）、形体、官窍，都是气升降出入的场所。气的升降出入运动，也只有在脏腑、经络、形体、官窍的生理活动中，才能得到具体体现。

脏腑之气的运动规律，有其独特之处，体现了脏腑生理活动的特性，也表现了脏腑之气运动的不同趋势。以五脏而分述之，心肺位置在上，在上者宜降；肝肾位置在下，在下者宜升；脾胃位置居中，通连上下，为升降转输的枢纽。以六腑而总论之，六腑传化物而不藏，以通为用，以降为顺。其在饮食水谷的消化吸收过程中，也有着吸取水谷精微和津液参与全身代谢的作用，总体是降，降中寓升。以脏腑之间关系而言，如肺主出气、肾主纳气（kidney dominating reception of qi）、肝主升发、肺主肃降（lung dominating purification and descent）、脾主升清（spleen dominating rise of the clear）、胃主降浊以及心肾相交（interaction of heart and kidney）等，都说明了脏与脏、脏与腑之间处于升降的统一体中。而以某一脏腑而言，其本身也是升与降的统一体，如肺之宣发肃降、小肠的分清别浊等等。总之，脏腑的气机升降运动，在生理状态下，体现了升已而降，降已而升，升中有降，降中有升的特点和对立统一协调平衡的规律。

由于人体各脏腑之气的运动调畅，各脏腑之间的气机升降出入处于一个协调的对立统一体中，从而保证了机体不断从自然界中摄取人体生命活动所需物质，并通过气化作用，升清降浊，摄取精微，排泄废物，维持物质代谢和能量转换的动态平衡，共同完成整个机体的新陈代谢，促进了生命活动的正常进行。

5. 气运动失常的表现形式　当气的运动出现异常变化，升降出入之间失去协调平衡时，概称为"气机失调（disorder of qi movement）"。由于气的运动形式是多种多样的，所以气机失调也有多种表现。例如：气的运行受阻而不畅通时，称作"气机不畅"；受阻较甚，局部阻滞不通时，称作"气滞"；气的上升太过或下降不及时，称作"气逆（qi counterflow）"；气的上升不及或下降太过时，称作"气陷（qi sinking）"；气的外出太过而不能内守时，称作"气脱（qi desertion）"；气不能外达而郁结闭塞于内时，称作"气闭（qi blockage）"。掌握这些运动失常的状态和机理，将有利于确立多种"气机失调"病变的治疗法则。

（二）气化

1. 气化的概念　气的运动而产生的各种变化称为气化（qi transformation）。诸如体内精微物质的化生及输布，精微物质之间、精微物质与能量之间的互相转化，以及废物的排泄等等都属气化。在中医学中，气化实际上是指由人体之气的运动而引起的精气血津液等物质与能量的新陈代谢过程，是生命最基本的特征之一，与古代哲学中气化是指宇宙万物的发生发展与变化的概念有别。

2. 气化的形式 实际上，气化就是体内物质新陈代谢的过程，是物质转化和能量转化的过程。《素问·阴阳应象大论》所说："味归形，形归气；气归精，精归化；精食气，形食味；化生精，气生形……精化为气"等等，就是气化过程的简要概括。因此，体内精气血津液各自的代谢及其相互转化，是气化的基本形式。如精的生成，包括先天之精（congenital essence）的充盛和后天水谷之精的化生；精化为气，包括先天之精化生元气和后天之精化生谷气，以及谷气分化为营卫二气；精化为髓，髓充骨而消耗或汇脑而化神；精与血同源互化；津液与血同源互化；血的化生与其化气生神；津液的化生与其化汗化尿；气的生成与代谢，包括化为能量、热量以及生血、化精、化神，并分化为脏腑之气和经气；如此等等，皆属气化的具体体现。气化过程的激发和维系，离不开脏腑的功能。气化过程的有序进行，是脏腑生理活动相互协调的结果。

（三）气机和气化的关系

气的运动具有普遍性，生命活动是在气的不断运动过程中产生的，因此气的运动是产生气化过程的根本。气的升降出入运动以及气的阴阳双方之间相互作用，是气化过程发生和赖以进行的前提与条件。气是运行不息的，气化过程也自然是始终存在的。从另一方面说，气化过程中寓有气的升降出入运动，气的各种运动形式正是从气化过程中而得以体现出来的。《素问·天元纪大论》说："物生谓之化，物极谓之变。"突出说明气的运动及气化过程是密切相联的。气的运动及其所维持的气化过程永恒存在，分之为二，合之为一，不可间断，存在于生命过程的始终。气的升降出入运动维系了体内新陈代谢的协调稳定和生命过程的有序发展，气的运动及其气化过程的停止就意味着生命活动的终结。

四、人体之气的功能
Function of human qi

气对于人体具有十分重要的作用，它既是构成人体的基本物质之一，又是推动和调控脏腑功能活动的动力，从而起到维系生命进程的作用。因此，《难经·八难》说："气者，人之根本也。"《类经·摄生类》又说："人之有生，全赖此气。"人体之气的生理功能可归纳为以下几个方面。

（一）推动与调控作用

气是活力很强的精微物质，能激发和促进人体的生长发育及各脏腑经络的生理功能。因此，人体的生长发育、脏腑经络的生理活动、精血津液的生成及运行输布等等都要依靠气的推动作用。例如，元气能够促进人体的生长、发育、生殖机能和各脏腑组织的功能活动。如果元气不足，推动和激发力量减弱，就会导致人体的生长发育迟缓、生殖机能衰退，或者出现早衰，同时也能引起人体脏腑经络生理活动的减弱，生命活动处于衰弱无力的状态之中。此外，精的生成与施泄，血的生成与运行，津液的生成、输布与排泄等生理活动也都依赖于气的推动和激发功能才得以正常进行。若气的推动作用减弱，则会出现精的化生不足及其施泄障碍、血液和津液的生成不足及其运行输布迟缓等病理变化。总之，气的推动作用，一方面表现在气能推动和激发人体所有脏腑经络进行正常的生理活动，另一方面表现在气以自身的运动来推动精、血和津液等有形物质的代谢，说明了气的推动作用是人体生命活动的基本保证。

人体内部各种功能活动之间要取得协调平衡，气的调控作用是十分重要的。气一方面发挥推动、兴奋、升发的作用，另一方面也发挥宁静、抑制、肃降的作用。前者属气中阳性成分的作用，后者属气中阴性成分的作用。若以"气分阴阳"的观点来看，前者属阳气的作用，后者属阴气的作用。阴阳二气的功能协调则维持着生命活动的稳定有序，既无太过，也无不及。《证治准绳·杂病·诸气门》说："一气之中而有阴阳，寒热升降动静备于其间。"《医原·阴阳互根论》又说："阴阳互根，本是一气，特因升降而为二耳。"人体生长发育及生殖功能的稳定、脏腑经络功能的协调、精血津液的生成及运行输布有序，既有赖于阳气的推动、激发等促进作用，又离不开阴气的宁静、抑制等调控作用，是阴阳二气的推动与调控作用相反相成的结果。若阴气的宁静、抑制等作用减弱，阳气的推动、激发作用过亢，脏腑功能虚性亢奋，则可出现精血津液的代谢加快，消耗过多，可见遗精、多汗、出血、烦躁、失眠等症。

（二）防御作用

气既能护卫肌表，防御外邪入侵，同时也可以驱除侵入人体内的病邪。因此，气的防御作用十分重要。

《素问遗篇·刺法论》说："正气存内，邪不可干。"说明气的防御功能正常，则邪气不易入侵。《医旨绪余·宗气营气卫气》说："卫气者，为言护卫周身，温分肉，肥腠理，不使外邪侵犯也。"若气的防御作用低下，势必不能抗邪，邪气易于入侵而发生疾病，故《素问·评热病论》说："邪之所凑，其气必虚。"

当邪气入侵人体某一部位时，机体正气就会聚集该处，发挥抗御邪气、驱邪外出的作用。因此，气的防御功能正常，则邪气不易入侵；或虽有邪气侵入，也不易发病；即使发病，也易于治愈。气的防御功能决定着疾病的发生、发展和转归。

（三）固摄作用

固摄作用，是指气对于体内血、津、液、精等液态物质的固护、统摄和控制作用，从而防止这些物质无故流失，保证它们在体内发挥正常的生理功能。具体来说，气的固摄作用表现为：①统摄血液，使其在脉中正常运行，防止其溢出脉外；②固摄汗液、尿液、唾液、胃液、肠液，控制其分泌量、排泄量和有规律地排泄，防止其过多排出及无故流失；③固摄精液，防止其妄加排泄。

若气的固摄作用减弱，则有可能导致体内液态物质的大量丢失。例如，气不摄血（failure of qi to control blood），可以引起各种出血；气不摄津，可以引起自汗、多尿、小便失禁、流涎、呕吐清水、泄泻滑脱等等；气不固精，可以引起遗精、滑精、早泄等病症。

（四）中介作用

人体内部各个脏腑组织器官都是相对独立的，但是在它们之间充满着气这一物质。气充斥于人体各个脏腑组织器官之间，成为它们相互之间联系的中介。

人体之气的中介作用，主要是指气能感应传导信息以维系机体的整体联系。气是感应传递信息之载体。人体内各种生命信息，都可以通过在体内升降出入运行的气来感应和传递，从而构建了人体各个部位之间的密切联系。外在信息感应和传递于内脏，内脏的各种信息反映于体表，以及内脏各种信息的相互传递，皆以人体内无形之气作为信息的载体来感应和传导。例如脏腑精气盛衰可以通过气的负载和传导而反映于体表相应的组织器官；内部脏腑之间可以通过经络或三焦等通道，以气为载体传递信息，加强联系，维护协调。再如，针灸、按摩或其他外治方法等刺激和信息，也是通过气的感应运载而传导于内脏，达到调节机体生理活动协调的目的。因此，气是生命信息的载体，是脏腑形体官窍之间相互联系的中介。

气的生理功能归结到一点，主要取决于气具有活力很强、不断运动的生理特性。气是人体的基本精微物质，气的几个生理功能之间可分不可离，互相为用，密切配合，维持了人体正常的生理状态。

五、人体之气的分类
Classification of human qi

人体之气，由先天之精和水谷之精所化之气，加之吸入的自然界清气，经过脾胃、肺、肾等脏腑生理功能的综合作用而生成，分布于全身，无处不到。但具体来说，由于生成来源、分布部位及功能特点的不同，人体之气又有着各自不同的名称。虽然气的名称很多，但可以从下面三个层次进行分类。

（一）人身之气

人身之气，即一身之气，简称"人气"或"气"，是构成人体各脏腑组织，并运行于全身的极细精微物质。它是由先天之精所化生之气、水谷之精所化生之气及吸入的自然界清气三者相融合而生成。人身之气推动和调控着各脏腑经络形体官窍的生理活动，推动和调控着血、津、液、精的运行、输布和代谢，维系着人体的生命进程。一身之气分布于人体内部的不同部位，则有着各自的运动形式和功能特点，因而也就有了不同的名称。

人身之气与邪气（pathologic qi）相对而言，称为正气（healthy qi），具有防御、抗邪、调节、康复等作用。人身之气从生成来源而言，以先天之精化生者为元气，由水谷之精化生者为谷气。人身之气从其分布部位而言，其行于脉中为营气（nutrient qi），行于脉外为卫气（defensive qi）；谷气与自然界清气相聚于胸中者为宗气；分布于脏腑、经络者称为脏腑之气、经络之气。

（二）元气、宗气、营气、卫气

1. 元气　是人体最根本、最重要的气，是人体生命活动的原动力。元气（original qi），《难经》又称"原气（original qi）"；《内经》虽无"元气"或"原气"之称，但有"真气"之说。元气、原气、真气，三者的内涵是同一的，都是指先天之气。

（1）生成与分布：元气主要由肾藏的先天之精所化生，通过三焦而流行于全身。

元气的生成来源是肾中所藏的先天之精（congenital essence），先天之精化生的元气生于命门，《难经·三十六难》说："命门者……原气之所系也。"肾中先天之精禀受于父母的生殖之精，胚胎时期即已存在，出生之后，必须得到脾胃化生的水谷之精的滋养补充，方能化生充足的元气。因此，元气充盛与否，不仅与来源于父母的先天之精有关，而且与脾胃运化功能、饮食营养及化生的后天之精是否充盛有关。若因先天之精不足而导致元气虚弱者，也可以通过后天的培育补充而使元气充实。如《景岳全书·论脾胃》说："故人之自生至老，凡先天之有不足者，但得后天培养之力，则补天之功，亦可居其强半，此脾胃之气所关于人生者不小。"

元气是通过三焦而流行于全身的，《难经·六十六难》说："三焦者，原气之别使也，主通行三气，经历于五脏六腑。"元气发于肾，以三焦为通路，循行全身，内而五脏六腑，外而肌肤腠理（striae），无处不到，发挥其生理功能，成为人体最根本、最重要的气。

（2）生理功能：元气的生理功能主要有两个方面，一是推动和调节人体的生长发育和生殖机能，二是推动和调控各脏腑、经络（meridian and collateral）、形体、官窍的生理活动。

元气推动人体生长发育和生殖机能的生理作用，与肾气的功能类同。由于肾精的主体成分是先天之精，肾精所化生的肾气也主要是先天之气，因而元气与肾气的构成成分大致是相同的，所发挥的功能也基本类似。元气的盛衰变化体现于机体生、长、壮、老、已的自然规律。人从幼年开始，肾精以先天之精为基础，得到后天之精（acquired essence）的补充而渐渐充盛，化生元气，促进生长发育。经过一段时期，从婴幼儿成长到青壮年，此时由于肾精充盛到一定程度，化生充足的元气，使机体发育，形体壮实，筋骨强健，同时具备了生殖能力。待到老年，由于生理和病理性消耗，肾精渐衰，化生元气渐渐减少，形体出现衰老之象，生殖机能也随之衰退，直至元气衰亡，生命终止。因此，元气不足则易于出现生长发育迟缓、生殖机能低下及未老先衰的病理改变。

元气通过三焦，布散全身，全面地促进和调控全身各脏腑经络形体官窍的生理活动。例如，它既能使心神兴奋，又能使心神宁静；既能发挥推动、兴奋、化气、温煦等属于"阳"的功能，又能发挥宁静、抑制、成形、凉润等属于"阴"的功能。因此元气可分为元阴、元阳，而且影响一身之阴阳。元气发于命门，故《景岳全书·传忠录》说："命门为元气之根，为水火之宅，五脏之阴气非此不能滋，五脏之阳气非此不能发。"同时，命门之水火、元气之阴阳之间的协调平衡才能保持脏腑功能处于"阴平阳秘"的健康状态。

总之，机体的一切生命活动都是在元气推动和调控下进行的，元气是生命活动的原动力，元气亏少或元阴元阳失衡，都会产生较为严重的病变。

2. 宗气 是由谷气与自然界清气相结合而积聚于胸中的气，属后天之气的范畴。宗气的生成直接关系到一身之气的盛衰。宗气（pectoral qi）在胸中积聚之处，《灵枢·五味》称为"气海（qihai）"，又名为膻中（danzhong）。

（1）生成与分布：宗气的生成有两个来源，一是脾胃运化的水谷之精所化生的水谷之气，一是肺从自然界中吸入的清气，二者相结合生成宗气。因此，脾的运化转输功能和肺主气、司呼吸的功能是否正常，对宗气的生成和盛衰有着直接的关系。

宗气聚于胸中，通过上出息道（呼吸道），贯注心脉及沿三焦下行的方式布散全身。《灵枢·邪客》说："宗气积于胸中，出于喉咙，以贯心脉，而行呼吸。"宗气一方面上出于肺，循喉咙而走息道，推动呼吸；一方面贯注心脉，推动血行。三焦为诸气运行的通道，宗气还可沿三焦向下运行于脐下丹田，以资先天元气。此外，《灵枢·刺节真邪》中还指出宗气可由气海向下注入气街（足阳明经脉的腹股沟部位），再下行于足。

（2）生理功能：宗气的生理功能主要有行呼吸、行血气和资先天三个方面。

宗气上走息道，推动肺的呼吸。因此，凡是呼吸、语言、发声皆与宗气有关。宗气充盛则呼吸徐缓而均匀，语言清晰，声音洪亮。反之，则呼吸短促微弱，语言不清，发声低微。

宗气贯注于心脉之中，促进心脏推动血液运行。因此，凡气血的运行，心搏的力量及节律等皆与宗气有关。宗气充盛则脉搏徐缓，节律一致而有力。反之，则脉来躁急，节律不规则，或微弱无力。《素问·平人气象论》说："胃之大络，名曰虚里，贯膈络肺，出于左乳下，其动应衣（手），脉宗气也。"虚里（xuli）穴发于左乳下，相当于心尖冲动的部位，可以依据此处的搏动来测知宗气的盛衰：若其搏动正常，是宗气充盛之象；若其搏动躁急，引衣而动，是宗气大虚；若其搏动消失，是宗气亡绝。目前在临床上更多的是从脉象来测知宗气的旺盛和衰少。由于宗气助心脉之血气的运行，所以宗气不足则往往导致血行瘀滞，凝而留止的病理变化。

由于宗气对呼吸运动及血液循行都有推动作用，因而可以影响到人体的多种生理活动，凡气血运行、肢体寒温和活动、视听等感觉、言语声音及脉搏强弱节律等，都与宗气盛衰有关。《读医随笔·气血精神论》说："宗气者，动气也。凡呼吸、言语、声音，以及肢体运动，筋力强弱者，宗气之功用也。"

另外，宗气（pectoral qi）作为后天生成之气，对先天元气有重要的资助作用。借三焦为通道，元气自下而上运行，散布于胸中，以助后天之宗气；宗气（pectoral qi）自上而下分布，蓄积于脐下丹田，以资先天元气。先天与后天之气相合，则成一身之气。由于禀受于父母的先天之精的量是有限的，其化生的元气也是一定的，因而一身之气的盛衰，主要取决于宗气的生成，而宗气的生成，又取决于脾、肺两脏的功能是否正常及饮食营养是否充足。因此，一身之气的不足，即所谓气虚（qi deficiency），在先天主要责之肾，在后天主要责之脾肺。

3. 营气　是行于脉中而具有营养作用的气。因其富有营养，在脉中营运不休，故称之为营气（nutrient qi）。由于营气在脉中，是血液的重要组成部分，营与血关系密切，可分不可离，故常常将"营血"并称。营气与卫气从性质、功能和分布进行比较，则营属阴，卫属阳，所以又常常称为"营阴"。

（1）生成与分布：营气来源于脾胃运化的水谷精微。水谷之精化为水谷之气，其中由精华部分所化生的为营气，并进入脉中运行全身。《素问·痹论》说："营者，水谷之精气也。和调于五脏，洒陈于六腑，乃能入于脉也。故循脉上下，贯五脏，络六腑也。"可见营气由水谷之精所化生，进入脉中，循脉运行全身，内入脏腑，外达肢节，终而复始，营周不休。

（2）生理功能：营气的生理功能有化生血液和营养全身两个方面。

营气注于脉中，化为血液。《灵枢·邪客》说："营气者，泌其津液，注之于脉，化以为血。"营气与津液调和，共注脉中，化成血液，并保持了血液量的恒定。

营气循血脉流注于全身，五脏六腑、四肢百骸都得到营气的滋养。由于营气为全身脏腑组织提供了生理活动的物质基础，因此营气的营养作用在生命活动中非常重要。如《灵枢·营卫生会》说："此所受气者，泌糟粕，蒸津液，化其精微，上注于肺脉，乃化而为血，以奉生身，莫贵于此，故独得行于经隧，命曰营气。"

营气化生血液和营养全身的生理作用是互相关联的，若营气亏少，则会引起血液亏虚以及全身脏腑组织因得不到足够营养而造成生理功能减退的病理变化。

4. 卫气　行于脉外而具有保卫作用的气，因其有卫护人体，避免外邪入侵的作用，故称之为卫气（defensive qi）。卫气与营气相对而言属于阳，故又称为"卫阳"。

（1）生成与分布：卫气来源于脾胃运化的水谷精微。水谷之精化为水谷之气，其中慓悍滑利部分化生为卫气。《素问·痹论》说："卫者，水谷之悍气也。其气慓疾滑利，不能入于脉也。故循皮肤之中，分肉之间，熏于肓膜，散于胸腹。"因此，卫气由水谷之精化生，运行于脉外，不受脉道的约束，外而皮肤肌腠，内而胸腹脏腑，布散全身。

（2）生理功能：卫气有防御外邪、温养全身和调控腠理（striae）的生理功能。

卫气有防御外邪入侵的作用。卫气布达于肌表，起着保卫作用，抵抗外来的邪气，使之不能入侵人体。《医旨绪余·宗气营气卫气》说："卫气者，为言护卫周身……不使外邪侵犯也。"因此，卫气充盛则护卫肌表，不易招致外邪侵袭，卫气虚弱则常常易于感受外邪而发病。

卫气具有温煦全身的作用。内而脏腑，外而肌肉皮毛都得到卫气的温养，从而保证了脏腑肌表的生理活动得以正常进行。卫气充足，温养机体，则可维持人体体温的相对恒定。卫气虚亏则温煦之力减弱，易致风寒湿等阴邪（yin pathogen）乘虚侵袭肌表，出现阴盛的寒性病变。但若卫气在局部运动受阻，郁积不散则可出现阳盛的热性病变。故《读医随笔·气血精神论》说："卫气者，热气也。凡肌肉之所以能温，水谷之所以能化者，卫气之功用也。虚则病寒，实则病热。"

卫气能够调节控制腠理的开阖，促使汗液有节制地排泄。卫气的这一调控作用，既有气能固摄的一面，又有气能推动的一面。通过汗液的正常排泄，使机体维持相对恒定体温，从而保证了机体内外环境之间的协调平衡。《景岳全书·杂证谟·汗证》说："汗发于阴而出于阳。此其根本则由阴中之营气，而其启闭则由阳中之卫气。"因此，当卫气虚弱时，则调控腠理功能失职，可以出现无汗、多汗或自汗等病理现象。

卫气的三个功能之间是相互联系和协调一致的。抵御外邪的入侵与腠理开阖的关系也很密切，若腠理疏松，汗液自出，则易于遭邪侵犯；而腠理致密，则邪气难以入侵。在调节体温方面，卫气的温煦功能也与汗孔的开阖密切相关，只有温煦的升温与出汗的降温之间不断地相互协调，人体的体温才得以保持正常。如若温煦太过而汗出不及，则身热无汗；如若温煦不及而汗出过多，则肤冷多汗。《灵枢·本藏》所谓"卫气者，所以温分肉，充皮肤，肥腠理，司开阖者也"，即是对卫气三个功能的概括。

营气与卫气，既有联系，又有区别。营气与卫气都来源于水谷之精微，均由脾胃所化生。虽然来源相同，但是营气性质精纯，富有营养，卫气性质慓疾滑利，易于流行；营气行于脉中，卫气行于脉外；营气有化生血液和营养全身的功能，卫气有防卫、温养和调控腠理的功能。可见营卫二气在性质、分布、功能上均有一定区别。概而言之，即营属阴，卫属阳。由于机体内部的阴阳双方必须相互协调，故营卫和调才能维持正常的体温和汗液分泌，人体才能有旺盛的抗邪力量和脏腑的正常生理活动。若营卫二者失和，则可能出现恶寒发热、无汗或汗多，"昼不精夜不瞑"，以及抗病能力低下而易于感冒等。

（三）脏腑之气、经络之气

脏腑之气和经络之气是全身之气的一个部分，一身之气分布到某一脏腑或某一经络，即成为某一脏腑或某一经络之气。这些气是构成各脏腑、经络的基本物质，又是推动和维持各脏腑、经络进行生理活动的物质基础。

脏腑之气、经络之气也来源于先天之精、水谷之精和自然界的清气。先天之精和后天之精藏于脏腑之中而成为脏腑之精，脏腑之气由脏腑之精所化生。脏腑之气虽与元气、宗气等不处于人体气理论结构的同一层次，但脏腑之气包含有元气、谷气及吸入清气的成分。由于所在脏腑和经络的不同，这些脏腑之气和经络之气的构成成分和功能发挥也就各具其相对特异性。脏腑之气和经络之气活力很强，其不断的运动是推动和调控脏腑经络生理功能的动力，并使脏腑经络功能的发挥达到协调有序的状态。

除以上所述之外，还需注意的一点是，中医学中"气"这个名词还有多种含义。例如：将致病的六淫（six climatic influences）称为"邪气（pathogenic qi）"，将体内不正常的水液称作"水气"，将中药的四种性质称为"四气"，将自然界六种不同气候变化称作"六气（six qi）"等等，这些"气"的含义都与本章所论述的人体之气在概念上有明显的区别。

第三节　血
Blood

中医学（traditional Chinese medicine，TCM）关于血的学说，是研究血的生成、运行、功能及其与脏腑、经络（meridian and collateral）、精、气、津液相互关系的理论。

一、血的基本概念
Basic concept of blood

血是循行于脉中而富有营养的红色液态物质，是构成人体和维持人体生命活动的基本物质之一。血主于心，藏于肝，统于脾，布于肺，根于肾，有规律地循行脉管之中，在脉内营运不息，充分发挥灌溉一身的生理效应。《素问·调经论》说："人之所有者，血与气耳。"

脉是血液循行的管道，血液在脉中循行于全身，所以又将脉称为"血府"。脉起着约束血液运行的作用，血液循脉运行周身，内至脏腑，外达肢节，周而复始。在某些因素的作用下，血液在脉中运行迟缓涩滞，停积不行则成瘀血。如因外伤等原因，血液不能在脉内循行而溢出脉外时，称为出血，即"离经之血"。由于离经之血离开了脉道，失去了其发挥作用的条件，就丧失了血的生理功能。离经之血若不能及时排出或消散，则变为瘀血。

二、血的生成
Production of blood

水谷精微和肾精是血液化生的基础物质。在脾胃、心、肺、肝、肾等脏腑的共同作用下，经过一系列气化过程，化生为血液。

（一）化生之源

1. 水谷之精化血　《灵枢·决气》说："中焦受气取汁，变化而赤，是谓血。"即是说明中焦脾胃受纳运化饮食水谷，吸取其中的精微物质，即所谓"汁"，其中包含营气和津液（fluid and liquid），二者进入脉中，变化而成红色的血液。营气是血液的组成部分，如《灵枢·邪客》说："营气者，泌其津液，注之于脉，化以为血。"津液亦是血液的重要组成部分，如《读医随笔·气血精神论》说："夫生血之气，营气也。营盛即血盛，营衰即血衰，相依为命，不可分离也。"《灵枢·痈疽》说："中焦出气如露，上注溪谷，而渗孙脉，津液和调，变化而赤为血。"津液可以化生为血，不断补充血液量，以使血液满盈。"津亦水谷所化，其浊者为血，清者为津，以润脏腑、肌肉、脉络，使气血得以周行通利而不滞者此也。凡气血中，不可无此，无此则槁涩不行矣"（《读医随笔·气血精神论》）。所以，血液的盈亏与津液有密切关系。因此，由水谷之精化生的营气和津液是化生血液的主要物质，也是血液的主要构成成分。肝藏血，亦皆统摄于脾，由于脾胃化生的水谷精微是血液生成的最基本物质，所以有脾胃为"气血生化之源"的说法。饮食营养的优劣，脾胃运化功能的强弱，直接影响血液的化生，"盖饮食多自能生血，饮食少则血不生"（《医门法律·虚劳论》）。因此，长期饮食营养摄入不足，或脾胃的运化功能长期失调，均可导致血液的生成不足而形成血虚的病理变化。

2. 肾精化血 《诸病源候论·虚劳病诸候》："肾藏精，精者，血之所成也。"由于精与血之间存在着相互资生和相互转化的关系，因而肾精充足，则可化为肝血以充实血液。如《张氏医通·诸血门》说："精不泄，归精于肝而化清血。"《侣山堂类辨·辨血》说："肾为水脏，主藏精而化血。"由上观之，精髓也是化生血液的基本物质。

因此，血液以水谷之精化生的营气、津液（fluid and liquid）以及肾精为生化之源。但津液和营气都来自饮食物经脾和胃的消化吸收而生成的水谷精微。所以，就物质来源而言，水谷精微和精髓则是血液生成的主要物质基础。

（二）相关脏腑

血液的化生是在多个脏腑的共同作用下得以完成的，其中，脾胃的生理机能尤为重要。

1. 脾胃 脾为后天之本（spleen being acquired foundation），气血生化之源。脾胃所化生的水谷精微产生的营气和津液，是化生血液的最基本物质。因此，脾胃运化机能的强弱与否，饮食水谷营养的充足与否，均直接影响着血液的化生。"血者水谷之精也。源源而来，而实生化于脾"（《景岳全书·传忠录·藏象别论》）。"胃中水谷之清气，借脾之运化成血，故曰生化于脾"（《医碥·血》）。若中焦脾胃机能虚弱或失调，不能运化水谷精微，进而可导致血液的化生不足，从而形成血虚证。故临床治疗血虚，首先要调理脾胃，促进血液的化生。

2. 心 心主血脉（heart dominating blood and vessel），一则行血以输送营养物质，使全身各脏腑获得充足的营养，维持其正常的功能活动，从而也促进血液的生成。二则水谷精微通过脾的转输升清作用，上输于心肺，在肺吐故纳新之后，复注于心脉化赤而变成新鲜血液。所以，清代医家张志聪《侣山堂类辨·辨血》说："血乃中焦之汁，流溢于中以为精，奉心化赤而为血。""奉心化赤而为血"是说心脏也参与血液的生成。《医碥·血》说："血为心火之化，以其为心火所成……故经谓心生血，又云血属于心。"

3. 肺 肺主一身之气（lung governing physical qi），参与宗气之生成和运行。气能生血（qi generating blood），气旺则生血功能亦强，气虚则生血功能亦弱。气虚不能生血，常可导致血液衰少。肺通过主一身之气的作用，使脏腑之功能旺盛，从而促进了血液的生成。肺在血液生成中的作用，主要是通过肺朝百脉（lung linking with all vessels）、主治节的作用而实现的。《灵枢·营卫生会》说："中焦亦并胃中，出上焦之后，此所受气者，泌糟粕，蒸津液，化其精微，上注于肺脉，乃化而为血。"脾胃消化吸收的水谷精微，化生为营气和津液等营养物质，通过经脉（meridian）而汇聚于肺，赖于肺的呼吸，与肺吸入的清气相融合，方能化生为有用的血液。临床中治疗血虚证时，常常注意调补心肺功能。

4. 肝、肾 肝主藏血（liver storing blood），肾藏精（kidney storing essence），肾精可以化生髓，髓则可以化而为血，故有血之源头在于肾之说。肝有贮藏血液和调节血量的功能，从而维持血液循环及流量平衡，并防止血液溢出脉外，避免出血的发生。肾精充足，则血液化生有源，同时肾精充足，肾气充沛，也可以促进脾胃的运化功能，有助于血液的化生。肾对血液的生成有调节作用，而且也认识到肾精是通过肝脏的作用而生成血液的，《张氏医通·诸血门》说："血之与气，异名同类，虽有阴阳清浊之分，总由水谷精微所化。其始也混然一区，未分清浊，得脾气之鼓运，如雾上蒸于肺而为气；气不耗，归精于肾而为精；精不泄，归精于肝而化清血。"若肾精不足（kidney essence insufficiency），或肾不藏精，则往往导致血液生成亏少。因此，临床上治疗血虚证，有时需采用补肾益精方法，促进血液化生。

总之，血液的化生以水谷之精化生的营气、津液、肾精为物质来源；主要依赖于脾胃的运化功能，并在心、肺、肾等脏的生理机能配合作用下得以充盈不衰。

三、血 的 运 行
Flow of blood

血属阴而主静，血液运行于脉道之中，循行不已，流布全身，才能保证其营养全身，发挥其生理功能。血液的正常运行受着多种因素的影响，同时也是多个脏腑机能共同作用的结果。

（一）影响血液运行的因素

《医学正传·气血》说："血非气不运。"血液的正常运行需要气的推动与宁静作用的协调、温煦与凉润作用的平衡。若气中阳气部分的推动、温煦作用减弱，而阴气部分的宁静、凉润作用偏强，则可见血运迟缓、四肢发凉；若阴气部分的宁静、凉润作用太弱，而阳气的推动、温煦作用偏亢，则可见血液的流动过速，脉流薄急。因此，气中的阴阳两部分的协调平衡，方可促进血液运行不息，并保持一定的速度。

血的运行还需要气的固摄作用。清代医家沈明宗《金匮要略编注·下血》说："五脏六腑之血，全赖脾气统摄。"因此，气能统摄血行脉中。

血的运行亦需要脉道的完好无损与畅通无阻。血行脉中，脉为"血府"。《灵枢·决气》称脉管具有"壅遏营气，令无所避"的功能，因此，脉道完好和通畅也是保证血液正常运行的重要因素。

血的运行还与血液的清浊及黏稠状态相关。若血液中痰浊较多，或血液黏稠，可致血行不畅而瘀滞。

此外，尚需考虑病邪对血液运行的影响。阳邪（yang pathogen）侵入，或内生火热，可发生阳热亢盛的病理变化，阳盛则推动血行力量太过，血液妄行，易致血溢出脉外而出血。阴邪（yin pathogen）侵袭，或寒从中生，也可发生阴寒偏盛的病理变化，阴盛则脉道涩滞不利，易使血行缓慢，甚至出血瘀血。

（二）相关脏腑功能

血液的正常运行，与心、肺、肝、脾等脏腑的生理机能密切相关。

心主血脉（heart dominating blood and vessel），心气推动和调控血液在脉中运行全身。心气的充足，心阴的宁静、凉润与心阳的推动、温煦作用的协调，在血液循行中起着主导作用。心气是维持心的正常搏动，从而推动血液循行的根本动力。全身的血液，依赖心气的推动，通过经脉而输送到全身，发挥其濡养作用。心气充沛与否，心脏的搏动是否正常，在血液循环中起着十分关键的作用。《医学入门·脏腑》说："人心动，则血行诸经。"心为血液循行的动力，脉是血液循行的通路，血在心的推动下循行于脉管之中。心脏、脉管和血液构成了一个相对独立的系统。

肺朝百脉（lung linking with all vessels），主治节，辅助心脏主管全身血脉。肺气的宣发与肃降，调节全身的气机，随着气的升降运动而推动血液运行至全身。宗气（pectoral qi）的贯心脉而行血气的功能，也体现了肺气在血行中的促进作用。心脏的搏动是血液运行的基本动力，而血非气不运，血的运行，又依赖气的推动，随着气的升降而运至全身。肺司呼吸（lung controlling respiration）而主一身之气，调节着全身的气机，辅助心脏，推动和调节血液的运行。

肝主疏泄（liver dominating free flow and rise of qi），调畅气机，是保证血行通畅的一个重要环节。肝主藏血（liver storing blood），具有贮藏血液和调节血量的功能，可以根据人体各个部位的生理需要，在肝气疏泄功能的协调下，调节脉道中循行的血量，维持血液循环及流量的平衡。同时，肝藏血的生理机能也可以防止血溢脉外，避免出血的发生。

脾主统血（spleen dominating blood control）。五脏六腑之血全赖脾气统摄，脾之所以统血，与脾为气血生化之源密切相关。脾气健旺，气血旺盛，则气之固摄作用也就健全，而血液就不会溢出脉外，以致引起各种出血。

由上可见，心阳的推动和温煦、肺气的宣发与肃降、肝气的疏泄是推动和促进血液运行的重要因素；心阴的宁静与凉润、脾气的统摄、肝气的藏血是控制和固摄血液运行的重要因素。心、肝、脾、肺等脏生理机能的相互协调与密切配合，共同保证了血液的正常运行。其中任何一脏的生理机能失调，都可以引起血行失常的病变。例如，心气不足，血运无力，可以形成血瘀；心阴不足，宁静作用减退，可致心动过速，血行加快；心阳虚衰，推动作用减弱，可致心动缓慢，血行迟滞；肺气不足，宣降失司，也可导致血瘀；脾气虚弱，统摄无力，可以产生多种出血病症；肝失疏泄，肝气上逆可致出血，抑郁不畅可致血瘀等。故《温病条辨·治血论》说："故善治血者，不求之有形之血，而求之无形之气。"确是临床治疗血行失常的指导原则。

四、血的功能
Function of blood

血主要具有濡养和化神两个方面的功能。

（一）濡养功能

血液由水谷精微所化生，含有人体所需的丰富的营养物质，对全身各脏腑组织器官起着濡养和滋润作用。《难经·二十二难》将血的这一作用概括为"血主濡之（blood dominating body nourishment）"。《素问·五藏生成》也提出："肝受血而能视，足受血而能步，掌受血而能握，指受血而能摄。"《金匮钩玄·血属阴难成易亏论》说："目得之而能视，耳得之而能听，手得之而能摄，掌得之而能握，足得之而能步，脏得之而能液，腑得之而能气。是以出入升降，濡润宣通者，由此使然也。"这说明全身各部（内脏、五官、九窍、四肢、百骸）无一不是在血的濡养作用下而得以正常发挥的。血的濡养作用，较明显地反映在面色、肌肉、皮肤、毛发、感觉和运动等方面。血量充盈，濡养功能正常，则面色红润，肌肉壮实，皮肤和毛发润泽，感觉灵敏，运动自如。如若血量亏虚，濡养功能减弱，则可能出现面色萎黄，肌肉瘦削，肌肤干涩，毛发不荣，肢体麻木或运动无力失灵等。

（二）化神作用

血是机体精神活动的主要物质基础。《素问·八正神明论》说："血气者，人之神，不可不谨养。"《灵枢·平人绝谷》说："血脉和利，精神乃居。"说明人体的精神活动必须得到血液的营养，只有物质基础的充盛，才能产生充沛而舒畅的精神活动。

若人体血气充盛，则精力充沛，神志清晰，感觉灵敏，思维敏捷。反之，在诸多因素影响下，出现血液亏耗，血行异常时，都可能出现不同程度的精神情志方面的病症，《灵枢·本神篇》说："心藏神，脉舍神；肝藏血，血舍魂……"因此，中医所说的血的各种病变中，都有神志方面的见症如精神疲惫、健忘、失眠、多梦、烦躁、惊悸，甚至神志恍惚、谵妄、昏迷等。

总之，血液在人体生命活动中起着极其重要的作用。《景岳全书·血证》说："凡为七窍之灵，为四肢之用，为筋骨之和柔，为肌肉之丰盛，以至滋脏腑，安神魂，润颜色，充营卫，津液得以通行，二阴得以调畅，凡形质之所在，无非血之用也。是以人有此形，惟赖此血，故血衰则形萎，血败则形坏，而百骸表里之属，凡血亏之处，则必随所在而各见其偏废之病。"这是对血液的功能及其重要性的较全面概括。

第四节　津　　液
Fluid and liquid

中医学的津液学说，是研究人体内津液的概念、生成、输布、排泄及其与脏腑、精、气、血相互关系的理论。

一、津液的基本概念
Basic concept of body fluid and liquid

津液（fluid and liquid），是机体一切正常水液的总称，包括各脏腑形体官窍的内在液体及其正常的分泌物，习惯上也包括代谢产物中的尿、汗、泪等。故《读医随笔·气血精神论》说："汗与小便，皆可谓之津液，其实皆水也。"是构成人体和维持生命活动的基本物质之一。

津液是津（fluid）和液（liquid）的总称，津与液虽同属水液，但在性状、功能及其分布部位等方面又有一定的区别。一般地说，质地较清稀，流动性较大，主要布散于体表皮肤、肌肉和孔窍等部位，并渗入血脉之内，起滋润作用者，称为津；其性较为稠厚，流动性较小，灌注于骨节、脏腑、脑、髓等组织器官，起濡养作用者，称之为液。《灵枢·决气》说:"腠理(striae)发泄,汗出溱溱,是谓津。""谷入气满,淖泽注于骨,骨属屈伸,泄泽补益脑髓,皮肤润泽,是谓液。"

津与液虽有一定的区别,但两者同源于水谷,生成于脾胃,并可相互渗透,相互补充,所以津液常并称,不作严格区分。津与液的区别主要用于临床对津液损耗而出现"伤津(consumption of fluid)""脱液(fluid depletion)"病理变化的分辨。

二、津液的代谢
Metabolism of fluid and liquid

津液在体内的代谢,是包括生成、输布和排泄等一系列生理活动的复杂过程。这一过程涉及多个脏腑的生理机能,是多个脏腑相互协调配合的结果。《素问·经脉别论》对此作了简要的概括:"饮入于胃,游溢精气,上归于肺,通调水道,下输膀胱,水精四布,五经并行。"

(一)津液的生成

津液来源于饮食水谷,是通过脾、胃、小肠和大肠消化吸收饮食中的水分和营养而生成的。其具体过程是:脾胃腐熟运化,胃为水谷之海,主受纳腐熟,游溢精气而吸收饮食水谷中的部分精微。"水之入胃,其精微洒陈于脏腑经脉,而为津液"(《读医随笔·燥湿同形同病》)。脾主运化(spleen dominating transportation and transformation),赖脾气之升清,将胃肠吸收的谷气与津液上输于心肺,而后输布全身。故曰:"津液与气入于心,贯于肺,充实皮毛,散于百脉"(《脾胃论·脾胃胜衰论》)。小肠主液,小肠泌别清浊(separation of the refined from residue),吸收饮食物中大部分的营养物质和水分,上输于脾,而布散全身,并将水液代谢产物经肾输入膀胱,把糟粕下输于大肠。大肠主津,大肠接受小肠下注的饮食物残渣和剩余水分,将其中部分水液重新吸收,使残渣形成粪便而排出体外。胃、小肠、大肠等脏腑所吸收的水谷精微及水液,均上输于脾,通过脾气的转输作用布散到全身。这就是"饮入于胃,游溢精气,上输于脾,脾气散精"的津液生成过程。可见,津液的生成主要是与脾、胃、小肠、大肠等脏腑的生理活动有关。若脾气的运化及胃肠的吸收作用减退或失调,都会影响津液的生成,导致津液不足的病变。

总之,津液的生成取决于如下两方面的因素:其一是充足的水饮类食物,这是生成津液的物质基础;其二是脏腑功能正常,特别是脾胃、大小肠的功能正常。其中任何一方面因素的异常,均可导致津液生成不足,引起津液匮乏的病理变化。

(二)津液的输布

津液(fluid and liquid)的输布主要依靠脾、肺、肾、肝、心和三焦等脏腑生理功能的协调配合来完成的。

脾气转输布散津液。脾气输布津液主要有四条途径或方式:一是脾气将津液上输于肺,通过肺气的宣发肃降运动,津液得以布散全身。二是脾气可将津液直接向四周布散至全身各脏腑,《素问·玉机真脏论》称脾有"以灌四傍"的生理机能。三是脾气还可将胃、小肠、大肠中的部分水液经过三焦(作为六腑之一的三焦)水道输送到膀胱,成为尿液生成之源。四是脾气居中枢转津液,使全身津液随脾胃之气的升降运动而上腾下达。若脾失健运,脾气输布津液障碍,则易致水液停聚,或为痰饮,或为水肿、胀满痞塞等。

肺气宣降以行水。肺主行水（lung dominating water movement），通调水道。肺接受从脾转输而来的津液之后，一方面通过肺气的宣发作用，将津液向人体上部和身体外周体表布散，另一方面，通过肺气的肃降作用，将津液向身体下部和内部脏腑输布，并将脏腑代谢后产生的浊液向膀胱输送，故称"肺为水之上源"。如若肺气宣发肃降失常，津液输布障碍（dysfunction of body fluid distribution），水停于肺或气道而发为痰饮（phlegm and fluid-retention），甚则水泛为肿。

肾气蒸腾气化水液。一方面，肾气及肾阴肾阳对胃的"游溢精气"、脾气散精、肺气行水、三焦决渎以及小肠的分清别浊等作用具有推动和调控作用，致使它们稳定发挥输布津液的功能。如果肾气亏虚，或肾阴肾阳失去协调，不能支持上述各脏腑对津液的输布运行，可致津液的代谢失常。另一方面，肾脏本身也是参与津液输布的一个重要环节。由脏腑代谢产生的浊液，通过肺气的肃降作用向下输送到膀胱，经过肾气的蒸化与升腾，将其中的清者重新吸收而参与全身水液代谢，将其浊者化为尿液排泄。这一升清降浊作用对维持整个水液输布代谢的平衡协调有着重要意义。

肝气疏泄促水行。肝主疏泄（liver dominating free flow and rise of qi），使气机调畅，气行则津行，促进了津液的输布环流。若肝失疏泄，气机郁结，往往影响津液的输布，水液停滞，产生痰饮、水肿以及痰气互结的梅核气、瘿瘤、臌胀等病症。

三焦为"决渎之官"，水液和诸气运行的通路，三焦通利保证了诸多脏腑输布津液的道路通畅，津液在体内正常地流注布散。若三焦水道不利，也会导致水液停聚，发为多种病症。

综上所述，津液在体内的输布主要依赖于脾气的转输、肺气的宣降、肾气的蒸化、肝气的疏泄和三焦的通利。津液的正常输布是多个脏腑生理机能密切协调、相互配合的结果，是人体生理活动的综合体现。

（三）津液的排泄

津液的排泄主要通过排出尿液和汗液来完成。除此之外，呼气和粪便也将带走一些水液。与津液的排泄相关的脏腑主要有肾、肺、脾，由于尿液是津液排泄的最主要途径，因此肾的生理机能在津液排泄中的地位最为重要。

尿液的排泄：肾气的蒸化与升腾，将脏腑代谢产生的物质下输到膀胱的浊液分为清浊两个部分：清者重新吸收布散至全身，浊者则成为尿液。所以尿液的产生依赖于肾气的蒸化作用，尿液贮存于膀胱，通过肾气的推动与调控的协调，得以正常排泄。若肾气的蒸化和升腾失常，则可引起尿少、尿闭、水肿等津液排泄障碍的病变，正如《素问·水热穴论》说："肾者，胃之关也，关门不利，故聚水而从其类也。上下溢于皮肤，故为胕肿。"

汗液的排泄：肺气宣发，将津液外输于体表皮毛，津液在其气的激发作用下，化为汗液由汗孔排出体外。汗液的排出是津液排泄的另一重要途径。中医学把汗孔称作"气门"，说明肺气宣发运动在津液排泄中的重要作用。

粪便的排泄：大肠排出粪便时，也随糟粕带走一些残余的水分，但正常情况下粪便中所含水液的量很少。若脾胃运化及肠道吸收失常，水谷中的精微与糟粕俱下，则粪便稀薄，不但不能吸收饮食水谷之精华，甚至连胃肠中的水液也随之丢失，引起体内津液的损耗，发生伤津（consumption of fluid）或脱液（fluid depletion）的病变。

肺在呼气时也会随之带走一些水液，也是津液排泄体外的一个途径。若肺气虚衰或宣发失司，则会出现汗液排泄的异常。

综上所述，津液代谢的生理过程，需要多个脏腑的综合调节，其中尤以肺、脾、肾三脏为要，故曰："盖水为至阴，故其本在肾；水化于气，故其标在肺；水惟畏土，故其制在脾"（《景岳全书·肿胀》）。若三脏功能失调，则可影响津液的生成、输布和排泄等过程，破坏津液代谢的平衡，从而导致津液生成不足，或环流障碍，水液停滞，或津液大量丢失等病理改变。其中，尤以肾的功能最为关键。故曰："肾者水脏，主津液"（《素问·逆调论》）。津液生成不足或大量丢失而伤津化燥，甚则阴液亏虚，乃至脱液亡阴，其治宜滋液生津、滋补阴液、敛液救阴。津液停聚则为湿、为饮、为水、为痰，其治当以发汗、化湿、利湿（尿）、逐水、祛痰为法。

三、津液的功能
Function of fluid and liquid

津液的生理功能主要有滋润濡养和充养血脉两个方面，此外还有调节阴阳和排泄废物等作用。

（一）滋润濡养

津液是含有营养的液态物质，具有滋润和濡养作用。津液以水为主体，具有很强的滋润作用，富含多种营养物质，具有营养功能。津之与液，津之质最轻清，液则清而晶莹，厚而凝结。精、血、津、液四者在人之身，血为最多，精为最重，而津液之用为最大。内而脏腑筋骨，外而皮肤毫毛，莫不赖津液以濡养。"津亦水谷所化，其浊者为血，清者为津，以润脏腑、肌肉、脉络，使气血得以周行通利而不滞者此也。凡气血中不可无此，无此则槁涩不行矣……液者，淖而极厚，不与气同奔逸者也，亦水谷所化，藏于骨节筋会之间，以利屈伸者。其外出孔窍，曰涕、曰涎，皆其类也"（《读医随笔·气血精神论》）。分布于体表的津液，能滋润皮肤，温养肌肉，使肌肉丰润，毛发光泽；体内的津液能滋养脏腑，维持各脏腑的正常功能；注入孔窍的津液，使口、眼、鼻等九窍滋润；流入关节的津液，能温利关节；渗入骨髓的津液，能充养骨髓和脑髓。如若津液不足，可致皮毛、肌肉、孔窍、关节、脏腑失去滋润而出现一系列干燥的病变，骨髓、脊髓、脑髓失去濡养而生理活动受到影响，脏腑组织的生理结构也可能因失去濡润而遭到破坏。

（二）充养血脉

津液入脉，成为血液的重要组成部分。津液还有调节血液浓度的作用。当血液浓度增高时，津液就渗入脉中稀释血液，并补充血量，使血液充盈，并濡养和滑利血脉。当机体的津液亏少时，血中之津液可从脉中渗出脉外以补充津液。由于这种脉内外的津液相互渗透，机体因而可以根据生理变化来调节血液的浓度，保持了正常的血量，起到了滑利血脉的作用。由于津液和血液都是水谷精微所化生，二者之间又可以互相渗透转化，故有"津血同源（fluid and blood from same source）"之说。

（三）调节阴阳

在正常情况下，人体阴阳之间处于相对的平衡状态。津液作为阴精的一部分，对调节人体的阴阳平衡（equilibrium between yin and yang）起着重要作用。脏腑之阴的正常与否，与津液的盛衰是分不开的。人体根据体内的生理状况和外界环境的变化，通过津液的自我调节使机体保持正常状态，以适应外界的变化。如寒冷的时候，皮肤汗孔闭合，津液不能借汗液排出体外，而下降入膀胱，使小便增多；夏暑季节，汗多则津液减少下行，使小便减少。当体内丢失水液后，多饮水以增加体内的津液。"水谷入于口，输于肠胃，其液别为五，天寒衣薄则为溺与气，天热衣厚则为汗"（《灵枢·五癃津液别》），由此调节机体的阴阳平衡，从而维持人体的正常生命活动。

（四）排泄废物

津液在其自身的代谢过程中，能把机体的代谢产物通过汗、尿等方式不断地排出体外，避免了有毒废物在体内的蓄积，使机体各脏腑的气化活动正常。若这一作用受到损害和发生障碍，就会使代谢产物潴留于体内，而产生痰、饮、水、湿等多种病理变化。

此外，津液也是气的载体之一，具有运载全身之气的作用。人体之气必须依附于有形的津液，才能运行输布于体内各处，以发挥其作用。

四、五脏化液
Five secretions derived from five zang viscera

（一）五脏化液的概念

汗、涕、泪、涎、唾五种分泌物或排泄物称之为五液。五液由五脏所化生，即心为汗，肺为涕，肝为泪，脾为涎，肾为唾。五液由五脏所化生并分属于五脏，故称五脏化液，又称五脏化五液。

（二）五脏与五液的关系

五液属津液范畴，皆由津液所化生，分布于五脏所属官窍之中，起着濡养、滋润以及调节津液代谢的作用。五液的化生、输布和排泄是在津液的化生、输布和排泄的气化过程中完成的，是多个脏腑，特别是肺、脾、肾等综合作用的结果。但五脏是藏象学说的核心，故又将汗、涕、泪、涎、唾分属于五脏。故曰："人之一身，有涕、泪、涎、唾、便、溺，皆属一水之化，而发于九窍之中"（《质疑录》）。"汗与小便，皆可谓之津液"（《读医随笔·气血精神论》）。五脏与五液的关系是津液代谢过程中，整体调节与局部调节的统一。

1. 汗为心之液　什么是汗？"阳加于阴谓之汗"（《素问·阴阳别论》）。"阳"，是指体内的阳气；"阴"，是指体内的阴液。所谓"阳加于阴谓之汗"，是说汗液为津液通过阳气的蒸腾气化后，从玄府（汗孔）排出的液体。汗液的分泌和排泄，还有赖于卫气对腠理的开阖作用。腠理（striae）开，则汗液排泄；腠理闭，则无汗。因为汗为津液所化，血与津液又同出一源，因此有"汗血同源"之说。血又为心所主，汗为血之液，气化而为汗，故有"汗为心之液"之称。正如李中梓《医宗必读·汗》所说："心之所藏，在内者为血，发于外者为汗，汗者心之液也。"由于汗与血液，生理上有密切联系，故它们在病理上也互相影响。就汗与血液的关系而言，汗出过多，可耗血伤津。反之，津亏血少，汗源不足。故临床上出现血虚之候时，应慎用汗法。"夺血者无汗，夺汗者无血"的道理就在于此。就汗与心的关系而言，汗出过多，耗伤心的气血，则见心悸怔忡等。由于汗出是阳气蒸发津液的结果，故大汗淋漓也会伤及人的阳气，导致大汗亡阳的危候。反之，当心的气血不足时，也会引起病理性的出汗，如心气虚，表卫不固而自汗；心阴虚，阳不敛阴而盗汗。

2. 涕为肺之液　涕是由鼻内分泌的黏液，有润泽鼻窍的功能。鼻为肺之窍，五脏化液，肺为涕。在肺的生理功能正常时，鼻涕润泽鼻窍而不外流。若肺感风寒，则鼻流清涕；肺感风热，则鼻流浊涕；如肺燥，则鼻干涕少或无涕。

3. 涎为脾之液　涎为口津，唾液中较清稀的称作涎：涎具有保护和清洁口腔的作用。在进食时涎分泌较多，还可湿润和溶解食物，使之易于吞咽和消化。在正常情况下，涎液上行于口但不溢于口外。若脾胃不和，则往往导致涎液分泌急剧增加，而发生口涎自出等现象，故说脾在液为涎。

4. 泪为肝之液　肝开窍于目，泪从目出。泪有濡润、保护眼睛的功能。在正常情况下，泪液的分泌，是濡润而不外溢，但在异物侵入目中时，泪液即可大量分泌，起到清洁眼目和排除异物的作用。在病理情况下，则可见泪液分泌异常。如肝的阴血不足，泪液分泌减少，常出现两目干涩；如风火赤眼，肝经湿热，可见目眵增多，迎风流泪等。此外，在极度悲哀的情况下，泪液的分泌也可大量增多。

5. 唾为肾之液　唾与涎同为口津，即唾液。较稠者为唾，较稀薄者为涎。脾之液为涎而肾之液为唾：唾液除了具有湿润与溶解食物，使之易于吞咽，以及清洁和保护口腔的作用外，还有滋养肾精之功：因唾为肾精所化，多唾或久唾，则易耗伤肾精，所以气功家常吞咽津唾以养肾精。

第五节　气血津精液之间的关系
Relationship among qi，blood，essence，fluid and liquid

人体是一个有机的整体，精、气、血、津、液、神之间有着相互依存，相互制约的关系。精、气、血、津、液均是人体内的基本精微物质，是产生一切机能和维持生命活动的物质基础，皆归属为"形"。而人体生命的主宰及总体现，包括了精神、意识、思维活动，概称之为"神"。形与神二者之间相辅相成，相互依附而不可分割。无形则神无以附，无神则形无以活；形为神之宅，神为形之主。形神统一是生命存在的根本保证。《灵枢·本藏》说："人之血气精神者，所以奉生而周于性命者也。"

人体生命来自精，生命活动的维持依赖于气，生命活动的体现及主宰即是神。精、气、神三者为人身之"三宝"，可分而不可离。如《类证治裁·内景综要》说："一身所宝，惟精气神。神生于气，气生于精，精化气，气化神。故精者身之本，气者神之主，形者神之宅也。"

一、气与血的关系
Relationship between qi and blood

气与血是人体内的两大基本物质，在人体生命活动中占有很重要的地位，如《素问·调经论》说："人之所有者，血与气耳。"《景岳全书·血证》又说："人有阴阳，即为血气。阳主气，故气全则神旺；阴主血，故血盛则形强。人生所赖，唯斯而已。"气与血都由人身之精所化，相对言之，则气属阳，血属阴，具有互根互用的关系。气有推动、激发、固摄等作用，血有营养、滋润等作用。故《难经·二十二难》说："气主煦之，血主濡之。"气是血液生成和运行的动力，血是气的化生基础和载体，因而有"气为血之帅（qi being commander of blood），血为气之母（blood as mother of qi）"的说法。

（一）气为血之帅

气为血之帅（qi being commander of blood），包含气能生血（qi generating blood）、气能行血（qi moving blood）、气能摄血（qi controlling blood）三个方面。

1. 气能生血 是指血液的化生离不开气作为动力。血液的化生以营气、津液和肾精作为物质基础，在这些物质本身的生成以及转化为血液的过程中，每一个环节都离不开相应脏腑之气的推动和激发作用，这是血液生成的动力。气能生血（qi generating blood）还包含了营气在血液生成中的作用，营气与津液入脉化血，使血量充足。因此，气的充盛则化生血液的功能增强，血液充足；气的虚亏则化生血液的功能减弱，易于导致血虚的病变。临床上治疗血虚的病变，常常以补气药配合补血药使用，取得较好疗效，即是源于气能生血的理论。

2. 气能行血 气能行血，是指血液的运行离不开气的推动作用。血液的运行有赖于心气、肺气的推动及肝气的疏泄调畅，《血证论·阴阳水火气血论》说："运血者，即是气。"因此，气的充盛，气机调畅，气行则血行，血液的正常运行得以保证。反之，气的亏少则无力推动血行，或气机郁滞不通则不能推动血行，都能够产生血瘀的病变。再者，气的运行发生逆乱，升降出入失常，也会影响血液的正常运行，出现血液妄行的病变，如气逆者血随气升，气陷者血随气下等等。所以临床上在治疗血液运行失常时，常常配合补气、行气、降气、升提的药物，即是气能行血理论的实际应用。

3. 气能摄血 气能摄血（qi controlling blood），是指血液能正常循行于脉中离不开气的固摄作用。气能摄血主要体现在脾气统血的生理功能之中。脾气充足，发挥统摄作用使血行脉中而不致溢出脉外，从而保证了血液的正常运行及其濡养功能的发挥。如若脾气虚弱，失去统摄，往往导致各种出血病变，临床上称为"气不摄血"或"脾不统血（failure of spleen to control blood）"。因而治疗这些出血病变时，必须用健脾补气方法，益气以摄血。临床中发生大出血的危重证候时，用大剂补气药物以摄血，也是这一理论的应用。

气能生血（qi generating blood）、行血和摄血的三个方面体现了气对于血的统率作用，故概括地称之为"气为血之帅（qi being commander of blood）"。

（二）血为气之母

血为气之母（blood as mother of qi），包含血能养气和血能载气（blood conveying qi）两个方面。

1. 血能养气 血能养气，是指气的充盛及其功能发挥离不开血液的濡养。在人体各个部位中，血不断地为气的生成和功能活动提供营养，故血足则气旺。人体脏腑、肢节、九窍等任何部位，一旦失去血的供养，这些部位即可出现气虚衰少或气的功能丧失的病变。血虚的患者往往兼有气虚的表现，其道理即在于此。

2. 血能载气 血能载气是指气存于血中，依附于血而不致散失，赖血之运载而运行全身。《血证论·吐血》说："血为气之守。"《张氏医通·诸血门》说："气不得血，则散而无统。"说明气依附于血而得以存在体内，并以血为载体而运行全身。因此，血液虚少的患者，也就会出现气虚病变。而大失血的患者，气亦随之发生大量地丧失，往往导致气的涣散不收，漂浮无根的气脱病变，称为"气随血脱"。

血能养气与血能载气，体现了血对于气的基础作用，故概括地称之为"血为气之母"。

总之，血属阴，气属阳。气血阴阳之间协调平衡，生命活动得以正常进行。反之，"血气不和，百病乃变化而生"（《素问·调经论》）。因此，调整气血之间的关系，使其恢复协调平衡的状态是治疗疾病的常用法则之一。

二、气与津液的关系
Relationship among qi，fluid and liquid

气与津液相对而言，气属阳，津液属阴。气与津液的关系类似于气与血的关系，津液的生成、输布和排泄，有赖于气的推动、固摄作用和气的升降出入运动，而气在体内的存在及运动变化也离不开津液的滋润和运载。

（一）气能生津（Qi generating fluid）

气是津液生成的动力，津液的生成依赖于气的推动作用。津液来源于饮食水谷，饮食水谷经过脾胃运化、小肠分清别浊、大肠主津等一系列脏腑生理活动后，其中精微的液体部分被吸收，化生津液以输布全身。在津液生成的一系列气化过程中，诸多脏腑之气，尤其是脾胃之气起到至关重要的作用。脾胃等脏腑之气充盛，则化生津液的力量增强，人体津液充足。如若脾胃等脏腑之气虚亏，则化生津液力量减弱，导致津液不足的病变，治疗时往往采取补气生津的法则。

（二）气能行津（Qi moving fluid）

气是津液在体内正常输布运行的动力，津液的输布、排泄等代谢活动离不开气的推动作用和升降出入运动。津液由脾胃化生之后，经过脾、肺、肾及三焦之气的升降出入运动，推动津液输布全身各处，以发挥其生理作用。此后，通过代谢所产生的废液和人体多余的水分，都转化为汗、尿或水汽排出体外。津液在体内输布转化及排泄的一系列过程都是通过气化来完成的。如若气虚，推动作用减弱，气化无力进行，或气机郁滞不畅，气化受阻，都可以引起津液的输布、排泄障碍，并形成痰、饮、水、湿等病理产物（pathological product），病理上称为"气不行水"，也可称为"气不化水"。临床上要消除这些病理产物及其产生的病理影响，常常将利水湿、化痰饮的方法与补气、行气法同时并用，所谓"治痰先治气""治湿兼理脾"，即是气能行津（qi moving fluid）理论的具体应用。

（三）气能摄津（Qi controlling fluid）

气的固摄作用可以防止体内津液无故地大量流失，气通过对津液排泄的有节控制，维持着体内津液量的相对恒定。例如，卫气司汗孔开合，固摄肌腠，不使津液过多外泄；肾气固摄下窍，使膀胱正常贮尿，不使津液过多排泄等等，都是气对于津液发挥固摄作用的体现。如若气虚，固摄力量减弱，则会出现诸如多汗、自汗、多尿、遗尿、小便失禁等病理现象，临床上往往采取补气方法以控制津液的过多外泄。

（四）津能生气（Fluid generating qi）

由饮食水谷化生的津液，通过脾脏的升清散精，上输于肺，再经肺之宣降，通调水道，下输于肾和膀胱。津液在输布过程中受到各脏腑阳气的蒸腾温化，可以化生为气，以输布于脏腑、组织、形体、官窍，促进正常的生理活动。因此，津液亏耗不足，也会引起气的衰少。

（五）津能载气（Fluid conveying qi）

津液是气运行的载体之一。在血脉之外，气的运行必须依附于津液，否则也会使气飘浮失散而无所归，故说津能载气（fluid conveying qi）。因此，津液的丢失，必定导致气的损耗，例如暑热病证，不仅伤津耗液，而且气亦随汗液外泄，出现少气懒言、体倦乏力的气虚表现。而当大汗、大吐、大泻等津液大量丢失时，气亦随之大量外脱，称之为"气随津脱"。〔清〕尤在泾《金匮要略心典·痰饮》也说："吐下之余，定无完气。"可见汗、吐、下等丢失津液的同时，气必然遭到耗损。因此，临床中在使用汗法、下法和吐法时，必须做到有所节制，中病即止，勿过多使用而导致变证。

由于津液是气的载体，气依附于津液得以运行，因而津液输布代谢正常，则气机调畅，谓之津行则气行。而当津液输布运行受到阻碍时，也往往会引起气机的郁滞不畅，谓之津停则气滞。"津停气滞"与前面所述"气不行水"的病理变化是互为因果的，二者之间互相影响，往往形成恶性循环，加重病情，因此临床中为了提高疗效，必须将利水药与行气药同时使用。

三、精、血、津液之间的关系
Relationship among essence，blood，fluid and liquid

精、血、津液都是液态物质，与气相对而言，其性质均归属于阴。在生理上，精、血、津液三者之间存在着互相化生、互相补充的关系。病理上，三者之间也往往发生互相影响。这种一荣俱荣，一衰俱衰的关系集中地体现于"精血同源（essence and blood from same source）"和"津血同源"的理论之中。

（一）精血同源

精与血都由水谷精微化生和充养，化源相同；两者之间又互相资生，互相转化，并都具有濡养和化神等作用。精与血的这种化源相同而又相互资生的关系称为精血同源。

精是化生血液的基本物质之一。先、后天之精分藏于脏腑之中，则为脏腑之精。脏腑之精融入血液中，则化为血。如肝精、心精分别融入肝血和心血之中，则化为肝血和心血；脾精即脾运化吸收的水谷之精，其中的精专部分化为营气，清稀部分化为津液，营气与津液入脉化血；肾精在肝肾之气的推动作用下，入肝而化为血。先、后天之精充足，脏腑之精充盛，则全身血液充盈。

由于肾为藏精之脏，故肾精化血的意义更为重要。肾精化血，荣养头发，故称发为肾之外华，又为血之余。因此，肾精亏耗则出现血虚病证表现，同时也有头发枯槁脱落之候。

血液以后天水谷精微为主要生成来源，肾精赖后天水谷之精不断充养，血液也可化生为精，以不断补充和滋养肾之所藏，使肾精充实。故血液充盈则精足，血液虚少则精亏。

肾藏精，肝藏血，精能生血，血可化精，这种精血之间相互滋生，相互转化的关系既可称为"精血同源"，也可称为"肝肾同源（liver and kidney from same source）"。

（二）津血同源

血和津液都由饮食水谷精微所化生，都具有滋润濡养作用，二者之间可以相互资生，相互转化，这种关系称为"津血同源（fluid and blood from same source）"。

津液是血液化生的组成部分，中焦水谷化生的津液，在心肺作用下，进入脉中，与营气相合，变化为血。如《灵枢·决气》说："中焦受气取汁，变化而赤，是谓血。"其次，布散于肌肉、腠理（striae）等处的津液，也可以不断地渗入孙络，以化生和补充血液。如《灵枢·痈疽》说："中焦出气如露，上注溪谷，而渗孙脉，津液和调，变化而赤为血。"因此，当饮食水谷摄入不足，脾胃功能虚弱，或大汗、大吐、大泻，或严重烧烫伤时，脉外津液不足，不仅不能进入脉内以补充化生血液，脉内的津液成分反而渗出脉外，以图补充津液的亏耗，因此导致血液的亏少，以及血液浓稠，流行不畅的病变。此时不能再用放血或破血疗法，以防血液和津液的进一步耗伤，故《灵枢·营卫生会》说："夺汗者无血。"

血液行于脉中，脉中津液可以渗出脉外而化为津液，以濡润脏腑组织和官窍，也可弥补脉外津液的不足，有利于津液的输布代谢。其中，津液可化为汗液排泄于外，故又有"血汗同源（blood and sweat from same source）"之说。如若血液亏耗，尤其是在失血时，脉中血少，不能化为津液，反而需要脉外津液进入脉中，因而导致津液不足的病变。此时，不能对失血者再使用发汗的治疗方法，以防津液与血液进一步耗竭的恶性后果。故《灵枢·营卫生会》说："夺血者无汗。"《伤寒论》中也有"衄家不可发汗"和"亡血家不可发汗"的告诫。

总之，津液进入脉中，与营气结合，便化生血液；血液中的津液，与营气分离而渗出脉外，便化为津液。脉中脉外，有进有出，有分有合，就是津液与血液互相转化的生理病理基础。

四、精气神之间的关系
Relationship among essence，qi and spirit

精、气、神三者之间存在着相互依存，相互为用的关系。精可化气，气能生精（qi generating essence），精与气之间相互化生；精气生神，精气养神，精与气是神的物质基础，而神又统驭精与气。因此，精、气、神三者之间可分不可离，称为人身"三宝"。

（一）气能生精、摄精

气的运行不息能促进精的化生。肾中所藏之精以先天之精为基础，且赖后天水谷之精的不断充养才得以充盛。只有全身脏腑之气充足，功能正常，才可以运化吸收饮食水谷之精微，于是五脏六腑之精充盈，流注于肾而藏之。因而，精的化生依赖于气的充盛。

气不但能促进精的化生，而且又能固摄精，使精聚而充盈，不致无故耗损外泄，这是气的固摄作用之体现。

因此，气虚（qi deficiency）则精的化生不足，或精不固聚而导致精亏、失精的病证，故临床上常常采用补气生精、补气固精的治疗方法。

（二）精能化气

精能化气（essence transforming into qi），即人体之精在气的推动激发作用下可化生为气。各脏之精化生各脏之气，而藏于肾中的先天之精化为元气，水谷之精化为谷气。精为气化生的本源，精足则人身之气得以充盛，分布到各脏腑经络，则各脏腑经络之气亦充足；

各脏之精充足则各脏之气化生充沛，自能推动和调控各脏腑形体官窍的生理活动。故精足则气旺，精亏则气衰。临床中，精虚（deficiency of essence）及失精患者常常同时见到气虚的病理表现。

（三）精气化神

精与气都是神得以化生的物质基础，神必须得到精和气的滋养才能正常发挥作用。精盈则神明，精亏则神疲，故《内经》倡导"积精全神"以养生。气充则神明，气虚则神衰，故称气为"神之母"。总之，神是生命活动的主宰，而精与气，以至包括血，津液等都是产生神的物质基础。这些人体的基本物质属于人的形体，形体是第一性的，是根本。神寓于形体之中，脱离形体的神是不存在的。

（四）神驭精气

神以精气为物质基础，但神又能驭气统精。〔明〕汪绮石《理虚元鉴》说："夫心主血而藏神者也，肾主志而藏精者也。以先天生成之体质论，则精生气，气生神；以后天运用之主宰论，则神役气，气役精。"人体脏腑形体官窍的功能活动及精气血等物质的新陈代谢，都必须受神的调控和主宰。形是神之宅，神乃形之主，神安则精固气畅，神荡则精失气衰。故有"得神者昌，失神者亡"之说。精神意识活动对形体健康的反作用这一辩证观点，无疑是正确的。

总之，精、气与神的辩证关系是对立统一关系。中医学的形神统一观是养生防病、延年益寿，以及诊断治疗、推测病势的重要理论依据。因此，《素问·上古天真论》说："故能形与神俱，而尽终其天年"，"独立守神，肌肉若一，故能寿敝天地，无有终时。"

本章要点表解

表 4.1　精的概况

精	阐释
基本概念	是生命的本原，为构成和维持人体生命活动最基本的精微物质
分类	（1）先天之精：禀承于父母之生殖之精，构成生命的原始物质
	（2）后天之精：化生于水谷精微，维持生命活动，又称水谷之精
	（3）生殖之精：来源于肾精，具有繁衍生命的作用
	（4）脏腑之精：分藏于五脏六腑之精，维持五脏六腑的功能活动
精的生成	由禀受父母先天之精及来源于吸入清气与水谷精微后的后天之精相融合而生成
精的贮藏	贮于脏腑身形中
精的输泄	（1）分藏于各脏腑，濡养脏腑，并气化以推动和调节其功能活动
	（2）生殖之精的施泄以繁衍生命
精的功能	（1）繁衍生命：生殖之精具有生殖以繁衍后代的作用，又称天癸
	（2）濡养作用：濡养脏腑形体官窍
	（3）化血作用：是血液生成的来源之一，精能生髓代血
	（4）化气作用：精是气的化生本源
	（5）化神作用：是神的物质基础
	（6）抗邪作用：保卫机体，抵御外邪入侵

表4.2　气的生理功能

功能	含义	主要表现	主要病变
推动作用	气的运动而产生激发和推动的作用	人体的生长发育与生殖 各脏腑经络等组织器官的功能活动 血液的生成和运行 津液的生成、输布和排泄	推动功能减弱，则影响生长发育与生殖；脏腑组织器官功能减退；血液生成不足，运行迟缓；津液代谢障碍
温煦作用	产生热量，温煦机体的作用	维持恒定体温 全身脏腑组织器官的功能活动 血与津液等液态物质的运行	温煦作用减弱，则体温下降、怕冷、四肢不温、脏腑功能减退；血与津液运动迟缓
防御作用	护卫肌肤，抗御邪气的作用	护卫肌肤，防御外邪入侵 抗御邪气，驱邪外出	防御作用低下，则易感外邪而生病；驱邪无力，病情加重或难愈
固摄作用	对体内的液态等物质具有固护、统摄和控制的作用	固摄血液，防止溢出脉外 固摄汗液与尿液，防止津液外泄 固摄唾液与胃肠液，防止体液丧失 固摄精液，防止妄泄 固摄内脏，使其保持恒定位置	固摄作用减弱，则可导致体内液态等物质大量丢失，如出血、自汗、多尿、遗精等，或内脏下垂
气化作用 （中介作用）	气的运动而产生的各种变化	人体的精、气、津液等物质的新陈代谢及其相互转化，以及脏腑经络等的功能活动所产生的变化	气化作用失常，则可导致精、气、血、津液等物质的代谢障碍，影响脏腑功能活动而产生各种病变
营养作用	气是富有营养作用的精微物质	营养全身各脏腑组织器官，以保证其正常的功能活动	营养功能减弱，则会产生脏腑组织功能低下的病变

表4.3　气的分布与分类

	元气	宗气	营气	卫气
定义	又称"原气""真气"，是人体最基本、最重要的气。是人体生命活动的原动力，是维持生命活动的最基本物质	是积于胸中之气；宗气在胸中积聚之处，称作"气海"，又称"膻中（danzhong）"	是与血共行于脉中的气；因富于营养，故又称"荣气"；营气与卫气相对而言属于阴，故又称"营阴"	是运行于脉外之气，又称"卫阳"
组成	以肾所藏的精气为主所化生，又赖后天水谷精气培育而成	以肺从自然界吸入的清气和脾胃从饮食物中运化而生成的水谷精气为主要组成部分，相互结合而成	主要来自脾胃运化的水谷精气中的精华部分所化生	主要由水谷精微所化生
分布	通过三焦而流行于全身	聚集于胸中，贯注于心肺之脉，其下者"注于气街"，其上者"走于息道"	分布于血脉之中，成为血液的组成部分而循脉上下，营运全身	其特性是"慓疾滑利"，即活动力特别强，流动很快，运行于皮肤和分肉之间，熏于肓膜，散于胸腹
功能	推动人体的生长和发育和生殖功能，温煦和激发各个脏腑、经络等组织器官的生理活动	（1）走息道以行呼吸，凡语言、声音、呼吸的强弱，都与宗气的盛衰有关 （2）贯心脉以行气血，凡气血的运动、肢体的寒温和活动能力、视听的感觉能力、心搏的强弱及其节律等，都与宗气的盛衰有关 （3）对先天元气有重要资助作用临床上常以"虚里"处（相当于心尖冲动处）的搏动状况和脉象来测知宗气的盛衰	营养和化生血液	（1）护卫肌表，防御外邪入侵 （2）温养脏腑、肌肉、皮毛等 （3）调节控制腠理开阖、汗液排泄，维持体温的相对恒定，还与睡眠有关
			营气和卫气都以水谷精气为主要来源，营行脉中，卫行脉外，二者运行协调平衡，维持正常腠理开阖、体温和睡眠节律等	

表 4.4　血的概况

血	阐释
基本概念	血是循行于脉中的红色液态样物质，是构成和维持人体生命活动的基本物质之一
血的生成	(1) 物质基础 ①水谷之精：由脾胃将饮食消化吸收而生成 ②肾精、髓：肾精是化血的基本物质，通过骨髓和肝化生为血 (2) 相关脏腑：脾胃是血液生化之源；肾肝与血液化生密切相关；心肺亦参与血液的生成
血的运行	(1) 影响血液运行的因素 ①气的推动、温煦、固摄作用 ②脉道完好通畅 ③血液的清浊状态：血液稠浊者运行不畅 ④无邪气干扰：阳邪易迫血妄行；阴邪可使血行缓慢 (2) 相关脏腑功能活动 ①心气推动血行脉中，运行全身 ②肺气宣发肃降，促进血液运行 ③肝主疏泄 (liver dominating free flow and rise of qi)，调畅气机使血行通畅；肝藏血，调节血流量 ④脾统血，防止血行脉外
血的功能	(1) 濡养作用：血液营养和滋润全身各脏腑组织器官 (2) 化神作用：血是机体精神活动的主要物质基础

表 4.5　津液概况

生理功能	阐释
基本概念	津液是机体一切正常水液的总称，包括各脏腑形体官窍的内在液体及其正常的分泌物，是构成和维持人体生命活动的基本物质之一
分类	(1) 津：质地较清稀，流动性较大，布散于皮肤、肌肉、孔窍 (2) 液：质地较稠厚，流动性较小，灌注于骨节、脏腑、脑髓
生成	来源于饮食水谷，在脾、胃运化及小肠、大肠等的共同参与下生成
输布	(1) 脾气散精：将津液上输于肺，由肺宣发肃降，布散全身；直接将津液布散全身
	(2) 肺通调水道：通过宣发 (向上) 和肃降 (向下) 将津液输布全身，并将浊液向肾和膀胱输送
	(3) 肾主水：肾激发和推动调控整个水液代谢 (蒸腾气化作用)
	(4) 肝主疏泄：调畅气机、促进津液输布
	(5) 三焦：是水液运行的通道
排泄	(1) 肾的蒸化作用：将浊者化为尿液
	(2) 膀胱：贮存和排泄尿液
	(3) 肺气宣发：将津液形成汗液排出；呼气时带走一部分水液
	(4) 大肠：排便带走一部分水液
功能	(1) 滋润濡养全身各脏器
	(2) 充养血脉：津液入血脉化生血液

第五章　经　　络
Meridian and collateral

第一节　经络学说概述
Introduction of meridian theory

一、经络的基本概念
Basic concept of meridian and collateral

经络，是经脉（meridian）和络脉（collateral）的总称，是运行全身气血，联络脏腑形体官窍，沟通上下内外，感应传导信息的通路系统，是人体结构的重要组成部分。

经络（meridian and collateral），作为人体一种组织结构的名称，最早见于《内经》。《灵枢·本藏》说："经脉者，所以行血气而营阴阳，濡筋骨，利关节者也。"《灵枢·海论》说："夫十二经脉者，内属于腑脏，外络于肢节。"均指出经络是一种运行气血，沟通联系脏腑肢节及上下内外的通道。

经络（meridian and collateral），分为经脉和络脉两大类。经脉的"经"，有路径、途径之意。正如《释名》中说："经，径也，如径路无所不通。"《医学入门》谓："脉之直者为经。"可见，经脉是经络系统中的主干，即主要通路。络脉的"络"，有联络、网络之意。正如《说文》所解释的"络，絮也。"言其细密繁多。《灵枢·脉度》说："支而横者为络。"可见络脉是经脉的分支，错综联络，遍布全身。

对于经脉和络脉的区别，《灵枢·经脉》有"经脉十二者，伏行分肉之间，深而不见……诸脉之浮而常见者，皆络脉也"之论，《灵枢·脉度》又有"经脉为里，支而横者为络，络之别者为孙"之说。据此，后世医家多认为：经脉多深而不见，行于分肉之间，络脉多浮而常见，行于体表较浅部位；经脉（meridian）较粗大，络脉较细小；经脉以纵行为主，络脉则纵横交错，网络全身。实际上，经脉虽然多"伏行于分肉之间"，也常显露于体表；络脉虽有"浮而常见"者，而更多的则是分布于脏腑组织之中，难以见到，如《灵枢·百病始生》所说的"阴络伤则血内溢"中的"阴络"即是。此外，经脉也有横行者，如带脉（belt vessel）；络脉呈网络状，纵横交错，必然也有纵行者。因此，经脉与络脉的区别，当以"经为主干，络为分支"为准则。

经脉和络脉虽有区别，但两者紧密相连，共同构成人体的经络系统，担负着运行气血，联络沟通等作用，将体内五脏六腑、四肢百骸、五官九窍、皮肉筋脉等联结成一个有机的整体。

二、经络学说的形成
Formation of meridian theory

经络学说（meridian theory）起源的确切年代，现存的医学史料尚无明确记载。从《内经》论述经络的系统性和以针刺为主的治疗方法，可以看出经络学说来源于《黄帝内经》

（简称《内经》）以前医疗实践经验的积累总结。早在《内经》问世以前，人们对"脉""血气"及血气的流行等就有一定的认识。如《管子·水地》说："水者，地之血气，如筋脉之通流者也。"将地上水流比喻为人体的"血气"，而筋脉具有通流的功能。又如《史记·扁鹊仓公列传》记载扁鹊以针石刺"三阳五会"治虢太子"尸厥"病时，就已经提到了"阳脉""阴脉"及"经、维、络"等名称。1973年底在我国长沙马王堆汉墓出土的帛书《阴阳十一脉灸经》和《足臂十一脉灸经》（下简称"帛书"），其成书年代早于《内经》，书中均记载了十一条脉的具体名称、循行走向、所主疾病及灸法，还指出了"脉"具有既可生病又可治病的两面性。虽然帛书的原文中只出现"脉"字，而无"经脉"之称，脉与脉之间也没有联系，更没有经络系统气血循环的完整概念，但经络系统的雏形已可辨识。因此，现在一般认为《内经》成书前的漫长岁月，是经络学说形成的萌芽和雏形阶段。

《内经》的成书，奠定了经络学说和整个中医学理论体系（theory system of TCM）的基础。该书162篇中，专论或主论经络的篇章有20余篇，其他各篇散在论述者亦众。可见，经络理论在《内经》中占有重要地位。书中系统阐述了十二经脉（twelve meridians）的起止、具体循行线路及其与相应脏腑的"属络"关系；十二经脉首尾相接及气血在经脉中运行"如环无端""周而复始"的状况；十二经脉的生理功能及十二经脉标本、根结之间的上下、内外对应的联系；十二经脉和脏腑功能发生异常时所出现的病候。对奇经八脉中冲、任、督三脉的起止、循行路线、生理功能和有关病候，及带脉、阴阳维脉、阴阳蹻脉的分布部位、生理功能作了大致的描述。对络脉及十二经筋、十二皮部（twelve skin regions）的名称、分布、生理功能、常见病候也作了讨论。记载了全身约160个穴位，以及部分穴位的名称和部位，确定以"骨度"为取穴标准，明示各经脉穴位具有主治本经疾病的作用，特殊穴位如井、荥、输、经、合和原穴、背俞穴等则作用更为广泛。此外，还探讨了经络气血运行与自然界的通应关系等。

《内经》总结归纳了以前的关于"脉"的初步知识，并进一步向纵深发展，构筑了经络体系的整体框架，完善了经络理论，是中医学经络学说形成的标志。

经络学说（meridian theory）是古人长期医疗实践的总结。古人在对以砭刺、导引、推拿、气功等方法进行保健或治疗时所出现的经络现象的观察过程中，在对病理情况下所出现的经络病症的观察过程中，以及在对针刺主治作用的观察归纳过程中，积累了丰富的经验，并依据当时的解剖知识，加之古代哲学的渗透影响，逐渐上升为理论，从而形成了经络学说。

早在石器时代，人类在劳动或生活中发现身上某个部位被石块刺伤或火灼伤，而其他一些部位的病痛有时会随之减轻和消除，这样反复不断的体验，逐渐意识到用石刺、火灼可以治病，这可能就是针灸疗法的起源。最原始的针具是砭石，随后又出现了骨针、石针等。到了殷商时期，开始有了金属制的针。毫针深入机体组织能引起酸、麻、胀、重、寒、热等特殊的感觉，有时还会出现沿一定线路传导的现象。这种现象《内经》称为"气至"，即"得气"，现代称为"针感"或"经络感传"。除针刺外，艾灸、按摩等亦可引发"经络感传"的出现。《内经》及后世一些医书中，就有不少关于经络感传的记载。如《灵枢·邪气藏府病形》所说的"中气穴，则针游于巷"，就是经络感传现象的写照。而且，古人还观察到，针刺后能否出现"气至"的经络现象，与疗效好坏直接相关。《灵枢·九针十二原》所说的"刺之要，气至而有效"，正是长期针灸临床实践的经验总结。古人通过长期对经络现象和医疗实践的反复观察及归纳总结，才得出十二经脉、奇经八脉等经络循行线路的概念。帛书中，只有脉的线路，而无穴位的记载，是经络学说始源于对感传现象观察的最好佐证。因此，对经络感传现象的观察，是形成经络学说，特别是形成经络线路概念的重要基础之一。

此外，古人在导引行气时的自我体悟，也有助于经络概念的形成。如战国初期文物《行气玉佩铭》中就记述了气功导引时气在经络中蓄积并上下运行的情况。

病理情况下，也会循经出现一些症状体征。如帛书中，每一条经脉循行线路后都有"是动则病"和"是主所生病"的记述，这些症状的出现，又与该条经脉循行所过有关。又如《灵枢·经脉》记述的"当脉所过者热、肿"和《灵枢·周痹》的"上下移徙随脉，其上下左右相应……"等病症，都与"脉"密切相关，具有"当脉""随脉"以及上下联系的特点。同时，这些循经病症与相应的脏腑也有联系。《灵枢·九针十二原》说："五脏有疾也，应出十二原，而原各有所出，明知其原，睹其应，而知五脏之害。"说明内脏有病，可以循其相应经脉，而在体表一定部位表现出症状体征。如肝病可见两胁或少腹痛；心病可表现为胸前区及背部疼痛，并沿手少阴心经循行线路放射至手小指；胃病在足三里有痛觉异常等。《内经》对循经疼痛多有描述。这些循经病理现象的反复出现，经过古人的观察和总结，更加深了循经感传的经络线路概念，并为"内属于腑脏，外络于肢节"经络理论的形成奠定了基础。

经络学说（meridian theory）的建立，还与对穴位主治功用的归纳有关。这是一个从不经意或偶然发现某个部位被刺激后具有的治疗作用，到在医疗实践中反复应用；从用"砭石"治疗到用金属针准确刺入某"点"进行治疗的漫长过程。随着"穴位"发现越来越多，医疗经验越来越丰富，进而就会发现，某些具有相同或类似主治作用的穴位往往聚集于某一条线上，这就形成了"线"的概念。这样反复印证，由"点"到"线"，便形成了经络的循行线路。当然，"穴位"的界定和经络学说的形成，也离不开当时的解剖和生理知识。我国早在春秋战国时代就曾用解剖方法对人体脏腑、脉等进行过观察，《内经》中有关经络的记述，有很大一部分是通过解剖观察得来的。如《灵枢·经水》说："若夫八尺之士，皮肉在此，外可度量切循而得之，其死可解剖而视之，其脏之坚脆，腑之大小，谷之多少，脉之长短，血之清浊，气之多少，十二经之多血少气，与其少血多气，与其皆多血气，与其皆少血气，皆有大数。"以及《灵枢·骨度》以"骨度"来定"脉度"等，皆有经络与解剖知识相关的记载。

经络学说的形成离不开阴阳五行学说的渗透和指导。如十二经脉分手足三阴三阳，奇经八脉中的阴阳维脉、阴阳跷脉，络脉中的阴络、阳络；阴经行内，阳经行外的分布规律；十二经脉的阴阳表里配属关系；经络的生理功能及"开合枢"理论；经穴的命名及"五输穴"的临床应用等等，都有阴阳五行理论贯穿其中。

经络学说自《内经》以后，代有发挥，日趋成熟。《难经》首创"奇经八脉"一词，对十二经脉的走向、病症、预后及奇经八脉的含义、功能、循行线路和病候等都有较详细的论述，对正经和奇经的关系有明晰的阐发，对某些经穴（如八会穴）的特异性进行了总结，并提出了"十二经皆有动脉""肾间动气为十二经脉之根"等理论，大大丰富了经络学说的内容。东汉张机是将经络理论运用于临床实践的典范，其著《伤寒杂病论》，总结了外邪侵犯经络、脏腑的由表及里的过程，创立了伤寒病的六经辨证纲领。晋代医家皇甫谧编著的第一部针灸专著《针灸甲乙经》，记载各经穴位349个，不但将"穴"与"经"联系起来，以经统穴，还通过交会穴的形式表现了各经之间的关系。唐代医家甄权对古代《明堂人形图》进行修订，并以彩线标记之。宋代医家王惟一根据经络学说的分经布点，主持铸造经络穴位模型"铜人"两具，编著《铜人腧穴针灸图经》三卷，较甄权（唐朝名医）的《明堂人形图》又前进了一步，统一了宋以前各家对经络和腧穴的某些不同看法。宋代医家王执中在其编著的《针灸资生经》中对腧穴进行了增补。元代医家滑寿在忽泰必烈《金兰循经取穴图解》基础上，编著而成《十四经发挥》，明确论述了十二经脉和任、督两脉气血运行的关系，首次提出"十四经"的命名，并着重对十四经的分布、循行线路及全身647个穴位进行了考证，发挥了十四经理论。明代医家李时珍对古代奇经八脉文献进行汇集和考证，写成《奇经八脉考》，他提出的"内景隧道，惟返观者能照察之"的观点，对探讨经络学说的起源颇有启迪。杨继洲根据家传《针灸玄机秘要》的内容，博取历代名医著述，结合自己丰富的临床经验，编撰成《针灸大成》一书，对经络、穴位针刺手法与适应证等，都作了颇有创意的探讨。清代医家姚澜的《本草分经》，论述了分经用药的知识。此外，清代医家陈惠畴的《经络图考》、黄谷的《明堂经络图册》、钱镜的《脏腑正伏侧人明堂图》等，对经络线路及穴位的正确标示起到一定的作用。

中华人民共和国成立以后，编撰了大量经络针灸的著作及教材。同时应用现代科学知识和方法，从经络现象入手，对经络学说进行深入研究，尤其对经络的实质研究，取得了一定成绩，使中医经络学说有了新的发展。

三、经络系统的组成
Composition of meridian system

人体的经络系统由经脉、络脉及其连属部分组成，见模式挂线表显示（图5.1）。

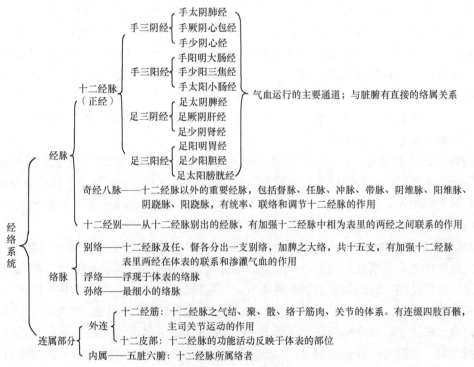

图 5.1　经络系统

（一）经脉系统（Meridian system）

经脉（meridian）是经络系统的主干，主要有正经、经别和奇经三大类。

正经有十二，故又称"十二正经"或"十二经脉"，包括手三阴经、足三阴经、手三阳经、足三阳经。十二正经（twelve regular meridians）有一定的起止，一定的循行部位和交接顺序，在肢体的分布及走向有一定的规律，与脏腑有直接的络属关系，相互之间也有表里关系。十二正经是气血运行的主要通道。

经别，是从十二经脉别出的重要分支，又称"十二经别"。分别起于四肢肘膝以上部位，具有加强十二经脉中相为表里的两条经脉的联系和补充十二正经的作用。十二经别虽然是十二经脉的最大分支，与十二经脉有别，但也属于经脉的范畴。

奇经有八条，即督脉（governor vessel）、任脉（conception vessel）、冲脉（thoroughfare vessel）、带脉（belt vessel）、阴跷脉（yin heel vessel）、阳跷脉（yang heel vessel）、阴维脉（yin link vessel）、阳维脉（yang link vessel），合称为"奇经八脉"。奇经具有统率、联络和调节十二经脉中气血的作用。奇经八脉（eight extra meridians）与十二经脉不同，不属气血运行的主要通道，与脏腑没有直接的属络关系，相互之间也无表里关系，如《圣济总录》说："脉有奇常，十二经者，常脉也；奇经八脉则不拘于常，故谓之奇经。盖人之气血常行于十二经脉，其诸经满溢，则流入奇经焉。"

（二）络脉系统（Collateral system）

络脉，是经脉的小分支，有别络、浮络（superficial collateral）、孙络（tertiary collateral）之分。别络是络脉中较大者，有本经别走邻经之意，具有加强十二经脉相为表里的两经之间在体表的联系，并能通达某些正经所没有到达的部位，可补正经之不足，还有统领一身阴阳诸络的作用。一般认为别络有15支，即十二正经（twelve regular meridians）与任督二脉各有1支别络，加上脾之大络，合称"十五别络（fifteen collaterals）"。但《内经》有"胃之大络，名曰虚里"之论，若加之则有16支别络。

孙络（tertiary collateral），是最细小的络脉，属络脉的再分支，分布全身，难以计数。即《灵枢·脉度》所谓"络之别者为孙"。孙络在人体内有"溢奇邪""通荣卫"的作用。

浮络（superficial collateral），是循行于人体浅表部位，"浮而常见"的络脉。其分布广泛，没有定位，起着沟通经脉，输达肌表的作用。

经络系统的组成中，还包含了其连属部分。经络对内连属各个脏腑，对外连于筋肉、皮肤而称为经筋和皮部。

经筋，是十二经脉之气"结、聚、散、络"于筋肉、关节的体系，为十二经脉的附属部分，具有连缀百骸，维络周身，主司关节运动的作用。

皮部，是十二经脉功能活动反映于体表的部位，也是络脉之气散布之所在。《素问·皮部论》说："凡十二经络脉者，皮之部也。"十二皮部的分布区域，是以十二经体表的分布范围为依据，把全身皮肤划分为十二部分，分属于十二经脉。《素问·皮部论》说："欲知皮部，以经脉为纪者，诸经皆然。"

第二节 十二经脉
Twelve meridians

十二经脉（twelve meridians）是经络系统的核心组成部分。经络系统的十二经别以及络脉等都是从十二经脉中分出，彼此联系，相互配合而协同发挥作用的。

一、十二经脉的名称
Names of twelve meridians

十二经脉对称地分布于人体的两侧，分别循行于上肢或下肢的内侧或外侧，每一经脉又分别隶属于一脏或一腑，因此十二经脉的名称各不相同。

十二经脉中每一经脉的名称，都是据其分布于手足内外、所属脏腑的名称和阴阳属性而命名的。行于上肢，起于或止于手的经脉，称"手经"；行于下肢，起于或止于足的经脉，称"足经"。分布于四肢内侧面的经脉，属"阴经"；分布于四肢外侧面的经脉，属"阳经"。阴经隶属于脏，阳经隶属于腑。按照阴阳的三分法，一阴分为三阴：太阴、厥阴、少阴；一阳分为三阳：阳明、少阳、太阳。胸中三脏，肺为太阴，心包为厥阴，心为少阴，其经脉皆行于上肢，故肺经称为手太阴经，心包经称为手厥阴经，心经称为手少阴经，并依次分布于上肢内侧的前、中、后线；与此三脏相表里的大肠、三焦和小肠，则分属阳明、少阳和太阳，其经脉分别称为手阳明经、手少阳经和手太阳经，并依次分布于上肢外侧的前、中、后线。腹中三脏，脾为太阴、肝为厥阴，肾为少阴，其经脉皆行于下肢，故分别称为足太阴经、足厥阴经和足少阴经，并依次分布于下肢内侧的前、中、后线（在小腿下半部，足厥阴经在前缘，足太阴经在中线）；与此三脏相表里的胃、胆和膀胱，则分属阳明、少阳和太阳，其经脉分别称为足阳明经、足少阳经和足太阳经，依次分布于下肢外侧的前、中、后线（表 5.1）。

表 5.1 十二经脉名称分类表

	阴经（属脏）	阳经（属腑）	循行部位（阴经行内侧、阳经行外侧）	
手	太阴肺经	阳明大肠经	上肢	前线
	厥阴心包经	少阳三焦经		中线
	少阴心经	太阳小肠经		后线
足	太阴脾经*	阳明胃经	下肢	前线
	厥阴肝经*	少阳胆经		中线
	少阴肾经	太阳膀胱经		后线

* 在小腿下半部和足背部，肝经在前缘，脾经在中线。在内踝尖上八寸处交叉后，脾经在前缘，肝经在中线

二、十二经脉的走向和交接规律
Direction and transition rule of twelve meridians

十二经脉（twelve meridians）的循行方向和相互交接呈现出一定的规律性，其大致情况如下。

（一）十二经脉的走向规律

十二经脉的走向，《灵枢·逆顺肥瘦》说："手之三阴，从脏走手；手之三阳，从手走头；足之三阳，从头走足；足之三阴，从足走腹。"说明手三阴经，从胸腔内脏走向手指端，与手三阳经交会；手三阳经，从手指走向头面部，与足三阳经相交会；足三阳经，从头面部走向足趾端，与足三阴经交会；足三阴经，从足趾走向腹部和胸部，在胸部内脏与手三阴经交会。如此，手经交于手，足经交于足，阳经交于头，阴经交于胸腹内脏，十二经脉就构成了"阴阳相贯，如环无端"（《灵枢·营卫生会》）的循环径路（图5.2）。

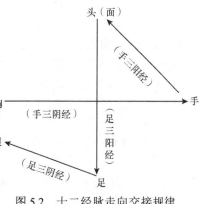

图5.2 十二经脉走向交接规律示意图

（二）十二经脉的交接规律

十二经脉按照一定的循行走向，相互联系，有三种交接方式。

1. 相为表里的阴经与阳经在四肢末端交接 相为表里的阴经与阳经共6对，都在四肢末端交接。其中相为表里的手三阴经与手三阳经交接在上肢末端（手指），相为表里的足三阳经和足三阴经交接在下肢末端（足趾）。如手太阴肺经（lung meridian of hand taiyin）和手阳明大肠经（large intestine meridian of hand yangming）在食指端交接，手少阴心经和手太阳小肠经在小指端交接，手厥阴心包经（pericardium meridian of hand jueyin）和手少阳三焦经［triple energizer (jiao) meridian of hand shaoyang］在无名指端交接，足阳明胃经（stomach meridian of foot yangming）和足太阴脾经（spleen meridian of foot taiyin）在足大趾交接，足太阳膀胱经和足少阴肾经在足小趾交接，足少阳胆经和足厥阴肝经在足大趾爪甲后交接。

2. 同名手足阳经在头面部交接 同名的手、足阳经有3对，都在头面部交接。如手阳明大肠经与足阳明胃经交接于鼻翼旁，手太阳小肠经（small intestine meridian of hand taiyang）与足太阳膀胱经交接于目内眦，手少阳三焦经与足少阳胆经交接于目外眦。

3. 足手阴经在胸部交接 足、手阴经，又称"异名经"，也有3对，交接部位皆在胸部内脏。如足太阴脾经（spleen meridian of foot taiyin）与手少阴心经交接于心中；足少阴肾经与手厥阴心包经交接于胸中；足厥阴肝经与手太阴肺经交接于肺中。

三、十二经脉的分布规律
Distribution rule of twelve meridians

十二经脉在体内的分布虽有迂回曲折，交错出入的状况，但基本上是纵行的。除足阳明胃经外，阴经均行于四肢内侧或躯干的胸腹面，阳经均行于四肢外侧或躯干的背面。手经主要行于上肢；足经主要行于下肢。十二经脉在身体不同部位的分布特点如下。

（一）头面部的分布

手三阳经从手走头，足三阳经从头走足，手足六阳经均行经头面部，故《难经·四十七难》说："人头者，诸阳之会也。诸阴脉皆至颈、胸中而还，独诸阳脉皆上至头耳。"诸阳经在头面部的分布特点是：阳明经主要行于面部，其中足阳明经行于额部；少阳经主要行于侧头部；手太阳经主要行于面颊部，足太阳经行于头顶和头后部。诸阴经并非尽如《难经·四十七难》所言"皆至颈、胸中而还"，其中手少阴心经、足厥阴肝经（liver meridian of foot jueyin）均上达目系，足厥阴肝经与督脉会于头顶部，足少阴肾经（kidney meridian of foot shaoyin）上抵舌根，足阳明胃经（stomach meridian of foot yangming）连舌本、散舌下，均行达头面之深部或巅顶。

（二）四肢部的分布

十二经脉在四肢的分布特点是：阴经行于内侧面，阳经行于外侧面。上肢内侧为太阴在前，厥阴在中，少阴在后；上肢外侧为阳明在前，少阳在中，太阳在后；下肢内侧，内踝尖上八寸以下为厥阴在前，太阴在中，少阴在后；内踝尖上八寸以上则太阴在前，厥阴在中，少阴在后；下肢外侧为阳明在前，少阳在中，太阳在后。

（三）躯干部的分布

十二经脉（twelve meridians）在躯干部的分布特点是：手三阴经均从胸部行于腋下，手三阳经行于肩部和肩胛部。足三阳经则阳明经行于前（胸腹面），太阳经行于后（背面），少阳经行于侧面。足三阴经均行于腹胸面。循行于腹胸面的经脉，自内向外依次为足少阴肾经（kidney meridian of foot shaoyin）、足阳明胃经（stomach meridian of foot yangming）、足太阴脾经（spleen meridian of foot taiyin）和足厥阴肝经（liver meridian of foot jueyin）。

十二经脉循行于躯干胸腹面、背面及头面、四肢，均是左右对称地分布于人体两侧，每侧十二条。左右两侧经脉除特殊情况外（如手阳明大肠经在头面部走向对侧），一般不走向对侧。相为表里的阴阳两经在体内与脏腑相互属络，在四肢则行于内外相对应的部位，并在手足末端相交接。

四、十二经脉的表里关系
Exterior-interior relationship of twelve meridians

手足三阴与三阳经，通过各自的经别和别络相互沟通，组成六对表里相合关系。如《素问·血气形志》说："手太阳与少阴为表里，少阳与心主为表里，阳明与太阴为表里，是为手之阴阳也"；"足太阳与少阴为表里，少阳与厥阴为表里，阳明与太阴为表里，是为足阴阳也"（表5.2）。

表 5.2　十二经脉表里关系表

表	手阳明大肠经	手少阳三焦经	手太阳小肠经	足阳明胃经	足少阳胆经	足太阳膀胱经
里	手太阴肺经	手厥阴心包经	手少阴心经	足太阴脾经	足厥阴肝经	足少阴肾经

相为表里的两条经脉，都在四肢末端交接，均循行分布于四肢内外相对应的位置上（足厥阴肝经与足太阴脾经在内踝尖上八寸以下交叉变换前后位置），并各自属络相为表里的脏或腑，即阴经属脏络腑，阳经属腑络脏。如足阳明胃经属胃络脾，足太阴脾经属脾络胃，等等。如此则既加强了表里两经的联系，又促进了相为表里的脏与腑在生理功能上的相互协调和配合。表里两经及其属络的脏腑之间在病理上也可互相影响，如肺经受邪影响

大肠腑气不通而便秘，心火亢盛（rampancy of heart fire）循经下移小肠而见尿痛尿赤等。治疗时，可根据表里经的经气互相沟通的原理，交叉使用相为表里的两经腧穴。

五、十二经脉的循行
Circulations of twelve meridians

（一）手太阴肺经（Lung meridian of hand taiyin）

起于中焦，下络大肠，还循胃口（下口幽门，上口贲门），通过膈肌，属肺，从肺系（与肺相连的气管、支气管及喉咙等）横行至胸部外上方（中府穴），出腋下，沿上肢内侧前缘下行，过肘窝，入寸口，上鱼际，直出拇指桡侧端（少商穴）。

分支：从手腕的后方（列缺穴）分出，沿掌背侧走向食指桡侧端（商阳穴），交于手阳明大肠经。

（二）手阳明大肠经（Large intestine meridian of hand yangming）

起于食指桡侧端（商阳穴），经过手背部行于上肢伸侧（外侧）前缘，上肩，至肩关节前缘，向后到第七颈椎棘突下（大椎穴），再向前下行入缺盆（锁骨上窝），进入胸腔络肺，向下通过膈肌下行至大肠，属大肠。

分支：从锁骨上窝上行，经颈部至面颊，入下齿中，回出挟口两旁，左右交叉于人中，至对侧鼻翼旁（迎香穴），交于足阳明胃经。

（三）足阳明胃经（Stomach meridian of foot yangming）

起于鼻翼旁（迎香穴），挟鼻上行，左右交会于鼻根部，旁行入目内眦，与足太阳经相交，向下沿鼻柱外侧，入上齿中，出而挟口两旁，环绕口唇，在颏唇沟承浆穴处左右相交，退回沿下颌骨后下缘到大迎穴处，沿下颌角上行过耳前，经过上关穴（客主人），沿发际，到额前。

分支：从颌下缘（大迎穴）分出，下行到人迎穴，沿喉咙向下后行至大椎，折向前行，入缺盆，深入体腔，下行穿过膈肌，属胃，络脾。

直行者：从缺盆出体表，沿乳中线下行，挟脐两旁（旁开2寸），下行至腹股沟处的气街（气冲穴）。

分支：从胃下口幽门处分出，沿腹腔内下行至气街，与直行之脉会合，而后沿大腿之前侧下行，至膝膑，向下沿胫骨前缘行至足背，入足第二趾外侧端（厉兑穴）。

分支：从膝下三寸处（足三里穴）分出，下行入中趾外侧端。

分支：从足背（冲阳穴）分出，前行入足大趾内侧端（隐白穴），交于足太阴脾经。

（四）足太阴脾经（Spleen meridian of foot taiyin）

起于足大趾内侧端（隐白穴），沿内侧赤白肉际，上行过内踝的前缘，沿小腿内侧正中线上行。至内踝尖上八寸处，交出足厥阴肝经之前，上行沿大腿内侧前缘，进入腹中，属脾，络胃。向上穿过膈肌，沿食管两旁，连舌本，散舌下。

分支：从胃别出，上行通过膈肌，注入心中，交于手少阴心经。

（五）手少阴心经（Heart meridian of hand shaoyin）

起于心中，走出后属心系（心与其他脏腑相连的脉络），向下穿过膈肌，络小肠。

分支：从心系分出，挟食管上行，连于目系（目与脑相连的脉络）。

直行者：从心系出来，退回上行经过肺，向下浅出腋下（极泉穴），沿上肢内侧后缘，过肘中，经掌后锐骨端，进入掌中，沿小指桡侧，出小指桡侧端（少冲穴），交于手太阳小肠经。

（六）手太阳小肠经（Small intestine meridian of hand taiyang）

起于小指外侧端（少泽穴），沿手背尺侧上腕部，循上肢外侧后缘，过肘部，到肩关节后面，绕行肩胛部，交肩上后入大椎穴，再前行入缺盆，深入体腔，络心，沿食管下行，穿过膈肌，到达胃部，下行，属小肠。

分支：从缺盆出来，沿颈部上行到面颊，至目外眦后，退行进入耳中（听宫穴）。

分支：从面颊部分出，向上行于目眶下，至目内眦（睛明穴），交于足太阳膀胱经。

（七）足太阳膀胱经（Bladder meridian of foot taiyang）

起于目内眦（睛明穴），向上到达额部，左右交会于头顶部（百会穴）。

分支：从头顶部分出，到耳上角处的头侧部。

直行者：从头顶部分出，向后行至枕骨处，进入颅腔，络脑，回出后下行到项部（天柱穴），下行交会于大椎穴，再分左右沿肩胛内侧、脊柱两旁（脊柱正中旁开1.5寸）下行，到达腰部（肾俞穴），进入脊柱两旁的肌肉（膂），深入体腔，络肾，属膀胱。

分支：从腰部分出，沿脊柱两旁下行，穿过臀部，从大腿后侧外缘下行至腘窝中（委中穴）。

分支：从项部（天柱穴）分出下行，经肩胛内侧，从附分穴挟脊（脊柱正中旁开3寸）下行至髀枢（髋关节，当环跳穴处），经大腿后侧至腘窝中，与前一支脉会合，然后下行穿过腓肠肌，出走于足外踝后，沿足背外侧缘至小趾外侧端（至阴穴），交于足少阴肾经。

（八）足少阴肾经（Kidney meridian of foot shaoyin）

起于足小趾下，斜行于足心（涌泉穴），出行于舟骨粗隆之下，沿内踝后，分出进入足跟部，向上沿小腿内侧后缘，至腘窝内侧，上股内侧后缘入脊内（长强穴），穿过脊柱至腰部，属肾，络膀胱。

直行者：从肾上行，穿过肝和膈肌，进入肺，沿喉咙，到舌根两旁。

分支：从肺中分出，络心，注入胸中，交于手厥阴心包经。

（九）手厥阴心包经（Pericardium meridian of hand jueyin）

起于胸中，出属心包络，向下穿过膈肌，依次络于上、中、下三焦。

分支：从胸中分出，沿胸浅出胁部，当腋下三寸处（天池穴），向上至腋窝下，沿上肢内侧中线入肘，过腕部，入掌中（劳宫穴），沿中指桡侧，出中指桡侧端（中冲穴）。

分支：从掌中分出，沿无名指出尺侧端（关冲穴），交于手少阳三焦经［triple energizer (jiao) meridian of hand shaoyang］。

（十）手少阳三焦经［Triple energizer (jiao) meridian of hand shaoyang］

起于无名指尺侧端（关冲穴），向上沿无名指尺侧至手腕背面，上行前臂外侧尺、桡骨之间，过肘尖，沿上臂外侧向上至肩部，向前行入缺盆，布于膻中（danzhong），散络心包，穿过膈肌，依次属上、中、下三焦。

分支：从膻中（danzhong）分出，上行出缺盆，至肩部，左右交会于大椎，分开上行到项部，沿耳后（翳风穴），直上出耳上角，然后屈曲向下经面颊部至目眶下。

分支：从耳后分出，进入耳中，出走耳前，经上关穴前，在面颊部与前一支相交，至目外眦（瞳子、髎穴），交于足少阳胆经（gallbladder meridian of foot shaoyang）。

（十一）足少阳胆经（Gall Bladder meridian of foot shaoyang）

起于目外眦（瞳子、髎穴），上至额角（颔厌穴），再向下到耳后（完骨穴），再折向上行，经额部至眉上（阳白穴），又向后折至风池穴，沿颈下行至肩上，左右交会于大椎穴，分开前行入缺盆。

分支：从耳后完骨穴分出，经翳风穴进入耳中，出走于耳前，过听宫穴至目外眦后方。

分支：从目外眦分出，下行至下颌部的大迎穴处，同手少阳经分布于面颊部的支脉相合，复行至目眶下，再向下经过下颌角部，下行至颈部，经颈前人迎穴旁，与前脉会合于缺盆。然后下行进入胸腔，穿过膈肌，络肝，属胆，沿胁里浅出气街，绕毛际，横向至髋关节（环跳穴）处。

直行者：从缺盆下行至腋，沿胸侧，过季胁，下行至髋关节（环跳穴）处与前脉会合，再向下沿大腿外侧、膝关节外缘，行于腓骨前面，直下至腓骨下端（绝骨穴），浅出外踝之前，沿足背行出于足第四趾外侧端（窍阴穴）。

分支：从足背（临泣穴）分出，前行出足大趾外侧端，折回穿过爪甲，分布于足大趾爪甲后丛毛处，交于足厥阴肝经。

（十二）足厥阴肝经（Liver meridian of foot jueyin）

起于足大趾爪甲后丛毛处，向上沿足背至内踝前一寸处（中封穴），向上沿胫骨内缘，在内踝尖上八寸处交出足太阴脾经之后，上行过膝内侧，沿大腿内侧中线进入阴毛中，绕阴器，至小腹，挟胃两旁，属肝，络胆，向上穿过膈肌，分布于胁肋部，沿喉咙的后边，向上进入鼻咽部，上行连接目系，出于额，上行与督脉会于头顶部。

分支：从目系分出，下行颊里，环绕口唇的里边。

分支：从肝分出，穿过膈肌，向上注入肺，交于手太阴肺经。

第三节　奇 经 八 脉
Eight extra meridians

一、奇经八脉的概念及生理特点
Concept and physiological characteristics of eight extra meridians

（一）奇经八脉的概念

奇经八脉（eight extra meridians），是督脉、任脉、冲脉、带脉、阴跷脉、阳跷脉、阴维脉、阳维脉的总称。奇经八脉，奇者，异也。奇经是与正经相对而言的，指的是十二经脉（正经）之外的八条经脉，既不直属脏腑，又无表里配合关系，"别道奇行"，所以被称为"奇经"。又因其数有八，故曰"奇经八脉"。滑伯仁曾说："脉有奇常，十二经者常脉也，奇经八脉则不拘于十二经，故曰奇经。"

（二）奇经八脉的主要生理特点

奇经八脉是十二经脉之外的重要经脉，在经络系统中发挥着统率、联系、调节等作用。由于奇经八脉不同于十二正经（twelve regular meridians），在循行分布等方面均有异于经络系统中的其他组成部分，故其功能也具有自己的特点，主要表现于以下几方面：

1. 加强十二经脉之间的联系　奇经八脉在循行分布过程中，不但与十二经脉交叉相接，加强十二经脉间的联系，补充十二经脉在循行分布上的不足，而且对十二经脉的联系还起到分类组合的作用。如督脉与手足六阳经交会于大椎而称"阳脉之海（reservoir of yang meridians）"；任脉与足三阴经交会于关元穴，而足三阴又接手三阴经，故任脉因联系手足六阴经而称"阴脉之海（reservoir of yin meridians）"；冲脉通行上下前后，渗灌三阴三阳，有"十二经脉之海（reservoir of twelve meridians）"之称；带脉约束纵行诸经，沟通腰腹部的经脉；阳维脉维络诸阳，联络所有阳经而与督脉相合，阴维脉维络诸阴，联络所有阴经而与任脉相会；阳跷、阴跷脉左右成对，有"分主一身左右阴阳"之说。

2. 调节十二经脉的气血　奇经八脉虽然除任、督外不参与十二经气血循环，但具有涵蓄和调节十二经气血的功能。当十二经脉气血满溢时，就会流入奇经八脉，蓄以备用；当十二经脉气血不足时，奇经中所涵蓄的气血则溢出给予补充，以保持十二经脉气血的相对恒定状态，有利于维持机体生理功能的需要。这正是古人将正经比作"沟渠"，将奇经比作"湖泽"的涵义。可见，奇经八脉对十二经气血的涵蓄和调节是双向性的，既能蓄入也能溢出。

3. 与部分脏腑关系密切　奇经八脉虽然不似十二经脉那样与脏腑有直接的属络关系，但它在循行分布过程中与脑、髓、女子胞等奇恒之腑以及肾脏等有较为密切的关系，相互之间在生理、病理上均有一定的联系。如督脉的"入颅络脑""行脊中"以及"属肾"；任、督、冲三脉，同起于胞中，相互交通等。

二、奇经八脉的循行及其生理功能
Follow-up and physiological function of eight extra meridians

奇经八脉纵横交错地循行分布于十二经脉之间，与十二正经相比，其循行分布不似十二经脉有特定规律，但也有它自己的特点。八脉中，督脉行于人体后正中线；任脉（conception vessel）行于人体前正中线；冲脉行腹部、下肢及脊柱前；带脉横行腰部；阳跷脉行于下肢外侧、腹部、胸后及肩、头部；阴跷脉行于下肢内侧、腹胸及头目；阳维脉（yang link vessel）行于下肢外侧、肩和头项；阴维脉（yin link vessel）行于下肢内侧、腹部和颈部。其中除带脉外，均自下而上行，上肢没有奇经的分布，对内与脏腑没有直接的属络关系，但与脑、女子胞等联系较为密切。此外，八脉中不存在表里关系，每一条脉的循行不和十二正经那样存在必然的左右对称关系。其中，带脉、督脉、任脉都只有一条而单行，冲脉除小部分外也是单行的。

奇经八脉中，各条经脉因循行分布的特点不同，而表现出各自不同的生理功能。八脉的循行部位和基本功能如下。

（一）督脉的循行及其生理功能（Follow-up and physiological function of governor vessel）

1. 循行部位　督脉（governor vessel）起于胞中，下出会阴，沿脊柱里面上行，至项后风府穴处进入颅内，络脑，并由项沿头部正中线，经头顶、额部、鼻部、上唇，到上唇系带处。

分支：从脊柱里面分出，络肾。

分支：从小腹内分出，直上贯脐中央，上贯心，到喉部，向上到下颌部，环绕口唇，再向上到两眼下部的中央。

2. 基本功能　"督"，有总督、督管、统率之意。督脉的主要功能为：

（1）调节阳经气血，为"阳脉之海"：督脉行于背部正中，其脉多次与手足三阳经及阳维脉相交会，如督脉与手足三阳经会于大椎；与足太阳会于百会、脑户等；与阳维脉会于风府、哑门。所以督脉与各阳经都有联系，称为"阳脉之海"，对全身阳经气血起调节作用。

（2）反映脑、髓和肾的功能：督脉行脊里，入络于脑，与脑、髓有密切联系。《素问·骨空论》说："督脉为病，脊强反折。"《难经·二十九难》说："督之为病，脊强而厥。""脊强"和"厥"是脊髓和脑的病变，皆归督脉，与督脉的循行过脊络脑有关。督脉又"属肾"，故与肾也有密切关系。肾为先天之本，主生殖，所以历代医家多认为精冷不孕等生殖系统疾患与督脉有关，常以补督脉之法治之。

（二）任脉的循行及其生理功能（Follow-up and physiological function of conception vessel）

1. 循行部位　任脉（conception vessel）起于胞中，下出会阴，沿阴阜，沿腹部和胸部正中线上行，至咽喉，上行至下颌部，环绕口唇，沿面颊，分行至目眶下。

分支：由胞中别出，与冲脉相并，行于脊柱前。

2. 基本功能　"任"，有担任、妊养之意。任脉的主要功能为：

（1）调节阴经气血，为"阴脉之海"：任脉循行于腹面正中线，其脉多次与足三阴经及阴维脉交会。如任脉与足三阴会于中极、关元；与足厥阴会于曲骨；与足太阴会于下脘；与手太阴会于上脘；与阴维脉会于廉泉、天突等。能总任阴脉之间的相互联系，调节阴经气血，故称"阴脉之海（reservoir of yin meridians）"。

（2）任主胞胎（conception vessel governing uterus and gestation）：《太平圣惠方·卷一》说："夫任者妊也，此是人之生养之本。"任脉起于胞中，与女子月经来潮及妊养、生殖功能有关。

（三）冲脉的循行及其生理功能（Follow-up and physiological function of thoroughfare vessel）

1. 循行部位　冲脉（thoroughfare vessel）起于胞中，下出会阴，从气街部起与足少阴经相并，挟脐上行。散布于胸中，再向上行，经喉，环绕口唇，到目眶下。

分支：从少腹输注于肾下，浅出气街，沿大腿内侧进入腘窝，再沿胫骨内缘，下行到足底。

分支：从内踝后分出，向前斜入足背，进入大趾。

分支：从胞中分出，向后与督脉相通，上行于脊柱内。

2. 基本功能　"冲"，有要冲之意。冲脉的主要功能为：

（1）调节十二经气血：冲脉循经上至头，下至足，后行于背，前布于胸腹，可谓贯穿全身，分布广泛，为一身气血之要冲，故能"通受十二经气血"。且上行者，行于脊内渗诸阳；下行者，行于下肢渗诸阴，能容纳和调节十二经脉及五脏六腑之气血，故有"十二经脉之海"（《灵枢·动输》）和"五脏六腑之海"（《灵枢·逆顺肥瘦》）之称。

（2）与女子月经及孕育功能有关：女子月经来潮及孕育功能，皆以血为基础，冲脉起于胞中，分布广泛，为"十二经脉之海"，又为"血海（blood sea）"（《灵枢·海论》），因此女子月经来潮及妊娠与冲脉盛衰密切相关。只有当冲、任脉气血旺盛时，其血才能下注于胞中，或泻出为月经，或妊娠时以养胚胎，若冲、任脉气血不足或通行不利，则会发生月经不调、绝经或不孕。如《医宗金鉴·妇科心法要诀》说："女子不孕之故，由伤其冲、任之脉……则有月经不调、赤白带下、经漏、经崩等病生焉。"因此，临床上治月经病及不孕症，多以调理冲、任二脉为要。

（四）带脉的循行及其生理功能（Follow-up and physiological function of belt vessel）

1. 循行部位　带脉（belt vessel）起于季胁，斜向下行到带脉穴，绕身一周，环行于腰腹部。并于带脉穴处再向前下方沿髂骨上缘斜行到少腹。

2. 基本功能　"带"，有束带之意，指带脉循行，绕身一周，"束带而前垂"的特点。带脉的功能为：

（1）约束纵行诸经：十二正经（twelve regular meridians）与奇经中的其余七脉均为上下纵行，唯有带脉环腰一周，有总束诸脉的功能。如《太平圣惠方·辨奇经八脉法》说："夫带者，言束也，言总束诸脉，使得调柔也。"说明带脉约束纵行经脉，以调节脉气，使之通畅。

（2）主司妇女带下：因带脉亏虚，不能约束经脉，多见妇女带下量多，腰酸无力等症。故《傅青主女科》曰："夫带下俱是湿证，而以带名者，因带脉不能约束而有此病。"

（五）阴跷脉的循行及其生理功能（Follow-up and physiological function of yin heel vessel）

1. 循行部位　阴跷脉（yin heel vessel）起于内踝下足少阴肾经（kidney meridian of foot shaoyin）的照海穴，沿内踝后直上小腿、大腿内侧，经前阴，沿腹、胸进入缺盆，出行于人迎穴之前，经鼻旁，到目内眦，与手足太阳经、阳跷脉会合。

2. 基本功能　"跷"，有轻健跷捷的含义。跷脉的功能为：

（1）主司下肢运动：《太平圣惠方·辨奇经八脉法》说："夫跷者，捷疾也，言此脉是人行走之机要，动足之所由也，故曰跷脉也。"跷脉，起于足踝下，从下肢内、外侧分别上行头面，具有交通一身阴阳之气和调节肢体肌肉运动的机能，主要使下肢运动灵活跷捷。

（2）司眼睑开合：阴阳跷脉交会于目内眦，阳跷主一身左右之阳，阴跷主一身左右之阴。《灵枢·寒热病》曰："阴跷、阳跷，阴阳相交……交于目锐眦，阳气盛则瞋目，阴气盛则瞑目。"所以阴阳跷脉有司眼睑开合的功能，跷脉有病则目不合。

（六）阳跷脉的循行及其生理功能（Follow-up and physiological function of yang heel vessel）

1. 循行部位　阳跷脉（yang heel vessel）起于外踝下足太阳膀胱经的申脉穴，沿外踝后上行，经小腿、大腿外侧，再向上经腹、胸侧面与肩部，由颈外侧上挟口角，到达目内眦，与手足太阳经、阴跷脉会合，再上行进入发际，向下到达耳后，与足少阳胆经会合于项后。

2. 基本功能　同阴跷脉一起共司下肢运动及眼睑开合。

（七）阴维脉的循行及其生理功能（Follow-up and physiological function of yin link vessel）

1. 循行部位　阴维脉（yin link vessel）起于小腿内侧足三阴经交会之处，沿下肢内侧上行，至腹部与足太阴脾经同行，到胁部与足厥阴肝经相合，然后上行至咽喉，与任脉相会。

2. 基本功能　"维"，有维系、维络之意。维脉的主要功能是维系全身经脉。《难经集注·二十八难》说："阳维者，维络诸阳，故曰阳维，起于诸阳会也；阴维者，维络诸阴，故曰阴维，起于诸阴交也。"阴维脉在循行过程中与手足三阴经相交会，并最后合于任脉，因此，阴维脉有维系联络全身阴经的作用。

（八）阳维脉的循行及其生理功能（Follow-up and physiological function of yang link vessel）

1. 循行部位　阳维脉起于外踝下，与足少阳胆经并行，沿下肢外侧向上，经躯干部后外侧，从腋后上肩，经颈部、耳后，前行到额部，分布于头侧及项后，与督脉会合。

2. 基本功能　与阴维脉相似，阳维脉在循行过程中与手足三阳经相交会，并最后合于督脉。因此，阳维脉有维系联络全身阳经的作用。

第四节　经别、络脉、经筋、皮部
Divergent meridians，collaterals，tendons and skin regions

一、经　别
Divergent meridians

经别，即别行的正经。十二经别（twelve divergent meridians），是从十二经别行分出，深入躯体深部，循行于胸腹及头部的重要支脉。

十二经别，多分布于肘膝、脏腑、躯干、颈项及头部。其循行分布特点，可用"离、合、出、入"来加以概括。十二经别循行，多从四肢肘膝以上部位别出，称为"离"；走入体腔脏腑深部，呈向心性循行，称为"入"；然后浅出体表，而上头面，称为"出"；阴经的经别合于相表里的阳经经别，然后一并注入六条阳经，称为"合"。每一对相表里的经别组成一"合"，这样十二经别分手足三阴、三阳共组成六对，称为"六合"。

（一）生理功能

经别，是从经脉分出的另一类重要支脉，它们循行布散有一定特点，脉气分布范围较广，到达某些十二经脉所没有到达的器官和形体部位，所以在生理、病理及治疗等方面都有一定作用。

1. 加强十二经脉表里两经在体内的联系　十二经脉中，阳经为表，阴经为里，在循行分布和功能活动上，表里两经关系密切，经别则更加强了这种联系。主要表现于十二经别进入体腔后，表里两经的经别是相并而行的；浅出体表时，阴经经别又都合入阳经经别，一起注入体表的阳经，加强了十二经脉分布于肢体的表里经之间的关系。十二经别进入胸腹腔后，大多数经别都循行于该经脉所属络的脏腑，尤其是阳经经别全部联系到与本经有关的脏与腑。如足少阳经别"属胆，散之肝"，足阳明经别"属胃，散之脾"等等。使体内一脏一腑的配合以及阴阳表里两经在内行部分联系更加密切。

2. 加强体表与体内、四肢与躯干的向心性联系　十二经别（twelve divergent meridians）一般都是从十二经脉的四肢部分分出，进入体内后又都呈向心性运行，这对扩大经络的联系以及加强由外向内的信息传递，起到重要作用。

3. 加强了十二经脉和头面部的联系　十二经脉（twelve meridians）主要是六条阳经分布于头面部，而十二经别中不仅六条阳经的经别循行于头面部，六条阴经的经别亦上达头部。如足三阴经经别在合入阳经后上达头部；手三阴经经别均经喉咙，上头面。其中手太阴经别沿喉咙合入手阳明经别；手厥阴经别浅出耳后，与手少阳经合于完骨之下；手少阴经别浅出面部后与手太阳经合于目内眦。这样不仅加强了十二经脉对头部的联系，而且为"十二经脉，三百六十五络，其血气皆上于面而走空窍"（《灵枢·邪气藏府病形》）的理论，在经络结构上进一步充实了内容，也为近代发展的耳针、面针、鼻针等提供了一定的理论依据。

4. 扩大十二经脉的主治范围　十二经别的循行，使十二经脉的分布和联系的部位更加周密，从而也扩大了十二经脉的主治范围。如足太阳膀胱经并不到达肛门，但是，足太阳膀胱经的经别却"别入于肛"，加强了足太阳经脉与肛门的联系，故足太阳膀胱经的某些穴位，如承山、承筋等，可治肛门疾病。又如在内脏，足阳明经没有分布到心，而手少阴经也没有到胃，但是，足阳明的经别"属于胃，散络于脾"，又"上通于心"，沟通了心与胃之间的联系，为中医学心胃相关理论在经络结构上奠定了基础。

5. 加强足三阴、足三阳经脉与心脏的联系　足三阴、足三阳的经别上行经过腹、胸，除加强了腹腔内脏腑的表里联系外，又都与胸腔内的心脏相联系。因此，十二经别对于分析腹腔内脏与心的生理、病理联系，有重要的意义。

（二）循行部位

1. 足太阳与足少阴经别（一合）　足太阳经别：从足太阳经脉的腘窝部分出，其中一条支脉在骶骨下五寸处别行进入肛门，上行归属膀胱，散布联络肾脏，沿脊柱两旁的肌肉到心脏后散布于心脏内；直行的一条支脉，从脊柱两旁的肌肉处继续上行，浅出项部，脉气仍注入足太阳本经。

足少阴经别：从足少阴经脉的腘窝部分出，与足太阳的经别相合并行，上至肾，在十四椎（第二腰椎）处分出，归属带脉；直行的一条继续上行，系舌根，再浅出项部，脉气注入足太阳经的经别。

2. 足少阳与足厥阴经别（二合）　足少阳经别：从足少阳经脉在大腿外侧循行部位分出，绕过大腿前侧，进入毛际，同足厥阴的经别会合，上行进入季胁之间，沿胸腔里，归属于胆，散布而上达肝脏，通过心脏，挟食管上行，浅出下颌、口旁，散布在面部，系目系，当目外眦部，脉气仍注入足少阳经。

足厥阴经别：从足厥阴经脉的足背处分出，上行至毛际，与足少阳的经别会合并行。

3. 足阳明与足太阴经别（三合）　足阳明经别：从足阳明经脉的大腿前面处分出，进入腹腔里面，归属于胃，散布到脾脏，向上通过心脏，沿食管浅出口腔，上达鼻根及目眶下，返回联系目系，脉气仍注入足阳明本经。

足太阴经别：从足太阴经脉的股内侧分出后到大腿前面，同足阳明的经别相合并行，向上结于咽，贯通舌中。

4. 手太阳与手少阴经别（四合）　手太阳经别：从手太阳经脉的肩关节部分出，向下入于腋窝，行向心脏，联系小肠。

手少阴经别：从手少阴经脉的腋窝两筋之间分出后，进入胸腔，归属于心脏，向上走到喉咙，浅出面部，在目内眦与手太阳经相合。

5. 手少阳与手厥阴经别（五合）　手少阳经别：从手少阳经脉的头顶部分出，向下进入锁骨上窝，经过上、中、下三焦，散布于胸中。

手厥阴经别：从手厥阴经脉的腋下三寸处分出，进入胸腔，分别归属于上、中、下三焦，向上沿着喉咙，浅出于耳后，于乳突下同手少阳经会合。

6. 手阳明与手太阴经别（六合）　手阳明经别：从手阳明经脉的肩髃穴处分出，进入项后柱骨，向下者走向大肠，归属于肺；向上者，沿喉咙，浅出于锁骨上窝，脉气仍归属于手阳明本经。

手太阴经别：从手太阴经脉的渊腋处分出，行于手少阴经别之前，进入胸腔，走向肺脏，散布于大肠，向上浅出锁骨上窝，沿喉咙，合于手阳明的经别。

二、络　脉
Collateral

络脉（collateral）是人体经络系统的重要组成部分。分为别络、浮络与孙络。

别络，也是从经脉分出的支脉，大多分布于体表。别络有十五条，即十二经脉各有一条，加之任脉、督脉的别络和脾之大络，称为"十五别络"。另外，若再加胃之大络，也可称为"十六别络"。

别络是络脉中较为重要的部分，对全身无数细小的络脉起着主导作用。从别络分出的细小络脉称为"孙络"，即《灵枢·脉度》所谓"络之别者为孙"。分布在皮肤表面的络脉称为"浮络"，即《灵枢·脉度》所谓"诸脉之浮而常见者"。

十二经脉的别络多行于身体的浅表部位，从肘膝关节以下分出后，均走向相表里的经脉，并与其络相通。如此则阴经的别络络于阳经，阳经的别络络于阴经，维系了表里两经的密切关系。别络循行于四肢，或上行头面，进入躯干，虽然也与内脏有某些联络，但均没有固定的属络关系。

（一）生理功能

别络，是络脉的主体，从十二经脉及任、督二脉分出，有一定的分布部位，也有别于其他的功能特点。

1. 加强十二经脉表里两经在体表的联系　别络的这一功能，主要是通过阴经别络走向阳经、阳经别络走向阴经的途径来实现的。

别络和经别都有加强表里两经联系的作用，但有一定的区别。①别络从四肢肘膝关节以下分出，大多分布于体表，虽然也有进入胸腹腔和内脏的，但都没有固定的属络关系；经别多从四肢肘膝关节以上分出，循行多深入体腔深部，而后浅出体表。②别络着重沟通体表的阳经和阴经，经别则既能密切表里经在体内的沟通连接，又能加强其脏腑属络关系。③别络和经别联系表里经的方式也不同，经别是借阴经经别会合于阳经经别，以阴经归并于阳经的方式进行联系，突出了阳经的统率作用；别络则是阴经与阳经相互交通而联络的。④经别没有所属穴位，也没有所主病症；别络有络穴，并有所主病症，在针刺选穴上有特殊意义。

2. 加强人体前、后、侧面统一联系，统率其他络脉　十二经脉（twelve meridians）的别络，其脉气汇集于十二经的"络穴"；督脉的别络散布于背部，其脉气还散于头，别走太阳；任脉的别络散布于腹部；脾之大络散布于胸胁部。故别络可加强十二经脉及任、督二脉与躯体组织的联系，尤其是加强人体前、后、侧面的联系，并统率其他络脉以渗灌气血。别络为经脉的斜行细支脉，是络脉中的重要部分，从别络再分出的细小络脉，即为"孙络"，若浮现于体表则称"浮络"，故别络对众多小络脉有主导作用。

3. 渗灌气血以濡养全身　孙络（tertiary collateral）、浮络（superficial collateral）等小络脉从别络等大的络脉分出后，愈分愈细，其脉气也逐渐细小，呈网状扩散，密布全身，同全身各组织发生紧密联系。循行于经脉中的气血，通过别络的渗灌作用注入孙络、浮络，并逐渐扩散到全身而起濡养作用。

（二）循行部位

1. 手太阴别络　手太阴别络名曰"列缺"。起于腕关节上方，从列缺穴分出，在腕后半寸处走向手阳明经；其支脉与手太阴经相并，直入掌中，散布于鱼际部。

2. 手阳明别络　手阳明别络名曰"偏历"。在腕关节后 3 寸处（偏历穴）分出，走向手太阴肺经；其支脉向上沿着肩膊，经过肩髃，上行至下颌角处，遍布于牙齿根部；另一支脉，进入耳中，与耳中所聚集的众多经脉（宗脉）会合。

3. 足阳明别络　足阳明别络名曰"丰隆"。在距离足外踝尖上 8 寸处分出，走向足太阴脾经（spleen meridian of foot taiyin）；其支脉，沿着胫骨外缘，上行络于头项部（会大椎），与该处其他各经的脉气相会合，向下绕喉咙及咽峡部。

4. 足太阴别络　足太阴别络名曰"公孙"。在距离足大趾本节后 1 寸处分出，别行走向足阳明经；其支脉上行进入腹腔，络肠胃。

5. 手少阴别络　手少阴别络名曰"通里"。在腕关节后 1 寸处分出，顺沿着手少阴本经经脉上行，入于心中，再向上联络舌根部，然后归属于眼和脑相连的系带。

6. 手太阳别络　手太阳别络名曰"支正"。在腕关节后 5 寸处，向内侧注入手少阴心经（heart meridian of hand shaoyin）；有一别出的支脉上行肘部，再上行络于肩髃部。

7. 足太阳别络　足太阳别络名曰"飞扬"。在外踝上 7 寸处，从本经分出，走向足少阴经脉。

8. 足少阴别络　足少阴别络名曰"大钟"。从大钟穴分出，在足内踝后绕足跟，走向足太阳经；其支脉与足少阴肾经（kidney meridian of foot shaoyin）上行的经脉相并上行，走到心包下，再向外贯穿腰脊。

9. 手厥阴别络　手厥阴别络名曰"内关"。从内关穴分出，在腕后 2 寸处浅出于两筋之间；分支走向手少阳经脉，并沿着本经上行，连系于心包，散络于心系。

10. 手少阳别络　手少阳别络名曰"外关"。在腕关节后 2 寸处分出，绕行于臂膊的外侧，进入胸中，与手厥阴心包经会合。

11. 足少阳别络　足少阳别络名曰"光明"。在光明穴分出，在外踝上 5 寸处，走向足厥阴经脉，向下联络足背。

12. 足厥阴别络　足厥阴别络名曰"蠡沟"。在蠡沟穴分出，在内踝上 5 寸处，走向足少阳经脉；其支脉，经过胫骨部，上行到睾丸，结聚在阴茎处。

13. 督脉别络　督脉（governor vessel）别络名曰"长强"。从督脉的长强穴分出，挟脊柱两旁上行到项部，散布头上；下行的络脉，正当肩胛部开始，向左右分别走向足太阳经，深入脊柱两旁的肌肉（膂）。

14. 任脉别络　任脉别络名曰"鸠尾"（尾翳）。从鸠尾穴分出，自胸骨剑突下行，散布于腹部。

15. 脾之大络　脾之大络名曰"大包"。从大包穴分出，浅出于渊腋穴下 3 寸处，散布于胸胁部。

三、经　　筋
Tendons

经筋，是十二经脉之气结、聚、散、络于筋肉、关节的体系，又称"十二经筋"，受十二经脉气血的濡养和调节。

（一）生理功能

经筋多附于骨和关节，具有约束骨骼，主司关节运动的功能。如《素问·痿论》说："宗筋主束骨而利机关也。"除附于骨骼外，还满布于躯体和四肢的浅部，对周身各部分的脏器组织能起到一定的保护作用。

（二）循行部位

十二经筋（tendons along twelve meridians）的分布，与十二经脉的体表循行基本一致。其循行分布一般都在肢体部，从四肢末端走向头身，行于体表，结聚于关节、骨骼附近。手足三阳经的经筋分布于肢体外侧，手足三阴经的经筋分布于肢体内侧，有的还进入胸腹腔，但通常不入内脏。十二经筋的循行特点也可用"结、聚、散、络"加以概括。所谓"结聚散络"，是指十二经筋起于四肢末端，盘旋结聚于关节，布于胸背，终于头身的特点。此外，十二经筋多呈向心性循行。

1. 足太阳经筋　起于小趾，向上结于外踝，斜上结于膝部，在下者沿外踝结于足跟，向上沿跟腱结于腘窝部，其分支结于腓肠肌（腨）部，上向膝腘内侧，与前在腘窝部的一支合并上行结于臀部，向上挟脊到达项部；分支入结于舌根；直行者结于枕骨，上行至头顶，从额部下结于鼻；分支形成"目上网"（一作"目上纲"，即上睑），向下结于鼻旁。背部的分支从腋后外侧结于肩髃部；一支进入腋下，向上出缺盆，上方结于耳后乳突（完骨）。又有分支从缺盆出，斜上结于鼻旁。

2. 足少阳经筋　起于第四趾，向上结于外踝，上行沿胫外侧缘，结于膝外侧；其分支另起于腓骨部，上走大腿外侧，前边结于"伏兔"，后边结于骶部。直行者，经季胁，上走腋前缘，系于胸侧和乳部，结于缺盆。直行者，上出腋部，通过缺盆，行于太阳经筋的前方，沿耳后，上额角，交会于头顶，向下走向下颌，上结于鼻旁；分支结于目外眦，成"外维"。

3. 足阳明经筋　起于第二、三、四趾，结于足背；斜向外上盖于腓骨，上结于膝外侧，直上结于髀枢（大转子部），向上沿胁肋（lateral throax），连属脊椎。直行者，上沿胫骨，结于膝部。分支结于腓骨部，并合足少阳的经筋。直行者，沿伏兔向上，结于股骨前，聚集于阴部，向上分布于腹部，结于缺盆，上颈部，挟口旁，会合于鼻旁，下方结于鼻部，上方合于足太阳经筋——太阳为"目上网"（上睑），阳明为"目下网"（下睑）。其分支从面颊结于耳前。

4. 足太阴经筋　起于大趾内侧端，向上结于内踝；直行者，络于膝内辅骨（胫骨内踝部），向上沿大腿内侧，结于股骨前，聚集于阴部，上向腹部，结于脐，沿腹内，结于肋骨，散布于胸中；其在里者，附着于脊椎。

5. 足少阴经筋　起于小趾下边，同足太阴经筋并斜行内踝下方，结于足跟，与足太阳经筋会合，向上结于胫骨内踝下，同足太阴经筋一起向上，沿大腿内侧，结于阴部，沿脊里，挟膂，向上至项，结于枕骨，与足太阳经筋会合。

6. 足厥阴经筋　起于大趾上边，向上结于内踝之前，沿胫内向上结于胫骨内踝之下，向上沿大腿内侧，结于阴部，联络各经筋。

7. 手太阳经筋　起于小指上边，结于腕背，向上沿前臂内侧缘，结于肘内锐骨（肱骨内上髁）的后面，进入并结于腋下，其分支向后走腋后侧缘，向上绕肩胛，沿颈旁出走足太阳经筋的前方，结于耳后乳突；分支进入耳中；直行者，出耳上，向下结于下颌，上方连属目外眦。还有一条支筋从颌部分出，上下颌角部，沿耳前，连属目外眦，上额，结于额角。

8. 手少阳经筋　起于无名指末端，结于腕背，向上沿前臂结于肘部，上绕上臂外侧缘上肩，走向颈部，合于手太阳经筋。其分支当下颌角处进入，联系舌根；另一支从下颌角上行，沿耳前，连属目外眦，上经额部，结于额角。

9. 手阳明经筋　起于食指末端，结于腕背，向上沿前臂结于肘外侧，上经上臂外侧，结于肩峰（肩髃穴）；其分支，绕肩胛，挟脊旁；直行者，从肩髃部上颈；分支上面颊，结于鼻旁；直行者上出手太阳经筋的前方，上额角，络头部，下向对侧下颌。

10. 手太阴经筋　起于拇指上，沿指上行，结于鱼际后，行于寸口动脉外侧，上沿前臂，结于肘中；再向上沿上臂内侧，进入腋下，出缺盆，结于肩髃前方，上面结于缺盆，下面结于胸里，分散通过膈部，会合于膈下，到达季胁。

11. 手厥阴经筋　起于中指，与手太阴经筋并行，结于肘内侧，上经上臂内侧，结于腋下，向下散布于胁肋的前后；其分支进入腋内，散布于胸中，结于膈。

12. 手少阴经筋 起于小指内侧，结于腕后锐骨（豌豆骨），向上结于肘内侧，再向上进入腋内，交手太阴经筋，行于乳里，结于胸中，沿膈向下，系于脐部。

四、皮 部
Skin regions

皮部，是十二经脉之气在体表皮肤一定部位的反应区，故称"十二皮部"。十二经脉及其所属络脉，在体表有一定分布范围，十二皮部（twelve skin regions）就是十二经脉及其所属络脉在体表的分区。如《素问·皮部论》所说："欲知皮部，以经脉为纪"；"凡十二经络脉者，皮之部也。"因此，皮部受十二经脉及其络脉气血的濡养滋润而维持正常功能。皮部位于人体最浅表部位，与外界直接接触，对外界变化具有调节作用，并依赖布散于体表的卫气（defensive qi），发挥其抗御外邪的作用。观察不同部位皮肤的色泽和形态变化，有助于诊断某些脏腑、经络的病变。在皮肤一定部位施行贴敷、艾灸、热熨、梅花针等疗法，可治疗内在脏腑的病变。这是皮部理论在诊断和治疗方面的应用。

第五节 经络的生理功能
Physiological function of meridians

《内经》中就有"经脉者，所以决死生，处百病，调虚实，不可不通"以及"夫十二经脉者，人之所以生，病之所以成，人之所以治，病之所以起，学之所始，工之所止也"。经络（meridian and collateral）是古人在长期大量的临床实践中不断总结而形成，被现代医学证实在人体中是客观存在的。经络是人体的重要组成部分，是脏腑与组织器官联系的桥梁和枢纽，是气血灌注脏腑组织形体官窍的通道。以十二经脉为主体的经络系统，具有沟通联系，感应传导及运输、调节等基本生理机能。

（一）内外联络、沟通表里的功能

经络者"内属于腑脏，外络于肢节"，如同网络一样沟通人体内外表里，使人体成为一个有机整体，从而发挥统一协调各脏腑组织功能的生理作用。

1. 脏腑与体表的联系 内在脏腑与外周体表肢节的联系，主要是通过经络的沟通作用来实现的。尤其是十二经脉内属脏腑，外连体表，每条经脉对内与脏腑发生特定的属络关系，对外联络筋肉、关节和皮肤。《灵枢·海论》说："夫十二经脉者，内属于腑脏，外络于肢节。"并列贯上下、内外。手三阴经由胸走手，手三阳经由手走头，循行于上肢内外侧；足三阳经由头走足，足三阴经由足走腹胸，循行于下肢内外侧。这种联系表现有特定性和广泛性两方面，即体表的一定部位和体内的不同脏腑之间的内外统一关系。

2. 脏腑与官窍的联系 通过经络的起、止、上、下、循行、出入、夹贯、属络、交、连、支、布、散等把人体的五脏六腑、四肢百骸、五官九窍等组织器官有机地结合起来，构成一个统一的整体。如《灵枢·邪气藏府病形》有"十二经脉，三百六十五络，其血气皆上于面而走空窍"，以及手阳明"夹口"，足阳明"夹口环唇"，足厥阴"环唇内"，手阳明"夹鼻孔"，足阳明"起于鼻"，手太阳"抵鼻"，足少阳"绕毛际"，足厥阴"入毛中，过阴器"，冲、任、督三脉均"下出会阴"等，指出经脉与目、舌等五官九窍的密切联系。因此，内在脏腑通过经络与官窍相互沟通而成为一个整体，五官成为五脏系统之外窍，反映脏腑经络组织生理机能和病理变化。

3. 脏腑之间的联系　脏与脏、脏与腑、腑与腑之间经过经络的沟通联络而密切联系。在十二经脉中，每一条经脉都分别属络脏与腑，如手太阴经属肺络大肠，手阳明经属大肠络肺等，又通过经别和别络加强联系，这是脏腑相合理论的主要结构基础。某些经脉除属络特定脏腑外，还联系多个脏腑，如足少阴肾经，不但属肾络膀胱，并且贯肝，入肺，络心，注胸中接心包；足厥阴肝经，除属肝络胆外，又夹胃、注肺中等。也有多条经脉同入一脏的情况，如手太阴经属肺、手阳明经络肺，足厥阴经注肺、足少阴经入肺、手少阴经过肺等。此外，还有经别补正经之不足，如足阳明，足少阳及足太阳的经别都通过心。这样就构成了脏腑之间的多种联系。

4. 经脉之间的联系　经络系统各部分之间的联系也是多层次的，十二经脉有规律地首尾衔接、流注、阴阳相贯，如环无端，并有许多交叉和交会，如手、足六条阳经与督脉会于大椎，手少阴经与足厥阴经皆连目系，手、足少阳经与手太阳经在目外眦和耳中交会，足少阳胆经和手少阳经的支脉在面部相合等。十二经脉中六阴经和六阳经之间阴阳表里相合，在内则属于脏而络于腑或属于腑而络于脏，在外必在上、下肢端互相交接沟通，又有十二经别、十二别络从内、外加强了表里经之间的联系；使得表里经脉在不同层次上都能充分融洽交流，为脏腑表里相合理论奠定了结构基础。奇经八脉和十二经脉之间纵横交错，相互联系，如足厥阴肝经在头顶与督脉和足太阳膀胱经（bladder meridian of foot taiyang）交会于百会穴，足少阳胆经与阳跷脉会于项后，手足太阳经与足阳明经及阴阳跷脉会合于目内眦，足三阴经与阴维脉、冲脉会于任脉，冲脉与任脉行于胸中，后通于督脉，任、督二脉又通会于十二经等。奇经八脉本身也自有联系，如阴维、冲脉会于任脉，冲脉与任脉并于胸中，又向后与督脉相通，阳维脉与督脉会于风府穴，冲、任、督三脉同起于胞中"一源而三歧"等。此外，还有无数络脉，从经脉分出后，网络沟通于脏腑器官组织和经脉之间，使经络系统成为一种具有完整结构的网络状的调节系统。

（二）运行气血，输送营养的功能

《灵枢·本脏》曰："经脉者所以行血气而营阴阳，濡筋骨，利关节者也。"气血是人体生命活动的物质基础，经络营运于周身内外，使得气血"内灌脏腑，外濡腠理"，维持体内脏腑和体表五官九窍、四肢百骸、皮肉筋骨的正常生理功能。可见，经络运行气血、运送营养的功能减弱会导致肌肉筋骨失养，从而导致痿证的发生。如临床上运用针刺夹脊穴配合艾灸治疗肝肾亏虚型痿证，取得了比较满意的临床疗效。通过针刺配合艾灸刺激体表夹脊穴，达到疏通经脉气血，调整脏腑阴阳，使得脾胃化生气血，营养形体官窍。针刺特定穴位，可以激发经气，调节经络系统，从而调节脏腑，达到阴阳气血平衡，因而改善脑缺血状态。

（三）传导感应，治疗疾病

感应传导，是指经络系统具有感应及传导针灸或其他刺激等各种信息的作用。如对经穴刺激引起的感应（induction）及传导，通常称为"得气"，即局部有酸、麻、胀的感觉及沿经脉走向传导，就是经络感应传导作用的体现。经络的感应传导作用，是通过运行于经络之中的经气对信息的感受负载作用而实现的。经气，是一身之气分布于经络者，具有感受、负载和传递信息的作用（是一身之气的中介作用的体现）。通过经气对信息的感受和负载作用，各种治疗刺激及信息可以随经气到达病所，起到调整机体虚实，治疗疾病的作用。故《灵枢·九针十二原》强调："刺之要，气至而有效。"

人的生命活动是一个极其复杂的过程，机体中每时每刻都有许多生命信息的发出、交换和传递。这就必须依赖经络系统的感应传导作用，进行生命信息的传递，沟通各部分之间的联系。经络循行分布于人体各脏腑形体官窍，通上达下，出表入里，犹如机体的信息传导网络，不但能感受信息，而且能按信息的性质、特点、量度进行传导，分别将信息运载至有关的脏腑形体官窍，反映和调节其功能状态。这种信息传导既可以发生在各脏腑形体官窍之间，交换、协调人体生命活动的每个进程，又可以发生于体表与内脏之间。如果肌表受到外界某种刺激（针刺、按摩等），这些信息就会由经络中的经气感受和负载，沿经络传送至内脏，根据信息的性质和强度的不同，而产生或补或泻的作用。内脏功能活动或病理变化的信息，亦可由经络中的经气感受，并沿经脉、络脉、经筋、皮部等传达于体表，反映出不同的症状（symptom）和体征（physical sign），这是"有诸内必形诸外"的主要生理基础。

（四）协调虚实，调整平衡

人体各脏腑组织器官之间通过经络相互沟通，以维持机体活动的协调平衡。经络系统通过沟通联系、运输渗灌气血以及经气的感受和负载信息的作用，对各个脏腑组织器官的活动和机能进行调节，使人体复杂的生理机能相互协调，维持阴阳动态平衡状态。由于经络能"行气血而营阴阳"（《灵枢·本脏》），人体各个脏腑组织器官在气血的温养濡润后才能发挥其正常生理功能。针刺操作的关键在于调气，所谓"刺之要，气至而有效"《灵枢·九针十二原》。当经络或内脏机能失调时，通过针灸等刺激体表的特定穴位，经络可以将治疗性刺激传导到有关的部位和脏腑，从而发挥其调节人体脏腑气血的功能，使阴阳平衡，达到治疗疾病的目的。在患病时，出现气血不和及阴阳偏盛偏衰的证候，可通过针灸等治疗手段激发经络的调节作用，以"泻其有余，补其不足"（《灵枢·刺节真邪》），协调虚实，促使机体恢复到正常状态。《灵枢·经脉》说："经脉者，所以决死生，处百病，调虚实。"经络的调节作用可促使人体机能活动恢复平衡协调。实验证明，针刺有关经脉穴位，可以对脏腑机能产生调整作用，尤其在病理情况下表现得更为明显。如针刺足阳明胃经的足三里穴，可调节胃的蠕动与分泌机能。当胃的机能低下时，轻度刺激可以加强胃的收缩并增加胃液浓度；而当胃处于亢奋状态时，强度刺激则可引起抑制性效应。同样地，针刺手厥阴心包经的内关穴，既可使心动加速，但在某些情况下，又可抑制心动，故该穴在临床上既可治疗心动过缓，又可治疗心动过速。可见，经络的调节作用可表现出"适应原样效应"，即原来亢奋的可以通过调节而抑制，原来抑制的也可通过调节而兴奋。这种良性的双向调节作用在针灸、推拿等疗法中具有重要意义。

第六节 经络学说的应用
Application of meridians theory

经络学说不仅补充了中医基础理论藏象学说，说明了人体的生理机能，而且阐释疾病病理变化，对指导疾病诊断与治疗也具有非常重要的价值。

（一）补充中医基础理论

它补充了藏象学说的不足，是中药归经的又一理论基础。该学说，即古代经络认为人体除了脏腑外，还有许多经络（meridian and collateral），分经脉（meridian）和络脉（collateral），其中主要有十二经脉、奇经八脉、十五别络（fifteen collaterals），以及从十二经脉分出的十二经别。每一经络又各与内在脏腑相联属，人体通过这些经络把内外各部组织器官联系起来，构成一个整体。

（二）阐释病理变化

在正常生理情况下，经络有运行气血，感应传导的作用。所以在发生病变时，经络就可能成为传递病邪和反映病变的途径。"邪客于皮则腠理开，开则邪入客于络脉，络脉满则注于经脉，经脉满则入舍于脏腑也"（《素问·皮部论》）。经络是外邪从皮毛腠理（striae）内传于五脏六腑的传变途径。由于脏腑之间有经脉沟通联系，所以经络还可成为脏腑之间病变相互影响的途径。如足厥阴肝经挟胃、注肺中，所以肝病可犯胃、犯肺；足少阴肾经入肺、络心，所以肾虚水泛可凌心、射肺。至于相为表里的两经，更因络属于相同的脏腑，因而使相为表里的一脏一腑在病理上常相互影响，如心火可下移小肠，大肠实热，腑气不通，可使肺气不利而喘咳胸满等等。

经络不仅是外邪由表入里和脏腑之间病变相互影响的途径。通过经络的传导，内脏的病变可以反映于外，表现于某些特定的部位或与其相应的官窍。如肝气郁结（liver qi stagnation）常见两胁、少腹胀痛，这就是因为足厥阴肝经抵小腹、布胁肋；真心痛，不仅表现为心前区疼痛，且常引及上肢内侧尺侧缘，这是因为手少阴心经（heart meridian of hand shaoyin）行于上肢内侧后缘。其他如胃火炽盛见牙龈肿痛，肝火上炎（liver fire flaming）见目赤等等。

（三）指导疾病的诊断

经络循行起止有一定的部位，并属络相应脏腑，内脏的疾病可通过经络反映于相应的形体部位。"察其所痛，左右上下，知其寒温，何经所在"（《灵枢·官能》），就指出了经络（meridian and collateral）对于指导临床诊断的意义和作用。根据经脉的循行部位和所属络脏腑的生理病理特点来分析各种临床表现，可推断疾病发生在何经、何脏、何腑，并且可根据症状的性质和先后次序来判断病情的轻重及发展趋势。

1. 循经诊断 循经诊断，即根据疾病表现的症状和体征，结合经络循行分布部位及其属络脏腑进行诊断。例如两胁疼痛，多为肝胆疾病；缺盆中痛，常为肺病表现；在胸前"虚里（xuli）"处疼痛，痛连左手臂及小指，则应考虑真心痛等心脏疾病。有些脏腑经络的疾病反映在经络循行部位时并没有像上述那样有明显的征象，需要医生切、按、触摸，甚至要借助多种仪器才能检测出其异常反应。如在临床实践中，发现一些患者在经络循行通路上，或经气聚结的某些穴位处，有明显的压痛，或有条索状、结节状反应物，或局部皮肤的色泽、形态、温度等等发生变化。根据这些病理反应，可辅助病证的诊断。如中府穴压痛或肺俞穴出现梭状或条索状结节，可以显示肺脏的疾病；阑尾穴明显压痛，多为肠痈；脾俞穴有异常变化，多为脾胃病变；横骨压痛，多反映月经不调或遗精。有的压痛还与疾病的证型有关。如阳明经头痛在阳白穴压痛，太阳经头痛在天柱穴压痛；高血压性头痛在期门穴压痛者多为肝火上炎，在京门穴压痛者多为肾阴亏损。此外，还有大量研究资料表明，足太阳膀胱经的背俞穴的阳性反应均与相应脏腑的病变呈对应关系。

2. 分经诊断 分经诊断，即根据病变所在部位，详细区分疾病所属经脉进行诊断。如头痛：痛在前额者，多与阳明经有关；痛在两侧者，则与少阳经有关；痛在后头及项部，多为太阳经病变；痛在巅顶，主要与厥阴经有关。又如牙痛：上牙痛，病在足阳明胃经（stomach meridian of foot yangming）；下牙痛，病在手阳明大肠经（large intestine meridian of hand yangming）。此外，《伤寒论》的六经辨证，也是在经络学说的基础上发展起来的辨证体系。

经络学说（meridian theory）在疾病诊断中还有多方面的应用，如络脉诊察，观察小儿指纹、耳壳视诊等，均以经络学说为其理论基础。《灵枢·经脉》说："凡此十五络者，实则必见，虚则必下。"说明通过经络诊察，还有助于判断疾病的寒热虚实性质。

（四）指导疾病的治疗

经络学说被广泛地用以指导临床各科的治疗。特别是对针灸、按摩和药物治疗，更具有重要指导意义。

针灸与按摩疗法，主要是根据某一经或某一脏腑的病变，而在病变的邻近部位或循行的远隔部位上取穴，通过针灸或按摩，以调整经络气血的功能活动，从而达到治疗的目的。而穴位的选取，就必须按经络学说进行辨证，断定疾病属于何经后，根据经络的循行分布路线和联系范围来选穴，这就是"循经取穴"。

药物治疗也要以经络为渠道，通过经络的传导转输，才能使药到病所，发挥其治疗作用。在长期临床实践的基础上，根据某些药物对某一脏腑经络有特殊作用，确定了"药物归经"理论：金元时期的医家，发展了这方面的理论，张洁古、李杲按照经络学说，提出"引经报使"药，如治头痛，属太阳经的可用羌活，属阳明经的可用白芷，属少阳经的可用柴胡。羌活、白芷、柴胡，不仅分别归手足太阳、阳明、少阳经，且能引他药归入上述各经而发挥治疗作用。

此外，当前被广泛用于临床的针刺麻醉，以及耳针、电针、穴位埋线、穴位结扎等等治疗方法，都是在经络学说的指导下进行的，并使经络学说得到一定的发展。

经络系统遍布全身，气、血、津液主要靠经络为其运行途径，才能输布人体各部，发挥其濡养、温煦作用。脏腑之间，脏腑与人体各部分之间，也是通过经络维持其密切联系，使其各自发挥正常的功能。所以经络的生理功能，主要表现在沟通内外，联络上下，将人体各部组织器官联结成为一个有机的整体，通过经络的调节作用，保持着人体正常生理活动的平衡协调。经络又能将气血津液等维持生命活动的必要物质运送到全身，使机体获得充足的营养，从而进行正常的生命活动。此外，经络又是人体的信息传导网，它能够接受和输出各种信息。

本章要点表解

表 5.3 经络

名词	阐释
经络	是经脉和络脉的统称。是人体运行全身气血，联系脏腑形体官窍，沟通上下内外，感应传导信息的通路，是人体结构的重要组成部分

续表

名词	阐释
经脉	经有路径之意，是人体经络的主干 循行部位较深，有固定的循行位置，多为纵行
络脉	络有网络之意，是人体经络的分支 循行部位较浅，纵横交叉，网络全身，无处不至

表 5.4　十二经脉名称

阴阳经	阴经（属脏）	阳经（属腑）	循行部位（阴经行于内侧，阳经行于外侧）	
手	手太阴肺经	手阳明大肠经	上肢	前线
	手厥阴心包经	手少阳三焦经		中线
	手少阴心经	手太阳小肠经		后线
足	足太阴脾经*	足阳明胃经	下肢	前线
	足厥阴肝经*	足少阳胆经		中线
	足少阴肾经	足太阳膀胱经		后线

*在小腿及足部，从前向后依次是厥阴、太阴、少阴；在内踝上八寸以上则是太阴、厥阴、少阴

表 5.5　十二经脉的走向和交接规律

十二经脉	阐释	
走向规律	手三阴经：从胸走手，与手三阳经交会 手三阴经：从手走头，与足三阳经交会 足三阳经：从头走足，与足三阴经交会 足三阴经：从足走腹，与手三阴经交会	
交接规律	手三阴经：交手三阳经 手三阳经：交足三阳经 足三阳经：交足三阴经 足三阴经：交手三阴经	阴经与阳经在手足四肢末端相交接；阳经与阳经在头面部相交接；阴经与阴经在胸腹部相交接

十二经脉分四组，每组的走向（循行方向）和交接次序是一致的

表 5.6　十二经脉在体表的分布规律

部位	分布规律		
四肢	阳经分布在外侧面：阳明在前缘；太阳在后缘；少阳在中线 阴经分布在内侧面：太阴在前缘；少阴在后缘；厥阴在中线		
头面部	面、额部：手、足阳明经 面颊部：手太阳经 头顶、枕项部：足太阳经 头两侧：足少阳经		
躯干部	前面	胸、腹部：足少阴经、足阳明经、足太阴经、足厥阴经自内向外依次分布	
	侧面	背、腰部：足太阳经 肩胛部：手三阳经	
	后面	胁、侧腹部：足少阳经、足厥阴经 腋下：手三阴经从腋下走出	

1. 十二经脉以纵行为主：兼有或多或少的迂回曲折，交错出入；各经间及其与奇经和络脉之间多有交叉、交会

2. 手三阳经止于头部，足三阳经起于头部，手三阳与足三阳在头面交接，所以有"头为诸阳之会"之说

3. 在小腿下半部和足部，足厥阴肝经在前缘，足太阴脾经在中线；至内踝上 8 寸交叉后，足太阴脾经在前缘，足厥阴肝经在中线

表 5.7　十二经脉的循行部位

经脉名称	起点	体表上主要循行部位	终点	主要分支	联系脏腑	联系器官
手太阴肺经	中焦（胃）	胸部外上方、上肢屈侧前缘	拇指末端	从腕手分出，到食指末端与大肠经相接	肺、大肠、胃	气管、喉咙
手阳明大肠经	食指末端	上肢伸侧前缘、肩关节前缘、颈部前面、夹口	鼻旁与胃经相接		大肠、肺	下齿、口、鼻
足阳明胃经	鼻旁	鼻根、前额、胸部（乳中线）、腹部（正中线旁开2寸）、下肢前外侧	二趾（及中趾）	从足背分出，到大趾与脾经相接	胃、脾、心	上齿、喉咙、乳、鼻、口
足太阴脾经	大趾	下肢内侧前缘（在内踝上8寸以下，行于中线）、腹部、胸部	舌下	从胃直上过横膈，注入心中与心经相接	脾、胃、心	咽、舌
手少阴心经	心中	上肢屈侧后缘	小指末端与小肠经相接	从心系分出，上夹咽，系目系	心、心系、小肠、肺	咽、目系
手太阳小肠经	小指末端	上肢伸侧后缘、绕肩胛、交肩上、颈侧部、面颊、目眶下缘	目内眦与膀胱经相接	从缺盆沿颈上颊，至目外眦，转入耳中	小肠、心、胃	耳、目、咽
足太阳膀胱经	目内眦	额、顶、枕、项、背腰部（正中线旁开1.5寸及3寸）、下肢后外侧	小趾与肾经相接	从头顶部分出，向两侧下行至耳上角	膀胱、肾、脑	肛门、目
足少阴肾经	小趾	足跟、下肢内侧后缘、腹部（正中线旁开5分）、胸部（正中线旁开2寸）	夹舌本	从肺中分出，注胸中，与心包经相接	肾、膀胱、肝、肺、心	喉咙、舌
手厥阴心包经	胸中	上肢屈侧中线	中指末端	从掌中分出，到无名指端与三焦经相接	心包、三焦	
手少阳三焦经	无名指末端	上肢伸侧中线、肩关节后侧、耳周围、颊	目眶下	从耳后分出，入耳中，出耳前至目外眦，与胆经相接	三焦、心包	耳、目
足少阳胆经	目外眦	头部颞侧、耳周围、胸侧、腹侧、下肢外侧中线	四趾	从足背分出，到大趾，与肝经相接	胆、肝、心	耳、目
足厥阴肝经	大趾	下肢内侧中线（在内踝上8寸处以下，行于前缘）、少腹、胁肋	头顶	从肝分出，贯膈，注肺中与肺经相接	肝、胆、肺、胃	外生殖器、目系、喉咙、鼻、目

表 5.8 奇经八脉的概念和功能特点

奇经八脉	阐释
基本概念	是督脉、任脉、冲脉、带脉、阴跷脉、阳跷脉、阴维脉、阳维脉八条经脉的总称
走向和分布特点	(1)除带脉以外，均自下向上走行 (2)纵横交错地循行分布于十二经脉之间，但上肢无奇经分布 (3)冲(除小部分外)、任、督、带四脉都是单行一条 (4)阴阳跷脉和阴阳维脉分布左右对称 (5)与五脏六腑无属络关系；奇经八脉之间也无表里相配关系 (6)与奇恒之腑关系密切；冲、任、督三脉均起于胞中
功能特点	密切十二经脉的联系 (1)阳维脉维络所有的阳经，阴维脉维络所有的阴经 (2)带脉约束诸经，沟通腰腹部的经脉 (3)冲脉通行上行，渗灌三阴、三阳 (4)督脉总督一身之阳经 (5)任脉总任一身之阴经 调节十二经脉气血 (1)十二经脉气血有余时，则流注于奇经八脉，蓄以备用 (2)十二经脉气血不足时，可由奇经溢出，给予补充 与特定脏腑关系密切：奇经八脉与肝肾等脏及女子胞、脑、髓等奇恒之腑关系较为密切，相互之间在生理病理上均有一定联系

第六章　体　质
Constitution

　　人是形与神的统一体。人类既有脏腑经络、形体官窍、精气血津液等相同的形质和功能活动，也有神、魂、魄、意、志，以及喜、怒、悲、思、恐等相同的心理活动，这是人体的生理共性。但正常人体是有差异的，不同的个体在形质、功能、心理上又存在着各自的特殊性，这种个体在生理上的身心特性便称之为体质。体质影响着人对自然、社会环境的适应能力和对疾病的抵抗能力，以及发病过程中对某些致病因素的易感性和病理过程中疾病发展的倾向性等，进而还影响着某些疾病的证候类型和个体对治疗措施的反应性，从而使人体的生、老、病、死等生命过程，带有明显的个体特异性。因此，重视对体质问题的研究，不但有助于从整体上把握个体的生命特征，而且有助于分析疾病的发生、发展和演变规律，对诊断、治疗、预防疾病及养生康复均有重要意义。

第一节　体质学说的基本概念
Basic concept of constitution theory

　　体质学说（constitution theory），是以中医理论为指导，研究正常人体体质的概念、形成、特征、类型、差异规律，及其对疾病发生、发展、演变过程的影响，并以此指导对疾病进行诊断和防治的理论知识。其融生物学、医学、社会学和心理学于一体，既作为研究人体生命、健康和疾病问题的医学科学的一个重要组成部分，又是基础医学、临床医学中研究人类体质与疾病、健康关系的新的分支学科。

一、体质的基本概念
Basic concept of constitution

　　体质是指人类个体在生命过程中，由遗传性和获得性因素所决定的表现在形态结构、生理机能和心理活动方面综合的相对稳定的特性。换言之，体质是人群及人群中的个体，禀受于先天，受后天影响，在其生长、发育和衰老过程中所形成的与自然、社会环境相适应的相对稳定的人体个性特征。它通过人体形态、机能和心理活动的差异性表现出来。在生理上表现为机能、代谢以及对外界刺激反应等方面的个体差异，在病理上表现为对某些病因和疾病的易感性或易罹性，以及产生病变的类型与疾病传变转归中的某种倾向性。每个人都有自己的体质特点，人的体质特点或隐或显地体现于健康或疾病过程中。因此，体质实际上就是人群在生理共性的基础上，不同个体所具有的生理特殊性。

二、体质的构成
Composition of constitution

　　人体的正常生命活动是形与神的协调统一，形神合一或"形与神俱"是生命存在和健康的基本特征。健康，就是人体在形态结构、生理功能和精神心理方面的完好状态，正如张介宾《类经·藏象类》说："形神俱备，乃为全体。"神由形而生，依附于形而存在，形是神活动的物质基础和所舍之处；反过来，神是形的功能表现和主宰，神作用于形，对人体生命具有主导作用，能协调人体脏腑的生理功能。因此，形壮则神旺，形衰则神衰。中医学这种形神合一的人体观、生命观和医学观决定了体质概念之"体"，是具有生命活力的形体，是形神之体的简称。故体质概念包括了形、神两方面的内容，一定的形态结构必然产生出相应的生理功能和心理特征，而良好的生理功能和心理特征是正常形态结构的反映，二者相互依存、相互影响，在体质的固有特征中综合地体现出来。可见，体质由形态结构、生理功能和心理状态三个方面的差异性构成。

1. 形态结构的差异性　人体形态结构上的差异性是个体体质特征的重要组成部分，包括外部形态结构和内部形态结构（有脏腑、经络、气血津液等）。根据中医学"司外揣内"的认识方法，内部形态结构与外观形象之间是有机的整体，外部形态结构是体质的外在表现，内部形态结构是体质的内在基础。而体表形态最为直观，故备受古今中外体质研究者重视。因此，形态结构在内部结构完好、协调的基础上，主要通过身体外形体现出来，它以躯体形态为基础，并与内部脏器结构有密切的关系，故人的体质特征首先表现为体表形态、体格（physique）、体型（body type）等方面的差异。

2. 生理功能的差异性　形态结构是产生生理功能的基础，个体不同的形态结构特点决定着机体生理功能及对刺激反应的差异，而机体生理功能的个性特征，又会影响其形态结构，引起一系列相应的改变。因此，生理功能上的差异也是个体体质特征的组成部分。

人体的生理功能是其内部形态结构完整性、协调性的反映，是脏腑经络及精气血津液功能的体现。因此，人体生理功能的差异，反映了脏腑功能的盛衰偏颇，涉及人体消化、呼吸、血液循环、水液代谢、生长发育、生殖、感觉运动、精神意识思维等各方面功能的强弱差异。机体的防病抗病能力，新陈代谢情况，自我调节能力，以及或偏于兴奋，或偏于抑制的基本状态等，都是脏腑经络及精气血津液生理功能的表现。诸如心率、心律、面色、唇色、脉象、舌象、呼吸状况、语音的高低、食欲、口味、体温、对寒热的喜恶、二便情况、性机能、生殖机能、女子月经情况、形体的动态及活动能力、睡眠状况、视听觉、触嗅觉、耐痛的程度、皮肤肌肉的弹性、须发的多少和光泽等，均是脏腑经络及精气血津液生理功能的反映，是了解体质状况的重要内容。

3. 心理状态的差异性　心理是指客观事物在大脑中的反映，是感觉、知觉、情感、记忆、思维、性格（character）、能力等的总称，属于中医学"神"的范畴。形与神是统一的整体，体质是特定的形态结构、生理功能与相关心理状况的综合体，形态、机能、心理之间具有内在的相关性。某种特定的形态结构总是表现为某种特定的心理倾向，如《灵枢·阴阳二十五人》言具有"圆面、大头、美肩背、大腹、美股胫、小手足、多肉、上下相称"等形态特征的体型之人，多表现为"安心，好利人，不喜权势、善附人"等心理特征；不同脏腑的机能活动，总是表现为某种特定的情感、情绪反应与认知活动，如《素问·阴阳应象大论》说："人有五脏化五气，以生喜怒悲忧恐。"由于人体脏腑精气及其功能各有所别，故个体所表现的情志活动也有差异，如有的人善怒，有的人善悲，有的人胆怯等。人的心理特征不仅与形态、机能有关，而且与不同个体的生活经历以及所处的社会文化环境有着密切的联系。所以即便为同种形态结构和生理机能者，也可以表现为不同的心理特征，如《灵枢·阴阳二十五人》中，每一种类型的形构机能有五种不同的心理倾向，木、火、土、金、水五种类型形构特征的人共有二十五种心理类型。因此，一定的形态结构与生理功能，是心理特征产生的基础，使个体容易表现出某种心理特征，而心理特征在长期的显现中，又影响着形态结构与生理功能，并表现出相应的行为特征。可见，在体质构成因素中，形构、机能、心理之间有着密切的关系，心理因素是体质概念中不可缺少的内容。心理特征的差异性，主要表现为人格（personality）、气质（temperament）、性格等的差异。

三、体质的标志
Symbol of constitution

体质（constitution）的标志，通过体质的构成内容来体现。因此，当评价一个人的体质状况时，应从形态结构、生理机能及心理特征方面进行综合考虑。

1. 体质的评价指标

（1）身体的形态结构状况，包括体表形态、体格、体型、内部的结构和功能的完整性、协调性。

（2）身体的功能水平，包括机体的新陈代谢和各器官、系统的功能，特别是心血管、呼吸系统的功能。

（3）身体的素质（diathesis）及运动能力水平，包括速度、力量、耐力、灵敏性、协调性及走、跳、跑、投、攀越等身体的基本活动能力。

（4）心理的发育水平，包括智力、情感、行为、感知觉、个性、性格、意志等方面。

（5）适应能力，包括对自然环境、社会环境和各种精神心理环境的适应能力及对病因、疾病损害的抵抗能力、调控能力、修复能力。

2. 理想健康体质的标志　理想体质（ideal body constitutions）是指人体在充分发挥遗传潜力的基础上，经过后天的积极培育，使机体的形态结构、生理功能、心理状态以及对环境的适应能力等各方面得到全面发展，处于相对良好的状态，即形神统一的状态。形神统一是健康的标志，因此，中医学常常将理想体质的标志融于健康的标志之中，理想体质的标志也同时反映了健康的标志。其具体标志主要是：

（1）身体发育良好，体格健壮，体表形态匀称，体重适当。

（2）面色红润，双目有神，须发润泽，肌肉皮肤有弹性。

（3）声音洪亮有力，牙齿清洁坚固，双耳聪敏，脉象和缓均匀，睡眠良好，二便正常。

（4）动作灵活，有较强的运动与劳动等身体活动能力。

（5）精力充沛，情绪乐观，感觉灵敏，意志坚强。

（6）处事态度积极、镇定、有主见，富有理性和创造性。

（7）应变能力强，能适应各种环境，有较强的抗干扰、抗不良刺激和抗病的能力。

第二节　体质的形成
Formation of constitution

在《内经》中常用"形""质"等以表体质之义，如《灵枢·阴阳二十五人》中的"五形之人"，《素问·厥论》中的"是人者质壮"等。其后，唐代医家孙思邈《千金要方》以"禀质"言之，宋代医家陈自明《妇人良方》称为"气质"，南宋时期无名氏《小儿卫生总微论方》称为"赋禀"，明代医家张介宾以"禀赋（natural endowment）""气质"而论的同时，较早运用"体质"一词，他在《景岳全书·杂证谟·饮食门》中说："矧体质贵贱尤有不同，凡藜藿壮夫，及新暴之病，自宜消伐。"明清期间也有医家称之为"气体""形质"等，清代医家徐大椿则将"气体""体质"合用，自清代医家叶桂、华岫云始直称"体质"，自此，人们渐趋接受"体质"一词，普遍用它来表述不同个体的生理特殊性。

重视人的体质及其差异性是中医学的一大特色。中医体质理论渊源于《内经》，早在《内经》中就明确指出了人在生命的过程中可以显示出刚柔、强弱、高低、阴阳、肥瘦等显著的个体差异，如《灵枢·寿夭刚柔》说："人之生也，有刚有柔，有弱有强，有短有长，有阴有阳。"《内经》的体质理论，明确指出体质与脏腑的形态结构、气血盈亏有密切的关系，并从差异性方面研究了个体及不同群体的体质特征、差异规律、体质的形成与变异规律，体质类型与分类方法，体质与疾病的发生、发展规律，体质与疾病的诊断、辨证与治法用药规律，体质与预防、养生的关系等，初步形成了比较系统的中医体质理论，奠定了中医体质学的基础。其后，历代医家又进一步丰富和发展了《内经》关于发生体质学、生态体质学、年龄体质学、性别体质学、病理体质学及治疗体质学的理论。如张仲景的《伤寒杂病论》，从体质与发病、辨证、治疗用药以及疾病预后关系等方面，作了进一步的阐述，蕴含有辨质论治的精神，使体质理论在临床实践中得到了进一步充实和提高。宋代医家陈自明的《妇人良方》及南宋时期无名氏《小儿卫生总微论方》等，对体质形成于胎儿期已笃信不疑。宋代医家钱乙《小儿药证直诀》将小儿的体质特征精辟地概括为"成而未全""全而未壮""脏腑柔弱，易虚易实，易寒易热"。宋代医家陈直的《养老奉亲书》对老年人的体质特征特别是心理特征及其机理进行了阐述，强调体质的食养与食疗。金代医家刘完素的《素问玄机原病式》则强调"脏腑六气病机"，从理论上阐述了各型病理体质的形成与内生六气的关系，从而对体质的内在基础做了强调。明代医家张介宾的《景岳全书》力倡藏象体质理论，强调脾肾先后天之本对体质的重要性，并将丰富的体质理论运用到对外感（exogenous contraction）、内伤（endogenous injury）杂病的辨证论治（treatment upon syndrome differentiation）之中。清代医家汪宏的《望诊遵经》和王燕昌的《王氏医存》对影响体质形成、定型、演化的外部因素，已有明确的认识。明清期间温病学家则从温热病学角度，对体质的分型及临床脉症、体质与温病的发生、发展、转归、治疗、用药关系作了新的探讨，使中医体质理论在临床实践中得到了新的发展。

体质是对个体身心特性的概括，是个体在遗传的基础上，在内外环境的影响下，在生长发育的过程中形成的个性特征。它通过人体形态、功能和心理上的差异性表现出来。人体以五脏为中心，通过经络系统，把六腑、五官、九窍、四肢百骸等全身组织器官联结成一个有机整体，以精气血津液为物质基础，完成统一的机能活动。因此，体质实质上是通过组织器官表现出来的脏腑精气阴阳之偏颇和机能活动之差异，是人体生理活动综合状况的反映。体质禀受于先天，长养于后天，因而体质的形成、发展和变化受到机体内外环境多种因素的共同影响。

一、体质形成的生理学基础
Physiological basis of constitution formation

人体脏腑、经络（meridian and collateral）、形体、官窍通过经络的联络、功能的配合与隶属关系，以五脏为中心构成五大生理系统，以精气血津液为重要物质，通过五脏系统的功能活动，调节着体内外环境的协调平衡，故脏腑经络及精气血津液是体质形成的生理学基础。

脏腑盛衰偏颇的不同决定体质的差异。脏腑是构成人体，维持正常生命活动的中心，人体的各项生理活动均离不开脏腑，所以，个体体质的差异必然以脏腑为中心，反映出构成身体诸要素的某些或全部的素质（diathesis）特征。脏腑的形态和功能特点是构成并决定体质差异的最根本的因素。在个体先天遗传性与后天环境因素相互作用下，不同个体常表现出某一藏象系统的相对优势或劣势化的倾向。如《灵枢·本藏》说："五脏者，固有小大、高下、坚脆、端正、偏颇者；六腑亦有小大、长短、厚薄、结直、缓急。"凡此不同，造成了个体体质的差异。脏腑之大小坚脆及功能之盛衰可以根据外部征象推知，如"黄色小理者脾小，粗理者脾大"，"脾小则脏安，难伤于邪也"，"脾脆则善病消瘅易伤"（《灵枢·本藏》）等，提示了脏腑的形态和功能特点影响着体质。《景岳全书·传忠录》在"藏象别论"中，明确阐述了五脏功能强弱与体质的关系，指出"若其同中之不同者，则脏气各有强弱，禀赋各有阴阳。脏有强弱则神志有辨也，颜色有辨也，声音有辨也，性情有辨也，筋骨有辨也，饮食有辨也，劳逸有辨也，精血有辨也，勇怯有辨也，刚柔有辨也……此固人人之有不同也。"可见，脏腑形态和功能活动的差异是产生不同体质的重要基础。

经络内属于脏腑，外络于肢节，是人体气血运行的道路。体质不仅取决于内脏机能活动的强弱，还有赖于各脏腑机能活动的协调，经络正是这种联系沟通以协调脏腑功能的结构基础。脏居于内，形见于外。体质主要通过外部形态特征表现出来，不同的个体，脏腑精气阴阳的盛衰及经络气血的多少不同，表现于外的形体也就有了差异性。《灵枢·阴阳二十五人》从人体的眉毛、胡须、腋毛、阴毛、胫毛等的多少来判断其体质类型，就是根据手足三阳经脉气血的多少。

精气血津液是决定体质特征的重要物质基础。《素问·金匮真言论》说："夫精者，身之本也。"《素问·调经论》又说："人之所有者，血与气耳。"精气血津液既是脏腑生理活动的产物，又通过经络的转输作用，输布于人体各脏腑形体官窍，维持人体正常的生命活动，成为脏腑经络、形体官窍功能活动的物质基础。脏腑精气的盛衰，经络气血的多寡，决定着体质的强弱，并影响着体质的类型，故精气血是决定人体生理特点和体质特征的重要物质。《景岳全书·杂证谟·血证》说："人有阴阳，即为血气。阳主气，故气全则神旺；阴主血，故血盛则形强。人生所赖，惟斯而已。""精血同源（essence and blood from same source）"，"津血同源（fluid and blood from same source）"，所以，精气之盈亏，血气之多少，津液之盈耗，阴阳之偏颇等，都影响着体质，成为构成并决定体质差异的物质基础。《灵枢·通天》说："凡五人者，其态不同，其筋骨气血各不等。"《灵枢·阴阳二十五人》言："二十五人之形，血气之所生，别而以候，从外知内。"如"其肥而泽者，血气有余；肥而不泽者，气有余，血不足；瘦而无泽者，气血俱不足"等。津液之亏耗者，则易表现为"瘦削燥红质"；体内水液滞留或代谢迟缓者，又多表现为"形胖腻滞质"。精之盈亏，则多与年龄有关，老年体质的共性即为精之不足。

总之，脏腑、经络的结构变化和功能盛衰，以及精气血津液的盈亏都是决定人体体质的重要因素。体质将脏腑精气阴阳之偏倾通过形态、功能、心理的差异性表现出来，实际上就是脏腑经络、形体官窍固有素质的总体体现，是因脏腑经络、精气血津液的盛衰偏颇而形成的个体特征。研究体质，实质上就是从差异性方面研究藏象。

二、影响体质的因素
Factors affecting constitution

体质特征取决于脏腑经络气血的强弱盛衰，因此，凡能影响脏腑经络、精气血津液功能活动的因素，均可影响体质。

（一）先天禀赋

先天禀赋（natural endowment），是指子代出生以前在母体内所禀受的一切，包括父母生殖之精的质量，父母血缘关系所赋予的遗传性，父母生育的年龄，以及在体内孕育过程中母亲是否注意养胎和妊娠期疾病所给予的一切影响。先天禀赋是体质形成的基础，是人体体质强弱的前提条件。父母的生殖之精结合形成胚胎，禀受母体气血的滋养而不断发育，从而形成了人体，这种形体结构便是体质在形态方面的雏形，故《灵枢·决气》说："两神相搏，合而成形。"张介宾称之为"形体之基"。因此，父母生殖之精的盈亏盛衰和体质特征决定着子代禀赋的厚薄强弱，影响其体质，父母体内阴阳的偏颇和机能活动的差异，可使子代也有同样的倾向性。汉代医家王充《论衡·气寿》指出："禀气渥则其体强，体强则命长；气薄则体弱，体弱则命短，命短则多病短寿。"

（二）年龄因素

体质（constitution）是一个随着个体发育的不同阶段而不断演变的生命过程，某个阶段的体质特点与另一个阶段的体质特点是不同的。这是因为人体有生、长、壮、老、已的变化规律，在这一过程中，人体的脏腑经络及精气血津液的生理功能都发生着相应的变化。《灵枢·天年》和《素问·上古天真论》都从不同角度论述了人体脏腑精气盛衰与年龄的关系。在生长、发育、壮盛以至衰老、死亡的过程中，脏腑精气由弱到强，又由盛至衰，一直影响着人体的生理活动和心理变化，决定着人体体质的演变。

随着年龄的变化，男女体质的形成和演变，大致可划分为五个阶段：①从出生到青春期，是体质渐趋成熟、定型的阶段，体质基本定型于青春期之末。②青春期到35岁左右，女性的体质常会发生较明显的变化，且多半是转向病理性体质，出现一些病态。相对而言，男性这一时期的变化不很显著。③35岁至更年期以前的男女，均处于壮年阶段，体质变化大多数较为平缓。④50岁上下的妇女和55～60岁的男子进入了更年期，因天癸渐竭，精血衰减，体质也发生显著变化。⑤更年期以后的老年阶段，男女体质日渐虚性化，常以虚（deficiency）为主，兼夹痰瘀。

小儿生机旺盛，精气阴阳蓬勃生长，故称之为"纯阳之体"。但其精气阴阳均未充分成熟，故又称为"稚阴稚阳"。小儿的体质特点前人概括为：脏腑娇嫩，形气未充，易虚易实，易寒易热。明代医家万全《育婴秘诀·五脏证治总论》指出小儿的体质特点为"五脏之中肝有余，脾常不足肾常虚，心热为火同肝论，娇肺遭伤不易愈。"成年人一般精气血津液充盛，脏腑功能强健，体质类型已基本定型，一般而言比较稳定。老年人由于内脏机能活动的生理性衰退，体质常表现出精气神渐衰、阴阳失调、脏腑功能减退、代谢减缓、气血郁滞等特点。

（三）性别差异

就体质学说而论，人类最基本的体质类型可分为男性体质与女性体质两大类。由于男女在遗传性征、身体形态、脏腑结构等方面的差别，相应的生理功能、心理特征也就有异，因而体质上存在着性别差异。男为阳，女为阴。男性多禀阳刚之气，脏腑功能较强，体魄健壮魁梧，能胜任繁重的体力，性格（character）多外向，粗犷，心胸开阔；女性多禀阴柔之气，脏腑功能较弱，体形小巧苗条，性格多内向，喜静，细腻，多愁善感。男子以肾为先天，以精、气为本；女子以肝为先天，以血为本。男子多用气，故气常不足；女子多用血，故血常不足。男子病多在气分，女子病多在血分。男子之病，多由伤精耗气，女子之病，多由伤血。

（四）饮食因素

饮食结构和营养状况对体质有明显的影响。饮食物各有不同的成分或性味特点，而人之五脏六腑，各有所好。脏腑之精气阴阳，需五味（five flavors）阴阳和合而生。长期的饮食习惯和固定的膳食品种质量，日久可因体内某些成分的增减等变化而影响体质。如饮食不足，影响精气血津液的化生，可使体质虚弱；饮食偏嗜，使体内某种物质缺乏或过多，可引起人体脏气偏盛或偏衰，形成有偏倾趋向的体质，甚则成为导致某些疾病的原因。如嗜食肥甘厚味可助湿生痰，形成痰湿体质；嗜食辛辣则易化火灼津，形成阴虚火旺体质；过食咸则盛血伤心，形成心气虚弱体质；过食生冷寒凉会损伤脾胃，产生脾气虚弱体质；饮食无度，久则损伤脾胃，可形成形盛气虚体质；贪恋醇酒佳酿，湿热在中，易伤肝脾。合理的膳食结构，科学的饮食习惯，适当的营养水平，则能保持和促进身体的正常生长发育，使精气神旺盛，脏腑功能协调，痰湿不生，阴阳平秘，体质强壮。

（五）劳逸所伤

过度的劳动和安逸是影响体质的又一重要因素。适度的劳作或体育锻炼，可使筋骨强壮，关节通利，气机通畅，气血调和，脏腑功能旺盛；适当的休息，有利于消除疲劳，恢复体力和脑力，维持人体正常的功能活动。劳逸结合，有利于人体的身心健康，保持良好的体质。但过度的劳作，则易于损伤筋骨，消耗气血，致脏腑精气不足，功能减弱，形成虚性体质。如《素问·举痛论》说："劳则气耗。"《素问·宣明五气》说："久立伤骨，久行伤筋。"而过度安逸，长期养尊处优，四体不勤，则可使气血流行不畅，筋肉松弛，脾胃功能减退，而形成痰瘀型体质。如《灵枢·根结》说："王公大人，血食之君，身体柔脆，肌肉软弱。"

（六）情志因素

情志，泛指喜怒忧思悲恐惊等心理活动，是人体对外界客观事物刺激的正常反应，反映了机体对自然、社会环境变化的适应调节能力。情志活动的产生、维持有赖于内在脏腑的机能活动，以脏腑精气阴阳为物质基础。七情的变化，可以通过影响脏腑精气的变化，而影响人体的体质。所以，精神情志，贵在和调。情志和调，则气血调畅，脏腑功能协调，体质强壮。反之，长期强烈的情志刺激，持久不懈的情志活动，超过了人体的生理调节能力，可致脏腑精气的不足或紊乱，给体质造成不良影响。常见的气郁性体质多由此起。气郁化火（transformation of qi depression into fire），伤阴灼血，又能导致阳热体质或阴虚体质。气滞不畅还可形成血瘀型体质。情志变化导致的体质改变，还与某些疾病的发生有特定的关系，如郁怒不解，情绪急躁的"木火质"，易患眩晕、中风等病症；忧愁日久，郁闷寡欢的"肝郁质"，易诱发癌症。因此，保持良好的精神状态，对体质健康十分有益。

（七）地理因素

从现代医学地理学的角度来看，地球在其漫长的演化过程中，逐渐形成了地壳元素的分布不均一性，这种不均一性在一定程度上控制和影响着世界各地区人类、动物和植物的生长，造成了生物生态的明显地区性差异。因此，不同地区或地域具有不同的地理特征，包括地壳的物理性状、土壤的化学成分、水土性质、物产及气候条件等特征。这些特征影响着不同地域人群的饮食结构、居住条件、生活方式、社会民俗等，从而制约着不同地域生存的不同人群的形态结构、生理机能和心理行为特征的形成和发展。同时，人类具有能动的适应性，由于自然环境条件不同，人类各自形成了与其生存环境条件相协调的自我调节机制和适应方式，从而产生并形成了不同自然条件下的体质特征。早在《素问·异法方宜论》中就曾详细论述了地域方土不同，人受到不同水土性质、气候类型、生活条件、饮食习惯影响所形成的东、南、西、北、中五方人的体质差异及其特征。《医学源流论·五方异治论》指出："人禀天地之气以生，故其气体随地不同。"一般而言，北方人形体多壮实，腠理（striae）致密；东南之人多体型瘦弱，腠理偏疏松；滨海临湖之人，多湿多痰。居住环境的寒冷潮湿，易形成阴盛体质或湿盛体质。

（八）疾病针药及其他因素

疾病是促使体质改变的一个重要因素。一般来说，疾病改变体质多是向不利方面变化，如大病、久病之后，常使体质虚弱；某些慢性疾病（如慢性肾炎、肺结核等）迁延日久，患者的体质易表现出一定的特异性。但感染邪气，罹患某些疾病（如麻疹、痄腮）之后，还会使机体具有相应的免疫力，使患者终生不再罹患此病。此外，疾病损害而形成的体质改变，其体质类型还与疾病变化有一定关系，如慢性肝炎早期多为气滞型体质，随着病变的发展可转为瘀血型、阴虚型等不同类型的体质。可见，体质与疾病因素常互为因果。

药物具有不同的性味特点，针灸也具相应的补泻效果，能够调整脏腑精气阴阳之盛衰及经络气血之偏颇，用之得当，将会收到补偏救弊的功效，使病理体质恢复正常；用之不当，或针药误施，将会加重体质损害，使体质由壮变衰，由强变弱。

总之，体质禀赋（natural endowment）于先天，受制于后天。先、后天多种因素构成影响体质的内外环境，在诸多因素的共同作用下，形成个体不同的体质特征。

第三节　体质的分类
Classification of constitution

体质（constitution）的分类方法是认识和掌握体质差异性的重要手段。中医学体质的分类，是以整体观念为指导思想，以阴阳五行学说为思维方法，以藏象（visceral manifestations）及精气血津液神（essence，qi，blood，fluid and liquid，spirit）理论为理论基础而进行的。古今医家从不同角度对体质作了不同的分类。《内经》曾提出过阴阳含量划分法、五行归属划分法、形态与机能特征分类法、心理特征分类法（包括刚柔分类法、勇怯分类法、形态苦乐分类法）等，张介宾等采用藏象阴阳分类法，叶天士等以阴阳属性分类，章虚谷则以阴阳虚实分类。现代医家多从临床角度根据发病群体中的体质变化、表现特征进行分类，但由于观察角度、分类方法不同，对体质划分的类型、命名方法也有所不同，有四分法、五分法、六分法、七分法、九分法、十二分法等，每一分类下又有不同划分方法，但其分类的基础，是脏腑经络及精气血津液的结构与功能的差异。

理想的体质应是阴阳平和之质。《素问·调经论》说："阴阳匀平……命曰平人。"《素问·生气通天论》说："阴平阳秘，精神乃治。"但是，机体的精气阴阳在正常生理状态下，总是处于动态的消长变化之中，使正常体质出现偏阴或偏阳的状态。机体的精气阴阳，包括精为阴而气为阳和气自身所分之阴阳两个层次。体质类型的阴阳，主要是指以对立制约为主而多表现为寒热、动静偏倾的阴阳二气。人体正常体质大致可分为阴阳平和质、偏阳质和偏阴质三种类型。

一、阴阳平和质
Balanced yin-yang constitution

阴阳平和质是功能较为协调的体质类型。体质特征为：身体强壮，胖瘦适度；面色与肤色虽有五色（five colors）之偏，但都明润含蓄；目光有神，性格开朗、随和；食量适中，二便通调；舌红润，脉象缓匀有神；夜眠安和，精力充沛，反应灵活，思维敏捷，工作潜力大；自身调节和对外适应能力强。

具有这种体质特征的人，不易感受外邪，很少生病。即使患病，多为表证、实证（excess syndrome），且易于治愈，康复亦快，有时会不药而愈。如果后天调养得宜，无暴力外伤、慢性疾患及不良生活习惯，其体质不易改变，易获长寿。

二、偏　阳　质
Preponderated yang constitution

偏阳质是指具有亢奋、偏热、多动等特性的体质类型。体质特征为：形体适中或偏瘦，但较结实；面色多略偏红或微苍黑，或呈油性皮肤；性格外向，喜动好强，易急躁，自制力较差；食量较大，消化吸收功能健旺；大便易干燥，小便易黄赤；平时畏热喜冷，或体温略偏高，动则易出汗，喜饮水；唇、舌偏红，苔薄易黄，脉多偏阳；精力旺盛，动作敏捷，反应灵敏，性欲较强。

具有这种体质特征的人，对风、暑、热等阳邪（yang pathogen）的易感性较强，受邪发病后多表现为热证、实证，并易化燥伤阴；皮肤易生疖疮；内伤（endogenous injury）杂病多见火旺、阳亢或兼阴虚之证；容易发生眩晕、头痛、心悸、失眠及出血等病证。

由于此类体质的人阳气偏亢，多动少静，故日久必有耗阴之势。若调养不当，操劳过度，思虑不节，纵欲失精，嗜食烟酒、辛辣，则必将加速阴伤，发展演化为临床常见的阳亢、阴虚、痰火等病理性体质。

三、偏 阴 质
Preponderated yin constitution

偏阴质是指具有抑制、偏寒、多静等特征的体质类型。体质特征为：形体适中或偏胖，但较弱，容易疲劳。面色偏白而欠华；性格内向，喜静少动，或胆小易惊；食量较小，消化吸收功能一般；平时畏寒喜热，或体温偏低；精力偏弱，动作迟缓，反应较慢，性欲偏弱。

具有这种体质特征的人，对寒、湿等阴邪（yin pathogen）的易感性较强，受邪发病后多表现为寒证、虚证；表证易传里或直中内脏；冬天易生冻疮；内伤杂病多见阴盛、阳虚之证；容易发生湿滞、水肿、痰饮（phlegm and fluid-retention）、瘀血等病证。

由于本类体质者阳气偏弱，长期发展，易致阳气虚弱，脏腑机能偏衰，水湿内生，从而形成临床常见的阳虚、痰湿、水饮等病理性体质。

应当指出，在体质分类上所使用的阴虚、阳虚、阳亢以及痰饮、瘀血等名词，与辨证论治（treatment upon syndrome differentiation）中所使用的证候名称是不同的概念。证候（clinical manifestation）是对疾病某一阶段或某一类型的病变本质的分析和概括，而体质反映的是一种在非疾病状态下就已存在的个体特异性。诚然，体质是疾病的基础，许多疾病，特别是慢性病，体质类型对其证候类型具有内在的规定性，这时，证候名称和原来的体质类型名称就可能一致，这说明体质与证候关系密切。

第四节　体质学说的应用
Application of constitution theory

体质与病因、发病、病机、辨证、治疗及养生预防均有密切的关系，体质学说在临床诊疗中具有重要的应用价值。中医学强调的"因人制宜"就是体质学说在临床应用方面的体现，是个性化诊疗思想的反映。

一、说明个体对某些病因的易感性
Indicating individuals susceptibility to certain causes

体质因素决定着个体对某些病邪的易感性、耐受性。体质反映了机体自身生理范围内阴阳寒热的盛衰偏倾，这种偏倾性决定了个体的机能状态的不同，因而对外界刺激的反应性、亲和性、耐受性不同，也就是选择性不同，正所谓"同气相求"。一般而言，偏阳质者易感受风、暑、热之邪而耐寒。感受风邪易伤肺脏；感受暑热之邪易伤肺胃及肝肾之阴气。偏阴质者易感受寒湿之邪而耐热，感受寒邪后亦易入里，常伤脾肾之阳气；感受湿邪最易困遏脾阳，外湿引动内湿而为泄、为肿等。小儿气血未充，稚阴稚阳之体，常易感受外邪或因饮食所伤而发病。正如清代医家吴德汉《医理辑要·锦囊觉后编》所说："要知易风为病者，表气素虚；易寒为病者，阳气素弱；易热为病者，阴气素衰；易伤食者，脾胃必亏；易劳伤者，中气必损。"

体质因素还决定着发病的倾向性。脏腑组织有坚脆刚柔之别，个体对某些病因的易感性不同，因而不同体质的人发病情况也各不相同。《灵枢·五变》指出："五脏皆柔弱者，善病消瘅"；"小骨弱肉者，善病寒热"；"粗理而肉不坚者，善病痹。"一般而言，小儿脏腑娇嫩，体质未壮，易患咳喘、腹泻、食积等疾；年高之人，五脏精气多虚，体质转弱，易患痰饮、咳喘、眩晕、心悸、消渴等病；肥人或痰湿内盛者，易患中风、眩晕；瘦人或阴虚之体，易罹肺痨、咳嗽诸疾；阳弱阴盛体质者易患肝郁气滞之证。脏气偏聚盈虚的改变，形成体内情感好发的潜在环境，使人对外界刺激的反应性增强，使情志症状的产生有一定的选择性和倾向性。如《素问·宣明五气》指出："精气并于心则喜，并于肺则悲，并于肝则忧，并于脾则畏，并于肾则恐。"

此外，遗传性疾病、先天性疾病的发生，以及过敏体质的形成，也与个体体质密切相关。这是因为不同的种族、民族、家族长期的遗传因素和生活环境条件不同，形成了体质的差异，即对某些疾病的易感性、抗病能力和免疫反应的不同。

二、阐释发病原理
Explaining pathogenesis

体质强弱决定着发病与否及发病情况。邪正交争是疾病发生的基本原理。正气（healthy qi）虚（deficiency）是发病的内在根据，邪气（pathogenic qi）是疾病形成的外在条件。疾病发生与否，主要取决于正气的盛衰，而体质正是正气盛衰偏颇的反映。一般而言，体质强壮者，正气旺盛，抗病力强，邪气难以侵入致病；体质赢弱者，正气虚弱，抵抗力差，邪气易于乘虚侵入而发病。发病过程中又因体质的差异，或即时而发，或伏而后发（latent onset），或时而复发，且发病后的临床证候类型也因人而异。因此，人体能否感邪而发病，主要取决于个体的体质状况。如《灵枢·论勇》谓"有人于此，并行而立，其年之少长等也，衣之厚薄均也，卒然遇烈风暴雨，或病或不病"，其原因即在于体质之强弱，即"黑色而皮厚肉坚，固不伤于四时之风"，"薄皮弱肉者"，则不胜四时之虚风。

不仅外感（exogenous contraction）病的发病如此，内伤（endogenous injury）杂病的发病亦与体质密切相关。《医宗金鉴·杂病心法要诀》说："凡此九气（怒、喜、悲、恐、寒、炅、惊、劳、思）丛生之病，壮者得之气行而愈；弱者得之气著为病也。"说明对某些情志刺激，机体发病与否，不仅与刺激的种类及其量、质有关，更重要的是与机体体质有关。《灵枢·本藏》所问："愿闻人之有不可病者，至尽天寿，虽有深忧大怒，怵惕之志，犹不能减也，甚寒大热，不能伤也；其有不离屏蔽室内，又无怵惕之恐，然不免于病者，何也？"关键是因个体之间在脏腑形质及功能方面存在着差异。个体体质的特殊状态或缺陷是内伤情志病变发生的关键性因素。

疾病发生，除由正邪斗争的结果决定外，还受环境（包括气候、地理因素、生活工作环境和社会因素），饮食，营养，遗传，年龄，性别，情志，劳逸等多方面因素的影响；这些因素均是通过影响人体体质的状态，使机体的调节能力和适应能力下降而导致了疾病的发生。

三、解释病理变化
Explaining pathological changes

体质因素决定病机（pathogenesis）的从化。从化（质化）（transformation in accord with constitution），即病情随体质而变化。由于体质的特殊性，不同的体质类型有其潜在的、相对稳定的倾向性，可称之为"质势"。人体遭受致病因素的作用时，即在体内产生相应的病理变化，而且不同的致病因素具有不同的病变特点，这种病理演变趋势称之为"病势"。病势（disease tendency）与质势结合就会使病变性质发生不同的变化。这种病势依附于质势，从体质而发生的转化，称之为"质化（从化）"，亦即从化。正如《医门棒喝·六气阴阳论》所说："邪之阴阳，随人身之阴阳而变也。"即六气之邪，有阴阳的不同，其伤人也，又随人身阴阳强弱变化而为病。如同为风寒之邪，偏阳质者得之易从阳化热，偏阴质者得之易从阴化寒。同为湿邪，阳热之体得之，易从阳化热而为湿热之候；阴寒之体得之，易从阴化寒而为寒湿之证。正常质者，感受寒邪则为寒病（病势），感受湿邪则为湿病（病势）。因禀性有阴阳，脏腑有强弱，故机体对致病因子有化寒、化热、化湿、化燥等区别。质化（从化）的一般规律是：素体阴虚阳亢者，机能活动相对亢奋，受邪后多从热化；素体阳虚阴盛者，机能活动相对不足，受邪后多从寒化；素体津亏血耗者，易致邪从燥化；气虚湿盛者，受邪后多从湿化。

体质因素决定疾病的传变。传变是说疾病的变化和发展趋势，是指病变部位在脏腑经络（meridian and collateral）等之间的传递转移，以及疾病性质的转化和改变。疾病传变（pathogenesis transmission）与否，虽与邪之盛衰，治疗得当与否有关，但主要还是取决于体质因素。体质主要从两个方面对疾病的传变发生作用。其一是通过正气的强弱，决定发病和影响传变。体质强壮者，正气充足，抗邪能力强，一般不易感邪发病，即便发病，也多为正邪斗争剧烈的实证，病势虽急，但不易传变，病程也较短暂。体质虚弱者，不但易于感邪，且易深入，病情多变，易发生重证或危证；若在正虚邪退的疾病后期，精气阴阳的大量消耗，身体不易康复；若罹患某些慢性病，则病势较缓，病程缠绵，难以康复。其二是通过决定病邪的"从化"而影响传变。如素体阳盛阴虚者，感邪多从阳化热，疾病多向实热（excess-heat）或虚热（deficiency-heat）方面演变；素体阴盛阳虚者，则邪多从阴化寒，疾病多向实寒（excess-cold）或虚寒（deficiency-cold）方面转化。

四、指导辨证
Guiding syndrome differentiation

体质是辨证的基础，体质决定疾病的证候类型。首先，感受相同的致病因素或患同一种疾病，因个体体质的差异可表现出阴阳表里寒热虚实等不同的证候类型，即同病异证。如同样感受寒邪，素体强壮，正气可以御邪于肌表者，表现为恶寒发热，头身疼痛，苔薄白，脉浮等风寒表证；而素体阳虚，正不胜邪者，一发病就出现寒邪直中脾胃的畏寒肢冷，纳呆食减，腹痛泄泻，脉象缓弱等脾阳不足之证。又如同一地区、同一时期所发生的感冒病，由于邪气性质的不同，感邪轻重的不同和体质的差异，证候类型就有风寒、风热、风湿、风燥等的不同。可见体质是形成同病异证的决定性因素。另一方面，异病同证的产生也与体质密切相关。感受不同的病因或患不同的疾病，而体质在某些方面具有共同点时，常常可表现为相同或类似的证候类型。如阳热体质者，感受暑、热邪气势必出现热证，但若感受风寒邪气，亦可郁而化热，表现为热性证候。泄泻、水肿病，体质相同时，都可以表现为脾肾阳虚之证。所以说，同病异证与异病同证，主要是以体质的差异为生理基础，体质是证候形成的内在基础。

由于体质的特殊性决定着发病后临床证候类型的倾向性，证候的特征中包含着体质的特征，故临床辨证特别重视体质因素，将判别体质状况视为辨证的前提和重要依据。

五、指 导 治 疗
Guiding treatment

辨证论治（treatment upon syndrome differentiation）是中医治疗的基本原则和特色，而形成证候的内在基础是体质。体质特征在很大程度上决定着疾病的证候类型和个体对治疗反应的差异性，因而注重体质的诊察就成了辨证论治的重要环节。临床所见同一种病变，同一种治法，但是对此人有效，对他人则不但无效，反而有害，其原因就在于病同而人不同。个体体质的不同，决定了证候的不同，治法和方药应当针对证候而有别。辨证论治，治病求本（treatment of disease in terms of root cause），实质上包含着从体质上求本治疗之义。由于体质受先天禀赋（natural endowment）、年龄、性别、生活条件及情志所伤等多种因素的影响，故通常所说的"因人制宜（treatment in accordance with individual）"，其核心应是区别体质而治疗。

（一）区别体质特征而施治

体质有阴阳之别，强弱之分，偏寒偏热之异，所以在治疗中，常以患者的体质状态作为立法处方用药的重要依据。针对证候的治疗实际上包含了对体质内在偏颇的调整，是根本的治疗，也是治病求本的反映。如面色白而体胖，属阳虚体质者，感受寒湿阴邪（yin pathogen），易从阴化寒化湿，当用附子、肉桂、干姜等大热之品以温阳祛寒或通阳利湿；如面色红而形瘦，属阴虚体质者，内火易动，若同感受寒湿阴邪，反易从阳化热伤阴，治宜清润之品。因此，偏阳质者，多发实热（excess-heat）证候，当慎用温热伤阴之剂；偏阴质者，多发实寒（excess-cold）证候，慎用寒凉伤阳之药。针刺治疗也要依据患者体质施以补泻之法：体质强壮者，多发为实（excess）性病证，当用泻法；体质虚弱者，多发为虚性病证，当用补法。如《灵枢·根结》说："刺布衣者深以留之，刺大人者微以徐之。"

"同病异治"（different treatments for the same disease）和"异病同治"（same treatment for different diseases）是辨证论治的具体体现。由于体质的差异，同一疾病，可出现病情发展、病机变化的差异，表现出不同的证候，治疗上应根据不同的情况，采取不同的治法；而不同的病因或疾病，由于患者的体质在某些方面有共同点，证候随体质而化，可出现大致相同的病机变化和证候，故可采用大致相同的方法进行治疗。

（二）根据体质特征注意针药宜忌

体质有寒热虚实之异，药物有性味偏颇，针灸也有补泻手法的不同，因此治疗时就要明辨体质对针药的宜忌，把握用药及针灸的"度"，中病即止，既可治愈疾病，又不损伤正气。

1.注意药物性味 一般来说，体质偏阳者宜甘寒、酸寒、咸寒、清润，忌辛热温散、苦寒沉降；体质偏阴者宜温补益火，忌苦寒泻火；素体气虚者宜补气培元，忌耗散克伐；阴阳平和质者宜视病情权衡寒热补泻，忌妄攻蛮补；痰湿质者宜健脾芳化，忌阴柔滋补；湿热质者宜清热利湿，忌滋补厚味；瘀血质者，宜疏利气血，忌固涩收敛等。

2. 注意用药剂量　不同的体质对药物的反应不同，如大黄泻下通便，有人服用 9 克即足以通便泻下，有人服至 18 克仅见大便转软，即是其例。一般说来，体质强壮者，对药物耐受性强，剂量宜大，用药可峻猛；体质瘦弱者，对药物耐受性差，剂量宜小，药性宜平和。正如《灵枢·论痛》所说："胃厚、色黑、大骨及肥者皆胜毒，故其瘦而薄胃者，皆不胜毒也。"

3. 注意针灸宜忌　体质不同，针灸治疗后的疼痛反应和得气反应有别。一般体质强壮者，对针石的耐受性强，体质弱者，耐受性差；肥胖体质者，多气血迟涩，对针刺反应迟钝，进针宜深，刺激量宜大，多用温针艾灸；瘦长体型者气血滑利，对针刺反应敏感，进针宜浅，刺激量相应宜小，少用温灸。

（三）兼顾体质特征重视善后调理

疾病初愈或趋向恢复时，促其康复的善后调理十分重要，也属于治疗范畴。调理时需多方面的措施配合，包括药物、食饵、精神心理和生活习惯等。这些措施的具体选择应用，皆须兼顾患者的体质特征。如体质偏阳者初愈，慎食狗肉、羊肉、桂圆等温热及辛辣之味；体质偏阴者大病初愈，慎食龟鳖、熟地等滋腻之物和五味子、诃子、乌梅等酸涩收敛之品。

六、指 导 养 生
Guiding health maintenance

善于养生者，就要修身养性，形神共养，以增强体质，预防疾病，增进身心健康。调摄时就要根据各自不同的体质特征，选择相应的措施和方法。

中医学的养生方法，贯穿于衣食住行的各个方面，主要有顺时摄养、调摄精神、起居有常、劳逸适度、饮食调养及运动锻炼等，无论在哪一方面的调摄，都应兼顾体质特征。例如，在食疗方面，体质偏阳者，进食宜凉而忌热；体质偏寒者，进食宜温而忌寒；形体肥胖者多痰湿，食宜清淡而忌肥甘；胃酸偏多者，则不宜酸咸食品；阴虚之体，饮食宜甘润生津之品，忌肥腻厚味、辛辣燥烈之品；阳虚之体宜多食温补之品。在精神调摄方面，要根据个体体质特征，采用各种心理调节方法，以保持心理平衡，维持和增进心理健康。如气郁质者，精神多抑郁不爽，神情多愁闷不乐，性格多孤僻内向，多愁善感，气度狭小，故应注意情感上的疏导，消解其不良情绪，以防过极。阳虚质者，精神多萎靡不振，神情偏冷漠，多自卑而缺乏勇气，应帮助其树立起生活的信心。〔明〕汪绮石《理虚元鉴·虚症有六因》中曾概括说："荡佚者，惕之以生死；偏僻者，正之以道义；执著者，引之以洒脱。"

本章要点表解

表 6.1　体质的特点

体质的特点	阐释
个体差异性	体质特征因人而异，是体质学说研究的核心问题

续表

体质的特点	阐释
形神一体性	形神合一，是特定的生理特性与心理特性的综合，是对个体身心特性的概括
群类趋同性	同一种病或聚居在同一地域的人群体质具有相同或类似的特点
相对稳定性	呈现与亲代类似的特征，相对稳定，不会轻易改变；长期稳定的环境亦有利于体质相对稳定
动态可变性	可随着年龄的变化和外境环境变化而有所变化
连续可测性	体质的缓慢变化具有可预测性
后天可调性	后天干预可使偏颇体质得以纠正或改善，减少对疾病的易感性，更好地防治疾病

表 6.2　正常体质的分类及其特征

	外部形态	生理功能	心理活动	病理特征
阴阳平和质	身体强壮，胖瘦适度，肤色明润含蓄；目光有神	食量适中，二便通调，舌红润，脉象均匀和缓，眠佳，精力充沛，自身调节和对外适应能力强	性格开朗、随和，反应灵活，思维敏捷	少生病，病则多为表证、实证，易愈，多长寿
偏阳质	形体适中或偏瘦，但结实；面色偏红或微黑，油性皮肤	食量较大，大便易干，小便易黄；畏热喜冷，或体温偏高，多汗，喜饮水，唇舌偏红，苔易黄，脉多偏浮、数、有力；精力旺盛，动作敏捷	性格外向，喜动好强，易急躁，自制力较差	易感风、暑、热等阳邪，病后多为热证、实证，易化燥伤阴；皮肤易生疖疮；内伤病多见火旺、阳亢或兼阴虚；易生眩晕、头痛、心悸、失眠及出血病证。易发展为临床"阳亢""阴虚""痰火"等病理性体质
偏阴质	形体适中或偏胖，但较弱	食少大便易稀，易疲劳，面色偏白无华，畏寒喜热，或体温偏低，精力差，动作迟缓	性格内向，喜静少动，或胆小易惊	易感寒湿阴邪，病后多为寒证、阳虚证；表证易传里或直中内脏；冬天易冻伤；容易发生湿滞、水肿、痰饮、瘀血等病证。易发展为临床"阳虚""痰湿""水饮"等病理性体质

表 6.3　体质学说的应用

体质学说的应用	阐释
说明个体对某些病因的易感性	体质决定着个体对某些病邪的易感性、耐受性 体质决定着发病的倾向性
阐释发病原理	体质强弱决定着发病与否及发病情况 ①外感病：人体能否感邪而发病，主要取决于个体的体质状况 ②内伤病：也与体质密切相关
解释病理变化	体质决定病机的从化 体质因素决定疾病的传变
指导辨证	体质是辨证的基础
指导治疗	体质决定疾病的证候类型，包括同病异证和异病同证
指导养生	顺时摄养、调摄精神、起居有常、劳逸适度、饮食调养、运动锻炼

第七章　病　因
Pathogeny

　　病因学说（disease cause theory），是研究各种致病因素的概念、形成、性质、致病特点及其所致病证临床表现的理论，是中医学理论体系的重要组成部分。

　　凡能导致疾病发生的原因，即是病因（pathogenic factors），又称致病因素。致病因素多种多样，诸如六气异常、疠气传染、七情内伤（injury by seven emotional factors）、饮食失宜（improper diet）、劳逸失度（maladjustment between work and rest）、持重努伤、跌仆金刃、外伤及虫兽所伤等，均可成为病因而导致发病。然而，在疾病过程中，原因和结果是相互作用着的，在某一病理阶段中是结果的，而在另一阶段则可成为新的致病因素，即病理产物（pathological product）可成为病因，又称继发性病因，如痰饮（phlegm and fluid-retention）、瘀血、结石等即是。此外，医、药失当及先天因素等，也可成为病因。

　　鉴于病因的多样性，为了说明各种致病因素的性质和致病特点，古人曾对病因做过分类学方面的研究。如秦国名医医和提出的"六气致病"说，谓"六气，曰阴、阳、风、雨、晦、明也。……阴淫寒疾，阳淫热疾，风淫末疾，雨淫腹疾，晦淫惑疾，明淫心疾"（《左传·昭公元年》）。六气（six qi）以阴阳为纲，而淫生六疾统于阴阳，故"六气致病"说被称为病因理论的创始。《内经》更以阴阳为总纲，对病因进行分类，如《素问·调经论》说："夫邪之生也，或生于阴，或生于阳。其生于阳者，得之风雨寒暑；其生于阴者，得之饮食居处，阴阳喜怒。"将病因与发病部位结合起来，明确分为阴阳两大类，即来自自然界气候异常变化，多伤人外部肌表的，归属于阳邪（yang pathogen）；凡饮食不节，居处失宜，起居无常，房事失度，情志过极，多伤人内在脏腑精气的，归属于阴邪（yin pathogen）。《内经》还提出了病因的"三部"分类法，如《灵枢·百病始生》说："夫百病之始生也，皆生于风雨寒暑，清湿喜怒。喜怒不节则伤脏，风雨则伤上，清湿则伤下。三部之气，所伤异类。"东汉时期医家张机将病因与发病途径相结合，指出："千般疢难，不越三条：一者，经络受邪入脏腑，为内所因也；二者，四肢九窍，血脉相传，壅塞不通，为外皮肤所中也；三者，房室、金刃、虫兽所伤。以此详之，病由都尽"（《金匮要略·脏腑经络先后病脉证》）。晋代医家葛洪《肘后备急方·三因论》则认为疾病的发生，"一为内疾，二为外发，三为它犯。"隋代医家巢元方《诸病源候论》首次提出了具有传染性的"乖戾之气"。宋代医家陈言在《金匮要略》的基础上提出了"三因学说"，他在《三因极一病证方论》（简称《三因方》）中指出："六淫，天之常气，冒之则先自经络流入，内合于脏腑，为外所因；七情，人之常性，动之则先自脏腑郁发，外形于肢体，为内所因；其如饮食饥饱，叫呼伤气，尽神度量，疲极筋力，阴阳违逆，及至虎狼毒虫，金疮踒折，疰忤附着，畏压缢溺，有悖常理，为不内外因。"即六淫邪气侵犯为外所因，七情所伤为内所因，饮食劳倦、跌仆金刃及虫兽所伤等为不内外因。"三因学说"进一步明确了不同的病因有不同的侵袭和传变途径。这种将致病因素与发病途径结合起来进行分类的方法，使中医学病因理论更趋完善，对后世影响很大。现代对病因的分类，基本沿用此法，分为外感病因（cause of exogenous contraction）、内伤病因（cause of endogenous injury）、病理产物（pathological product）形成的病因，以及其他病因四大类。本教材根据病因的来源、形成、发病途径及致病特点的不同，将病因分为六淫（six climatic influences）、疠气（pestilent qi）、七情内伤（injury by seven emotional factors）、饮食失宜（improper diet）、劳逸失度（maladjustment between work and rest）、病理产物（pathological product）及其他病因七类。

中医学历来重视病因在疾病发生、发展变化过程中的作用，认为任何临床症状和体征都是在某种病因的影响和作用下，患病机体所产生的一种异常反应。在整体观念的指导下，中医探求病因，除了解发病过程中可能作为致病因素的客观条件外，主要以临床表现为依据，通过分析病证的症状、体征来推求病因，为治疗用药提供依据。这种方法称为"辨症求因"，又称"审症求因"，为中医探究病因的主要方法，也是中医病因学的主要特点。所以，中医病因学不但研究致病因素的形成、性质和致病特点，同时也探讨各种病因所致病证的临床特征，这样才能更好地指导疾病的诊断和防治。

第一节　外感病因
Cause of exogenous contraction

外感病因（cause of exogenous contraction），是指由外而入，或从皮毛，或从口鼻，侵入机体，引起外感（exogenous contraction）疾病的致病因素。外感病是由外感病因而引起的一类疾病，一般发病较急，病初多见寒热、咽痛、骨节酸楚等。外感病因大致分为六淫和疫疠两类。

一、六　淫
Six climatic influences

（一）六淫的概念

1. 六气与六淫

（1）六气（six qi）：所谓六气，又称六元，是指风、寒、暑、湿、燥、火六种正常的自然界气候。六气的变化称之为六化。这种正常的气候变化，是万物生长的条件，对于人体是无害的。由于机体在生命活动过程中，通过自身的调节机制产生了一定的适应能力，从而使人体的生理活动与六气的变化相适应。所以，正常的六气一般不易使人发病。

（2）六淫（six climatic influences）：所谓六淫，是风、寒、暑、湿、燥、火六种外感病邪的统称。阴阳相移，寒暑更作，气候变化都有一定的规律和限度。如果气候变化异常，六气发生太过或不及，或非其时而有其气（如春天当温而反寒，冬季当凉而反热），以及气候变化过于急骤（如暴寒暴暖），超过了一定的限度，使机体不能与之相适应的时候，就会导致疾病的发生。于是，六气由对人体无害而转化为对人体有害，成为致病的因素。能导致机体发生疾病的六气便称之为"六淫"。固然，气候变化与疾病的发生有密切关系，但是异常的气候变化，并非使所有的人都能发病。有的人能适应这种异常变化就不发病，而有的人不能适应这种异常变化就发生疾病。同一异常的气候变化，对于前者来说，便是六淫了。反之，气候变化正常，即使在风调雨顺，气候宜人的情况下，也会有人因其适应能力低下而生病。这种正常的六气变化对患病机体来说又是"六淫"了。由此可见，六淫无论是在气候异常还是正常的情况下，都是客观存在的。在这里起决定作用的因素是人们体质的差异、正气的强弱。只有在人体的正气不足，抵抗力下降时，六气才能成为致病因素，侵犯人体而发病。就这一意义来说，六淫是一类因六气变化破坏了人体相对动态平衡，能引起外感病的致病因素。"六淫"又称"六邪（six categories of pathogen）"。

2. 外感六淫与内生五邪　外感六淫属外感病的致病因素，称之为外邪，而内生五邪，则是指脏腑阴阳气血失调所产生的内风（endogenous wind）、内寒（endogenous cold）、内湿（endogenous dampness）、内燥（endogenous dryness）、内火（热）[endogenous fire（heat）] 等五种病理变化，属病机学范畴。内生五邪的临床表现虽与风、寒、湿、燥、火等六淫致病特点及其病理反应相似，但为区别于六淫之外风、外寒、外湿、外燥、外火（热），故冠以"内"字，称为"内生五邪"。内生五邪的临床表现，一般都没有表证，多表现为或虚证或实证或虚实夹杂证。外感六淫作用于机体后，引起脏腑阴阳气血功能失调而产生的病理变化，其临床表现，多有表证，而且多属实证。单纯暑邪伤人，一般无表证可见，但常兼湿邪，称为暑湿，则有表证。只有外邪直中时，才径见里证。

外感（exogenous contraction）六淫与内生五邪，一为致病因素，一为病理结果，虽有区别，又有密切联系。六淫伤人，由表入里，损及脏腑，则易致内生五邪之害。内生五邪，脏腑功能失调，则又易感六淫之邪。

（二）六淫致病的一般特点

1. 季节性与地域性

（1）六淫致病与季节的关系：由于六淫本为四时主气的太过或不及，故容易形成季节性多发病。如春季多风病，夏季多暑病，长夏初秋多湿病，深秋多燥病，冬季多寒病等，这是一般规律。但是，气候变化是复杂的，不同体质对外邪的感受性不同，所以同一季节可以有不同性质的外感病发生。

（2）六淫致病与环境的关系：工作或居处环境失宜，也能导致六淫侵袭而发病。如久处潮湿环境多有湿邪为病，高温环境作业又常有暑邪、燥热或火邪为害，干燥环境又多燥邪为病等。

2. 单一性与相兼性　六淫邪气既可单独致病又可相兼为害。其单独使人致病者，如寒邪直中脏腑而致泄泻，其由两种以上同时侵犯人体而发病者，如风寒感冒、湿热泄泻、风寒湿痹等。

3. 转化性　六淫致病以后，在疾病发展过程中，不仅可以互相影响，而且在一定条件下，其病理性质可向不同于病因性质的方向转化，如寒邪可郁而化热，暑湿日久又可以化燥伤阴，六淫又皆可化火等等。这种转化与体质有关，人的体质有强弱，气有盛衰，脏有寒热，因此，病邪侵入人体，多从其脏气而转化。阴虚体质，最易化燥，阳虚体质，最易化湿。另外，又与邪侵久暂有关，一般而言，邪气初感，不易转化，邪郁日久，多能转化。

4. 外入性　六淫为病，多有由表入里的传变过程。六淫之邪多从肌表或口鼻而入，侵犯人体而发病。六淫致病的初起阶段，每以恶寒发热、舌苔（fur）薄白、脉浮为主要临床特征，称为表证。表证不除，由表入里，由浅及深。故六淫致病，多有由表及里的传变过程。即使直中入里，没有表证，也都称为"外感病"。所以，称六淫为外感病的病因。

中医病因学说中的六淫的性质和致病特点，是通过对自然现象的观察，加以抽象概括而来的。六淫为病，除了气候因素外，还包括了生物（如细菌、病毒等）、物理、化学等多种致病因素作用于机体所引起的病理反应在内。

（三）六淫的性质及其致病特点

1. 风

（1）自然特性：风具有轻扬开泄，善动不居的特性，为春季的主气，在一年二十四个节气中，大寒、立春、雨水、惊蛰四个节气为风气主令。因风为木气而通于肝，故又称春季为风木当令的季节。风虽为春季的主气，但终岁常在，四时皆有。故风邪引起的疾病虽以春季为多，但不限于春季，其他季节均可发生。

（2）风邪的性质和致病特征：风性轻扬（wind tending to drift），善行数变（mobility and changeability），风胜则动，为百病之长，这是风邪的基本特点。

1）轻扬开泄：风为阳邪（yang pathogen），其性轻扬升散，具有升发、向上、向外的特性。所以风邪致病，易于伤人上部，易犯肌表、腰部等阳位。肺为五脏六腑之华盖，伤于肺则肺气不宣，故现鼻塞流涕、咽痒咳嗽等。风邪上扰头面，则现头晕头痛、头项强痛、面肌麻痹、口眼㖞斜等。风邪客于肌表，可见怕风、发热等表证。因其性开泄，具有疏通、透泄之性，故风邪侵袭肌表，使肌腠疏松，汗孔开张，而出现汗出、恶风等症状。

2）善行数变（mobility and changeability）：风善动不居，易行而无定处。"善行"是指风邪具有易行而无定处的性质，故其致病有病位游移，行无定处的特性。如风疹、荨麻疹之发无定处，此起彼伏；行痹（风痹）之四肢关节游走性疼痛等，均属风气盛的表现。"数变"，是指风邪致病具有变化无常和发病急骤的特性。如风疹、荨麻疹之时隐时现，癫痫、中风之猝然昏倒，不省人事等。因其兼挟风邪，所以才表现为发病急，变化快。总之，以风邪为先导的疾病无论是外感（exogenous contraction）还是内伤（endogenous injury），一般都具有发病急、变化多、传变快等特征。

3）风性主动（wind attributing to mobility）："风性主动"是指风邪致病具有动摇不定的特征。常表现为眩晕、震颤、四肢抽搐、角弓反张、直视上吊等症状，故称"风胜则动"。如外感热病中的"热极生风"，内伤杂病中的"肝阳化风（liver yang producing wind）"或"血虚生风（blood deficiency producing wind）"等证，均有风邪动摇的表现。

4）风为百病之长（wind being leading cause of diseases）：风邪是外感病因（cause of exogenous contraction）的先导，寒、湿、燥、热等邪，往往都依附于风而侵袭人体。如与寒合为风寒之邪，与热合为风热之邪，与湿合为风湿之邪，与暑合则为暑风，与燥合则为风燥，与火合则为风火等。所以，临床上风邪为患较多，又易与六淫诸邪相合而为病。故称风为百病之长，六淫之首。

风与肝相应。风为木气，通于肝。外感风邪可导致胃脘痛、腹胀、肠鸣、呕吐、泄泻等。这是风邪伤肝，木盛克土所致。

综上所述，风为春令主气，与肝木相应。风邪为病，其病证范围较广，变化为快。其具体特点为：①遍及全身，即无处不至，上至头部，下至足膝，外而皮肤，内而脏腑，全身任何部位均可受到风邪的侵袭。②媒介作用，即能与寒、湿、暑、燥、火等相合为病。③其致病的特殊性，风病来去急速，病程不长，其特殊症状也易于认识，如汗出恶风、全身瘙痒、游走不定、麻木以及动摇不宁等症状。临证时，发病在春季与感受风邪明显有关者，均可考虑风邪的存在。

2. 寒

（1）自然特性：寒具有寒冷、凝结特性，为冬季的主气，从小雪、大雪、冬至，到小寒计四个节气，为冬令主气。寒为水气而通于肾，故称冬季为寒水当令的季节。因冬为寒气当令，故冬季多寒病，但也可见于其他季节。由于气温骤降，防寒保温不够，人体亦易感受寒邪而为病。

（2）寒邪的性质和致病特征：寒邪以寒冷、凝滞、收引为基本特征。

1）寒易伤阳：寒为阴气的表现，其性属阴，故寒为阴邪（yin pathogen）。阳气本可以制阴，但阴寒偏盛，则阳气不仅不足以驱除寒邪，反为阴寒所侮，故云"阴盛则寒"，"阴盛则阳病"。所以寒邪最易损伤人体阳气。阳气受损，失于温煦之功，故全身或局部可出现明显的寒象。如寒邪束表，卫阳郁遏，则现恶寒、发热、无汗等，称之为"伤寒（exogenous cold disease）"。若寒邪直中于里，损伤脏腑阳气者，谓之为"中寒（cold parapoplexy）"。如伤及脾胃，则纳运升降失常，以致吐泻清稀，脘腹冷痛；肺脾受寒，则宣肃运化失职，表现为咳嗽喘促，痰液清稀或水肿；寒伤脾肾，则温运气化失职，表现为畏寒肢冷、腰脊冷痛、尿清便溏、水肿腹水等；若心肾阳虚，寒邪直中少阴，则可见恶寒蜷卧、手足厥冷、下利清谷、精神萎靡、脉微细等。

2）寒性凝滞（cold attributing to congealing）：凝滞，即凝结阻滞之谓。人身气血津液的运行，赖阳气的温煦推动，才能畅通无阻。寒邪侵入人体，经脉气血失于阳气温煦，易使气血凝结阻滞，涩滞不通，不通则痛，故疼痛是寒邪致病的重要特征。因寒而痛，其痛得温则减，逢寒增剧，得温则气升血散，气血运行无阻，故疼痛缓解或减轻。寒胜必痛，但痛非必寒。由于寒邪侵犯的部位不同，所以病状各异。若寒客肌表，凝滞经脉，则头身肢节剧痛；若寒邪直中于里，气机阻滞，则胸、脘、腹冷痛或绞痛。

3）寒性收引（cold attributing to contraction）：收引，即收缩牵引之意。寒性收引是指寒邪具有收引拘急之特性。"寒则气收（cold attributing to contraction）"。寒邪侵袭人体，可使气机收敛，腠理（striae）闭塞，经络筋脉收缩而挛急；若寒客经络关节，则筋脉收缩拘急，以致拘挛作痛、屈伸不利或冷厥不仁；若寒邪侵袭肌表，则毛窍收缩，卫阳闭郁，故发热恶寒而无汗。

寒与肾相应。寒为水气，通于肾。寒邪侵袭，寒水泛滥，则尿少、水肿；寒水过盛，上制心火，则心痛、心悸、肢厥等。

总之，寒为冬季主气，与肾水相应。寒病多发于冬季，但也可见于其他季节。寒邪为病，其致病特征是：寒为阴邪（yin pathogen），易伤阳气，故寒邪致病，全身或局部有明显的寒象。寒胜则痛，所以疼痛为寒证的重要特征之一。因寒则气收，故其病有毛窍闭塞、气机收敛、筋脉拘急的特征，表现为无汗、拘急作痛或屈伸不利等。

3. 暑

（1）自然特性：暑为火热之邪，为夏季主气，从小满、芒种、夏至，到小暑四个节气，为暑气当令。暑邪有明显的季节性，主要发生在夏至以后，立秋以前。暑邪独见于夏令，故有"暑属外邪，并无内暑"之说。暑邪致病有阴阳之分，在炎夏之日，气温过高，或烈日暴晒过久，或工作场所闷热而引起的热病，为中于热，属阳暑；而暑热时节，过食生冷，或贪凉露宿，或冷浴过久所引起的热病，为中于寒，属阴暑。总之，暑月受寒为阴暑，暑月受热为阳暑。

（2）暑邪的性质和致病特征：暑为火所化，主升散，且多挟湿。

1）暑性炎热：暑为夏月炎暑，盛夏之火气，具有酷热之性，火热属阳，故暑属阳邪（yang pathogen）。暑邪伤人多表现出一系列阳热症状，如高热、心烦、面赤、烦躁、脉象洪大等，称为伤暑（或暑热）。

2）暑性升散（summerheat attributing to rise and dispersion）：升散，即上升发散之意。升，指暑邪易于上犯头目，内扰心神，因为暑邪易入心；散，指暑邪为害，易于伤津耗气。暑为阳邪，阳性升发，故暑邪侵犯人体，多直入气分，可致腠理开泄而大汗出。汗多伤津，津液亏损，则可出现口渴喜饮，唇干舌燥，尿赤短少等。在大量汗出同时，往往气随津泄，而导致气虚，故伤于暑者，常可见到气短乏力，甚则突然昏倒，不省人事之中暑。中暑兼见四肢厥逆，称为暑厥。暑热引动肝风而兼见四肢抽搐，颈项强直，甚则角弓反张，称为暑风（暑痫）。暑热之邪，不仅耗气伤津，还可扰动心神，而引起心烦闷乱而不宁。

3）暑多挟湿（summerheat usually accompanied with dampness）：暑季不仅气候炎热，且常多雨而潮湿，热蒸湿动，湿热弥漫空间，人身之所及，呼吸之所受，均不离湿热之气。暑令湿胜必多兼感。其临床特征，除发热、烦渴等暑热症状外，常兼见四肢困倦、胸闷呕恶、大便溏泄不爽等湿阻症状。虽为暑湿并存，但仍以暑热为主，湿浊居次，非暑中必定有湿。暑为夏季主气，暑邪为患，有阴暑、阳暑之分。暑邪致病的基本特征为热盛、阴伤、耗气，又多挟湿。所以，临床上以壮热、阴亏、气虚、湿阻为特征。

4. 湿

（1）自然特征：湿具有重浊、黏滞、趋下特性，为长夏主气。从大暑、立秋、处暑，到白露四个节气，为湿气主令。湿与脾土相应。夏秋之交，湿热熏蒸，水气上腾，湿气最盛，故一年之中长夏多湿病。湿亦可因涉水淋雨、居处伤湿，或以水为事。湿邪为患，四季均可发病，且其伤人缓慢难察。

（2）湿的性质和致病特征：湿为阴邪（yin pathogen），阻碍气机，易伤阳气，其性重浊黏滞、趋下。

1）湿为阴邪，易阻气机，损伤阳气：湿性类水，水属于阴，故湿为阴邪。湿邪侵及人体，留滞于脏腑经络，最易阻滞气机，从而使气机升降失常。胸胁为气机升降之道路，湿阻胸膈，气机不畅则胸闷；湿困脾胃，使脾胃纳运失职，升降失常，故现纳谷不香、不思饮食、脘痞腹胀、便溏不爽、小便短涩之候。由于湿为阴邪，阴胜则阳病，故湿邪为害，易伤阳气。脾主运化（spleen dominating transportation and transformation）水湿，且为阴土，喜燥而恶湿，对湿邪又有特殊的易感性，所以脾具有运湿而恶湿的特性。因此，湿邪侵袭人体，必困于脾，使脾阳不振，运化无权，水湿停聚，发为泄泻、水肿、小便短少等症。"湿胜则阳微"，因湿为阴邪，易于损伤人体阳气，由湿邪郁遏使阳气不伸者，当用化气利湿通利小便的方法，使气机通畅，水道通调，则湿邪可从小便而去，湿去则阳气自通。

2）湿性重浊（dampness attributing to heaviness and turbidity）：湿为重浊有质之邪。所谓"重"，即沉重、重着之意。故湿邪致病，其临床症状有沉重的特性，如头重身困、四肢酸楚沉重等。若湿邪外袭肌表，湿浊困遏，清阳不能伸展，则头昏沉重，状如裹束；如湿滞经络关节，阳气布达受阻，则可见肌肤不仁、关节疼痛重着等。所谓"浊"，即秽浊垢腻之意。故湿邪为患，易于出现排泄物和分泌物秽浊不清的现象。如湿浊在上则面垢、眵多；湿滞大肠，则大便溏泻、下痢脓血黏液；湿气下注，则小便浑浊、妇女黄白带下过多；湿邪浸淫肌肤，则疮疡、湿疹、脓水秽浊等。

3）湿性黏滞（dampness attributing to viscosity and stagnation）："黏"，即黏腻；"滞"，即停滞。所谓黏滞是指湿邪致病具有黏腻停滞的特性。这种特性主要表现在两个方面：一是症状的黏滞性。即湿病症状多黏滞而不爽，如大便黏腻不爽，小便涩滞不畅，以及分泌物黏浊和舌苔（fur）黏腻等。二是病程的缠绵性。因湿性黏滞，蕴蒸不化，胶着难解，故起病缓慢隐袭，病程较长，往往反复发作或缠绵难愈。如湿温，它是一种由湿热病邪所引起的外感（exogenous contraction）热病。由于湿邪性质的特异性，在疾病的传变过程中，表现出起病缓、传变慢、病程长、难速愈的明显特征。例如湿疹、湿痹（着痹）等，亦因其湿而不易速愈。

4）湿性趋下（dampness characterized by downward going）：水性就下，湿类属水，其质重浊，故湿邪有下趋之势，易于伤及人体下部。其病多见下部的症状，如水肿多以下肢较为明显。例如带下、小便浑浊、泄泻、下痢等，亦多由湿邪下注所致。但是，湿邪浸淫，上下内外，无处不到，非独侵袭人体下部。所谓"伤于湿者，下先受之"《素问·太阴阳明论》，只是说明湿性趋下，易侵阴位，为其特性之一而已。

湿为长夏主气，与脾土相应。湿邪有阻遏气机，易伤阳气之性，其性重浊黏滞，且有趋下之势。故湿邪为病，表现为人体气机阻滞，脾阳不振，水湿停聚而胸闷脘痞、肢体困重、呕恶泄泻等，以及分泌物和排泄物如泪、涕、痰、带下、二便等秽浊不清。

5. 燥

（1）自然特性：燥具有干燥、收敛清肃特性，为秋季主气。从秋分、寒露、霜降，到立冬四个节气，为燥气当令。秋季天气收敛，其气清肃，气候干燥，水分匮乏，故多燥病。燥气乃秋令燥热之气所化，属阴中之阳邪（yang pathogen）。燥邪为病，有温燥、凉燥之分。初秋有夏热之余气，久晴无雨，秋阳以曝之时，燥与热相结合而侵犯人体，故病多温燥。深秋近冬之际，西风肃杀，燥与寒相结合而侵犯人体，则病多凉燥。燥与肺气相通。

（2）燥邪的性质和致病特征：燥胜则干，易于伤肺，为燥邪的基本特征。

1）干涩伤津：燥与湿对，湿气去而燥气来，燥为秋季肃杀之气所化，其性干涩枯涸，故曰"燥胜则干"。燥邪为害，最易耗伤人体的津液，形成阴津亏损的病变，表现出各种干涩的症状和体征，诸如皮肤干涩皲裂、鼻干咽燥、口唇燥裂、毛发干枯不荣、小便短少、大便干燥等。

2）燥易伤肺：肺为五脏六腑之华盖，性喜清肃濡润而恶燥，称为娇脏。肺主气而司呼吸，直接与自然界大气相通，且外合皮毛，开窍于鼻，燥邪多从口鼻而入。燥为秋令主气，与肺相应，故燥邪最易伤肺。燥邪犯肺，使肺津受损，宣肃失职，从而出现干咳少痰，或痰黏难咯，或痰中带血，以及喘息胸痛等。

燥为秋季主气，与肺相应。燥邪以干涩伤津和易于伤肺为最重要特征。不论外燥还是内燥，均可见口、鼻、咽、唇等官窍干燥之象，以及皮肤、毛发干枯不荣等。

6. 火（热）

（1）自然特性：火具有炎热特性，旺于夏季，从春分、清明、谷雨到立夏四个节气，为火气主令。因夏季主火，故火与心气相应。但是火并不像暑那样具有明显的季节性，也不受季节气候的限制。

（2）温、暑、火、热的关系：温、暑、火、热四者性质基本相同，但又有区别。

温与热：这里的温和热均指病邪而言。温为热之渐，热为温之甚，二者仅程度不同，没有本质区别，故常温热混称。在温病学中所说的温邪，泛指一切温热邪气，连程度上的差别也没有。

暑与火（热）：暑为夏季的主气，乃火热所化，可见暑即热邪。但暑独见于夏季，纯属外邪，无内暑之说。而火（热）为病则没有明显的季节性，同时还包括高温、火热煎熬等。

火与热：火为热之源，热为火之性。火与热，其本质皆为阳盛，故往往火热混称。但二者还是有一定的区别的，热纯属邪气，没有属正气之说。而火，一是指人体的正气，称之为"少火（junior fire）"；二是指病邪，称之为"壮火（hyperactive fire）"。这是火与热的主要区别。一般地说，热多属于外感（exogenous contraction），如风热、暑热、温热之类病邪。而火则常自内生，多由脏腑阴阳气血失调所致，如心火上炎（heart fire flaming）、肝火炽盛、胆火横逆之类病变。

就温、热、火三者而言，温、热、火虽同为一气，但温能化热，热能生火，所以在程度上还是有一定差别的。温为热之微，热为温之甚；热为火之渐，火为热之极。

（3）火的含义：中医学中的火有生理与病理、内火和外火之分。

1）生理之火：生理之火是一种维持人体正常生命活动所必需的阳气，它谧藏于脏腑之内，具有温煦生化作用。这种有益于人体的阳气称之为"少火（junior fire）"，属于正气范畴。

2）病理之火：病理之火是指阳盛太过，耗散人体正气的病邪。这种火称之为"壮火"。这种病理性的火又有内火、外火之分。

外火：外火，一是感受温热邪气而来；二是风寒暑湿燥等外邪转化而来，即所谓"五气化火"。五气之中，只有暑邪纯属外来之火，我们称之为暑热。其余风、寒、湿、燥等邪并非火热之邪，之所以能化而为火，必须具备一定的条件。第一，郁遏化火。风、寒、湿、燥侵袭人体，必须郁久方能化火。如由寒化热，热极生火，温与热结，或湿蕴化热，热得湿而愈炽，湿得热而难解，郁而化火，或者湿蕴化热，湿热极甚而化火。火就燥，故燥亦从火化。第二，因人而异，阳盛之体或阴虚之质易于化火。第三，与邪侵部位有关。如邪侵阳明燥土，则易化火，寒邪直中入脾，则化火也难。此外，五气能否化火，与治疗也有一定的关系。

内火：内火（endogenous fire），多因脏腑功能紊乱，阴阳气血失调所致。情志过极亦可久郁化火，即所谓"五志化火（five minds transforming into fire）"。

中医学将火分为正、邪两类。正气之火即少火，少火又可分为"君火（monarchic fire）"和"相火（ministerial fire）"。"君火"为心之阳气，"相火"为肝、肾、胆、膀胱、心包、三焦之阳气。其中肾之阳气，又称"命门火"或"龙火"，肝之阳气也叫"雷火"。"君火"仅指正气而言，若过旺便是心火炽盛；而相火包含正气和邪气两个方面，过旺时谓"相火妄动"。"心火炽盛"和"相火妄动"均属于"壮火"，属邪气。

（4）火邪的性质和致病特征：火邪具有燔灼、炎上、耗气伤津、生风动血等特性。

1）火性燔灼：燔即燃烧；灼，即烧烫。燔灼，是指火热邪气具有焚烧而熏灼的特性。故火邪致病，机体以阳气过盛为其主要病理机制，临床上表现出高热、恶热、脉洪数等热盛之征。总之，火热为病，热象显著，以发热、脉数为其特征。

2）火性炎上：火为阳邪（yang pathogen），其性升腾向上。故火邪致病具有明显的炎上特性，其病多表现于上部。如心火上炎，则见舌尖红赤疼痛，口舌糜烂、生疮；肝火上炎（liver fire flaming），则见头痛如裂、目赤肿痛；胃火炽盛，可见齿龈肿痛、齿衄等。

3）伤津（consumption of fluid）耗气：火热之邪，蒸腾于内，最易迫津外泄，消烁津液，使人体阴津耗伤。故火邪致病，其临床表现除热象显著外，往往伴有口渴喜饮、咽干舌燥、小便短赤、大便秘结等津伤液耗之征。火太旺而气反衰，阳热亢盛之壮火，最能损伤人体正气，导致全身性的生理机能减退。此外，气生于水，水可化气，火迫津泄，津液虚少无以化气，亦可导致气虚，如火热炽盛，在壮热、汗出、口渴喜饮的同时，又可见少气懒言、肢体乏力等气虚之证。总之，火邪为害，或直接损伤人体正气，或因津伤而致气伤，终致津伤气耗之病理结果。

4）生风动血：火邪易于引起肝风内动和血液妄行。

生风：火热之邪侵袭人体，往往燔灼肝经，劫耗津血，使筋脉失于濡养，而致肝风内动（internal stirring of liver wind），称为热极生风（extreme heat producing wind）。风火相煽，症状急迫，临床上表现为高热、神昏谵语、四肢抽搐、颈项强直、角弓反张、目睛上视等。

动血：血得寒则凝，得温则行。火热之邪，灼伤脉络，并使血行加速，迫血妄行，易于引起各种出血，如吐血、衄血、便血、尿血，以及皮肤发斑，妇女月经过多、崩漏等。

5）易致肿疡：火热之邪入于血分，聚于局部，腐肉败血，则发为痈肿疮疡。"痈疽原是火毒生"。"火毒""热毒"是引起疮疡的比较常见的原因，其临床表现以疮疡局部红肿热痛为特征。

6）易扰心神：火与心气相应，心主血脉（heart dominating blood and vessel）而藏神。故火之邪伤于人体，最易扰乱神明，出现心烦失眠，狂躁妄动，甚至神昏谵语等症。

综上所述，火有生理性火和病理性火，本节所讲的为病理性火，又名火邪。火邪就来源看，有外火和内火之异。外火多由外感（exogenous contraction）而来，而内火常自内生。火邪具有燔灼炎上，伤津耗气，生风动血，易生肿疡和扰乱心神的特征。其致病广泛，发病急暴，易成燎原之势。在临床上表现出高热津亏、气少、肝风（liver wind）、出血、神志异常等特征。

二、疠　气
Pestilent qi

（一）疠气的基本概念

疠气（pestilent qi）是一类具有强烈传染性的病邪。又名戾气、疫疠之气、毒气、异气、杂气、乖戾之气等。疠气通过空气和接触传染。疠气与六淫不同，不是由气候变化所形成的致病因素，而是一种人们的感官不能直接观察到的微小的物质（病原微生物），即"毒"邪。疠气经过口鼻等途径，由外入内，故属于外感病因（cause of exogenous contraction）。由疠气而致的具有剧烈流行性传染性的一类疾病，称之为疫、疫疠、瘟疫（pestilence）（或温疫）等。温病与瘟疫不同，温病为多种外感急性热病的总称，温病无传染性和流行性。

（二）疠气的性质及其致病特点

1. 发病急骤，病情危笃　疫疠之气，其性急速、燔灼，且热毒炽盛。故其致病具有发病急骤、来势凶猛、病情险恶、变化多端、传变快的特点，且易伤津、扰神、动血、生风。疠气为害颇似火热致病，具有一派热盛之象，但毒热较火热为甚，不仅热毒炽盛，而且常挟有湿毒、毒雾、瘴气等秽浊之气，故其致病作用更为剧烈险恶，死亡率也高。

2. 传染性强，易于流行　疫疠之气具有强烈的传染性和流行性，可通过口鼻等多种途径在人群中传播。疫疠之气致病可散在地发生，也可以大面积流行。因此，疫疠具有传染性强、流行广泛、死亡率高的特点。诸如大头瘟（由疫毒感染而发病，以头面红肿或咽喉肿痛为特征）、虾蟆瘟（人体感受疫毒之后，以颈项肿大为主症，连及头面，状如虾蟆，故名）、疫痢、白喉、烂喉丹痧、天花、霍乱、鼠疫等，实际包括现代医学许多传染病和烈性传染病。

3. 特适性与偏中性　特适性指疠气致病的病位与病种的特异性。疠气作用何腑何脏，发为何病，具有特异性定位的特点。疠气对机体作用部位具有一定选择性，从而在不同部位上产生相应的病证。疠气种类不同，所致之病各异。每一种疠气所致之疫病，均有各自的临床特征和传变规律，所谓"一气致一病"。偏中性指疠气的种属感受性。疠气有偏中于人者，偏中于动物者。偏中于人的，则不传染给动物；偏中于动物的，也不传染给人。即使偏中于动物的，因动物种属不同，也不互相传染。

总之，六淫和疠气，均属外感（exogenous contraction）病邪，其性质和致病特点各有不同，但因其所致之病，多以火热之候为之，故常统称为外感热病。

（三）影响疠气产生的因素

影响疠气产生的因素有多种，主要有气候因素、环境因素、预防措施和社会因素等。

气候因素：自然气候的反常变化，如久旱、酷热，洪涝、湿雾瘴气、地震等，均可滋生疠气而导致疾病的发生。如霍乱等病的大流行与此类因素有关。

环境因素：环境卫生不良，如水源、空气污染等，均可滋生疠气。食物污染、饮食不当也可引起疫病发生，如疫毒痢、疫黄等病，即是疠气通过饮食入里而发病的。

预防措施不当：由于疠气具有强烈的传染性，人触之者皆可发病。若预防隔离工作不力，也往往会使疫病发生或流行。故《松峰说疫》告诫说："凡有疫之家，不得以衣服、饮食、器皿送于无疫之家，而无疫之家亦不得受有疫之家之衣服、饮食、器皿。"

社会因素：社会因素对疠气的发生与疫病的流行也有一定的影响。若战乱不停，社会动荡不安，工作环境恶劣，生活极度贫困，则疫病不断发生和流行。若国家安定，且注意卫生防疫工作，采取一系列积极有效的防疫和治疗措施，疫疠即能得到有效的控制。

第二节　内伤病因
Cause of endogenous injury

内伤病因（cause of endogenous injury），又称内伤（endogenous injury），泛指因人的情志或行为不寻常度，超过人体自身调节范围，直接伤及脏腑而发病的致病因素，如七情内伤（injury by seven emotional factors）、饮食失宜（improper diet）、劳逸失当（maladjustment between work and rest）等。内伤病因系导致脏腑气血阴阳失调而为病。由内伤病因所引起的疾病称之为内伤病。内伤病因（cause of endogenous injury），是与外感病因（cause of exogenous contraction）相对而言的，因其病自内而外，非外邪所侵，故称内伤。

一、七　情
Seven emotions

（一）七情的基本概念

七情（seven emotions）是指喜、怒、忧、思、悲、恐、惊等七种正常的情志活动，是人的精神意识对外界事物的反应。七情与人体脏腑功能活动有密切的关系。七情分属于五脏，以喜、怒、思、悲、恐为代表，就称为五志。

七情是人对客观事物的不同反应，在正常的活动范围内，一般不会使人致病。只有突然强烈或长期持久的情志刺激，超过人体本身的正常生理活动范围，使人体气机紊乱，脏腑阴阳气血失调，才会导致疾病的发生。因此，作为病因，七情是指过于强烈、持久或突然的情志变化，导致脏腑气血阴阳失调而发生疾病的情志活动。因七情而病称为因郁致病。此外，由于某些慢性疾病，体内脏腑功能长期失调，引起人的精神情志异常，称为因病致郁。七情还与机体本身的耐受、调节能力有关。七情致病不同于六淫，六淫主要从口鼻或皮毛侵入人体，而七情则直接影响有关脏腑而发病。七情不仅可以引起多种疾病的发生，而且对疾病的发展有重要影响，它可促进病情的好转与恶化。由于七情是造成内伤（endogenous injury）病的主要致病因素之一，故又称"内伤七情（injury by seven emotional factors）"。

情志是中医学对情绪的特有称谓，即是对现代心理学中情绪的中医命名。比较中医学和现代心理学有关对情绪的认识，可以明确：情志是人对内外环境变化进行认知评价而产生的涉及心理、生理两大系统的复杂反应，具有内心体验、外在表情和相应的生理和行为的变化，可发生在一定的情景之中，其反应和表达方式与个体心理、生理状态有关。情志不同于神志，不像意识那样是人脑的特有机能，不能像意识那样对客观事物进行反映，也不能像思维那样对事物本质进行抽象和概括。因此，情志是不同于精神意识思维活动一类心理现象。

七情与情志是一般和个别的关系：情志是对包括七情在内的所有情志特征与属性的抽象和概括，七情则是情志概念下的具体的七种情志。

1. 喜　是伴随愿望实现、紧张情绪解除时的轻松愉快的情绪体验。情绪研究认为：快乐是指盼望的目的达到、紧张解除时的情绪体验。愿望实现是喜的来源。机体的脏腑精气充盛，气血和调，生命状态良好，则感受敏锐且对生活期待高，易于对愿望实现产生相应的内心体验并感受到心身的喜悦。喜的情绪体验的关键特征是紧张的解除和轻松、愉快的体验。

2. 怒　是由于愿望受阻、行为受挫而致的紧张情绪的体验。怒与其他情绪不同，单纯体内气血冲逆足以导致怒的产生。因此，机体气血亢逆的内在变化，外界因素阻碍个体愿望实现，是导致怒产生的基本条件。

3. 忧　是对所面临问题的解决看不到头绪，心情低沉并伴有自卑的复合情绪状态。其情绪范围较广，包括从轻微的一时性的忧郁体验到较严重的难以自行恢复的忧郁状态。一般轻者曰忧，中度者称为忧郁，重度忧郁则称为郁症。忧郁以情绪低落、兴趣减低甚或丧失为特征，机体活动水平也处于低下状态，故伴有性欲低下、活动减少等相应表现。

4.思 是对所思问题不解，事情未决，思虑担忧的复合情绪状态，通常称为忧思。思虑与忧郁相近，均有脏腑精气不足的内在因素及情绪低落的特征。但思虑尚伴有轻微焦虑，即对所面临的环境感到压力、所考虑的问题感到担忧的心理负担，其思维是正常的活跃的。而忧郁不同，其思维以迟钝呆滞为显著特点。

5.悲 是指人失去所爱之人或物，及所追求的愿望破灭时的情绪体验。悲有程度的不同，轻微曰难过，稍重可谓悲伤，再甚则曰哀痛。产生悲的外界原因是失去所珍重的人或物和所追求的愿望的破灭，内在因素则是个体的脏气虚衰。悲与喜具有对立属性，表现在对社会事件的满足与破灭、脏腑精气的亏虚与充实两个层面上。

6.恐 指遇到危险而又无力应付而引发的惧怕不安的情绪体验。恐惧产生的外在因素是面临威胁而无能为力，这是导致恐惧的关键原因。另外，看到或听到恐怖情景，即使并非亲身经历也能产生恐的情绪体验。恐的内在因素主要为脏腑精气亏虚。

7.惊 指突然遭受意料之外的事件而引发的紧张惊骇的情绪体验。产生惊的关键是意外之事不期而至。惊虽多由外发，但常伴随其他情绪体验，以复合情绪状态存在。如因已盼望之事不期而至产生的惊喜，突遇险情而险未至的惊吓，遭受不测风云而前景未卜时的惊恐等。恐和惊不同，体验较单纯，主要为惧怕不安，伴随逃脱的企图行为，而惊可伴喜亦可伴恐。

七情代表中医学对人的基本情绪的认识。除七情之外，爱与恨、自豪与羞涩、尊严与蔑视等，也是人类基本的情志表现。

（二）七情与脏腑气血的关系

1.七情与脏腑的关系 人体的情志活动与脏腑有密切关系。其基本规律是：心主喜，过喜则伤心；肝主怒，过怒则伤肝；脾主思，过思则伤脾；肺主悲、忧，过悲过忧则伤肺；肾主惊、恐，过惊过恐则伤肾。这说明脏腑病变可出现相应的情绪反应，而情绪反应过度又可损相关之脏腑。七情生于五脏又伤五脏的理论在诊断和治疗中均有重要的指导意义。

2.七情与气血的关系 气和血是构成机体和维持人体生命活动的两大基本物质。气对人体脏腑具有温煦推动作用，血对人体脏腑则具有濡养作用。气血是人体精神情志活动的物质基础，情志活动与气血有密切关系。脏腑气血的变化，也会影响情志的变化。故曰："血有余则怒，不足则恐。"脏腑的生理活动必须以气血为物质基础，而精神情志活动又是脏腑生理功能活动的表现，所以人体情志活动与人体脏腑气血关系密切。

（三）七情的致病特点

1.与精神刺激有关 七情属于精神性致病因素，其发病必与明显的精神刺激有关。在整个病程中，情绪的改变可使病情发生明显的变化。如癫病多由情志所伤，忧郁伤肝，肝气郁结（liver qi stagnation），损伤于脾，脾失健运（dysfunction of spleen in transportation），痰浊内生，痰气上逆，迷蒙心神，不能自主而成。狂病多由恼怒悲愤，伤及肝胆，不得宣泄，郁而化火，煎熬津液，结为痰火，痰火上扰，蒙蔽心窍，神志逆乱而发。可见精神因素对疾病的发生发展有着重要作用。

2.直接伤及脏腑 七情过激可影响脏腑之活动而产生病理变化。不同的情志刺激可伤及不同的脏腑，产生不同的病理变化。如喜伤心，心伤则心跳神荡，精神涣散，思想不能集中，甚则精神失常等。七情过激虽可伤及五脏，但与心肝的关系尤为密切。心为五脏六腑之大主，一切生命活动都是五脏功能集中的表现，又必须接受心的统一主宰，心神受损必涉及其他脏腑。肝失疏泄，气机紊乱又是情志疾病发病机制的关键。

心主血而藏神；肝藏血而主疏泄；脾主运化（spleen dominating transportation and transformation）而居中焦，为气机升降之枢纽、气血生化之源。故情志所伤为害，以心、肝、脾三脏和气血失调为多见。如过度惊喜损伤心脏，可导致心神不安而心悸、失眠、烦躁、惊慌不安、神志恍惚，甚至精神失常，出现哭笑无常、言语不休、狂躁妄动等症。郁怒不解则伤肝，影响肝的疏泄功能，出现胁肋（lateral throax）胀痛、性情急躁、善太息，或咽中似有物梗阻，或因气滞血瘀而致妇女月经不调、痛经、闭经、癥瘕等。或因暴怒引起肝气上逆，损及血脉，血随气逆，发生大呕血或晕厥。若思虑过度，损伤于脾，使脾失健运，出现食欲不振、脘腹胀满等。七情所伤，心、肝、脾功能失调，可单独发病，也常相互影响，相兼为害，如思虑过度、劳伤心脾、郁怒不解、肝脾不调等。

此外，喜、怒、忧、思、恐等情志活动失调，能够引起脏腑气机紊乱，郁而化火，出现烦躁、易怒、失眠、面赤、口苦，以及吐血、衄血等属于火的表现，称之为"五志化火"。情志失调又可导致"六郁"为病，即气郁而湿滞，湿滞而成热，热郁而生痰，痰滞而血不行，血滞而食不化。换言之，由气郁可致血郁、痰郁、湿郁、食郁为病。

3. 影响脏腑气机 "百病皆生于气"。喜、怒、忧、思、悲、恐、惊，称为七气，即七情。七情之外，加之以寒热，称为九气。气贵冲和，运行不息，升降有常。气出入有序，升降有常，周流一身，循环无端，则无病。若七情变化，五志过极而发，则气机失调，或为气不周流而郁滞，或为升降失常而逆乱。

七情致郁，七情不舒，气机郁结，气滞而血瘀，气郁而聚湿生痰，化火伤阴。或在形躯，或在脏腑，变病多端。

七情损伤，使脏腑气机紊乱，血行失常，阴阳失调。不同的情志变化，其气机逆乱的表现也不尽相同。怒则气上，喜则气缓，悲则气消，思则气结，恐则气下，惊则气乱。

怒则气上（rage leading to qi ascending）：气上，气机上逆之意。怒为肝之志。凡遇事愤懑或事不遂意而产生一时性的激怒，一般不会致病。但如暴怒，则反伤肝，使肝气疏泄太过而上逆为病。肝气上逆，血随气升，可见头晕头痛、面赤耳鸣，甚者呕血或昏厥。肝气横逆，亦可犯脾而致腹胀、飧泄。飧泄又名水谷利，大便呈完谷不化样。若克胃则可出现呃逆、呕吐等。由于肝肾同源（liver and kidney from same source），怒不仅伤肝，还能伤肾。肾伤精衰，则现恐惧、健忘、腰脊软等症。肝为五脏之贼，故肝气疏泄失常可影响各脏腑的生理功能而导致多种病变。

喜则气缓（over-joy leading to qi sluggishness）：气缓，心气弛缓之意。喜为心之志。包括缓和紧张情绪和心气涣散两个方面。在正常情况下，喜能缓和紧张情绪，使心情舒畅，气血和缓，表现为健康的状态。但是喜乐无极，超过正常限度，就可导致心的病变。暴喜伤心，使心气涣散，神不守舍，出现乏力、懈怠、注意力不集中，乃至心悸、失神，甚至狂乱等。

悲则气消（excessive sorrow leading to qi consumption）：气消，肺气消耗之意。悲忧为肺之志。悲，是伤感而哀痛的一种情志表现。悲哀太过，往往通过耗伤肺气而涉及心、肝、脾等多脏的病变。如耗伤肺气，使气弱消减，意志消沉。可见气短胸闷、精神萎靡不振和懒惰等。

悲忧伤肝，肝伤则精神错乱，甚至筋脉挛急、胁肋（lateral throax）不舒等。悲哀过度，还可使心气内伤（endogenous injury），而致心悸、精神恍惚等。悲忧伤脾则三焦气机滞塞，运化无权，可现脘腹胀满、四肢痿弱等。

思则气结（pensiveness leading to qi stagnation）：气结，脾气郁结之意。思为脾之志，思考本是人的正常生理活动，若思虑太过，则可导致气结于中，脾气郁结，中焦气滞，水谷不化，而见胃纳呆滞、脘腹痞塞、腹胀便溏，甚至肌肉消瘦等。思发于脾而成于心，思虑太过，不但伤脾，也可伤心血，使心血虚弱，神失所养，而致心悸、怔忡、失眠、健忘、多梦等。

恐则气下（terror leading to qi sinking）：气下，精气下陷之意。恐为肾之志。恐，是一种胆怯、惧怕的心理作用。长期恐惧或突然意外惊恐，皆能导致肾气受损，所谓恐伤肾。过于恐惧，则肾气不固，气陷于下，可见二便失禁、精遗骨痿等症。恐惧伤肾，精气（essential qi）不能上奉，则心肺失其濡养，水火升降不交，可见胸满腹胀、心神不安、夜不能寐等症。

惊则气乱（fright leading to qi turbulence）：气乱是指心气紊乱。心主血，藏神，大惊则心气紊乱，气血失调，出现心悸、失眠、心烦、气短，甚则精神错乱等症状。

惊与恐不同，自知者为恐，不知者为惊。惊能动心，亦可损伤肝胆，使心胆乱，而致神志昏乱，或影响胎儿，造成先天性癫痫。

4. 情志波动，可致病情改变 异常情志波动，可使病情加重或迅速恶化，如眩晕患者，因阴虚阳亢，肝阳偏亢，若遇恼怒，可使肝阳暴张，气血并走于上，出现眩晕欲仆，甚则突然昏仆不语、半身不遂、口眼㖞斜，发为中风。

总之，喜怒忧思悲恐惊七种情志，与内脏有着密切的关系。情志活动必须以五脏精气作为物质基础，而人的各种精神刺激只有通过有关脏腑的机能，才能反映情志的变化。故曰："人有五脏化五气，以生喜怒悲忧恐。"情志为病，内伤五脏，主要是使五脏气机失常、气血不和、阴阳失调而致病的。至于所伤何脏，有常有变。七情生于五脏，又各伤对应之脏，如喜伤心、怒伤肝、恐伤肾……此其常。但有时一种情志变化也能伤及几脏，如悲可伤肺、伤肝等，几种情志又同伤一脏，如喜、惊均可伤心，此其变。临床应根据具体的表现，做具体分析，不能机械地对待。

二、饮食失宜
Improper diet

饮食是健康的基本条件。饮食所化生的水谷精微是化生气血，维持人体生长、发育，完成各种生理功能，保证生命生存和健康的基本条件。

正常饮食，是人体维持生命活动之气血阴阳的主要来源之一，但饮食失宜，常是导致许多疾病的原因。饮食物主要依靠脾胃消化吸收，如饮食失宜，首先可以损伤脾胃，导致脾胃的腐熟、运化功能失常，引起消化机能障碍；其次，还能生热、生痰、生湿，产生种种病变，成为疾病发生的一个重要原因。

饮食失宜（improper diet）包括饮食不节（irregular eating）、饥饱无度、饮食不洁（contaminated food）、饮食偏嗜（food preference）等。饮食失宜能导致疾病的发生，为内伤（endogenous injury）病的主要致病因素之一。

（一）饮食不节

良好的饮食行为，应以适度为宜。饮食不节（irregular eating），如过饥过饱，或饥饱无常，均可影响健康，导致疾病发生。

1. 过饥 指摄食不足，如饥而不得食，或有意识限制饮食，或因脾胃功能虚弱而纳少，或因七情强烈波动而不思饮食，或不能按时饮食等。《灵枢·五味》说："谷不入，半日则气衰，一日则气少矣。"长期摄食不足，营养缺乏，气血生化减少，一方面因气血亏虚而致脏腑组织失养，功能活动衰退，全身虚弱；另一方面又因正气不足，抗病力弱，易招致外邪入侵，继发（secondary onset）其他疾病。此外，长期摄食过少，胃腑失于水谷以养，也可损伤胃气而致胃部不适或胃脘疼痛等；如果有意抑制食欲，又可发展成厌食等较为顽固的身心疾病。儿童时期，如果饮食过少可致营养不良，影响其正常的生长发育。

2. 过饱 指饮食超量，或暴饮暴食，或中气虚弱而强食，以致脾胃难于消化转输而致病。轻者表现为饮食积滞不化，以致病理产物（pathological product）"积食"内停，可见脘腹胀满疼痛，嗳腐吞酸、呕吐、泄泻、厌食、纳呆等，故《素问·痹论》说："饮食自倍，肠胃乃伤。"甚者，可因脾胃久伤或营养过剩，而发展为消渴、肥胖、痔疮、心脉痹阻等病证。如《素问·生气通天论》所说："因而饱食，筋脉横解，肠澼为痔"，"高粱（膏粱）之变，足生大丁（疔）"等。若病理产物"积食"停滞日久，可进一步损伤脾胃功能，致使运化功能久不得复，还可聚湿、化热、生痰而引起其他病变发生。

此外，若饮食无度，时饥时饱等，也易导致脾胃损伤；大病初愈阶段，若饮食不当，如暴食、过于滋腻，或过早进补等，还可引起疾病复发；小儿喂养过量，易致消化不良，久则可致"疳积"等。

（二）饮食不洁

饮食不洁（contaminated food）作为致病因素，是指进食不洁净的食物而导致疾病的发生。多是由于缺乏良好的卫生习惯，进食陈腐变质，或被疫毒、寄生虫等污染的食物所造成。饮食不洁而致的病变以胃肠病为主。如进食腐败变质食物，则胃肠功能紊乱，出现脘腹疼痛、恶心呕吐、肠鸣腹泻或痢疾等。若进食被寄生虫污染的食物，则可导致各种寄生虫病，如蛔虫病、蛲虫病等，常表现有腹痛时作、嗜食异物、面黄肌瘦等。若进食被疫毒污染的食物，可发生某些传染性疾病。如果进食或误食被毒物污染或有毒性的食物，则会发生食物中毒，轻则脘腹疼痛，呕吐腹泻；重则毒气攻心，神志昏迷，甚至导致死亡。《金匮要略·禽兽鱼虫禁忌并治》说："秽饭、馁肉、臭鱼……食之皆伤人……六畜自死，皆疫死，则有毒，不可食之。"

（三）饮食偏嗜

饮食偏嗜（food preference）作为致病因素，是指特别喜好某种性味的食物或专食某些食物而导致某些疾病的发生。如饮食偏寒偏热，或饮食五味有所偏嗜，或嗜酒成癖等，久之可导致人体阴阳失调，或导致某些营养物质缺乏而引起疾病发生。

1. 寒热偏嗜 一般而言，良好的饮食习惯要求寒温适中。《灵枢·师传》说："食饮者，热无灼灼，寒无沧沧。寒温中适，故气将持，乃不致邪僻也。"若过分偏嗜寒热饮食，可导致人体阴阳失调而发生某些病变。如偏食生冷寒凉之品，久则易于耗伤脾胃阳气，导致寒湿内生；若偏嗜辛温燥热饮食，又可使肠胃积热，或酿成痔疮等；若嗜酒成癖，久易聚湿、生痰、化热而致病，甚至变生癥积。

2. 五味偏嗜　五味（five flavors），指酸、苦、甘、辛、咸，它们各有不同的作用，不可偏废。且五味与五脏，又各有其一定的亲和性。《素问·至真要大论》说："夫五味入胃，各归所喜，故酸先入肝，苦先入心，甘先入脾，辛先入肺，咸先入肾。"如果长期嗜好某种性味的食物，就会导致该脏的脏气偏盛，功能活动失调而发生多种病变。故《素问·至真要大论》又说："久而增气，物化之常也。气增日久，夭之由也。"五味偏嗜，既可引起本脏功能失调，也可因脏气偏盛，以致脏腑之间平衡关系失调而出现他脏的病理改变。《素问·五藏生成》说："多食咸，则脉凝泣而变色；多食苦，则皮槁而毛拔；多食辛，则筋急而爪枯；多食酸，则肉胝皱而唇揭；多食甘，则骨痛而发落。"即指五味偏嗜，脏气偏盛，导致"伤己所胜"的病理变化。

3. 食类偏嗜　若专食某种或某类食品，或厌恶某类食物而不食，或膳食中缺乏某些食物等，久之也可成为导致某些疾病发生的原因。如瘿瘤（碘缺乏）、佝偻（钙、磷代谢障碍）、夜盲（维生素 A 缺乏）等。如过食肥甘厚味，可聚湿生痰、化热，易致肥胖、眩晕、中风、胸痹、消渴等病变，若因偏食而致某些营养物质缺乏，也可发生多种病变。

三、劳　逸
Labour and rest

劳逸，包括过度劳累和过度安逸两个方面。正常的劳动和体育锻炼，有助于气血流通，增强体质。必要的休息，可以消除疲劳，恢复体力和脑力，不会使人致病。劳动与休息的合理调节，是保证人体健康的必要条件。如果劳逸失度，或长时间过于劳累，或过于安逸静养，都不利于健康，可导致脏腑经络及精气血津液神（essence, qi, blood, fluid, liquid and spirit）的失常而引起疾病发生。因此，劳逸失度也是内伤（endogenous injury）病的主要致病因素之一。

（一）过劳

过劳，即过度劳累，也称劳倦所伤。包括劳力过度、劳神过度和房劳过度三个方面。

1. 劳力过度　又称"形劳（physical overstrain）"。指较长时间的过度用力，劳伤形体而积劳成疾，或者是病后体虚，勉强劳作而致病。

劳力太过而致病，其病变特点主要表现在两个方面：一是过度劳力而耗气，损伤内脏的精气（essential qi），导致脏气虚少，功能减退。由于肺为气之主（lung being the governor of qi），脾为生气之源，故劳力太过尤易耗伤脾肺之气。常见如少气懒言，体倦神疲，喘息汗出等，即"劳则气耗（overexertion leading to qi consumption）。"二是过度劳力而致形体损伤，即劳伤筋骨。体力劳动，主要是筋骨、关节、肌肉的运动，如果长时间用力太过，则易致形体组织损伤，久而积劳成疾。如《素问·宣明五气》说："久立伤骨，久行伤筋。"

2. 劳神过度　又称"心劳（heart overstrain）"。指长期用脑过度，思虑劳神而积劳成疾。由于心藏神（heart housing spirit），脾主思，血是神志活动的重要物质基础，故用神过度，长思久虑，则易耗伤心血，损伤脾气，以致心神失养，神志不宁而心悸、健忘、失眠、多梦和脾失健运（dysfunction of spleen in transportation）而纳少、腹胀、便溏、消瘦等。

3. 房劳过度 房劳过度（sexual exhaustion），又称"肾劳（kidney consumption）"。指房事太过，或手淫恶习，或妇女早孕多育等，耗伤肾精、肾气而致病。由于肾藏精（kidney storing essence），为封藏之本，肾精不宜过度耗泄。若房事不节则肾精、肾气耗伤，根本动摇，常见如腰膝酸软、眩晕耳鸣、精神萎靡、性机能减退等。《素问·生气通天论》说："因而强力，肾气乃伤，高骨乃坏。"妇女早孕多育，亏耗精血，累及冲任及胞宫，易致月经失调，带下过多等妇科疾病。此外，房劳过度也是导致早衰的重要原因。

（二）过逸

过逸，即过度安逸。包括体力过逸和脑力过逸等。人体每天需要适当的活动，气血才能流畅，阳气才得以振奋。若较长时间少动安闲，或者卧床过久，或者长期用脑过少等，可使人体脏腑经络及精气血神的失调而导致病理变化。

过度安逸致病，其特点主要表现在三个方面：一是安逸少动，气机不畅。如果长期运动减少，则人体气机失于畅达，可以导致脾胃等脏腑的功能活动呆滞不振，出现食少、胸闷、腹胀、肢困、肌肉软弱或发胖臃肿等。久则进一步影响血液运行和津液代谢，形成气滞血瘀、水湿痰饮内生等病变。二是阳气不振，正气虚弱。过度安逸，或长期卧床，阳气失于振奋，以致脏腑组织功能减退，体质虚弱，正气不足，抵抗力下降等。故过逸致病，常见动则心悸、气喘汗出等，或抗邪无力，易感外邪致病。如《素问·宣明五气》说："久卧伤气，久坐伤肉。"三是长期用脑过少，加之阳气不振，可致神气衰弱，常见精神萎靡、健忘、反应迟钝等。

第三节 病理性因素
Pathological factor

痰饮、瘀血、结石等是疾病过程中所形成的病理产物（pathological product）。这些病理产物形成之后，又能作用于人体，干扰机体的正常功能，可加重病理变化，或引起新的病变发生。因其通常是继发（secondary onset）于其他病理过程而产生的致病因素，故称"继发性病因"，或称"内生有形实邪"。

一、痰 饮
Phlegm and fluid-retention

痰饮是人体水液代谢障碍所形成的病理产物。一般以较稠浊的称为痰，清稀的称为饮。痰可分为有形之痰和无形之痰。有形之痰（visible phlegm），是指视之可见，闻之有声的痰液，如咳嗽吐痰、喉中痰鸣等，或指触之有形的痰核。无形之痰，是指只见其征象，不见其形质的痰病，如眩晕、癫狂等。因此，中医学对"痰"的认识，主要是以临床征象为依据来进行分析的。饮则流动性较大，可留积于人体脏器组织的间隙或疏松部位。因其所停留的部位不同而表现各异。如《金匮要略·痰饮咳嗽病脉证治》有"痰饮""悬饮""溢饮""支饮"等不同名称。

（一）痰饮的形成

痰饮的形成，多为外感（exogenous contraction）六淫，或七情内伤（injury by seven

emotional factors），或饮食不节等，导致脏腑功能失调，气化不利，水液代谢障碍，水液停聚而形成。由于肺、脾、肾、肝及三焦等对水液代谢起着重要作用，故痰饮的形成，多与肺、脾、肾、肝及三焦的功能失常密切相关。如肺失宣降，津液不布，水道不利，则聚水而生痰饮；脾失健运，水湿内生，可以凝聚生痰；肾阳不足，水液不得蒸化，也可停而化生痰饮；肝失疏泄，气机郁滞，津液停积而为痰为饮；三焦水道不利，津液失布，亦能聚水生痰。同时，痰饮的形成，还与某些外感（exogenous contraction）或内伤（endogenous injury）因素直接相关。如外感湿邪，留滞体内；火邪伤人，煎灼津液；恣食肥甘厚味，湿浊内生（dampness originating from interior）；七情内伤，气郁水停；血行瘀滞，水液不行；以及饮食不化等，也可导致痰饮的生成。就饮食因素而言，《景岳全书·杂证谟·痰饮》指出：“盖痰涎之化，本由水谷，使果脾强胃健，如少壮者流，则随食随化，皆成血气，焉得留而为痰。惟其不能尽化，而十留其一二，则一二为痰矣；十留三四，则三四为痰矣；甚至留其七八，则但见血气日削，而痰证日多矣。”因此，凡与津液代谢密切相关之脏腑的功能失调，以及对津液代谢有影响的致病因素，均可以导致痰饮形成。

（二）痰饮的致病特点

痰饮一旦产生，可随气流窜全身，外而经络、肌肤、筋骨，内而脏腑，全身各处，无处不到，从而产生各种不同的病变。《杂病源流犀烛·痰饮源流》说：“其为物则流动不测，故其为害，上至巅顶，下至涌泉，随气升降，周身内外皆到，五脏六腑俱有。”概括而言，其致病特点有以下几个方面。

1. 阻滞气血运行　痰饮为有形之邪，可随气流行，或停滞于经脉，或留滞于脏腑，阻滞气机，妨碍血行。若痰饮流注于经络，则致经络气机阻滞，气血运行不畅，出现肢体麻木、屈伸不利，甚至半身不遂，或形成瘰疬痰核、阴疽流注等。若痰饮留滞于脏腑，则阻滞脏腑气机，使脏腑气机升降失常。如痰饮阻肺，肺气失于宣降，则见胸闷气喘、咳嗽吐痰等；痰饮停胃，胃气失于和降，则见恶心呕吐等；痰浊痹阻心脉，血气运行不畅，可见胸闷心痛等。

2. 影响水液代谢　痰饮本为水液代谢失常的病理产物，但是痰饮一旦形成之后，可作为一种继发性致病因素反过来作用于人体，进一步影响肺、脾、肾等脏腑的功能活动，影响水液代谢。如痰湿困脾，可致水湿不运；痰饮阻肺，可致宣降失职，水液不布；痰饮停滞下焦，可影响肾、膀胱的蒸化功能，以至水液停蓄。因此，痰饮致病能影响人体水液的输布与排泄，使水液进一步停留于体内，加重水液代谢障碍。

3. 易于蒙蔽心神　痰饮为浊物，而心神性清净。故痰浊为病，随气上逆，尤易蒙蔽清窍，扰乱心神，使心神活动失常，出现头晕目眩、精神不振等症，或者痰浊上犯，与风、火相合，蒙蔽心窍，扰乱神明，以至出现神昏谵妄，或引起癫、狂、痫等疾病。

4. 致病广泛，变幻多端　痰饮随气流行，内而五脏六腑，外而四肢百骸、肌肤腠理（striae），可停滞而致多种疾病。由于其致病面广，发病部位不一，且又易于兼邪致病，因而在临床上形成的病证繁多，症状表现十分复杂，故有“百病多由痰作祟”之说。痰饮停滞于体内，其病变的发展，可伤阳化寒，可郁而化火，可挟风、挟热，可化燥伤阴，可上犯清窍，可下注足膝，且病势缠绵，病程较长。因此，痰饮为病，还具有变幻多端，病证错综复杂的特点。

二、瘀 血
Stagnated blood

瘀血（stagnated blood）是指体内血液停积而形成的病理产物。包括体内瘀积的离经之血，以及因血液运行不畅，停滞于经脉或脏腑组织内的血液。瘀血既是疾病过程中形成的病理产物（pathological product），又是具有致病作用的"死血"。在中医文献中，瘀血又称"恶血""衃血""蓄血""败血""污血"等。"瘀血"与"血瘀"的概念不同。血瘀（blood stasis）是指血液运行不畅或血液瘀滞不通的病理状态，属于病机学概念。而瘀血是能继发新病变的病理产物，属于病因学概念。

（一）瘀血的形成

血液的正常运行，主要与心、肺、肝、脾等脏的功能，气的推动与固摄作用，脉道的通利，以及寒热等内外环境因素密切相关。凡能影响血液正常运行，引起血液运行不畅，或致血离经脉而瘀积的内外因素，均可导致瘀血的形成。

1. 血出致瘀 各种外伤，如跌打损伤、金刃所伤、手术创伤等，致使脉管破损而出血，成为离经之血；或其他原因，如脾不统血（failure of spleen to control blood）、肝不藏血而致出血，以及妇女经行不畅、流产等，如果所出之血未能排出体外或及时消散，留积于体内则成瘀血。

2. 气滞致瘀 气行则血行，气滞则血瘀。若情志郁结，气机不畅，或痰饮等积滞体内，阻遏脉络，都会造成血液运行不畅，进而导致血液在体内某些部位瘀积不行，形成瘀血。《血证论·吐血》说："气为血之帅（qi being commander of blood），血随之而运行；血为气之守，气得之而静谧。气结则血凝，气虚则血脱，气迫则血走。"

3. 因虚致瘀 气分阴阳，是推动和调控血液运行的动力，气虚则运血无力，阳虚则脉道失于温通而滞涩，阴虚则脉道失于柔润而僵化。津血同源（fluid and blood from same source）互化，津液亏虚（deficiency of fluid），无以充血则血脉不利。因此，气与津液的亏损，亦能引起血液运行不畅，导致血液在体内某些部位停积而成瘀血。

4. 血寒致瘀 血得热则行，得寒则凝。若外感（exogenous contraction）寒邪，入于血脉，或阴寒内盛，血脉挛缩，则血液凝涩而运行不畅，导致血液在体内某些部位瘀积不散，形成瘀血。如《灵枢·痈疽》说："寒邪客于经络之中则血泣（通'涩'，闭塞之义），血泣则不通。"《医林改错·积块》说："血受寒则凝结成块。"

5. 血热致瘀 外感火热邪气，或体内阳盛化火，入舍于血，血热（heat in blood）互结，煎灼血中津液，使血液黏稠而运行不畅；或热灼脉络，迫血妄行导致内出血，以致血液壅滞于体内某些部位不散而成瘀血。如《医林改错·积块》说："血受热则煎熬成块。"

（二）瘀血的致病特点

瘀血形成之后，停积体内不散，不仅失去血液的濡养作用，而且可导致新的病变发生。瘀血的致病特点主要表现在以下几个方面。

1. 易于阻滞气机 血为气之母（blood as mother of qi），血能载气（blood conveying qi），因而瘀血一旦形成，必然影响和加重气机郁滞，所谓"血瘀必兼气滞"。而气为血之帅（qi being commander of blood），气机郁滞，又可引起局部或全身的血液运行不畅。因而导致血瘀气滞、气滞血瘀的恶性循环。如外伤局部，破损血脉，血出致瘀，可致受伤部位气机郁滞，出现局部青紫、肿胀、疼痛等症。

2. 影响血脉运行 瘀血为血液运行失常的病理产物（pathological product），但瘀血形成之后，无论其瘀滞于脉内，还是留积于脉外，均可影响心、肝、脉等脏腑的功能，导致局部或全身的血液运行失常，如瘀血阻滞于心，心脉痹阻，气血运行不畅，可致胸痹心痛；瘀血留滞于肝脏，可致肝脏脉络阻滞，气血运行障碍，故有"恶血归肝"之说；瘀血阻滞于脉道，损伤脉络，血溢脉外，可致出血色紫暗有块等；瘀血阻滞经脉，气血运行不利，形体官窍因脉络瘀阻，可见口唇、爪甲青紫，皮肤瘀斑，舌有瘀点、瘀斑，脉涩不畅等。

3. 影响新血生成 瘀血乃病理性产物，已失去对机体的濡养滋润作用。瘀血阻滞体内，尤其是瘀血日久不散，就会严重地影响气血的运行，脏腑失于濡养，功能失常，势必影响新血的生成。因而有"瘀血不去，新血不生"的说法。故久瘀之人，常可表现出肌肤甲错、毛发不荣等失濡失养的临床特征。《血证论·男女异同论》说："瘀血不行，则新血断无生理……盖瘀血去则新血易生，新血生而瘀血自去。"即在一定程度上揭示了瘀血阻滞与新血生成之间的辩证关系。

4. 病位固定，病证繁多 瘀血一旦停滞于某脏腑组织，多难于及时消散，故其致病又具有病位相对固定的特征，如局部刺痛、固定不移，或癥积肿块形成而久不消散等。而且，瘀血阻滞的部位不同，形成原因各异，兼邪不同，其病理表现也就不同。如瘀阻于心，血行不畅则胸闷心痛；瘀阻于肺，则宣降失调，或致脉络破损，可见胸痛、气促、咯血；瘀阻于肝，气机郁滞，血海（blood sea）不畅，经脉瘀滞，可见胁痛、癥积肿块；瘀阻胞宫，经行不畅，可见痛经、闭经、经色紫暗有块；瘀阻于肢体肌肤，可见肿痛青紫；瘀阻于脑，脑络不通，可致突然昏倒，不省人事，或留有严重的后遗症，如痴呆、语言謇涩等。此外，瘀血阻滞日久，也可化热。故瘀血致病，病证繁多。

（三）瘀血致病的病症特点

瘀血致病，虽然症状错综繁多，但其主要病症特点可大致归纳如下：①疼痛：一般表现为刺痛，痛处固定不移，拒按，夜间痛势尤甚。②肿块：瘀血积于皮下或体内则可见肿块，肿块部位多固定不移。若在体表则可见局部青紫，肿胀隆起，所谓血肿；若在体腔内则扪之质硬，坚固难移，所谓癥积。③出血：部分瘀血为病者可见出血之象，通常出血量少而不畅，血色紫暗，或夹有瘀血块。④色紫暗：一是面色紫暗，口唇、爪甲青紫等；二是舌质紫暗，或舌有瘀斑、瘀点等。⑤可表现出肌肤甲错及脉象上的某些异常，如涩脉或结代脉等。

三、结 石
Calculus

结石（calculus），是指体内某些部位形成并停滞为病的砂石样病理产物或结块。常见的结石有泥砂样结石、圆形或不规则形状的结石、结块样结石（如胃结石）等，且大小不一。一般来说，结石小者，易于排出；而结石较大者，难于排出，多留滞而致病。

（一）结石的形成

结石的成因较为复杂，有些机理目前尚不清楚。比较常见的因素有：

1. 饮食不当　饮食偏嗜，喜食肥甘厚味，影响脾胃运化，蕴生湿热，内结于胆，久则可形成胆结石；湿热下注，蕴结于下焦，日久可形成肾结石或膀胱结石。若空腹食柿，影响胃（stomach）的受纳和通降，又可形成胃结石。此外，某些地域的水质中含有过量的矿物及杂质等，也可能是促使结石形成的原因之一。

2. 情志内伤　情志不遂，肝气郁结（liver qi stagnation），疏泄失职，胆气不达，胆汁郁结，排泄受阻，日久可形成结石。

3. 服药不当　长期过量服用某些药物，致使脏腑功能失调，或药物沉积于体内某些部位而形成结石。

4. 体质差异　先天禀赋（natural endowment）差异，以致某些物质的代谢异常，可形成易患结石病变的体质。

（二）结石的致病特点

1. 多发于肝、肾、胆、胃、膀胱等脏腑　肝气疏泄，关系着胆汁的生成和排泄；肾气的蒸化，影响尿液的生成和排泄，故肝肾功能失调易生成结石；且肝肾有管道与胆及膀胱相通，而胃、胆、膀胱等管腔性器官，结石易于停留，故结石为病，多为肝、胆结石，肾、膀胱结石和胃结石。

2. 病程较长，病情轻重不一　结石多为湿热内蕴，日渐煎熬而成，故大多数结石的形成过程缓慢而漫长。由于结石的大小不等，停留部位不一，故临床症状表现差异很大。一般来说，结石小，病情较轻，有的甚至无任何症状；结石过大，则病情较重，症状明显，发作频繁。

3. 阻滞气机，损伤脉络　结石为有形实邪，停留体内，势必阻滞气机，影响气血津液运行。如局部胀痛、水液停聚等。重者，结石嵌滞于狭窄部位，如胆道或输尿管中，气血严重郁阻，常出现腹部绞痛，若损伤脉络，可致出血，如尿血等。

第四节　其他病因
Other pathogenic factors

除六淫（six climatic influences）、疬气（pestilent qi）、七情内伤（injury by seven emotional factors）、饮食失宜（improper diet）、劳逸失度（maladjustment between work and rest）、病理产物（pathological product）之外的致病因素，统称为其他病因，主要有外伤、诸虫、药邪、医过、先天因素等。

一、外　伤
Traumas

外伤，主要指机械暴力等外力所致伤损，也包括烧烫、冷冻、虫兽蛇叮咬等意外因素所致形体组织的创伤。外伤的类型较多，如跌打损伤、持重努伤、挤轧伤、撞击伤、金刃伤、烧烫伤、冻伤、虫兽蛇咬伤等，广义的外伤还包括雷击、溺水、自缢等。

外伤致病，多有明确的外伤史。一般来说，轻者可为皮肉损伤，血行不畅，出现疼痛、出血、瘀斑、血肿等；重者损伤筋骨、内脏，表现为关节脱臼、骨折、大出血、虚脱、中毒，甚至危及生命。常见的外伤类型，根据其损伤性质可分为外力损伤、烧烫伤、冻伤、虫兽所伤等。

（一）外力损伤

外力损伤，指因机械暴力引起的创伤。包括跌仆、坠落、撞击、压轧、负重、努责、金刃等所伤。这种损伤，可使肌肉、血脉破损而见局部青紫、肿痛或出血；也可致筋肉撕裂，关节脱臼，骨折；严重者可以皮开肉绽，损及内脏，甚或损伤严重，出血过多，危及生命。

（二）烧烫伤

烧烫伤，主要是火毒为患，包括火焰、沸水、热油、蒸汽、雷电等灼伤形体。轻者灼伤皮肤而见局部灼热、红肿、疼痛或起水泡；重者焦炙肌肉筋骨而见患部如皮革样，或呈蜡白、焦黄，甚至炭化样改变。若大面积烧烫伤，可致火毒内攻脏腑而神志昏迷，或大量伤津耗液而致亡阴（yin depletion）、亡阳（yang depletion）。

（三）冻伤

冻伤，是低温所造成的全身或局部的损伤。冻伤的程度与温度和受冻时间、部位等直接相关，温度越低，受冻时间越长，则冻伤程度越严重。局部性冻伤，多发生在手、足、耳、鼻及面颊等裸露和末端部位。初起，因寒性凝滞收引，局部可见肌肤苍白、冷麻、作痛；继而肿胀青紫，痒痛或起水泡，甚至溃烂；日久则组织坏死而难愈。全身性冻伤，多为外界阴寒太甚，御寒条件太差，致使阳气严重受损，失其温煦作用，而出现寒战，体温骤降，面色苍白，唇舌指甲青紫，感觉麻木，反应迟钝，甚则呼吸微弱，脉微欲绝，进入昏迷状态。如不及时救治，可因阳绝而亡。

（四）虫兽所伤

虫兽所伤，主要指猛兽、毒蛇、疯狗或蝎、蜂、蚂蚁等虫兽咬伤或螫伤。其中猛兽所伤，轻者局部皮肉损伤、出血、肿痛；重者可损伤内脏，或出血过多而致死亡。疯狗咬伤，除局部皮肉损伤、出血、肿痛外，经过一段时间潜伏后，可发为"狂犬病"，出现烦躁、惊慌、恐水、恐风、抽搐等症，乃至死亡。蜂、蝎、蚂蚁螫伤或蜈蚣、毒蛇咬伤，多致局部肿痛，有时还可出现头晕、心悸、恶心呕吐等全身中毒症状，甚至昏迷。特别是毒蛇咬伤，常可迅速导致死亡。

二、寄　生　虫
Parasite

寄生虫，是动物性寄生物的统称。人体常见的寄生虫有蛔虫、蛲虫、绦虫、钩虫、血吸虫等。这类寄生虫寄居于人体内，不仅消耗人体的营养物质，还可以造成各种损害，导致疾病发生。不同的寄生虫，致病各有特点。

（一）蛔虫

蛔虫，又称"蚘虫""长虫"。其致病较为普遍，尤其是儿童更为常见。多由饮食不洁，摄入被蛔虫卵污染的食品而感染。它寄生于肠道，当脾胃功能失调时，易在肠中作祟而致病。其为病可见腹部疼痛，尤以脐周疼痛为多，时轻时重，或吐清涎，或夜间磨牙等。若蛔虫上窜，入于胆道，则见胁部绞痛，恶心呕吐，或吐蛔，四肢厥冷，称为"蛔厥"。若虫多扭结成团，可致肠道梗塞不通。若蛔虫寄宿日久，可致脾胃虚弱，气血日亏，面黄肌瘦，在小儿则易致疳积。《诸病源候论·蛔虫候》说："蛔虫者，是九虫内之一虫也。长一尺，亦有长五六寸。或因腑脏虚弱而动，或因食甘肥而动。其发动则腹中痛，发作肿聚，去来上下，痛有休息，亦攻心痛，口喜吐涎及吐清水。"

（二）蛲虫

蛲虫，主要通过手指、食物污染而感染，并寄生于肠道。症状可见肛门奇痒，夜间尤甚，以致睡眠不安。病久亦常伤人脾胃，耗人气血。〔明〕龚廷贤《寿世保元》说："蛲虫者，九虫内之一虫也。在于肠间，若脏腑气爽则不妄动。胃弱阳虚，则蛲虫乘之，轻则或痒，或虫从谷道（肛门）中溢出，重者侵蚀肛门疮烂。"

（三）绦虫

绦虫，又称"白虫"，"寸白虫"。多由食用生的或未熟的猪、牛肉而得。绦虫寄生于肠道。其致病多见腹部隐痛、腹胀或腹泻、食欲亢进、面黄体瘦，有时在大便中可见白色带状成虫节片。

（四）钩虫

钩虫，又称"伏虫"，常由手足皮肤黏膜接触被钩虫蚴污染的粪土后而感染，初起见局部皮肤痒痛、红肿等。这种皮肤钩虫病，俗称为"粪毒"。成虫寄生于小肠，可严重影响脾胃功能和耗伤气血。症见腹部隐痛、食欲不振、面黄肌瘦、神疲乏力、心悸气短，甚或肢体浮肿等。

（五）血吸虫

血吸虫，古代文献称"蛊"或"水蛊"，多因皮肤接触了有血吸虫幼虫的疫水而感染。《诸病源候论·水蛊候》说："此由水毒气结聚于内，令腹渐大……名水蛊也。"感染后，初起可见发热恶寒、咳嗽、胸痛等；日久则以胁下癥块，臌胀腹水等为特征，后果较严重。

三、胎　传
Congenital transmission

胎传是源于父母的遗传性病因和在胎儿孕育期及分娩时所形成的病因。

（一）胎弱

胎弱（inadequate natural endowment），也称胎怯。是指胎儿禀受父母的精血不足（deficiency of essence and blood）或异常，以致日后发育障碍，畸形或不良。胎弱的表现是多方面的，如皮肤脆薄、毛发不生、形寒肢冷、面黄肌瘦、筋骨不利、齿生不齐、发生不黑、项软头倾、手足痿软、神慢气怯等。

胎弱为病，主要包括两类情况：一是各类遗传性疾病。多因于父母之精本有异常，如先天性畸形等。二是先天禀赋（natural endowment）虚弱。多因于受孕妊娠之时，父母身体虚弱，或疾病缠身；或饮食不调，七情内伤，劳逸过度，以致精血不充，胎元失养等所致。如《医宗金鉴·幼科杂病心法要诀》说："小儿五迟（立迟、行迟、发迟、齿迟、语迟）之证，多因父母气血虚弱，先天有亏，致儿生下筋骨软弱，行步艰难，齿不速长，坐不能稳，要皆肾气不足之故。"

（二）胎毒

胎毒（hazards to fetal health），有广义和狭义之分。狭义胎毒，是指某些传染病，在胎儿期由亲代传给子代。如梅毒可由其父母传染而得。〔清〕陈复正《幼幼集成》说："盖小儿患此（指梅毒）者，实由父母胎毒传染而致也，然非寻常胎毒之可比。盖青楼艳质，柳巷妖姬，每多患此。少年意兴，误堕其中，由泄精之后，毒气由精道直透命门，以灌冲脉，所以外而皮毛，内而筋骨，凡冲脉所到之处，无不受毒。"

广义胎毒，是指妊娠早期，其母感受邪气或误用药物、误食不利于胎儿之物，导致遗毒于胎儿，出生后渐见某些疾病。如《诸病源候论·胎寒候》说："小儿在胎时，其母将养，取冷过度，冷气入胞，伤儿肠胃。故儿生之后，冷气犹在肠胃之间。其状，儿肠胃冷，不能消乳哺，或腹胀，或时谷利，令儿颜色素皏，时啼哭者，是胎寒故也。"又如小儿出生之后，易患疮疖、痘疹等，多与胎传火毒有关。

此外，近亲婚配，怀孕时遭受重大精神刺激，以及分娩时的种种意外等，也可成为先天性病因，使初生儿或出生后表现出多种异常。如先天性心脏病、唇腭裂、多指（趾）、色盲、癫痫等。同时，父母个体的体质类型也可遗传给子女，形成某些特殊的体质，决定对某些病变的易感性特点，易于患相同或相似的疾病。

本章要点表解

表 7.1　病因的概念及分类

病因	阐释
基本概念	（1）病因：导致人体发生疾病的原因，又称"致病因素"
	（2）病因学说：研究各种病因的形成、性质及其致病特点的理论，其特点为辨（审）证求因（通过分析症状和体征来推求病因）
分类	（1）外感病因：六淫、疫疠之气
	（2）内伤病因：七情内伤、饮食失宜、劳逸失度
	（3）病理产物性病因：痰饮、瘀血、结石
	（4）其他病因：外伤、寄生虫、胎传、诸毒、医过、先天病因

表 7.2　风邪的性质和致病特点

致病特点	性质
风为阳邪，轻扬开泄，易袭阳位	风为阳邪：风邪善动不居，具有轻扬、升发、向上、向外的特性
	风性开泄：易使腠理宣泄而开张——可见汗出、恶风等
	易袭阳位：头面部——头痛、项强；体表——汗出、恶风、发热；阳经——阳经受病
善行而数变	善行：发病部位游移不定。如风痹之四肢关节疼痛，游走不定
	数变：发病迅速，症状变幻无常。如荨麻疹之皮肤瘙痒，此起彼伏
风性主动	风邪致病具有动摇不定的特征：眩晕、震颤、抽搐、角弓反张、两目上视等
风为百病之长	风邪常兼他邪合而伤人，为外邪致病的先导
	风邪袭人，致病最多：风邪一年四季皆有，发病机会多

表 7.3　寒邪的性质及其致病特点

寒邪	阐释
基本概念	凡致病具有寒冷、凝结、收引特性的外邪。寒为冬季的主气，也可见于其他季节。如涉水淋雨、汗出当风等
外寒分类	（1）伤寒：寒客肌表，郁遏卫阳
	（2）中寒：寒邪直中于里，伤及脏腑阳气
致病特点	
寒为阴邪，易伤阳气	（1）寒邪袭表，阻遏卫阳→恶寒
	（2）直中脾胃，损伤脾阳→脘腹冷痛、吐泻物清冷
寒性凝滞，主痛	气血津液：凝结，经脉阻滞不通，不通则痛→寒性凝滞主痛
寒性收引	气机收敛，腠理、经络、筋脉收缩挛急
	（1）侵袭肌表→恶寒发热无汗
	（2）寒客血脉→头身疼痛脉紧
	（3）寒客关节→关节屈伸不利或冷厥不仁

表 7.4　暑邪性质及致病特点

致病特点	具体表现
暑为阳邪，其性炎热	壮热、烦渴，面赤、脉洪大
暑性升散，易伤心神，伤津耗气	上犯头目：头晕、目眩、面红
	上扰心神：突然昏倒，人事不省
	腠理开泄：多汗
	伤津耗气：口渴、喜冷饮、气短乏力，唇干舌燥，小便短赤
暑多挟湿	湿滞：四肢困重、纳差、胸闷恶呕、大便不爽、苔黄腻

表 7.5　湿邪性质和致病特征

性质	致病特点	主要病症
湿为阴邪，易阻遏气机，损伤阳气，气机升降失常	湿性类水故为阴邪	
	易阻遏气机	胸闷脘痞、呕恶不舒、二便不爽
	阴胜则阳病——尤以损伤脾阳为著	腹泻不爽、尿少、水肿等
湿性重浊	重——临床表现以沉重感为特征	头重如裹、周身酸懒沉重，如负重物等（湿痹）
	浊——指分泌物、排泄物秽浊不清	如面垢眵多、大便溏泄不爽，小便混浊等
湿性黏滞	症状的黏滞性	分泌物、排泄物黏滞，如二便黏腻不爽
	病程的缠绵性	起病隐缓，病程迁延，反复发作，缠绵难愈
湿性趋下，易袭阴位	湿性重浊，类水而就下	易伤人体下部，以腰膝以下症状为多

表 7.6　燥邪性质和致病特征

性质	致病特点	主要病症
燥性干涩（dryness characterized by aridity and astringency），易伤津液	燥胜则干	口鼻干燥、咽干口渴，舌干少津、皮肤干涩甚则皲裂，毛发不荣，大便干结，小便短少
燥易伤肺	损伤肺津，使肺宣降失职	干咳少痰，痰黏难咯，或痰中带血等症

表7.7　火邪的性质及致病特征

致病特征	具体表现
火热为阳邪，其性炎上	火热之性燔灼升腾，故为阳邪；火常由内生
	阳胜则热：高热、恶热、烦渴、汗出、脉洪数等
	火性趋上（characteristic of fire being flaring up）：火热病证以头面部多见，头痛、咽痛、唇烂等
火热易扰神	火邪上攻：易扰心神，轻则烦躁失眠，重则狂躁妄动、神昏谵语
火易耗气伤津	伤津：迫津外泄、消灼阴液，症见口渴喜饮、咽干舌燥，小便短赤，大便秘结
	耗气：壮火食气、气随津泄，症见体倦、乏力、少气
火热易生风动血	生风：火热燔灼肝阴，使肝阳亢奋，肝风内动，致高热、四肢抽搐、角弓反张等
	动血：热邪灼伤脉络，迫血妄行，致各种出血，如吐血、衄血、便血、尿血、崩漏等
火热易致肿疡	热邪腐蚀血肉：疮疡痈肿

表7.8　内伤七情的致病特点

致病特点	阐释
直接伤及内脏	（1）七情损伤相应之脏：过怒伤肝、过喜伤心、过思伤脾、过悲伤肺、过恐伤肾
	（2）七情首先影响心神：心主神明（heart housing mind），为五脏六腑之大主，故情志刺激均可影响及心
	（3）数情交织，多伤心肝脾
	（4）易损潜病之脏腑：如曾患胸痹、真心痛病证的患者，虽临床症状已消失，遇有情志刺激，最易先出现原病证的临床症状
影响脏腑气机	（1）怒则气上、过度愤怒：①肝气上逆：头胀头痛，胸胁胀痛等；②血随气逆：呕血、昏厥；③肝气犯脾：呃逆、呕吐、吞酸、嘈杂、腹胀、大便不畅等
	（2）喜则气缓：过喜使心气涣散，神不守舍，精神不集中，甚则失神狂乱
	（3）悲则气消：过度悲忧，损伤肺气，精神萎靡，气短乏力
	（4）恐则气下：恐惧过度，使肾气不固，气泄于下，二便失禁，甚则遗精
	（5）惊则气乱：突然受惊，使心气紊乱，心无所倚，神无所归，出现心悸，惊恐不安
	（6）思则气结：思虑过度，使脾气郁结，出现食欲不振，脘腹痞满，大便泄泻或腹胀滞下
多发为情志病	具有异常情志表现的病证
影响病情变化	情绪积极乐观，七情反应适当则有利于疾病康复
	情绪消沉，悲观失望，或七情异常波动，可使病情加重或恶化，甚至死亡

表7.9　饮食失宜的致病特点

病因		致病特点	主要病症
饮食不节	过饥	伤胃	胃脘嘈杂疼痛，呕吐泛酸
		正气不足，气血亏虚	生长发育不良，脏腑功能衰退
			抵抗力下降，易感外邪
	过饱	损伤脾胃	脘腹胀痛，嗳腐吞酸，呕吐腹泻，厌食
		痰湿内生	痰饮，肥胖，胸痹，咳喘，小儿疳积
饮食不洁	食物污染生冷不洁腐败变质有毒食物	损伤肠胃	脘腹冷痛，呕吐，腹泻，痢下脓血
		食物中毒	轻则呕吐，脘腹冷痛，腹泻
			重则昏迷，甚至死亡
		虫积（肠寄生虫病）	腹痛，面黄肌瘦，嗜食异物

续表

病因		致病特点	主要病症
饮食偏嗜	偏寒偏热	偏寒：损伤脾胃阳气	腹痛腹泻，泛吐清水，手足不温
		偏热：胃肠积热、热伤胃阴	胃脘灼痛，消谷善饥，口臭便秘； 胃脘隐痛灼热，饥不欲食，嘈杂不舒
	五味偏嗜	酸味入肝，苦味入心，甘味入脾，辛味入肺，咸味 入肾，以致五脏机能偏盛或偏衰	引发多种病变
	食类偏嗜	肥甘厚味生痰化热	肥胖，眩晕，昏厥，胸痹，中风
		缺乏某些营养物质	夜盲，瘿瘤，佝偻病，脚气病，坏血病
	嗜酒成癖	酒毒损伤脾胃	脘腹胀痛，纳少，口苦口腻，甚至中毒昏迷

第八章 病 机
Pathogenesis

第一节 发病原理
Principle of onset of disease

发病，是研究疾病发生基本机制的理论。疾病与健康相对而言，中医学认为"阴平阳秘"就是健康，称为"平人"。人体脏腑经络的生理活动正常，气血阴阳协调平衡，形与神俱，以及机体与外环境的协调统一，是维持健康状态的基础。

《灵枢·根结》以"真邪相搏"概括疾病发生的机理，即机体处于病邪的损害与正气抗损害的相搏交争过程。正邪相搏是疾病发生、发展、变化和转归过程中最基本的、最具有普遍意义的规律。

一、发病的基本原理
Basic principle of onset of disease

发病，是正邪相争的结果。正气不足是疾病发生的内在根据；邪气是发病的重要条件；正邪相搏胜负，决定发病与否，并影响着病证的性质和疾病的发展与转归。邪气引起的各种损害与正气抗损害之间的斗争，贯穿于疾病始终，致病因素与人体正气之间的抗争，双方的盛衰消长，决定了病变发展的趋势。

（一）正气不足是疾病发生的内在因素

1. 正气的基本概念　正气，与邪气相对而言，即人体正常功能活动的统称，泛指人体精、气、血、津液等生命物质和脏腑经络等生理功能，以及在此基础上产生的各种维护健康的能力，包括自我调节能力、适应环境能力、抗病防病能力和康复自愈能力等。

正气的抗病、祛邪等作用，是人体脏腑经络的生理功能和精气血津液神（essence, qi, blood, fluid, liquid and spirit）的生理作用的综合表现。正气的充盛取决于精血津液等物质的充足、脏腑形质的完整及功能活动的正常和相互协调。

正气概念源于《内经》，是一身之气，相对邪气的称谓。《素问·离合真邪论》说"夺人正气""释邪攻正，绝人长命"，由此可见正气是一身之气抵抗外感（exogenous contraction）邪气入侵时的称谓。正气有时又以"精气""真气"称之，如《素问·玉机真脏论》说："故邪气胜者，精气衰也。"《素问·上古天真论》说："恬惔虚无，真气从之，精神内守，病安从来。"李东垣将"谷气"作为正气。真气、谷气是一身之气的重要组成部分，代之以正气，是强调先、后天之气在疾病发生发展中的重要作用。其后，由于邪气概念的拓展，将所有致病因素概称邪气，因而正气的概念也有了相应的外延，将整个机体，包括脏腑、经络、精气血津液以及神等，它们的生理功能所表现的抗邪、祛病、调节、修复等能力，概称为正气的作用。

2. 正气的作用 正气的作用主要有以下几方面。

（1）抵御外邪：邪气侵袭人体，正气必然会与之抗争。若正气强盛、抗邪有力，则病邪难以入侵，故不发病；或虽邪气已经侵入人体，但正气尚充盛，能及时抑制或消除邪气的致病力，亦不发病。

（2）祛除病邪：邪气侵袭人体后，若正气强盛，可在抗争中祛除病邪；或虽发病，但邪气难以深入，病较轻浅，预后良好。

（3）修复调节：对邪气侵入而导致的人体阴阳失调、脏腑形质损伤、精血津液亏耗及生理功能失常，正气有自行调节、修复、补充的作用，可使疾病向愈。

（4）维持脏腑经络功能的协调：正气充足，可促进脏腑经络之气的运动正常，脏腑经络之气的运行不息，可推动和调节各脏腑经络的功能，使之正常发挥，并推动和调节全身精血津液的运行输布，使之畅达而不郁滞，从而防止痰饮、瘀血、结石等病理产物（pathological product）以及内风、内寒、内湿、内燥、内火等"内生五邪"的产生。

3. 正气与发病 正气的强弱是决定发病与否的关键因素和内在根据。故《素问遗篇·刺法论》说："五疫之至，皆相染易……不相染者，正气存内，邪不可干。"邪气之所以能够侵袭人体而致病，是由于正气虚弱，故《素问·评热病论》又说："邪之所凑，其气必虚。"《灵枢·百病始生》亦说："风雨寒热不得虚，邪不能独伤人。卒然逢疾风暴雨而不病者，盖无虚，故邪不能独伤人。此必因虚邪之风，与其身形，两虚相得，乃客其形。"这些论述，充分说明了正气不足，是病邪侵入和发病的内在因素。

正气在发病中的主导作用有：

（1）正虚感邪而发病：正气不足，抗邪无力，外邪乘虚而入，疾病因之发生；或正气不足，适应和调节能力低下，也易对外界的情志刺激产生较为强烈的反应而发为情志病。

（2）正虚生邪而发病：正气不足，调节脏腑经络功能活动的能力下降，易致脏腑功能紊乱。精气血津液的代谢失常，可"内生五邪"而发病；或导致病理产物的积聚而引起新的病变。如《灵枢·口问》说："故邪之所在，皆为不足。"

（3）正气强弱可决定发病的证候性质：正气充盛，奋起抗邪，邪正相搏剧烈，多表现为实证；正气不足，脏腑功能减退，精气血津液亏损，多表现为虚证或虚实夹杂证。若正气虚衰，不能敌邪，邪气易于深入内脏，为病多重。因此，正气的盛衰不仅决定着发病与否，还与病证的深浅和性质有关。

（二）邪气是发病的重要条件

1. 邪气的基本概念 邪气，与正气相对，是各种致病因素的总称，简称为"邪"，包括存在于外界或由人体内产生的各种致病因素。如六淫、疠气、七情内伤、饮食失宜、痰饮、瘀血、结石、外伤、虫兽伤、寄生虫、毒邪等。

邪气概念源于《内经》。《素问·调经论》说："夫邪之生也，或生于阴，或生于阳。其生于阳者，得之风雨寒暑；其生于阴者，得之饮食居处，阴阳喜怒。"根据病邪来源不同，用阳邪（yang pathogen）与阴邪（yin pathogen）区分外感（exogenous contraction）和内伤（endogenous injury）两类病邪。《素问·八正神明论》将邪气分为"虚邪"与"正邪"，《灵枢·刺节真邪》称为"虚风"和"正风"，指出四时不正之气（如六淫、疠气）乘虚侵入，致病较重者为虚邪或虚风；四时之正气（六气）因人体一时之虚而侵入，致病轻浅者，称为正邪或正风。

2. 邪气的作用　邪气侵犯人体，对机体的损害作用主要体现为：

（1）导致生理功能失常：邪气侵入发病，可导致机体阴阳失调，脏腑经络功能紊乱，精气血津液代谢失常。

（2）造成脏腑形质损害：邪气作用于人体，可对机体的皮肉筋骨、脏腑形质等造成不同程度的损伤，或致精气血津液等物质的亏耗而为病。

（3）改变体质类型：邪气侵入，还能改变个体的体质特征，进而影响其对疾病的易患倾向，如阴邪致病，损伤阳气，久之可使体质由原型转变为阳虚体质，使之易感阴寒之邪；阳邪（yang pathogen）致病，易伤阴气，可使体质转化为阴虚体质，使之易感阳热之邪。

3. 邪气与发病　中医发病学，既重视正气，强调正气在发病中的主导地位，也重视邪气在发病中的作用，认为邪气是发病的重要条件。邪气在发病中的作用主要有以下几方面。

（1）邪气是疾病发生的原因：疾病是邪气作用于人体而引起正邪交争的结果，若没有邪气侵袭，人一般不会得病。当感邪较重，或邪气致病性强，正气虽不虚，亦可使人致病。

（2）影响发病的性质、类型和特点：不同的邪气作用于人，表现出不同的发病特点、证候类型。如六淫邪气致病，发病急，病程较短，初起多有卫表证候，证属风、寒、暑、湿、燥、火。七情内伤，发病多缓慢，病程较长，多直接伤及内脏，或致气机紊乱、气血失调产生病变。饮食所伤，常损伤脾胃，或致气血不足，或致食物中毒等。外伤，都是从皮肤侵入，损伤皮肤、肌肉、筋骨，甚至脏腑。

（3）影响病情和病位：邪气性质、感邪轻重、邪气所中部位与发病病情的轻重有关。一般而言，虚邪伤人，病情较重；正邪伤人，病情轻浅。感邪轻者，临床症状表现较轻；感邪重者，临床症状表现也重。受邪部位表浅者多形成表证；受邪部位较深者多形成里证；表里两经同时受邪，称为"两感"，其症状表现重，易于传变。邪气的性质与病位有关。如风邪轻扬，易袭阳位，多在肺卫；湿邪易阻遏气机，多伤及于脾；疠气发病急骤，传变快，病位停留于肌表非常短暂，易传于里，伤津耗血，损伤人体心、肺、肝、肾等重要脏腑，甚则致人死亡。

（4）某些情况下主导疾病的发生：在邪气的毒力和致病力特别强，超越人体正气抗御能力和调节范围时，邪气对疾病的发生起着决定性的作用。如高温、高压、电流、枪弹伤、虫兽伤等，特别是具有强烈传染性的"疠气"，在一定条件下，也能导致疾病，甚至大面积流行。即使正气强盛，也难免被损伤而产生病变。故历代医家都强调避其邪气侵害，如《素问·上古天真论》说："虚邪贼风，避之有时。"

（三）邪正相搏的胜负与发病

邪正相搏，即邪正斗争，指邪气伤正与正气抗邪之间的相互斗争。邪正斗争贯穿于疾病的始终，不仅关系着疾病的发生，而且影响着病证的性质和疾病的发展与转归。

1. 决定发病与否

（1）正胜邪退不发病：正气充足，或抵御外邪入侵，或祛邪外出，或防止内生病邪的产生，从而使机体不受邪气的侵害，不出现临床症状和体征，故不发病。

（2）邪胜正负则发病：邪气亢盛，致病力强，超越了正气的抗邪能力，外邪得以侵入人体或内生病邪亢盛，进一步损害机体，造成机体阴阳失调，或脏腑功能异常，或心理活动障碍，或脏腑组织的形质损伤，出现临床症状和体征，发生疾病。

2. 决定证候类型　疾病发生后，其证候类型、病变性质、病情轻重、进展与转归，都与邪正胜负有关。正盛邪实，多形成实证；正虚邪衰，多形成虚证；邪盛正虚，多形成较为复杂的虚实夹杂证或危重证。感邪轻而正气强，病位表浅，病情轻，疗效和预后好；感邪重而正气弱，易于传变，病位较深，病情重，疗效和预后差。

二、影响发病的主要因素
Main factors affecting onset of disease

影响发病的因素很多，除正气与邪气对发病的直接影响外，环境因素、体质因素和精神状态均与发病关系密切。

（一）环境与发病

环境，指与人类生存的自然环境与社会环境，主要包括气候变化、地域因素、生活工作环境等。人的生活与自然、社会变化息息相关，若这种"天人相应（correspondence between human and environment）"的关系一旦破坏，则易影响正邪关系而致发病。

1. 气候因素　四时气候的异常变化，是一孳生和传播邪气，导致疾病发生的条件，易形成季节性的多发病。如春易伤风、夏易中暑、秋易伤燥、冬易感寒等。特别是反常的气候，如久旱、水涝、暴热暴冷，既可伤及人体正气，又可促成疠气病邪的传播，造成瘟疫的流行。如麻疹、水痘、烂喉丹痧等多在冬春季发生和流行。另外，随四季变化不同，人体阴阳之气的盛衰有所偏颇，对病邪的抗御不同。因此，不同的季节，可出现不同的易感之邪和易患之病。

2. 地域因素　不同地域，其气候特点、水土性质、生活习俗各有不同，均可影响人群的体质特性和疾病的发生，易致地域性的多发病和常见病。如西北方地势高峻，气候干燥寒凉，多寒病；东南方地势低洼，气候温热而潮湿，多热病或湿热病。某些山区，人群中易患瘿瘤之疾等。另外，有些人易地而居，或异域旅行，初期常有"水土不服"的表现。

3. 生活工作环境　生活和工作环境不良，可影响疾病的发生而致病。如工作环境中的废气、废液、废渣、噪声，均可成为直接的致病因素，造成硅肺、肿瘤，或急性、慢性中毒。生活居住条件差，阴暗潮湿、空气秽浊、蚊蝇孳生等，也是导致疾病发生和流行的条件。

4. 社会环境　人在社会中的政治地位、经济状况、文化程度、家庭情况、境遇和人际关系等的改变，均能影响人的情志活动，导致阴阳气血的失常而发病。如《素问·疏五过论》说："尝贵后贱，虽不中邪，病从内生。""暴苦暴乐，始乐后苦，皆伤精气。"说明社会环境的变化，虽不中邪，但不能自行调节与之相适应时，则可促使疾病的发生或成为某些疾病的诱发因素。

（二）体质与发病

正气的强弱在发病过程中具有主导作用，而作为反映正气盛衰特点的体质，往往会影响疾病的发生、发展和变化。体质对发病的影响主要表现为以下几方面。

1. 影响发病倾向　体质强弱是正气盛衰的体现，因而决定着发病的倾向性。一般而言，体质盛正气强，则抗御病邪的能力亦强，不易被邪侵；或虽被内外邪气所扰，病后易趋向患实证；体质衰正气弱，则易受邪或易生邪而发病，发病后易趋向虚实夹杂证，或虚证。《灵枢·五变》说："肉不坚，腠理疏，则善病风"，"五脏皆柔弱者，善病消瘅。"说明不同的体质类型，其发病具有倾向性。

2. 影响对某些病邪的易感性　体质不同，气血阴阳盛衰有别，对某些病邪具有不同的易感性，对某些疾病具有不同的易患性。阳虚之体，易感寒邪；阴虚之质，易受热邪。小儿脏腑娇嫩，形气未充，且又生机蓬勃、发育迅速，易感外邪，受邪后易化热生风；或伤饮食，或易患生长发育障碍之疾。年高之人、脏气已亏、精血不足，抗病力、调节力、康复力均已下降，易感外邪或内生五邪而发病，且患病后多迁延难愈。女性以血为本，具有经、带、胎、产的生理变化，对发病也有一定影响，易病肝郁血虚、血瘀；男子以精气为本，易患肾精肾气亏虚之疾。肥人或痰湿内盛之体，易感寒湿之邪，易患眩晕、中风之疾；瘦人或阴虚之质，易感燥热之邪，易患肺痨、咳嗽诸疾。

3. 影响某些疾病发生的证候类型、性质与从化　感受相同的病邪，因个体体质不同，可表现出不同的证候类型。如同感风寒之邪，卫气盛者，易形成表实证；卫气虚者，易为表虚证或虚实夹杂证。同感湿邪，阳盛之体易热化形成湿热证；偏阴质者易寒化而为寒湿证。体质可影响证候性质，如寒热证候与体质阴阳有关。虚实证候与体质正气强弱有关。体质也会影响病机从化，如感受同一致病因素，由于体质不同，病机从阳化热，或从阴化寒，表现出不同的证候。若体质相同，虽感受不同的病邪，也可表现出相类似的证。如阳热体质无论感受热邪或寒邪，都常表现出热证。

（三）精神状态与发病

精神状态能影响内环境的协调平衡而影响发病。精神状态好，情志舒畅，气机通畅，气血调和，脏腑功能旺盛，则正气强盛，邪气难以入侵，或虽受邪也易祛除。如《素问·上古天真论》说："恬惔虚无，真气从之，精神内守，病安从来？是以志闲而少欲，心安而不惧，形劳而不倦，气从以顺。"反之，若情志不舒，气血不调，气机逆乱，脏腑功能失常可致疾病发生。因此，调摄精神，可以使内环境协调平衡，从而减少和预防疾病的发生。

此外，禀赋（natural endowment）因素对发病也有一定的影响，不但可形成遗传性疾病，也可影响人的体质状态与正气强弱而导致发病。

三、发病类型
Types of onset of disease

发病类型，是邪正交争结果的反映。由于正气强弱的差异，病邪的种类、性质、入侵途径所中部位、毒力轻重不一，故发病形式有所不同。概括起来，主要有感邪即发、徐发（gradual occurrence）、伏而后发、继发、复发等类型。

（一）感邪即发

感邪即发（acute onset after affected），又称为卒发、顿发，指机体感受病邪后，随即发病。常见于外感（exogenous contraction）六淫、部分疬气、中毒、外伤及虫兽伤、情志过激等所致的疾病。根据邪正交争原理，感邪后正气抗邪反应强烈，可迅速导致人体阴阳失调，并表现出明显的临床症状和体征。感邪即发多见于以下几种情况：

一是感邪较甚。六淫之邪侵入，若邪气较盛，正气抗邪，常表现为感邪即发，为外感热病中最常见的发病类型。外感风寒、风热、燥热、暑热、温热、温毒等邪气为病，多感而即发。

二是情志遽变。突然强烈的情志变化，如暴怒、过度悲伤等均可导致气机逆乱，气血失调。脏腑功能障碍而骤然发病，出现突然昏仆、不省人事以及胸痹等危急重证。

三是感受疠气。由于其性毒烈，致病力强，来势凶猛，感邪后多病情危笃，发病暴急，常相染易，以致迅速扩散，广为流行。

四是毒物所伤。误服有毒食品、药物中毒、接触或吸入毒气、秽浊之气，可使人中毒而迅速发病，甚至出现死亡。

五是急性外伤。无论何种外伤，伤人后立即发病，称为急性外伤。急性外伤不仅可直接损伤人体的皮肉、筋骨、内脏，甚可致人立即死亡。

（二）徐发

徐发（gradual occurrence），徐缓而病的发病类型。徐发与致病因素的种类、性质，以及体质因素等密切相关。徐发多见于内伤邪气致病，如思虑过度、房事不节、忧愁不解、嗜酒成癖等，常可引起机体渐进性病变，不断积累，而逐渐出现临床症状；又如年老体虚，虽感外邪，正气抗邪无力，机体反应性降低，常徐缓发病。在外感病邪中，如感受湿邪为病，因其性黏滞重浊，起病多缓慢。

（三）伏而后发

伏而后发，指感邪之后，邪藏体内，逾时而发的发病类型。这种发病形式多见于外感（exogenous contraction）病和某些外伤病。如感受温热邪气所形成的"伏气温病""伏暑"等。《素问·生气通天论》说："冬伤于寒，春必温病。"这些论述开创了伏气致病的先河。外伤所致的肌肤破损，经过一段时间后发为破伤风、狂犬病，亦属伏而后发。伏而后发形成的机理，多因当时感邪较轻，或外邪所中部位表浅，正气处于内敛时期，正邪难以交争，邪气得以伏藏。伏邪（latent pathogen）瘟病，一般较重且多变。

（四）继发

继发，指在原发疾病未愈的基础上继而发生新的疾病，继发病必以原发病为前提，二者联系密切。如肝阳上亢（hyperactivity of liver yang）所致的中风，小儿食积所致的疳积，肝气郁结（liver qi stagnation）日久继发的癥积、鼓胀，久疟继发的"疟母"等。

（五）复发

复发，指疾病已愈，在病因或诱因的作用下，再次发病。引起疾病复发的机理是余邪未尽而正虚未复，同时还有诱因的作用。诱因可致余邪复盛，正气更虚，从而使疾病复发。由复发引起的疾病，称为"复病"。

1. 复发的基本特点　复发的基本特点为：①临床表现类似于初病，但又不完全是原有病变过程的再现，比初病的病变损害更为复杂、更为广泛，病情也更重。②复发的次数愈多，其宿根难除，大多反复发作，静止期的恢复也就越不完全，预后越差，易留下后遗症。③大多与诱因有关。

2. 复发的主要类型　由于病邪的性质不同，正气强弱各异，邪正交争态势不一，故复发的类型大致分为少愈即复发、休止与复发交替、急性发作与慢性缓解交替等三种类型。

（1）疾病少愈即复发指疾病恢复期，在复感外邪、饮食不慎、劳累过度等诱因下，可致余邪复燃，正气更虚，从而引起复发的类型。多由于疾病恢复期余邪未尽，正气已虚所致。如湿温、温热、温毒等疾病，在恢复期若调养不当，则容易导致复发。

（2）休止与复发交替指初次患病时，经治疗虽症状和体征消除，但疾病仍有"宿根"留于体内，在诱因作用下导致复发的类型。"宿根"的形成，一是由于正气不足，无力祛除病邪；二是病邪性质重浊胶黏，难以清除。如休息痢、癫痫、结石所致的疾病，休止期如常人，在诱因作用下而致复发。

（3）急性发作与慢性缓解交替指疾病慢性缓解时症状较轻，由于诱因的刺激导致急性发作而症状较重的类型。如哮喘、膨胀、胸痹等病证，在慢性缓解期症状表现较轻，若因情志刺激饮食不当，或重感外邪，或劳累过度等诱因激发，则可致疾病急性发作，症状加重。

所以，治疗疾病时应注意扶助正气、祛邪必尽、消除宿根、避免诱因，以减少疾病的复发。

3. 复发的诱因　任何诱因，皆可助邪损正，导致机体正邪暂时相安的局面被打破，病机变化再度显现，从而导致旧病复发。诱发因素主要有以下几种：

（1）重感致复（re-affected causing recurrence）：疾病初愈，因重感外邪致疾病复发者，称为重感致复。由于疾病初愈，邪气未尽，病变过程也未完全结束，机体抵御外邪侵袭的能力低下，重新感邪易致疾病复发。其机理为新感之邪助长余邪，或引动旧病病机，从而干扰或损害人体正气，使病变再度活跃，致疾病复发。如感冒，常可因体质虚弱，反复感受外邪，而反复发作，缠绵难愈。一般而言，无论是外感性疾病，还是内伤性疾病，均可因重感邪气而复发，但临床中多见于热病新瘥之后。如《重订通俗伤寒论》说："瘥后伏热未尽，复感新邪，其病复作。"因此，强调病后调护，慎避外邪，防寒保暖，对于防止重感致复有着十分重要的意义。

（2）食复：疾病初愈，因饮食不节、饮食不洁等因素导致疾病复发，称为食复。由于疾病初愈，脾胃尚虚，饮食尤当注意，如《素问·热论》说："病热少愈，食肉则复，多食则遗。"不同疾病、不同体质，饮食亦各有所宜，脾胃疾患或过敏性体质常因饮食失宜而致疾病复发。如鱼虾海鲜可致隐疹和哮喘复发，过度饮酒或过食辛辣之品可诱发痔疮、淋证等。因此，对脾胃病和一些特殊体质的患者，在其疾病初愈之时，饮食调理显得尤其重要。

（3）劳复（relapse due to overstrain）：疾病初愈，因过劳使正气受损，而导致疾病复发，称为劳复。多见于内伤性疾病，如慢性水肿、哮喘、疝气、子宫脱垂、中风、胸痹等疾患都可因形神过劳，或房劳引动旧病复发。复发的次数越多，病变损害就越重，预后也就越差。因此，凡病初愈，切忌操劳，宜安养正气，防止复发。

（4）药复（medical recurrence）：病后滥施补剂，或药物调理失当，而致疾病复发者，称为药复。如温热病初愈，不可即刻投补益之剂，尤其是温补药物，《温热论》说："恐炉烟虽熄，灰中有火也。"若过早进补，可导致热病复发。一般而言，在疾病初愈阶段，辅之以药物调理应遵循扶正（strengthening healthy qi）勿助邪、祛邪（eliminating pathogen）勿伤正的原则。若急于求成，滥投补剂，反而会导致虚不受补，或壅正助邪，从而引起疾病的复发，或因药害而产生新病。

（5）情志复（emotion recurrence）：疾病初愈，因情志失调而引起疾病复发者，称为情志复。情志刺激能直接损伤脏腑功能活动，导致气机紊乱，气血运行失常，使原阴阳自和

（natural harmony of yin-yang）过程逆转而致疾病复发。临床中常见的失眠、胸痹、癥症、惊痫、瘿瘤、梅核气、癫狂等疾病，易受情志刺激而致疾病复发。

（6）环境变化致复：因自然环境变化而导致疾病复发者，称为环境变化致复。由于气候、地域的变化，若机体不能与之适应，则可诱发旧病的发作。如哮喘、肺胀、痹证，多在季节交替或冷热温差较大时复发。初到异地，可因"水土不服"而引发皮疹、腹痛、腹泻等疾病。

第二节　基本病机
Basic pathogenesis

一、邪正盛衰
Exuberance or decline of healthy and pathogenic qi

邪正盛衰，是指在疾病的发生、发展过程中，致病邪气与机体抗病能力之间存在着的相互斗争所发生的邪正盛衰变化。一般来说，邪气侵犯人体后，正气与邪气即相互发生作用，一方面是邪气对机体的正气起着破坏和损害作用，另一方面正气对邪气的损害起着抗损害及驱除邪气，并消除其不良影响的作用。因此，邪正斗争，及其在斗争中正邪双方力量的盛衰变化，不仅关系着疾病的发生和发展，影响着病机、病证的虚实变化，而且直接影响着疾病的转归。所以，从一定意义上来说，疾病的发展过程，就是邪正斗争及其盛衰变化的过程。

（一）正邪盛衰与发病

正，指人体的机能活动（包括脏腑、经络、气血等功能）和抗病、康复能力，是正气（healthy qi）的简称。邪，泛指各种致病因素，为邪气的简称。疾病的发生和变化，是在一定条件下邪正斗争的反映。

1. 正气不足是发病的内在因素　正气旺盛，脏腑功能正常，气血充盈，卫外功能正常，则病邪难以侵入，病无以发生，正所谓"正气存内、邪不可干"（《素问遗篇·刺法论》）。只有在正气相对虚弱，抗邪无力的情况下，邪气方能乘虚而入，使人体阴阳失调，脏腑经络功能紊乱，才能发生疾病，正如《素问·评热病论》所说："邪之所凑，其气必虚"。

2. 邪气侵袭是发病的重要条件　邪气可引起疾病的发生，在一定的条件下，有时甚至可能起主导作用。如烧伤、冻伤、疫疠、毒蛇咬伤、食物中毒等，此时即使正气强盛亦难逃伤害。

3. 正邪斗争的胜负，决定发病与不发病　正邪相争，正胜邪却则不发病，一则正气强盛，抗邪有力，其病邪难于侵入；二则即使邪气已侵入，正气能及时消除或排出邪气，不产生病理改变，也不会发病。邪胜正负则发病，一为正虚抗邪无力，邪气得以乘虚侵入，造成阴阳气血失调而发病；二为邪气毒烈、致病作用强，正气相对不足，亦能损害机体而致病的发生。

（二）正邪盛衰与病邪出入

当疾病发生后，正邪斗争及其消长盛衰的变化，会直接影响疾病的发展趋势，表现为表邪入里，或里病出表。

1. 表邪入里　指外邪侵入机体，首先伤及肌肤卫表层次，而后内传入里，转为里证的病理传变过程。多因邪气过盛，或因失治、误治，正气受损，抗邪无力，正不胜邪，使疾病向纵深发展。如外感（exogenous contraction）风温，初见发热恶寒、头痛鼻塞、咽喉肿痛、脉浮数等邪气在表的症状，失治或误治，继而见发热不恶寒、口渴汗出、咳嗽胸痛、咯痰黄稠、脉滑数等邪热壅肺的症状，这是表热证转化为里热（interior heat）证的表现。

2. 里病出表（interior disease involving superficies）　指病变原在脏腑等属里层次，正邪斗争，病邪由里透达于外的病理转变过程。多是护理得当，治疗及时，正气渐复，邪气日衰，正气驱邪外出，预示病势好转和向愈。如温病内热炽盛，出现汗出热退，或斑疹透发于外等，均属里病出表的病理转变过程。

（三）正邪盛衰与虚实变化

正邪相争的运动变化，贯穿于疾病过程的始终。而邪正双方力量对比的盛衰，又决定着患病机体的虚与实两种不同的病理状态，正如《素问·通评虚实论》所说："邪气盛则实，精气夺则虚"。

1. 实证（excess syndrome）　是邪气过盛，脏腑功能活动亢盛或障碍，或气血壅滞而瘀结不通等所表现的证候，主要表现为致病邪气比较亢盛，而机体正气未衰尚能与病邪抗争，正邪相搏剧烈，反应明显，可出现一系列病理反应比较剧烈的有余的证候表现。常见于外感六淫致病的初、中期，或因痰、食、水、血等滞留体内引起的病证。

2. 虚证（deficiency syndrome）　指正气不足，脏腑机能低下、气血化生不足或气化无力，以及气机升降不及等表现的证候，主要表现为精气血津液等亏少和功能衰弱，脏腑经络生理功能减退，抗病能力低下，因而正邪斗争难以出现较剧烈的反应，可出现一系列虚弱、衰退和不足的证候表现。常见于先天禀赋（natural endowment）不足；或后天失养，精气血津液等生化不足；或外感、内伤病后期及多种慢性病证损耗，如大病、久病，或大汗、吐利、大出血等。

3. 虚实转化　指在疾病过程中，由于实邪久留而损伤正气，或正气不足而致实邪积聚等所导致的虚实病理转化过程。主要有由实转虚（transformation from excess into deficiency）和因虚致实（excess resulted from deficiency）两种情况。如肝胆湿热（dampness-heat in liver and gallbladder）证初见黄疸、胁痛、脘闷等症，之后影响脾胃运化，逐步演变为面色苍白、神疲乏力、纳少腹胀的脾气虚证，此由实证转化为虚证；又如初见面白神疲、少气乏力、舌淡、脉虚无力的气虚患者，日久失治或误治，气虚推动无力以致瘀血蓄积，逐步演变为面色黧黑、肌肤甲错、脘腹有痞块、舌质紫暗、脉细涩的血瘀证，此为因虚致实的转化过程。

4. 虚实真假（true-false of excess-deficiency）　在疾病的某些特殊情况下，疾病的现象与本质不完全一致，而出现某些与疾病本质不符的假象的病理状态。所以在临床上必须透过现象看本质，不被假象所迷惑，才能真正把握住疾病的虚实变化。

（四）正邪盛衰与疾病转归

在疾病发展过程中，邪正斗争所产生的邪正消长盛衰的变化，对于疾病发展的趋势与转归起着决定性的作用。

1. 正胜邪退（healthy qi expelling pathogens）　指在疾病过程中，正气奋起抗邪，正气

日盛，邪气日衰，疾病向好转和痊愈方面转归的一种结局。

2. 邪胜正衰（prosperous pathogen with asthenic healthy qi） 指邪气亢盛，正气虚弱，机体抗邪无力，疾病向恶化甚至死亡方面转归的一种趋势。

此外，若邪正双方力量对比势均力敌，则出现邪正相持（struggle between healthy qi and pathogen）或正虚邪恋（syndrome of lingering pathogen due to deficient healthy qi），或邪去而正未复等情况，则常是某些疾病由急性转慢性，或留下后遗症，或成为慢性病持久不愈的主要原因。

二、阴 阳 失 调
Imbalance between yin and yang

阴阳失调（imbalance between yin and yang），是阴阳之间失去平衡协调之简称。由于各种致病因素作用于人体，主要是引起机体内部的阴阳失调才能发生疾病，故阴阳失调是疾病发生、发展与变化的内在根据。

（一）阴阳失调与发病

正常情况下，人体阴阳保持相对的动态平衡和协调。当机体在某致病因素作用下，脏腑经络、气血津液等发生异常改变，导致整体或局部的阴阳失调，都会发病，并出现相应的临床症状。

（二）阴阳盛衰与寒热变化

阴阳盛衰，也可导致虚实证候的产生。如阳或阴的偏盛，可致"邪气盛则实"的实证，阴或阳的偏衰，可致"精气夺则虚"的虚证。

寒热是阴阳偏盛偏衰的具体表现。寒热证候的形成，主要是阴阳消长（waxing-waning between yin and yang）盛衰的结果。其病机大致可概括为：阳胜则热，致实热证；阴虚则热，致虚热证；阴胜则寒，致实寒（excess-cold）证；阳虚则寒，致虚寒证。

在疾病发展过程中，寒热证的属性不是一成不变的，常随机体阴阳两方消长盛衰的变化而变化，主要有阴阳盛衰病位转移，或阴阳互损所致的寒热错杂（cold and heat in complexity），阴阳转化（inter-transformation of yin-yang）所致的寒热转化（inter-transformation between cold and heat），阴阳格拒（repelling of yin-yang）所致的寒热真假等。

（三）阴阳盛衰与疾病转归

阴阳盛衰消长变化，不仅是疾病发生、发展与变化的内在依据，也是疾病好转或恶化，痊愈或死亡的根本机制。

一般情况下，失调的阴阳经过调整得以重新恢复平衡，疾病则好转和痊愈。当出现亡阴、亡阳，则是阳或阴的功能严重衰竭，疾病恶化，甚至死亡。亡阳（yang depletion），是机体阳气发生突然性脱失，而致全身属于阳的功能突然严重衰竭的一种病理状态，主要表现为突发而极重的虚寒证。亡阴（yin depletion）则是机体阴气发生突然性的大量损耗或丢失，而致全身属于阴的功能出现严重衰竭的一种病理状态，主要表现为极重的虚热证，二者均属疾病发展过程中的危重阶段。根据阴阳互根（interdependence of yin and yang）原理，阳亡则阴无以化生而耗竭；阴亡则阳无所依附而散越，最终导致"阴阳离决，精气乃绝"的病理状态。

三、气血失调
Disorder of qi and blood

气血失调，是指气或血的亏损和各自的生理功能异常，以及气血之间互根互用的关系失调等病理变化。

（一）气的失常

气的失常主要原因，一是气的生化不足、耗损过多，从而形成气虚的病理状态；二是气的某些功能减退及气的运动失常或紊乱，形成气滞、气逆、气陷、气闭或气脱等病理状态。

1. 气虚　气虚（qi deficiency）是指正气虚损，脏腑组织功能低下或衰退，抗病能力下降的病理状态。导致气虚的原因主要有两方面：一是气的化生不足，多由于先天禀赋（natural endowment）不足或后天失养而致，如肾虚则先天精气匮乏，脾胃虚弱则水谷精微不充，肺虚则吸入清气不足，均可导致气之生化乏源；二是耗散太过，如大病之后、久病不复、劳倦内伤等，均可使气的消耗过多，入不敷出，而致气虚。由于气具有推动、温煦、防御、固摄、气化等功能，同时又有元气、宗气、卫气等种类的不同，所以气虚的病理反应可涉及全身各个方面，其临床表现复杂多样。例如，卫气（defensive qi）虚则卫外无力，肌表不固，经常汗出，易于感冒；脾气虚（spleen qi deficiency）则四肢肌肉失养，可见全身倦怠乏力，还可导致清阳不升，清窍失养，而见精神委顿，头晕目眩；肺气虚则呼吸功能减退，故动则气短；元气虚则可致生长发育迟缓，生殖功能低下等。

2. 气机失调　气机失调（disorder of qi movement）指气的升降出入运动失常，气机运行不畅或升降出入功能失去平衡协调的病理变化，主要包括气滞、气逆、气陷、气闭和气脱等。

（1）气滞（qi stagnation）：指气机郁滞而流通不畅的病理状态。气滞的发生多与情志抑郁不畅，或痰饮、水湿、食积、瘀血、结石等有形之邪阻滞有关，亦可因气虚，运行无力所致。气机郁滞的临床表现以闷、胀、痛为主，如气滞于机体某一局部，可出现该处的胀满、疼痛；气滞还可致血行滞涩，形成瘀血；或致水湿停滞，形成痰饮；或使某些脏腑功能失调而形成脏腑气滞。脏腑气滞中以肺气、肝气和脾胃气滞为最常见：肺气壅滞，常见咳喘、胸膺胀满疼痛；肝气郁滞，常见胁肋或少腹胀痛、善太息；脾胃气滞，常见脘腹胀痛，时作时止，得矢气、嗳气则舒，完谷不化等症。

（2）气逆（qi counterflow）：指气的上升过度，或下降不及，而致脏腑之气逆上的病理状态。气逆的发生，多由情志内伤或饮食寒温不适或痰浊壅阻或外邪侵袭等所致，亦有因虚而致。气逆多见于肝、肺、胃等脏腑。因肝主疏泄（liver dominating free flow and rise of qi），若升泄太过，肝气上逆，可见头痛而胀、目赤面红、烦躁易怒等症状，甚则导致血随气逆，出现咯血、吐血、中风、昏厥等症。肺主肃降（lung dominating purification and decent），肺失肃降而致肺气上逆，则见咳嗽、气喘诸症。胃主降，胃失和降，则胃气上逆（counterflow rise of stomach qi），而见恶心、呕吐、嗳气、呃逆等症状。

（3）气陷（qi sinking）：指在气虚的情况下，以气的上升不及和升举无力为主要特征的病理状态。气陷多发生于脾脏，故又称"中气下陷（sinking of middle qi）"。气陷多由气虚病变发展所致，如素体虚弱、久病耗伤或思虑劳倦等可致脾气虚损不足，见疲乏无力、气短声低、少气懒言、面色不华、脉弱无力等症；脾不升清，一方面不能上输水谷精微于头目清窍，而见头晕、眼花、耳鸣等症；另一方面不能托举、维系人体内脏器官位置的相对恒定，而引起某些内脏的下垂，如胃下垂、子宫下垂、脱肛等；还可兼见脘腹或腰腹胀满重坠、便意频频等症。

（4）气闭（qi blockage）：指气之出入障碍，气不能外达，闭郁结聚于内，而出现气机突然闭厥的病理状态。气闭多因情志刺激而气郁之极，或痰饮、外邪、秽浊之气阻闭气机所致。如因感受秽浊之气而致气机闭厥；外感（exogenous contraction）热病过程中的热盛闭厥；突然遭受巨大的精神刺激所致的气厥；因强烈疼痛刺激所致的痛厥等。气闭于内，多为气机不利的表现，如气闭于心胸，闭塞清窍，可见突然昏倒、不省人事；阳气内郁，不能外达，则见四肢逆冷、拘挛、两手握固、牙关紧闭；肺气闭郁，气道阻滞，则见呼吸困难、气急鼻煽、面青唇紫；气闭于内，腑气不通，则见二便不通。

（5）气脱（qi desertion）：指气不内守，大量向外逸脱，从而导致全身性严重气虚不足，出现功能突然衰竭的病理状态。气脱多由正不敌邪，正气骤伤，或正气长期持续耗损而衰弱，以致气不内守而外脱；或因大出血、大汗出、频繁吐泻等，使气随血脱或气随津泄所致。临床上，气脱多表现面色苍白、汗出不止、目闭口开、手撒肢冷、脉微欲绝等危象。

（二）血的失常

血的失常主要包括两个方面：一是血的化生不足或耗伤太过，或濡养功能减退，从而形成血虚的病理状态；二是血的运行失常，或为血行迟缓郁滞不畅，或为血行加速而不宁静，或为血液逆乱妄行，而表现为血瘀、血热、出血等病理变化。

1.血虚（blood deficiency）　血液不足或血的濡养功能减退的病理状态。可见面色苍白或萎黄，唇舌甲色淡无华，头晕眼花，心悸失眠，手足发麻，两目干涩，视物昏花等。

2.血瘀（blood stasis diathesis）　血液循环迟缓而不流畅的病理状态。临床可见痛有定处，得寒温而不减，甚至形成肿块，并见紫斑、血缕，眼睑黯黑，皮肤发紫，唇舌紫黯或见瘀点等。

3.血热（blood heat）　血分有热，使血行加速或妄行的病理状态，其特征是既有热象，又有耗血伤阴、动血出血的表现。可见面红舌赤身热，以夜间为甚，口干不欲饮水，心烦或躁扰发狂，甚至出血、昏迷等。血热迫血妄行可见有咯血、吐血、便血、尿血、月经过多以及鼻、齿等部位的出血等。

（三）气血关系失调

气与血之间存在着相互资生、相互依存、相互为用的关系。气和血的关系极为密切，生理上相互依存，相互为用，病理上可互相影响而致气血同病。一方面，气对于血，具有推动、温煦、化生、统摄的作用，故气的虚衰和升降出入异常，必然影响及血。如气虚则血无以化生，血必因之而虚少；气虚则推动、温煦血液的功能减弱，血必因之而凝滞；气虚则统摄功能减弱，则血必因之外溢而出血。气滞（qi stagnation）则血必因之而瘀阻；气机逆乱血必随气上逆或下陷，甚则上为吐衄，下为便血、崩漏。另一方面，血对于气，则具有濡养和运载作用，在血液虚亏和血行失常时，也必然影响及气。如血虚则气亦随之而衰；血瘀则气亦随之而郁滞；血脱则气无所依而脱逸。气血关系失调，主要有气滞血瘀、气不摄血（failure of qi to control blood）、气随血脱以及气血两虚等几方面。

1. 气滞血瘀（qi stagnation and blood stasis）　是指气机郁滞，血行不畅而气滞与血瘀并存的一种病理变化。气滞和血瘀，常同时存在。由于气的运行不畅，导致血运的障碍，而形成气滞血瘀，也可因闪挫外伤等因素，而致气滞和血瘀同时形成。在一般情况下，肝主疏泄而藏血，肝的疏泄在气机调畅中起着关键性的作用。因此，气滞血瘀多与肝的生理功能异常密切相关。其次，由于心主血脉而行血，故在心的生理功能失调时，则多先发生血瘀而后导致气滞。气滞血瘀，在临床上多见胀满疼痛，瘀斑及积聚癥瘕等症。

2. 气虚血瘀（qi deficiency and blood stasis）　是指气虚而运血无力，血行瘀滞，气虚与血瘀并存的一种病理变化。气能行血（qi moving blood），气虚则推动无力而致血瘀。轻者，气虚无力，但尚能推动，只不过血行迟缓，运行无力；重者，在人体某些部位，因气虚较甚，无力行血，血失濡养，则可见痿软不用，甚至萎缩，肌肤干燥、瘙痒、欠温，甚则肌肤甲错等气血不荣经脉的具体表现。

3. 气不摄血（failure of qi to control blood）　是指因气的不足，固摄血液的生理功能减弱，血不循经，溢出脉外，而导致咯血、吐血、衄血、发斑、便血、尿血、崩漏等各种出血的病理变化。其中因中气不足，气虚下陷而导致血从下溢，则可见崩漏、便血、尿血等病症。

4. 气随血脱（qi prostration following blood loss）　是指在大量出血的同时，气也随着血液的流失而散脱，从而形成气血两虚或气血并脱的病理变化。常由外伤失血或妇女崩漏、产后大出血等因素所致。血为气之载体，血脱则气失去依附，故气亦随之散脱而亡失。

5. 气血两虚（deficiency of both qi and blood）　即气虚和血虚同时存在的病理变化，多因久病消耗、气血两伤所致，或先有失血，气随血耗；或先因气虚，血的生化无源而日渐衰少，从而形成肌肤干燥、肢体麻木等气血不足之证。

四、津液失常
Disorder of fluid and liquid

津液失常，指津液生成不足，或输布、排泄障碍的病机变化。

津液的生成、输布、排泄是复杂的生理过程，必须由多个脏腑的相互协调才能维持正常，诸如肺气的宣发和肃降，脾气的运化转输，肾气的蒸化，三焦的通调，以及肝气的疏泄都参与其中，以肺、脾、肾三脏的作用尤为重要。同时，气的运动以及气化过程，对调节津液代谢起到关键作用。因此，如果肺、脾、肾等相关脏腑生理功能异常，气的升降出入运动失调，气化功能失常，均能导致津液生成不足或输布排泄障碍。

（一）津液不足

津液不足，指津液在数量上的亏少，进而导致内则脏腑，外而孔窍、皮毛失于濡润、滋养，而产生一系列干燥枯涩的病机变化。

津液不足的形成，一是热邪、燥邪伤津，如外感（exogenous contraction）暑热、秋燥、温热之邪，或火热内生，如阳亢生热、五志化火等，耗伤津液；二是丢失过多，如吐泻、大汗、多尿及大面积烧伤等，均可损失大量津液；三是生成不足，如体虚久病，慢性疾病，脏腑功能减退等，亦可致津液亏耗。

由于津和液在性状、分布部位、生理功能等方面的不同，导致津和液不足的病机及临床表现也不同。津较清稀、流动性较大，内则充盈血脉、濡润脏腑，外则润泽皮毛、孔窍和肌肉。因此，伤津主要是丧失水分，临床以一系列干燥失润的症状为主。临床上，伤津常见于吐、泻之后。如夏秋季节，多饮食伤中而致呕吐、泄泻或吐泻交作，损失大量津液，如不及时补充，可出现目陷、螺瘪、尿少、口干舌燥、皮肤干涩而失去弹性。此外，炎夏季节而多汗尿少，或高热而口渴引饮，或秋季气候干燥而口、鼻、皮肤干涩而失去弹性等，均以伤津为主。

液较稠厚、流动性较小，可濡养脏腑、充养骨髓、脑髓、脊髓和滑利关节，一般不易耗损，一旦亏损则又不易迅速补充。脱液是机体水分和精微物质共同丢失，临床不仅有阴液枯涸的性状，而且还可表现出虚风内动、虚热（deficiency-heat）内生之象。如热性病后期，或久病伤阴，症见形瘦肉脱，肌肉瞤动，手足震颤，舌光红无苔等，均以脱液为主。

伤津和脱液，在病机和临床表现上有所区别，但津液本为一体，生理上互生互用，病机上也相互影响。伤津未必脱液，脱液则必兼伤津。故伤津乃脱液之渐，液脱乃津伤之甚。津伤较易补充，而液一旦亏损则较难恢复。

津液耗伤较甚，可见目眶深陷，啼哭无泪，小便全无，精神委顿，转筋等症状；严重者，因血中津少而失其流动之性，气随液脱而亡阴亡阳，可见面色苍白，四肢不温，脉微欲绝之危象，应积极救治。

（二）津液输布排泄障碍

津液的输布和排泄障碍，主要与肺、脾、肾、三焦的功能失常有关，并受肝失疏泄病变的影响。

津液的输布障碍，指津液得不到正常的转输和布散，导致津液在体内环流迟缓，或在体内某一局部发生滞留。引起津液输布障碍的原因，主要是参与津液代谢的脏腑功能失调所致，脾失健运（dysfunction of spleen in transportation）不但使津液的输布障碍，而且水液不归正化，变生痰湿为患。故《素问·至真要大论》说："诸湿肿满，皆属于脾。"肺失宣降，则水道失于通调，津液不布；肾阳不足，气化失司，则水液内停；三焦气机不利，则水道不畅；肝失疏泄，气滞则水停等，皆可导致津液的输布障碍。

津液的排泄障碍，指津液转化为汗液和尿液的功能减退，排出受阻，而致水液潴留体内，外溢于肌肤而为水肿。津液化为汗液以及汗液排泄均有赖肺气的宣发作用；津液化为尿液，有赖肾气的蒸化功能。尿液的排泄与膀胱气化功能有关。而肾的蒸腾气化功能贯穿于整个津液代谢的始终，在津液排泄过程中起着主导作用。肺气失于宣发布散，腠理（striae）闭塞，汗液排泄障碍；肾的气化功能减退，尿液生成和排泄障碍；膀胱气化失司，以上均可导致水液潴留为病。

津液的输布和排泄障碍，常相互影响互为因果，最终都是导致津液在体内停滞，形成湿浊困阻、痰饮凝聚、水液潴留等病变。

1. 湿浊困阻 因脾运失常、津液不能转输布散，多聚为湿浊。湿性重浊黏滞，易于阻遏中焦气机，湿浊困阻虽为肺脾肾等相关为病，但以脾不运湿为要，可见胸闷脘痞，呕恶纳呆，腹胀便溏、苔腻，脉濡缓或濡滑等症状。

2. 痰饮凝聚　因脾肺肾等脏腑功能失调、津液可停而为饮，饮凝成痰。痰滞留于脏腑经络，而有多种病变。饮停之部位多见于胃肠、胸胁、四肢、胸膈等，而分别称之为"痰饮""悬饮""溢饮""支饮"等。

3. 水液潴留　多由肺脾肾肝等脏腑功能失调，气不行津，津液代谢障碍，潴留于肌肤或体内，发为水肿或腹水。根据水饮停留的部位不同而表现各异。如水饮凌心，阻遏心气，心阳被遏，症见心悸、心痛；水饮停肺，肺气壅滞，宣降失职，症见胸满咳喘；水饮停滞中焦，阻遏肝脾气机，可致清气不升，浊气不降，症见腹水鼓胀、脘腹胀满、纳化呆滞；水饮停于四肢，症见肢体沉重浮肿等临床表现。

湿、水、饮、痰，皆由津液输布和排泄障碍而形成，以状态而论，湿为弥散状态，水最为称薄、痰较稠厚，饮则介于两者之间；在发病机理、停聚部位、临床表现等方面也各具特点。但四者又难绝然划分，而且可以相互转化，故有水湿、痰湿、水饮、痰饮并称者。

（三）津液与气血关系失调

气、血、津液皆为生命物质，生理密切相关，故在发生病变时，气滞、血瘀、津停三者之间常互为因果，可出现水停气阻、气随津脱、津枯血燥、津亏血瘀（body fluid depletion causing blood stasis）、血瘀水停（blood stasis causing water retention）等病机变化。

1. 水停气阻　水停气阻（water retention causing qi stagnation），指津液代谢障碍，水湿痰饮停留，导致气机阻滞的病机变化。

多由于肺脾肾功能失常，引起津液代谢障碍，形成水湿痰饮，内阻于机体，进一步导致脏腑气机运行阻滞；或因气的升降出入运动失调，气机不行，影响津液代谢而水停；或水停而加重气机阻滞所致。临床表现因水液停蓄的部位不同而异。如水饮阻肺，肺气壅滞，宣降不利，可见胸满咳嗽，喘促不能平卧，痰多等症状；水饮凌心，阻遏心气，可见心悸、心痛；水饮停滞中焦，肝脾气机阻滞，可见脘腹胀满，腹大如鼓等症状；水饮停于四肢，则可使经脉气血阻滞，可见四肢浮肿、沉重肿胀等症状。

2. 气随津脱　气随津脱，指津液大量丢失，气失其依附而随津液外泄，出现气与津液脱失的病机变化，多由于高热伤津，或大汗出、严重吐泻、多尿等，耗伤津液，气随津脱所致。《金匮要略心典·痰饮篇》指出："吐下之余，定无完气。"频繁而大量的呕吐、泄泻，皆可使气随津耗而脱失。津能载气（fluid conveying qi），故凡汗、吐、泻等大量伤津的同时，必然导致不同程度的气随津泄。轻者津气两虚，重者则可致津气两脱，出现面白肢冷、呼吸气微、脉微欲绝等气脱的危重证候。

3. 津枯血燥　津枯血燥，指津液匮乏枯竭，导致血燥虚热（deficiency-heat）内生或血燥生风（blood dryness producing wind）的病机变化，多由于高热，或烧伤引起津液损耗，或阴虚痨热，津液暗耗所致；可见鼻咽干燥，肌肉消瘦，皮肤干燥或肌肤甲错、皮肤瘙痒或皮屑过多，舌红少津等症状。

4. 津亏血瘀　津亏血瘀，指津液耗损，导致血行瘀滞不畅的病机变化。

多由于高热、烧伤，或吐泻、大汗等因素，致使津液大量亏耗，则血量减少，血液循行涩滞不畅，从而发生血瘀之病变。《读医随笔·卷三》说："夫血犹舟也，津液水也。""津液为火灼竭，则血行瘀滞。"说明热灼津亏导致血瘀的机理。临床表现，除原有津液不足的表现外，可见面唇、舌质紫绛，或有瘀点、瘀斑，或见斑疹显露等症状。

5. 血瘀水停　血瘀水停（blood stasis causing water retention），指血脉瘀阻，导致津液

输布障碍而水液停聚的病机变化。

多由于血瘀则津液环流不利，津停为水。如心血瘀阻，影响津液输布，可见心悸，气喘，口唇爪甲青紫，舌有瘀点或瘀斑，甚则胁下痞块，下肢、面目浮肿等症状。

第三节　内生五气病机
Endogenous five-qi pathogenesis

内生"五气"，是指在疾病的发展过程中，由于气血津液和脏腑等生理功能的异常而产生的类似风、寒、暑、湿、燥、火六淫外邪致病的病理变化。由于病起于内，故分别称为"内风（endogenous wind）""内寒（endogenous cold）""内湿（endogenous dampness）""内燥（endogenous dryness）"和"内火（endogenous fire）"，统称为内生"五气"。因此，所谓内生"五气"并不是致病因素，而是由于气血津液、脏腑等生理功能失调所引起的综合性病理变化。

一、风气内动
Disturbance of endogenous wind

（一）内风的含义

风气内动（disturbance of endogenous wind），即"内风（endogenous wind）"。"内风"，是体内阳气亢逆变动而生风的一种病理变化。因其病变似外感（exogenous contraction）六淫中风邪的急骤、动摇和多变之性，故名。由于"内风"与肝的关系较为密切，故又称肝风内动或肝风（liver wind）。

在疾病发展过程中，或阳热亢盛，或阴虚不能制阳，阳升无制，均可导致风气内动。故内风乃身中阳气之变动，肝风内动以眩晕、肢麻、震颤、抽搐等病理反应为基本特征。风胜则动，因其具有"动摇不定"的特点，故临床上称之为动风。

（二）内风的病理变化

风气内动（disturbance of endogenous wind）有虚实之分，主要有热极生风、肝阳化风、阴虚风动和血虚生风等。

1. 热极生风（extreme heat producing wind）　又称热盛风动。多见于热性病的极期，由于邪热炽盛，煎灼津液，伤及营血，燔灼肝经，使筋脉失其濡养所致。临床上以高热、神昏、抽搐、痉厥、颈项强直、角弓反张、目睛上吊等为临床特征。

2. 肝阳化风（liver yang producing wind）　多由于情志所伤，操劳过度，耗伤肝肾之阴，以致阴虚阳亢，水不涵木，浮阳不潜，久之则阳愈浮而阴愈亏，终至阴不敛阳，肝之阳气升动而无制，亢而化风，形成风气内动。临床可见头痛而摇，项强肢麻，眩晕欲仆，或口眼㖞斜，或半身不遂，甚则血随气逆而猝然倒地，不省人事。

3. 阴虚风动（stirring wind due to yin deficiency）　多见于热病后期，阴津亏损，或由于久病耗伤，阴液大亏所致。主要病机是阴液枯竭，无以濡养筋脉，筋脉失养，则变生内风，此属虚风内动。临床可见筋挛肉瞤、手足蠕动，以及阴液亏损之候。

4. 血虚生风（blood deficiency producing wind）　多由于生血不足，或失血过多，或久

病耗伤营血，肝血不足，筋脉失养，或血不荣络，则虚风内动。临床可见肢体麻木不仁、筋肉跳动，甚则手足拘挛不伸等症以及阴血亏虚之候。

此外，尚有血燥生风（blood dryness producing wind），多由久病耗血，或年老精亏血少，或长期营养缺乏，生血不足，或瘀血内结，新血生化障碍所致。其病机是津枯血少，失润化燥，肌肤失于濡养，经脉气血失于调和，血燥动而生风。临床可见皮肤干燥或肌肤甲错，并有皮肤瘙痒或落屑等。

（三）外风与内风的关系

外风为六淫之首，四季皆能伤人，经口鼻或肌表而入。经口鼻而入者，多先侵袭肺系；经肌表而入者，多始于经络，正虚邪盛则内传脏腑。这两种途径又可同时兼有。因外风作用部位不同，临床上可有不同的表现。内风系自内而生，多由脏腑功能失调所致，与心、肝、脾、肾有关，尤其是与肝的关系最为密切。其临床表现以眩晕、肢麻、震颤、抽搐等为主要特征。

二、寒从中生
Cold originating from interior

（一）内寒的含义

寒从中生（cold originating from interior），又名"内寒"，是机体阳气虚衰，温煦气化功能减退，虚寒（deficiency-cold）内生，或阴邪（yin pathogen）弥漫的病理变化。

内寒多因阳气亏虚，阴寒内盛，机体失于温煦而成。内寒多责之于心、脾、肾，且与脾肾关系密切。脾为后天之本，气血生化之源，脾阳能达于肌肉四肢；肾阳为人身阳气之根，能温煦全身脏腑组织。故脾肾阳气虚衰，则温煦失职，最易表现虚寒之象，而尤以肾阳虚衰为关键。

阳虚阴盛之寒从中生，与外感（exogenous contraction）寒邪或恣食生冷所引起的寒的病变，即"内寒"与"外寒"之间不仅有所区别，而且还有联系。其区别是，"内寒"的特点主要是虚而有寒，以虚为主；"外寒"的特点则主要是以寒为主，且多与风邪、湿邪等相兼为病，或可因寒邪伤阳而兼虚象，但仍以寒为主。两者之间的主要联系是：寒邪侵犯人体，必然会损伤机体阳气，而最终导致阳虚；而阳气素虚之体，则又因抗御外邪能力低下，易感寒邪而致病。

（二）内寒的病理变化

气主煦之，阳虚则阴盛，机体阳气不足，阴寒内盛，失于温煦机体的作用，使脏腑组织表现为病理性机能减退。以冷（畏寒、肢冷），白（面、舌色白），稀（分泌物和排泄物质地清稀，如痰液稀白，大便稀薄），润（舌润、口不渴），静（精神状态安静、喜卧）为其临床特点，其中以"冷"为最基本的特征。

阳气虚衰，寒从中生的病理表现，主要有两个方面：一是温煦失职，虚寒内生，呈现出面色苍白、形寒肢冷等阳热不足之象；或因寒性凝滞，其性收引，使筋脉收缩，血行迟滞，而现筋脉拘挛，肢节痹痛等。二是阳气不足，气化功能减退或失司，水液不得温化，从而导致阴寒性病理产物（pathological product）的积聚或停滞。如水湿痰饮之类，以致尿、痰、涕、涎等排泄物澄澈清冷，或大便泄泻，或水肿等。

此外，不同脏腑的阳虚内寒病变，其临床表现也各不相同。如心阳虚则心胸憋闷或绞痛、面青唇紫等；脾阳虚（spleen yang deficiency）则便溏泄泻；肾阳虚（kidney yang deficiency）则腰膝冷痛、下利清谷、小便清长、男子阳痿、女子宫寒不孕等。

（三）外寒与内寒的关系

寒邪为病有内外之分。外寒指寒邪外袭，为六淫中之寒邪，其病又有伤寒、中寒之别，寒邪伤于肌表，郁遏卫阳，称为"伤寒（exogenous cold disease）"；寒邪直中于里，伤及脏腑阳气，则为"中寒（cold parapoplexy）"。寒邪侵犯人体的部位，虽有表里内外、经络脏腑之异，但其临床表现均有明显寒象。内寒（endogenous cold）是机体阳气不足，寒从中生，主要是指心、脾、肾的阳气衰微，其临床表现以面色㿠白、四肢不温、小便清长、大便溏薄、舌淡苔白等为特征，因肾阳为人身诸阳之本，故内寒与肾之关系尤为密切；内寒必见虚象，而且虚象比寒象更为显著。外寒与内寒虽有区别，但它们又是互相联系，互相影响的，阳虚内寒之体，容易感受外寒；而外来寒邪侵入人体，积久不散，又能损伤人体阳气，导致内寒。

三、湿浊内生
Dampness originating from interior

（一）内湿的含义

湿浊内生（dampness originating from interior），又称"内湿（endogenous dampness）"，即体内水湿停滞。内湿是由于脾不运湿，肾不主水，输布排泄津液的功能障碍，从而引起水湿痰浊蓄积停滞的病理变化。由于内生之湿多因脾虚，故又称之为脾虚生湿。

内湿的产生，多因素体肥胖，痰湿过盛；或因恣食生冷，过食肥甘，内伤脾胃，致使脾失健运不能为胃行其津液，津液的输布发生障碍所致。如是则水津不化，聚而成湿，停而为痰，留而为饮，积而成水。因此，脾的运化失职是湿浊内生的关键。

脾主运化（spleen dominating transportation and transformation）有赖于肾阳的温煦和气化。因此，内湿不仅是因为脾阳虚衰，津液不化，而且与肾有密切关系。肾主水液（kidney dominating water metabolism），肾阳为诸阳之本，故在肾阳虚衰时，亦必然影响及脾，使脾失运化而导致湿浊内生。反之，由于湿为阴邪（yin pathogen），湿盛则可损伤阳气，因之湿浊内困，久之亦必损及脾阳肾阳，而致阳虚湿盛之证。

内湿为水液代谢失调的病理产物，虽与肺、脾、肾功能失调均有关，但与脾的关系最为密切。湿从内生，聚而为患，或为泄泻，或为肿满，或为痰饮。内湿的临床表现以脾胃症状为主。湿留于内，可因体质、治疗等因素而有寒化、热化之分。

此外，外感湿邪与内生湿浊，二者亦常互相影响。湿邪外袭每伤及脾，脾失健运则滋生内湿。脾失健运（dysfunction of spleen in transportation），或内湿素盛之体，亦每易外感湿邪而发病。

（二）内湿的病理变化

湿性重着黏滞，多易阻遏气机，其临床表现常可随湿邪阻滞部位的不同而各异。如湿邪留滞经脉之间，则症见头重如裹、肢体重着，也可出现颈项强急、屈伸不利等。风寒湿邪，侵袭人体，壅阻经络，可以致痉，痉病是以项背强急、四肢抽搐，甚至角弓反张为主要表现的疾病，湿为痉病原因之一。湿犯上焦，则胸闷咳喘；湿阻中焦，则脘腹胀满、食欲不振、口腻或口甜、舌苔（fur）厚腻；湿滞下焦，则腹胀便溏、小便不利；水湿泛溢于皮肤肌腠，则发为水肿。湿浊虽可阻滞机体上、中、下三焦的任何部位，但以湿阻中焦脾胃为主，因此脾虚湿困（spleen deficiency with dampness retention）常是必见之证。

（三）外湿与内湿的关系

外湿多由气候潮湿，或涉水冒雨，居住潮湿等外界湿邪所致。内湿则是湿从中生，多由脾失健运，不能运化精微，以致水湿停聚所致，即所谓"脾虚生湿"，但外湿和内湿又相互影响，外湿发病，必伤及脾，脾失健运，则湿浊内生；而内湿由于脾虚，脾阳虚损，水湿不化，又易于感受外湿。

四、津伤化燥
Body fluid impairment causing dryness

（一）内燥的含义

津伤化燥又称"内燥（endogenous dryness）"。内燥，是指机体津液不足，人体各组织器官和孔窍失其濡润，因而出现以干燥枯涩失润为特征的病理变化，故又称津伤化燥。内燥多因久病伤阴耗液或大汗、大吐、大下，或亡血失精导致阴亏液少，以及某些热性病过程中的热邪伤阴或湿邪化燥等所致。由于津液亏少，不足以内溉脏腑、外润腠理（striae）孔窍，从而燥热便由内而生，故临床多见干燥不润等病变。

一般来说，阴津亏损，可产生内燥，而实热（excess-heat）伤津亦可导致燥热内生。内燥病变可发生于各脏腑组织，以肺、胃、肾及大肠为多见。因为肺为燥金之脏，主气，司全身精血津液的敷布。肺气虚弱，则水精不能输布而化燥，其病属虚。大肠为燥金之腑，主津，故肠胃燥热，灼伤津液，亦常致燥，多属于实。此外，肾总司一身的气化活动，若肾的气化失常，津液不足，也可以导致内燥。故内燥起于肺、胃、肾，胃为重，肾尤为重。

（二）内燥的病理变化

内燥病变，临床多见津液枯涸的阴虚内热之证，如肌肤干燥不泽、起皮脱屑，甚则破裂，口燥咽干唇焦，舌上无津，甚或光红龟裂、鼻干目涩、爪甲脆折、大便燥结、小便短赤等燥热之象。如，以肺燥为主则兼见干咳无痰，甚则咯血；以胃燥为主时，则胃阴不足，可伴见舌光红无苔；以肾燥为主，则为肾阴精枯涸，伴见形体消瘦、发脱、齿槁，甚则经闭、痿厥；若系肠燥，则兼见便秘等症。总之，"干"是内燥的病理特点。在上焦则干咳、咽干口燥；在中焦则烦渴、呕恶；在下焦则便秘、经闭。

（三）外燥与内燥的关系

外燥是感受外界燥邪所致，可发生于秋季的外感（exogenous contraction）疾病，故称秋燥。外燥有温燥和凉燥之分。燥而偏寒者为凉燥，燥而偏热者为温燥。外燥偏重于犯肺，内燥多由高热、大汗、剧烈吐泻，或失血过多，或年高体弱，阴血亏损所致。临床上表现出一派津伤阴亏之候，如皮肤干糙、口干咽燥、毛发不荣、肌肉瘦削、尿少、便干等。内燥遍及全身，以肺、胃、大肠多见，伤及血脉，则与肝肾有关。

五、火热内生
Heat or fire originating from interior

（一）内火的含义

火热内生（heat or fire originating from interior），又称"内火（endogenous fire）"或"内热（endogenous heat）"。"内火"，是由于阳盛有余，或阴虚阳亢，或由于气血的郁滞或由于病邪的郁结而产生，火热内扰导致机能亢奋的病理变化。

火与热同类，均属于阳，故有"火为热之极，热为火之渐"之说。因此，火与热在病机与临床表现上基本是一致的，唯在程度上有所差别。

（二）内火的病理变化

1. 少火与壮火 人身之阳气，在正常情况下有养神柔筋，温煦脏腑组织的作用，为生理之火；中医称之为"少火（junior fire）"。但是，在病理情况下，若阳气过亢，机能亢奋，以致伤阴耗液，此种病理性的阳气过亢则称为"壮火（hyperactive fire）"，中医学又称为"气有余便是火（excessive qi causing fire）"。

2. 邪郁化火（pathogen accumulation causing fire） 包括两方面的内容。一是外感（exogenous contraction）六淫风、寒、燥、湿等病邪，在病理过程中皆能郁滞从阳而化热化火，如寒郁化热、湿郁化火等。二是体内的病理性代谢产物，如痰浊、瘀血和食积、虫积等，均能郁而化火。邪郁化火的主要机理，实质上也是由于这些因素导致机体阳气郁滞，气郁则生热化火、实热（excess-heat）内结所致。

3. 五志过极化火 又称"五志之火"，多指由于精神情志的刺激，影响了机体阴阳、气血和脏腑的生理平衡，造成气机郁结，气郁日久则从阳而化热，因之火热内生，肝郁气滞，气郁化火（transformation of qi depression into fire），发为"肝火"。

4. 阴虚火旺（hyperactivity of fire due to yin deficiency） 属虚火，多由精亏血少，阴液大伤，阴虚阳亢，则虚热（deficiency-heat）虚火内生。一般来说，阴虚内热多见全身性的虚热征象。而阴虚火旺，其临床所见，火热征象则往往较集中于机体的某一部位。如阴虚而引起的牙痛、咽痛、口干唇燥、骨蒸潮热、颧红等，均为虚火上炎所致。

总之，火热内生（heat or fire originating from interior）的病理不外虚实两端。实火者，多源于阳气有余，或因邪郁化火，或因五志化火等。其病势急速，病程较短，多表现为壮热、面赤、口渴喜冷、小便黄赤、大便秘结，甚则狂躁、昏迷、舌红苔黄燥、脉洪数等症。虚火多由于精亏血少，阴虚不能制阳，虚阳上亢所致。病势（disease tendency）缓慢，病程较长，其临床主要特征为五心烦热、午后颧红、失眠盗汗、口燥咽干、眩晕、耳鸣、舌红少苔、脉细数等。

火热病变的共同特点是：热（发热、恶热、喜冷）；赤（面赤、目赤、舌红）；稠（分泌物和排泄物，如痰、涕、白带黏稠）；燥（口渴、咽干、便燥）；动（神情烦躁，脉数）。

各脏腑之火，详见于脏腑病机，在此从略。

（三）外火与内火的关系

外火多由感受温热之邪或风寒暑湿燥五气化火所致，临床上有比较明显的外感病演变过程。内火则为脏腑阴阳气血失调或五志化火而致，其病变通过各脏腑的病理变化反映出来，无明显外感病史。但外火和内火又相互影响，内生之火可招致外火。如平素阴虚火旺或阳热亢盛者，感受六淫之后，内外交迫，常致五气从火而化。而外火亦可引动内火，如外火灼伤津血、引动肝阳、化火生风等。

总之，在疾病的发展过程中，因脏腑功能紊乱可以产生风、寒、湿、燥、火（热）的病理变化。由于这五种病理变化的名称与六淫中的风、寒、湿、燥、火（热）相同，且其部分症状亦与六淫中相应邪气的致病特点相类似，所以将内生病理与外来病邪区别开来，称之为内风（endogenous wind）、内寒、内湿（endogenous dampness）、内燥（endogenous dryness）、内火（热）（endogenous fire or heat），统称内生"五气"。

内风与肝有关，虽有虚实之分，除热极生风属实外，余者如肝阳化风、阴虚风动、血虚生风等皆属于虚。肝阳化风和阴虚风动的病理基础均为肝肾阴虚，但肝阳化风多见于内伤杂病之中，以水不涵木、阴虚阳亢、上盛下虚为特征。阴虚风动，多见于温热病后期，真阴亏损，肝失所养，精血不足（deficiency of essence and blood），邪少虚多，虚风内动，故临床上以手足蠕动、神倦、心中憺憺大动、齿黑、舌绛少苔、脉虚等为特征。血虚生风，因血不养筋，故以麻木、肉困、筋挛为特征，和肝阳化风之抽搐、震颤以及阴虚风动之手足蠕动是有区别的。

内寒主要由于脾、肾阳虚（kidney yang deficiency）所致，尤以肾阳虚衰为关键，其病理表现为阳虚内寒之本虚证，并可导致阳气不足、水湿内停之标实证。

内湿主要是由于脾的运化功能失健所致，即脾虚生湿，其病理表现以水湿内停为主，而内寒虽亦可形成阳虚水停，但以阳虚内寒为主。

内燥多因肺、胃、肾阴液不足，尤其是肾阴不足，其病理表现以"干"为主，可兼有轻微的阴虚燥热之证。

火热内生（heat or fire originating from interior）也是临床上比较常见的病理现象。内火有虚实之分，通过脏腑的阴阳失调而表现出来。虚火和实火的主要区别在于：虚火有明显的阴虚内热之证，热象较实火为缓和，伤津（consumption of fluid）不显著，结合临床其他症状可以鉴别。

第四节　脏腑病机
Pathogenesis of zang-fu viscera

脏腑病机是疾病在其发生、发展过程中，脏腑的正常生理功能发生失调的内在机理。任何疾病的发生，无论是外感（exogenous contraction）还是内伤（endogenous injury），都势必导致生理功能紊乱，从而导致脏腑气血阴阳失调。因此，脏腑失调的病机，在病机理论中占有重要的地位，是辨证论治（treatment upon syndrome differentiation）的主要理论依据。

疾病既已发生，则患病机体就会出现一系列的病理变化及临床表现。一般来说，这些病理变化和临床表现反映出人体发生疾病时的正邪盛衰、阴阳失调、气血失调以及升降失常等变化。但若要确切判明病变的部位、性质及对机体功能活动的影响，则必须将病机分析落实到脏腑上，才能保证其具有较强的针对性。因此，研究脏腑病机，对于进行临床辨证论治具有非常重要的现实意义。

人体是一个有机整体，人体各脏腑之间，在生理上是密切联系的，在病理上也是相互影响的。任何一个脏腑发生病变，都会影响到整个机体，而使其他脏腑发生病理改变，脏病及脏、脏病及腑、腑病及脏、腑病及腑，产生了脏腑组织之间病变的传移变化，因此，在研究脏腑病机时，不仅要注意脏腑本身的病理变化，而且要重视脏腑之间病理变化的相互影响。

一、五脏病机
Pathogenesis of five zang viscera

五脏的阴阳、气血，是全身阴阳、气血的重要组成部分。各脏的阴阳和气血之间的关系是：气属于阳，血属于阴，气和阳，均有温煦和推动脏腑生理活动的作用，故阳与气合称为"阳气"；血和阴，均有濡养和宁静脏腑组织及精神情志的作用，故阴与血合称为"阴血"。

但是，从阴阳、气血和各脏生理活动的关系来说，则阳和气、阴和血又不能完全等同。一般来说，脏腑的阴阳，代表着各脏生理活动的功能状态，是兴奋还是抑制，是上升或下降，还是发散或闭藏。脏腑的气血，是各脏腑生理活动的物质基础。气不仅具有推动和温煦各脏腑生理活动的作用，同时还具有重要的固摄作用。

各脏之阴阳，皆以肾阴肾阳为根本，因此，各脏的阴阳失调，久必及肾。各脏之气血，又均化生于水谷精微，因此，各脏的气血亏虚，又与脾胃气血生化之源的关系极为密切。由于各脏的生理功能各有其特点，故各脏的阴阳失调和气血失调的病理变化也不完全相同。

（一）心的病机

1. 心的生理病理特点　心位居上焦，开窍于舌，在体合脉，其华在面，与小肠相表里。

心藏神（heart housing spirit），为五脏六腑之大主，又主血而外合周身之脉。心脏阴阳调和，气血充足，则心神健旺，气血环流周身，洒陈于五脏六腑，灌溉于四肢九窍，使人体各脏腑组织生生不息，借以维持人体正常的生命活动。心包络为心之外卫，具有保护心脏，防御外邪的作用。心在脏腑中是一个重要的内脏，有"君主之官"之称。

心的主要生理功能是主神志和主血脉。因此，心的任何病变均可出现血脉的运行异常和精神情志的改变。这些病理变化是心之阴阳气血失调的结果。所以，心之阴阳气血失调是心脏病变的内在基础。

2. 心的基本病理变化　由于阴和阳、气和血对于心主血脉（heart dominating blood and vessel）和心主神志等生理功能的作用不同，故心的阴阳、气血失调因虚实寒热之不同，可出现不同的病理变化。

（1）心气、心阳失调：心气、心阳失调主要表现为阳气偏衰和阳气偏盛两个方面。

1）心的阳气偏衰：主要表现为心气虚和心阳虚。

心气不足：心气不足多由久病体虚，或年高脏气衰弱，或汗下太过耗气，或禀赋（natural endowment）不足等因素所引起。因心气是推动血液循行的动力，心气不足，其基本病理变化是心脏本身主血脉功能减退。由于血液为神志的物质基础，心气虚衰，鼓动力弱，血脉不充，则心神失养，所以既有心神不足之病，又有全身气虚之变。临床上以心悸气短，动辄益甚，神疲乏力等为重要特征。

心阳不足：心阳不足多系心气不足病情严重发展而来；亦可由于寒湿、痰饮之邪阻抑心阳；或素体阳虚，心阳不振；或思虑伤神，心气受损；或久病失养等所致。阳虚则寒自内生，气虚则血运无力，心神失养。故心阳虚的基本病理变化主要表现在心神不足、阳虚阴盛和血运障碍等几个方面。

其一，心神不足。心主神志的生理功能失去阳气的鼓动和振奋，则精神、意识和思维活动减弱，易抑制而不易兴奋。临床可见精神萎靡、神思衰弱、反应迟钝、嗜睡、懒言声低等病理表现。

其二，阳虚阴盛。阳虚则寒，心阳不足，温煦功能减退，故临床可见畏寒喜暖、四肢逆冷等虚寒（deficiency-cold）之象。心气虚与心阳虚相比较，心气虚为虚而无寒象，而心阳虚则是虚而有寒象。

其三，血运障碍。血得温则行，得寒则凝。心阳不足，心主血脉（heart dominating blood and vessel）的功能减退，血行不畅而致血瘀，甚则凝聚而阻滞心脉，形成心脉瘀阻之证。可见形寒肢冷，面色苍白或青紫，心胸憋闷、刺痛，脉涩或结代等。

若心阳虚极，或寒邪暴伤阳气，或瘀痰闭阻心窍，均可导致心阳衰败而暴脱，从而出现大汗淋漓、四肢厥逆、神志模糊、脉微欲绝等宗气大泄，阳气将亡之危候。

2）心的阳气偏盛：主要表现为心火亢盛和痰火扰心（phlegm-fire disturbing heart）。

心火亢盛（rampancy of heart fire）：心火亢盛又称心火，即心的阳气偏盛。火热之邪内侵，或情志之火内发，或过食辛热、温补之品，久而化热生火，或脏腑功能失调而生内火等，均可导致心火亢盛。心火亢盛的主要病理变化是：

其一，火扰心神。火气通于心，心火内炽，扰于心神，则心神失守，每见心烦失眠，甚则狂躁谵语、神志不清等病理表现。

其二，血运逆常。心主血脉（heart dominating blood and vessel），热迫血升，心火阳盛，气盛动速，则脉流薄疾，可见心悸、面赤、舌红绛、脉洪数等，甚至血热妄行而导致各种出血。

其三，心火上炎（heart fire flaming）与下移。火性炎上，心开窍于舌，心火循经上炎，故可见舌尖红赤疼痛、口舌生疮等。心与小肠（small intestine）相表里，若心火下移于小肠，可现小便黄赤，或尿血、尿道灼热疼痛等小便赤、灼、痛的病理现象。

其四，热象显著。阳盛则热，心火亢盛，则多见实热征象，如身热、口渴饮冷、溲赤、便结等。

痰火扰心：肝气郁结，气郁化火（transformation of qi depression into fire），肝火引动心火，心肝火旺，煎熬津液为痰。痰与火结，上扰心神，则心神失守，清窍闭塞；或外感（exogenous contraction）温热之邪，挟痰内陷心包，而成痰火扰心之候，以神志错乱为主要临床特点。

（2）心血、心阴失调：心血、心阴的失调，主要表现为心血亏损、心阴不足和心血瘀阻等方面。

1）心血亏损：心血亏损，多由于失血，或血液生化不足，或情志内伤，耗损心血等所致。心血亏损的基本病理变化为：

其一，血液虚少。心血不足，血脉空虚，血主濡养，故有全身血虚之征，以面、唇、舌等淡白无华，以及脉细无力为特征。

其二，心神失守。血虚心失所养，则心悸怔忡；神不守舍，则神志衰弱而神思难以专一，甚则神思恍惚，或失眠、多梦、惊悸不安。

2）心阴不足：心阴不足，即心阴虚。多由劳心过度，久病失养，耗伤心阴；或情志内伤，心阴暗耗；或心肝火旺，灼伤心阴等所致。心阴不足的基本病理变化有以下几个方面：

其一，虚热（deficiency-heat）内生。阴液亏损，不能制阳，阴虚阳盛，虚热内生。可现阴虚内热甚则阴虚火旺之候，以五心烦热、潮热、盗汗、口渴咽干、面红、舌红、脉细数等为特征。

其二，心神不宁。心阴虚则阴不制阳，心阳偏亢，阴虚阳盛，则虚火内扰，影响心神，而见心中烦热、神志不宁，或虚烦不得眠。

其三，血行加速。阴虚内热，热迫血行，脉流加速，影响心主血脉之功能，故脉来细而且数。

从病机上看，心血虚与心阴虚虽同属阴血不足范畴，但心血虚为单纯血液不足，血不养心，主要表现为心神失常和血脉不充，失于濡养；后者除包括心血虚外，主要表现为阴虚不能制阳，心阳虚亢，虚热内生之候。所以心血虚以血虚不荣之"色淡"为特点，而心阴虚则以阴虚内热之"虚热"为特点。

3）心血瘀阻：心脉寒滞，或痰浊凝聚，血脉郁阻不畅均可导致心血瘀阻。劳倦感寒，或情志刺激常可诱发或加重。

心脉气血运行不畅，甚则可见血凝气滞、瘀血阻闭、心脉不通为基本病理变化，以心悸怔忡，惊恐万状，心胸憋闷、刺痛，甚则暴痛欲绝为特征。

总之，心主血脉（heart dominating blood and vessel）而藏神，其华在面，开窍于舌，其经为手少阴经，又与小肠相表里。这种功能上的特定联系构成了心系统，心的病理变化就是这一系统结构各层次的病态反应，主要表现在血脉和心神两个方面。

在血脉方面，寒则血液凝滞，从而出现心胸闷痛、四肢厥冷；热则血液妄行，从而出现面肤色赤，出血；虚则运行无力，血流不畅，脉微或涩；实则循环不良，血络阻滞，血不流而脉不通，瘀血为害。

在心神方面，寒则心神不足，神情沉静而蜷卧欲寐，甚则阳气暴脱而神识不清；热则心神失守，神情浮躁而烦扰不眠，甚至谵语妄言；虚则神疲懒言，萎靡不振；实则喜笑无常，悲不自胜，或癫狂。汗为心之液，大汗之后而又亡心阳，心火上炎则舌赤烂痛，心火下移于小肠，则尿赤涩痛。

3. 心病与其他脏腑的关系　心病与其他脏腑的关系，主要包括心与肺、脾、肝、肾，以及小肠等脏腑之间在病理上的相互影响。

（1）心与肺：心肺同居上焦，心气上通于肺，肺主治节（lung dominating management and regulation）而助心行血。因此，心与肺在病理上的相互影响，主要表现在气和血的功能失调方面。

1）肺气虚弱，宗气不足，不能助心行血，心气亦弱。心气虚弱，心血不能充养于肺，肺气亦虚。心、肺气虚相互影响终致心肺气虚，临床上表现为心悸气短，咳嗽喘促、动则尤甚，声低气怯，胸闷，咳痰清稀等症状。

2）肺气虚弱或肺失宣肃，均可影响心主血脉的功能，导致血液运行迟滞，而出现胸闷、气短，以及心悸、唇青、舌紫等心血瘀阻的病理表现。

3）心气不足或心阳不振，血脉运行不畅，由血及气，也会影响肺的宣降功能，使宣肃功能失常，从而出现心胸憋闷、刺痛，以及咳嗽、气促、喘息等肺气上逆的病理现象。

4）心火炽盛，灼伤肺阴，可出现心悸、心烦、失眠等心火内扰之症，又可出现咳嗽、咯血等阴虚肺损之状。

5）在温热病的发展过程中，疾病的传变，可以从肺卫阶段直接进入心营，即所谓"逆传心包"。临床上，初见发热、微恶寒、咳嗽，继则出现高热、神昏谵语、舌绛等由肺卫直入心营的症状。

（2）心与脾：心主血，脾生血又统血，故在病理上心与脾之间的相互影响，主要表现在血的生成和运行方面。

心阳不振或心血不足会影响脾之运化，使脾之功能失常。反之，脾虚健运无权，不能益气生血，则心失所养，亦能为病：

1）脾病及心：脾气虚弱，运化失职，则血的化源不足；或脾不统血（failure of spleen to control blood），失血过多，都能影响于心，导致心血不足。临床上，既有脾气虚弱之面黄、神疲、食少便溏，以及其统摄失职之出血，又有心悸、失眠、健忘、脉细等心血不足之症。

2）心病及脾：心行血以养脾，若思虑过度，耗伤心血，血虚无以滋养于脾，影响脾之健运，又会导致脾虚气弱，健运失司。临床上，既有心血不足之症，又有脾气虚衰之状。

不论是脾气虚而致心血不足，还是心气不足，心血亏损，影响脾之运化和统血之功能，心与脾，两者互相影响，终致心脾两虚（insufficiency of both heart and spleen）之证。临床上，表现为脾气虚弱而食少、腹胀，心血不足而心悸，心神失养而失眠、多梦，以及全身气血双虚而出现眩晕、面色不华、体倦乏力等表现。

另外，心主血液的运行，脾有统血之功，在心脾两脏的作用下，使血液沿着脉道正常运行，不致溢于脉外，当心脾功能失常时，就可以出现出血性病理改变。

（3）心与肝：心主血，肝藏血；心主神志，肝主疏泄（liver dominating free flow and rise of qi）。心与肝的病理影响，主要表现在血液和神志两个方面：

1）血液方面：心肝阴血不足，往往互相影响，心血不足，肝血常因之而虚。肝血不足，心血亦因之而弱。心血不足常常出现心悸怔忡、面色不华、舌淡、脉细无力等症状；肝血不足则出现头晕目眩、爪甲不荣、肢麻筋挛、视力减退、妇女月经涩少等表现。临床上常常是心血不足的症状和肝血亏损的症状同时并见。

因此，血虚证不仅有心脾两虚，而且又有心肝血虚。心肝血虚之证，既有心血不足的表现，又有肝无所藏，不能荣筋养目之候。

2）神志方面：心肝两脏有病常表现出精神异常，如心肝血虚，血不养心，肝失濡养，则神无所主，疏泄失职。因此，肝血亏虚的患者，除有肝血不足的症状外，还会出现心悸不安、失眠多梦等神不守舍的症状。若心阴不足，虚火内炽，则出现心悸、心烦、失眠、多梦的同时，往往还会兼见急躁易怒、头晕目眩、面红目赤等肝气上逆，浮而上亢的症状，这是心肝之阴血亏损，而心肝之阳气无所制约的结果。甚则心肝火旺，相互影响，气郁化火（transformation of qi depression into fire）生痰，痰与气（火）相结，阻蔽心窍，扰于心神，又可导致癫狂等精神失常之病。

总之，在某些精神情志疾病中，心肝两脏相互影响，肝气郁结（liver qi stagnation），气机不调，可出现神志方面的异常变化。反之，情志失调，又可致肝气不舒，甚则肝气火上逆。

（4）心与肾：心与肾之间的关系主要为水火既济的关系。心肾之间阴阳水火精血动态平衡失调，即为心肾不交（non-interaction of heart and kidney）。其主要病理表现是肾水亏而心火旺，以及心肾阳虚水泛。

1）肾阴不足，心阳独亢：肾水不足，不能上承以济心阴，心阴不能制约心阳，使心阳独亢而致肾阴亏于下，心阳亢于上的病理变化，出现心悸、心烦、失眠、多梦，以及腰膝酸软、男子遗精、女子梦交等。此为"心肾不交（non-interaction of heart and kidney）"或"水火不济"。

2）心肾阴虚，阴虚火旺（hyperactivity of fire due to yin deficiency）：心肾阴虚，不能制约心阳，以致心火上炎（heart fire flaming），而见五心烦热、消瘦、口干少津、口舌生疮、心悸、失眠、健忘等。

3）心阳不振，水气凌心：心阳不振，不能下温于肾，以致寒水不化，上凌于心，阻遏心阳，则现心悸、水肿、喘咳等"水气凌心（insult of water to heart）"之候。

此外，心血不足和肾精亏损互为因果，从而导致精亏血少，而见眩晕耳鸣、失眠、多梦、腰膝酸软等。此亦属心肾之间生理功能失调的病变。

（5）心与小肠：心与小肠相表里，故两者在病理上相互传变。心可移热于小肠，小肠实热又可上熏于心。

1）心移热于小肠：心火炽盛，会出现心烦、口舌生疮、舌尖红赤疼痛等症状。若心火下移，影响小肠分别清浊的功能，又可引起小便短赤、尿道灼热疼痛，甚则尿血等症状，称"心移热于小肠"，又称"小肠实热"，可用清心利尿的方法导热下行。

2）小肠实热（excess-heat）上熏于心：小肠有热，亦可循经上熏于心，出现心烦、舌赤、口舌生疮糜烂等心火上炎的病理现象。在治疗上，清心泻火和清利小便的药物并用。

（二）肺的病机

1. 肺的生理病理特点　肺居胸中，为五脏六腑之华盖，上连气道、喉咙，开窍于鼻，合称肺系。肺与大肠相表里。肺主气，司呼吸，是体内外气体交换的场所。肺，朝百脉而助心行血，通调水道而为水之上源，外合皮毛而煦泽肌肤。肺为娇脏（lung as delicate zang viscus），不耐寒热，性喜清肃，其气以下降为顺，故外邪袭人常先犯肺。因此，肺的病理变化主要表现为呼吸功能异常、水液代谢失调、体表屏障功能失常，以及气的生成、血液循环障碍和某些皮肤疾患等。

2. 肺的基本病理变化　肺的病变有虚实之分，虚则多为气虚和阴津不足，实则多由风寒、燥热、痰湿袭肺所致。

（1）肺失宣肃：肺的宣发和肃降，是肺气升降出入运动的两个方面，二者虽有区别，又相互影响，有宣有肃方能使肺的生理功能正常。肺气宣发和肃降失常，多由外邪袭表犯肺，或因痰浊内阻肺络，或因肝升太过，气火上逆犯肺等所致，也可由于肺气不足，或肺阴虚亏等因素而成。

1）肺气不宣：肺气不宣为肺气失于宣通。肺气不宣，可以导致下列病理变化：

呼吸不畅：肺之宣肃正常则呼吸调匀。肺气失宣，气机不利，呼吸不畅，则可出现鼻塞、咳嗽等。

卫气壅滞：肺合皮毛，肺主气，宣发卫气（defensive qi）于皮毛。肺失宣发，卫气壅滞，腠理（striae）固密，毛窍闭塞而见恶寒、发热、无汗等。

肺气不宣与肺气不利大致相同，但通常肺气不宣多对外感（exogenous contraction）表证而言，肺气不利多对内伤杂病而言。

2）肺失清肃：肺失清肃又称肺失肃降，是指肺气失于清肃下降的功能，使肺气下降和清洁呼吸道的功能减退。临床上表现为胸闷、气促、咳嗽、痰多等。咳嗽日久，肺气损伤，肃降失常，可进一步导致肺气上逆。

肺气失宣或肺失清肃，均可导致肺气上逆而气喘，通调水道功能失职，而出现尿少、水肿等症。其进一步发展，亦均能损耗肺气和肺阴，导致肺气虚损或肺阴不足。

（2）肺气不足：肺气不足又称肺气虚。多因肺失宣肃，日久不复，或因久病气虚，或劳伤过度，耗损肺气所致。肺气不足除气虚的一般改变外，主要表现为以下病理变化：

1）呼吸机能减退：肺气虚则体内外气体交换出入不足，可出现咳嗽、气短、声低、息微，甚则喘促、呼吸困难等症。

2）水液停聚：肺主行水（lung dominating water movement），为水之上源。肺气虚不能通调水道，影响水液的输布代谢而咳痰清稀，甚则聚痰成饮，甚至产生水肿。

3）卫阳虚弱：肺气虚损，卫气不足，卫外功能低下，腠理（striae）不固，而致表虚自汗、畏寒等。

（3）肺阴亏损：肺阴亏损是指肺脏的阴津亏损和阴虚火旺的病理变化。多由于燥热之邪灼肺，或痰火内郁伤肺，或五志过极化火灼肺，以及久咳耗伤肺阴所致。阴津亏损，肺燥失润，气机升降失司，或阴虚而内热自生，虚火灼伤肺络而出血，可出现一系列干燥失润及虚热（deficiency-heat）见症。如干咳无痰或痰少而黏、气短、潮热盗汗、颧红、五心烦热，甚则痰中带血等。肺脏阴虚津亏，久延不复，常损及于肾，而致肺肾阴虚。

肺是气机升降出入的门户，为气之主，职司呼吸，参与调节水液代谢。天气通于肺，肺与外界息息相通，极易感受外邪而发病。一般说来，肺的病理变化有邪实和正虚之分，其邪实者，或为热壅，或为痰阻，或为水积，或为血瘀；其正虚者，或为气虚，或为阴虚，或为气阴两虚。肺之虚证多由实证转变而来，亦有虚实错杂（deficiency and excess in complexity）之候。

3. 肺病与其他脏腑的关系 肺与心的病理影响已如前述，这里只讨论肺与脾、肝、肾，以及大肠的病理传变。

（1）肺与脾：肺主气，脾益气；肺主行水（lung dominating water movement），脾主运化水湿。故肺与脾的病理关系主要表现在气和水液代谢功能异常方面。

1）生气不足：脾气虚弱，运化失常，水谷精微不得入肺以益气，导致肺气虚弱，出现食少、便溏、腹胀、少气懒言、咳喘痰多，甚则浮肿等脾虚肺弱（土不生金）之证；反之，久病咳喘，肺失宣降，影响及脾，脾因之而不能输布水谷精微，中焦失养，则肺气亦虚，而现咳喘痰多、体倦消瘦、纳呆腹胀等肺虚脾弱证。所以，肺气久虚，在一般情况下，常用补脾的方法，使脾气健运，肺气便随之逐渐恢复。故有扶脾即保肺之说。

2）水液代谢失调：脾失健运（dysfunction of spleen in transportation），水不化津，湿浊内生，聚为痰饮，贮存于肺，使肺失宣降，而出现咳嗽、喘息、痰鸣等症。水液代谢，其标在肺，其本在脾。痰之动主于脾，痰之成贮于肺，故治应健脾燥湿，肃肺化痰。反之，肺气虚弱，失于宣降，不能通调水道以行水，导致水液代谢不利，水湿停聚，中阳受困，而出现水肿、倦怠、腹胀、便溏等症。

（2）肺与肝：肺主气，其性肃降；肝主疏泄（liver dominating free flow and rise of qi），其性升发。因此，肺肝两脏关系到人体气机升降运动。其病理影响，主要表现在气机升降出入失常方面。

1）气机升降失常：肝气郁结，气郁化火（transformation of qi depression into fire），肝火灼肺，肺失清肃，可见胁痛（hypochondriac pain）、易怒、咳逆、咯血等肝火犯肺（木火刑金）的证候。反之，肺失清肃，燥热下行，影响及肝，肝失条达，疏泄不利，则在咳嗽的同时，出现胸胁引痛胀满、头痛头晕、面红目赤等肺燥伤肝（金亢制木）的证候。

2）气血运行不畅：人身气机调畅，则气血运行无阻，若肝肺气机升降的功能失调，使气机阻滞，从而引起气滞血瘀的病理现象。

（3）肺与肾：肺为气之主（lung being the governor of qi），肾为气之根（kidney being the root of qi）；肺为水之上源，肾为主水之脏；肺属金，肾属水，金水相生（mutual generation between metal and water）。故肺与肾在病理上的关系，主要表现在呼吸异常和水液代谢失调及阴液亏损方面。

1）呼吸异常：肾的精气不足，摄纳无权，气浮于上，或肺气虚损，久病伤及肾气，导致下气虚衰，气失摄纳，呼吸之气不能归根，均可出现咳嗽喘促，呼多吸少，动则尤甚，腰酸膝软或汗出肢冷等肾不纳气（failure of kidney to receive qi）之候。肺主出气，肾主纳气（kidney dominating reception of qi），出气太多，则呼为之长；纳气不足，则吸为之短，呼吸不调，则喘促自作。

2）水液代谢失调：肺失宣肃，通调水道失职，必累及于肾，而肾不主水，水邪泛滥，又可影响于肺，肺肾相互影响，导致水液代谢失调，发为水肿。如风邪袭表犯肺，肺气不得宣降，不能通调水道，下输膀胱，以致风遏水阻，风水相搏，流溢于肌肤，形成风水，而现发热恶寒，小便不利而浮肿等，风水不愈，亦可由肺及肾，继则出现水肿蔓延全身、腰痛、小便不利等症状。若肾阳虚衰，气化失司，关门不利，则可导致水湿停聚，则水泛为肿，甚则水寒射肺，使肺失宣降之性，不能行水，不仅水肿加剧，而且还表现出气短咳嗽、喘不得卧等水寒射肺之象。

3）阴液亏损：肺肾阴液，金水相生。肺阴受伤，日久伤及肾阴，导致肾阴亏损，反之，肾阴亏虚，阴虚火旺，上灼肺阴，使肺失清润。两者相互影响，最终形成肺肾阴虚，出现干咳、音哑、潮热盗汗，两颧发赤，腰膝酸软、男子遗精，女子经闭等肺肾阴虚火旺之证。在治疗上，不论是由肺及肾，或由肾及肺，需要肺肾同治，称为金水相生法，有金能生水，水能润金之妙。

（4）肺与大肠：肺与大肠相表里，肺与大肠在病理上的相互影响，表现为肺失宣降和大肠传导功能失调。

1）肺失清肃，传导受阻：肺热壅盛，灼伤津液，腑气不通而大便秘结，称为实热（excess-heat）便秘。肺气虚弱，肃降无权，大肠传导无力，而大便艰涩，名为气虚便秘。若肺失肃降，津液不能下达，肠道失润，传导不利而大便不通，又为津枯便秘。在治疗上可辅以宣肺、补肺、润肺之品，常有助于便秘的解除。

2）传导失常，肺失宣降：大肠传导功能失常可导致肺气失于宣降。如大肠实热，腑气壅滞不通，可以导致肺失宣肃，而出现胸闷、咳喘、呼吸不利等。在治疗上，只要通其腑气，使大便通畅，则不治肺而喘自平。

（三）脾的病机

1. 脾的生理病理特点　脾位于中焦，与胃相表里，主肌肉四肢，开窍于口，其华在唇，外应于腹。脾主运化（spleen dominating transportation and transformation），为后天之本，气血生化之源，并能统摄血液的运行。脾主升清（spleen dominating rise of the clear），喜燥恶湿。脾的病理变化主要表现为饮食水谷运化机能减退，血液的生成和运行障碍，以及水液代谢失调等。脾气亏虚为脾的基本病理变化，但脾运湿而恶湿，脾虚则生湿，湿盛又易困脾，故脾虚湿盛为脾病的病理特点。

2. 脾的基本病理变化　脾为太阴湿土，脾的功能以脾的阳气为之主，故脾的运化功能障碍，主要是由于脾的阳气虚损，失于升清，运化无权所致。脾的统血功能，实际上是脾的阳气固摄作用的体现。故脾的病理变化以脾之阳气失调为主。

（1）脾阳（气）失调：脾的阳气失调主要表现在脾气虚损、脾阳虚衰及水湿中阻等几个方面。

1）脾气虚弱：脾气虚弱又称脾气虚（spleen qi deficiency）。脾胃虚弱，脾气不足，中气不足。凡饮食不节（irregular eating），或过服消导克伐之剂，以及情志失和，思虑太过，或禀赋（natural endowment）素虚，或过于劳倦，或久病失养，皆可损伤脾气，使其运化水谷、运化水湿，以及化生气血的功能减退，从而导致脾气虚衰。

脾气虚的病机特点，系以脾脏本身的运化功能衰退，即脾失健运为主，多表现为消化吸收能力减弱，水谷饮食精微之输布和气血化生能力不足等谷气不足和后天精气匮乏的病理改变，所以，单纯脾气虚弱，一般来说，可视为慢性消化吸收机能减退的综合病理表现。脾气虚弱可以引起如下病理变化：

其一，消化吸收功能减退。脾气虚弱，运化无权，则食欲不振、纳食不化、腹胀便溏，或轻度浮肿，谓之脾失健运。

其二，气血双亏。脾失健运（dysfunction of spleen in transportation），化源不足，可现面黄肌瘦，少气懒言，四肢倦怠乏力等全身气血不足之候。

其三，中气下陷（sinking of middle qi）。脾气升举无力，甚至下陷，则为中气下陷或称气虚下陷。脾气不升，可见眩晕体倦、内脏下垂、久泄脱肛、便意频数、小便淋漓难尽等。

其四，脾不统血（failure of spleen to control blood）。脾气虚不能统摄血液，则可出现便血、月经淋漓不断或忽然大下、月经过多、肌衄等各种慢性出血现象，称为脾不统血。临床上具有脾虚、血虚（blood deficiency）和出血的病理改变。

2）脾阳不振：脾阳不振又名脾阳虚（spleen yang deficiency），中阳不振，脾胃阳虚。多由脾气虚进一步发展而来，或由命门火衰、脾失温煦所致。其病机特点为中焦阳气衰退，里寒（interior cold）现象比较突出。所以，其临床表现除脾失健运，尚有明显的形寒肢冷、脘腹冷痛、饮食喜热、泄泻清谷，或温化水湿机能减退，水湿停聚于内，或生痰成饮，或水泛肌肤为肿。

脾阳不振，久罹不愈，每易累及于肾，导致脾肾阳虚。

3）脾虚湿困（spleen deficiency with dampness retention）：脾病气虚为本，湿困为标。

脾主运化（spleen dominating transportation and transformation）水湿，脾虚则水湿不运而困于脾，又反而影响脾之运化，故脾虚湿困是由脾虚导致内湿阻滞的一种病理变化。其临床特点是：除具脾气虚征象外，尚有脘腹闷痛、四肢困倦、纳食减少、口淡乏味或口黏不渴，甚或恶心欲吐、大便不实，甚或浮肿，苔白腻等病理现象比较突出的改变。

脾为湿困，则更进一步阻碍了脾之转输运化功能，如是湿邪日增而脾气益虚，往往成为虚实交错的病理改变，且湿邪内蕴，有湿从寒化和湿从热化两种倾向。若素体脾阳不振，每易从阴化寒，形成寒湿困脾（retention of cold-dampness in spleen）之证；若素体阳盛，每易从阳化热，或寒湿郁久化热，从而形成脾胃湿热之候。但湿为阴邪（yin pathogen），其性黏滞，湿盛则阳微，故以湿从寒化为主要病理发展趋势。临证时，应根据外湿、内湿与脾之间的相互关系，分清脾虚与湿阻的孰轻孰重、主次先后，从而对其病机作出正确判断。

（2）脾阴失调：脾阴失调一般是指脾的阴液失调，即脾阴虚而言。脾阴虚多由饮食不节，如恣食辛辣、香燥，酗酒等，导致火气伤中，耗伤脾阴，或积郁忧思，内伤劳倦等，使虚火妄动，消烁阴津，暗伤精血，从而损及脾阴，或因肾水匮乏，不能滋脾而致脾阴不足。

此外，湿、火、燥等邪气久羁中州，或长期妄服刚燥辛烈之品等，亦可导致脾阴亏损。脾阴虚以食欲减退、唇干口燥、大便秘结、胃脘灼热、形体消瘦、舌红少苔等为主要临床表现。

脾与胃同居中焦，以膜相连，职司水谷运化。脾主运化（spleen dominating transportation and transformation），胃主受纳（stomach dominating reception），一升一降，相互为用，共同配合，完成纳运水谷，化生气血等生理活动。脾脏与胃腑，在五行均属土，一为阴土，一为阳土，两者在生理上关系密切，病理上相互影响。因此，脾阴虚常易于合并胃阴不足，而胃阴虚（stomach yin deficiency）又常兼见脾阴虚之象。但两者还有一定的区别，脾阴虚多因情志内伤，五志化火（five minds transforming into fire），阴精暗耗；胃阴虚多由热病伤津所致。前者多表现为味觉障碍，常感味觉欠佳、食欲减退、口唇干燥、大便秘结，而后者易于出现饥不欲食、消谷善饥、干呕呃逆等。

综上所述，脾气虚为脾的功能失调的最基本也是最常见的病理变化，主要以消化吸收功能减退为主，并伴有全身性气虚表现。脾阳虚常是脾气虚进一步发展的病理结果，亦可因过食生冷，或过服寒凉药物，直接损伤脾阳而成。脾阳虚（spleen yang deficiency）常累及肾阳而成脾肾阳虚之候。脾阳虚不仅有脾气虚的表现，且常表现为温煦机能减退，寒从中生。脾气下陷或中气下陷（sinking of middle qi）、气虚下陷，多由脾气脾阳不足，中气虚损，或久泄久利，或劳倦过度，损伤脾气，因而使脾气虚衰，功能减退，脾气升举无力，反而下陷所致，常为全身气虚的一个方面，主要表现为气虚和气陷两种病理变化。脾不统血（failure of spleen to control blood），多由脾气虚弱，统摄无权所致，其病机主要在于气不摄血，故临床表现，除见脾气虚或脾阳虚征象外，还有各种出血等，脾阴不足是脾的阴液不足，常与胃阴不足相兼出现。

3. 脾病与其他脏腑的关系　脾与心的病理影响，临床上常见的为心脾两虚（insufficiency of both heart and spleen）。脾与肺的病理影响，则多表现为肺脾两虚等，前已述及。这里主要介绍脾与肝、肾、胃的病理传变关系。

（1）脾与肝：肝藏血而主疏泄，脾生血统血而司运化，肝与脾之间主要是疏泄与运化的关系，病理上主要表现为消化吸收障碍和血液功能失调。

消化吸收方面：有木旺乘土和土壅木郁两种不同的病理表现。

木旺乘土：木旺乘土包括肝脾不调和肝胃不和。脾胃之消化吸收，赖肝之疏泄调畅。肝失疏泄，横逆犯脾，导致脾气虚弱，运化功能失调，谓之肝脾不调。临床上，既有胸胁胀满、精神抑郁或急躁易怒等肝失条达的表现，又有纳呆、腹胀、便溏等脾失健运之症状。肝失疏泄，横逆克胃，导致胃失和降，气机上逆，称之为肝胃不和，临床上除肝失疏泄的表现外，又有胃脘胀痛、呃逆嗳气等症状。

土壅木郁：脾失健运，水湿内停；外湿浸渍，困遏脾阳，湿郁蕴热。湿热郁蒸，致使肝胆疏泄不利，胆汁外溢，发为黄疸，出现身黄、目黄、小便黄等。此外，脾气虚弱可致肝失疏泄，甚则动风，称之为脾虚生风。如脾虚久泻的患儿，可发展成"慢脾风"，临床上以四肢抽搐为特征。此为脾虚肝乘，与肝木乘脾的发病机制不同。所以在治疗上，前者当疏肝理脾，土中达木；后者应补脾疏肝，培土抑木。

血液方面：脾气虚弱，运化无力，化源不足，或脾不统血（failure of spleen to control blood），失血过多，均可累及于肝，使肝血不足，而出现食少、消瘦、眩晕、视物模糊、肢麻、月经涩少或闭经等。

（2）脾与肾：脾为后天之本（spleen being acquired foundation），肾为先天之本（kidney being innate foundation），在病理上相互影响。肾阳不足，不能温煦脾阳，使脾阳不振，或脾阳久虚，进而损及肾阳，引起肾阳亦虚，二者最终均可导致脾肾阳虚。临床上主要表现在消化机能失调和水液代谢紊乱方面。

1）消化机能失调：由于脾肾阳虚，脾失健运（dysfunction of spleen in transportation），则水反为湿，谷反为滞，水谷不化，而生泄泻。如肾阳不足，命门火衰，不能温煦脾土，阴寒极盛，发为五更泄泻。故曰："肾泄者，五更泄也。其原为肾阳虚亏，既不能温养子脾，又不能禁锢于下，故遇子后阳生之时，其气不振，阴寒反胜，则腹鸣奔响作胀，泻去一、二行乃安。此病藏于肾，宜治于下而不宜治中"（《华佗神医秘传》）。

2）水液代谢紊乱：脾虚不能制水，水湿壅盛，必损其阳，故脾虚及肾，肾阳亦衰。肾阳不足，不能温煦脾土，脾阳益虚。脾虚则土不制水而反克，肾虚水无所主而妄行，则水液潴留，泛滥为患，出现水肿、小便不利等。

（3）脾与胃：脾与胃相表里，病理上相互影响，表现为纳运失调、升降失常、燥湿不济等。

1）纳运失调：胃主纳，脾主运，一纳一运，密切配合，则消化功能正常。胃不能受纳腐熟水谷，则食欲减退，或嘈杂易饥。脾失健运，则现消化不良、食后饱胀、大便溏泄。胃主受纳（stomach dominating reception），脾主消化。食而不化，责在脾；不能食，责在胃。但是，由于脾与胃在病理状态下互相影响，故脾胃纳运失调的症状，往往同时并见，其治亦须调脾理胃，两者兼顾。

2）升降失常：脾主升清，若脾气不升，甚至中气下陷，就会出现泄泻、脱肛、内脏下垂等。胃主降浊，胃气不降而反上逆，就会出现恶心、呕吐、呃逆、嗳气，以及大便不通等，因为脾升胃降是相互为用的，所以清气不升，必致浊气不降，浊气不降，也必致清气不升，所谓清浊相干而致病。其治疗须健脾和胃、升清降浊，以恢复脾胃升降为要。

3）燥湿不济：脾喜燥恶湿（spleen liking dryness and disliking dampness），胃喜润恶燥（stomach liking moistness and disliking dryness），燥湿适度，水谷乃化。若湿邪困脾，脾阳

受困，水湿停滞为患；脾失健运，水不化津，也易生湿。故脾病多寒多湿，药宜温燥。热邪易于伤津，灼伤胃津而化燥；胃气上逆（counterflow rise of stomach qi），频繁呕吐，胃津耗损，也会出现燥象。故胃病多热多燥，药宜凉润。

总之，脾与胃，纳运协调，升降相因（interdependence between ascending and descending），燥湿相济（interdependence between drying and moistening），以维持饮食物的消化和水谷精微的吸收、输布的功能活动。如果脾胃纳运失调，升降失常，燥湿不济，也会相互影响，导致消化机能失常，产生各种病变。

（四）肝的病机

1. 肝的生理病理特点　肝为风木之脏，主疏泄而藏血，其气升发，喜条达而恶抑郁，主筋，开窍于目，与胆相表里，肝以血为体，以气为用，体阴而用阳，集阴阳气血于一身，成为阴阳统一之体。故其病理变化复杂多端，每易形成肝气郁结，郁久化火，肝阳上亢（hyperactivity of liver yang），肝风内动等肝气、肝火、肝阳、肝风之变，且肝之阴血又易于亏损。因此，肝气、肝阳常有余，肝血、肝阴常不足就成为肝的重要病理特点。肝为五脏之贼，故除本身病变外，还易牵涉和影响其他脏腑，形成比较复杂的病理变化。

2. 肝的基本病理变化　肝病的病理变化有虚实两类，而又以实为多。

（1）肝气、肝阳失调：肝气、肝阳失调，以肝气、肝火、肝阳的亢盛有余为多见。肝阳上亢多为肝阴不足，阴虚阳亢所致，故放在肝阴、肝血失调之中阐述。因此，肝气、肝阳失调的病机，主要表现在肝气郁结和肝火上炎等方面。

1）肝气郁结（liver qi stagnation）：肝气郁结简称肝郁、肝气郁，是肝脏病理中最常见的病理变化。精神刺激，情志抑郁不畅，或病久不愈而因病致郁，或他脏之病理影响于肝等，均可使肝失疏泄，气机不畅，形成肝气郁结之候，其轻者称为肝气不疏或肝气郁滞。肝气郁结之病理特点是肝之疏泄功能受到抑制，气机不得条达舒畅，其滞或在形躯，或在脏腑。因此，临床上以情绪抑郁、悒悒不乐，以及胁肋胀痛等气机郁滞之候为特征，且每当太息、嗳气之后略觉舒缓。

肝气郁结的病理发展趋势为：

其一，气滞血瘀（qi stagnation and blood stasis）。气有一息之不行，则血有一息之不行。肝气郁结，气机阻滞，则血行不畅，必然导致血瘀，表现为胁肋刺痛、癥瘕肿块、舌青紫或瘀点瘀斑等。

影响冲任二脉，则冲任失调，可见妇女月经不调、痛经、闭经或经血有块等。

其二，痰气郁结。气郁生痰，痰与气结，阻于咽喉，则为梅核气；积聚于颈部则为瘿瘤等。

其三，气郁化火（transformation of qi depression into fire）。气有余便是火（excessive qi causing fire），肝气郁结，久而化火，形成气火逆于上的肝火上炎之候。

其四，犯脾克胃。肝气郁而不达，或气滞转化为横逆，均可影响脾胃之纳运，形成兼有呕吐、嗳气、脘胁胀痛等肝气犯胃（attack of stomach by liver qi）和兼有腹胀肠鸣、腹痛泄泻、大便不爽等肝气犯脾之候。

肝气郁结与肝气横逆，虽同是肝气为病，且皆为实证，但二者的病理性质并不完全相同。肝气郁结为肝之疏泄不及，肝气抑郁；而肝气横逆则为疏泄太过，肝气过旺。所以，精神情志失调，前者为情志抑郁、多疑喜愁、闷闷欲哭，后者为性急易怒。

总之，肝气郁结的基本病理变化，主要表现在精神抑郁和气机失调（disorder of qi movement）两个方面。

2）肝火上炎（liver fire flaming）：肝火上炎又名肝火、肝经实火，是肝脏阳热亢盛，气火上冲的一种病理变化。多因肝郁气滞，郁而化火，而致肝火上冲，或因暴怒伤肝，肝气暴张，引发肝火上升，或因情志所伤，五志过极化火，心火亢盛，引动肝火所致。

肝火上炎，为肝之阳气升发太过，具有气火上冲，头面部热象显著的特点。故可见头胀头痛、面红目赤、急躁易怒、耳暴鸣或暴聋等病理表现。肝的阳气升动太过，郁火内灼，极易耗伤阴血而致阴虚火旺。肝火灼伤肺胃脉络，则易出现咯血、吐血、衄血。肝火上攻于头，则见头胀痛、眩晕、目赤肿痛等。

（2）肝阴、肝血失调：肝阴、肝血失调的病机，均以肝之阴血不足为其特点。阴血虚则阳亢，则为肝阳上亢，阳亢无制而生风，为肝风内动。因此，肝阳上亢、肝风内动，亦多与肝之阴血不足有关。

1）肝阴不足：肝阴不足又称肝阴虚。肝为刚脏（liver being firm-characterized zang viscus），赖肾水以滋养。肾阴亏损，水不涵木，或肝郁化火，暗耗肝阴等，均可导致肝阴不足。肝阴不足，以头目眩晕、目睛干涩、两胁隐痛、面部烘热、口燥咽干、五心烦热等为主要临床表现。肝肾同源（liver and kidney from same source），肝阴不足往往易与肾阴不足合并出现。

2）肝血亏虚：肝血亏虚，多因失血过多，或久病损耗，或脾胃虚弱，化生气血的功能减退所致。其病理变化除血虚征象外，主要表现在肝血不能荣筋养目等方面，临床上以肢麻不仁、关节屈伸不利、爪甲不荣等筋脉失养和眩晕眼花、两目干涩、视物模糊等血虚不能上荣头目之征为特点。此外，肝血不足常可导致冲任不足和血虚生风。冲任不足，血海空虚，可引起月经量少乃至闭经。血虚生风每致虚风内动，可见皮肤瘙痒、筋脉拘挛等表现。

3）肝阳上亢（hyperactivity of liver yang）：肝阳上亢，多由肝阴不足，阴不制阳，肝之阳气升浮亢逆所致，或因情志失调，郁怒伤肝，气郁化火，肝火炽盛，耗伤肝阴，发展为阴虚阳亢而成。因肝肾同源（liver and kidney from same source），故肾阴不足，水不涵木而致肝肾阴虚，最易引起肝阳上亢。肝阳上亢的病理特点为阴虚阳亢，本虚标实，上盛下虚。上盛则为阳气亢逆，属标病，表现为眩晕耳鸣、头重脚轻、面红目赤、烦躁易怒等；下虚为肝阴虚，属本病，表现为腰膝酸软、足痿无力等。

肝气郁结（liver qi stagnation）、肝火上炎、肝阳上亢三者，在病理上是相互影响的。肝气郁结、郁而化火，可致肝火上炎，久之肝火内耗肝阴，阴虚阳亢，又可形成肝阳上亢。但肝气郁结系肝失疏泄，气机郁滞，以情志异常和气机失调为主要临床特征；肝火上炎系气郁化火（transformation of qi depression into fire），气火上逆，以头面部热象显著或气火上冲为特征；肝阳上亢则是阴不制阳，肝阳升动太过，阴虚阳亢。

肝阳上亢之阳亢与肝火上炎之气火上逆相似，但属虚候，与阴虚并见，而肝火上炎是但实无虚。故中医学认为，郁而不疏为肝气，浮而亢逆为肝阳（肝阳上亢），气郁化火为肝火〔肝火上炎（liver fire flaming）〕。

4）肝风内动：肝风内动属于内风范畴，多是肝脏阴阳气血失调，发展至极期的病理变化。临床上以眩晕、震颤、抽搐等动摇不定的症状为主要特征。有热极生风、肝阳化风、血虚生风、阴虚风动之分。

热极生风（extreme heat producing wind）：热极生风又称热盛动风，多因邪热炽盛所致。其病理特点为：发病急骤，多在里热（interior heat）、实火情况下出现，常见于温热病邪入营血阶段，或某些发热性疾病的极期，以高热、神昏、抽搐、惊厥为其临床特征。

肝阳化风：肝阳化风（liver yang producing wind），系肝阴不足，肝阳失去制约，阳亢无制，妄自升动而致。其病理变化多有肝阴不足，肝阳上亢之候，继之出现眩晕欲仆、肢麻震颤等，甚则昏仆、偏瘫，发为中风。

血虚生风（blood deficiency producing wind）：血虚生风系阴血不足，筋脉失养所致。一般是在血虚基础上发生的，阴血不足症状比较明显，风胜则动之表现轻微，或仅见于肌表，如皮肤瘙痒、手足发麻等，少有抽搐现象。

阴虚风动（stirring wind due to yin deficiency）：阴虚风动多是在温热病末期，患者下焦肝肾阴血不足所致，以手足蠕动、心中憺憺大动为特征。

总之，肝风内动，以肝肾阴虚，不能制约阳气，肝的阳气升动太过者为多见。

综上所述，可知"气、火、风"为肝脏病理发展过程中的一大特点。肝气郁结是肝失疏泄，气机郁滞的表现。肝郁不疏，郁而化火，可形成肝火；久之肝火内耗肝阴，肝阴不能制约肝阳而致肝阳上亢（hyperactivity of liver yang）；肝阳升动无制，风气内动，则为肝风（肝阳化风）。三者之间，常以肝气郁结为先导，亦即肝病的原发因素。再则，气病及血，气滞必血瘀，气郁不达，津液停聚，亦可酿痰。气、火、痰（phlegm）、瘀、风的病理变化过程，可产生各种复杂的病变，其病理根源，则均与肝气郁结（liver qi stagnation）有关。

3. 肝病与其他脏腑的关系 肝为五脏之贼，欺强凌弱，故肝病往往不限于本脏，常能影响上下左右。乘土即所谓木旺克土，最为多见；刑金则是肝火犯肺，可致咳嗽阵作、干咳痰少、面红胁痛，甚则咳血，所谓"木火刑金""木叩金鸣"；冲心，可致心肝火旺；及肾亦为多见，耗水伤阴，每致肝肾阴虚，肾失闭藏。六腑以疏通畅泄为顺，故肝气郁结，又可使六腑传化失常。

如前所述，在病理上，肝与心多表现为心肝火旺，心肝血虚。肝与肺，多表现为木火刑金，较少见金乘木之证。肝与脾，则以肝木乘脾、土壅木郁为常见。这里，主要讨论肝与肾及胆之间的病理影响。

（1）肝与肾：肝与肾之间在病理上的相互影响，主要体现于阴阳失调、精血失调和藏泄失司等方面。

1）阴阳失调（imbalance between yin and yang）：肝肾之阴，息息相通，相互制约，协调平衡，故在病理上也相互影响。肾阴不足可引起肝阴不足，阴不制阳而导致肝阳上亢，出现腰酸膝软、头重脚轻、眩晕耳鸣等上盛下虚之征，甚至阳亢无制而生风，表现出肢麻、震颤等肝风内动之象，这种病理变化称之为"水不涵木"。反之，肝阴不足，下汲肾阴，使肾阴不足，导致肝肾阴虚，临床上表现为眩晕耳鸣、失眠健忘、腰膝酸软、五心烦热、男子遗精、女子月经量少等阴虚阳亢，虚火内扰的病理现象。肝火太盛，也可耗伤肾阴，形成肾阴不足。

2）精血失调：肾精亏损，可致肝血不足，而肝血不足，也可引起肾精亏损，终致肝肾精血亏损，出现形体消瘦、肌肤甲错、颧红少寐、女子经闭等症状。

3）藏泄失司：肝之疏泄与肾之闭藏之间的关系失调，会导致女性月经异常，男子排精功能紊乱的病理变化。女子则现月经过多、先期而至，或月经量少，甚至闭经。男子则现遗精、滑精、梦交，或性交不能射精等。

（2）肝与胆：肝与胆相表里，故肝与胆在病理上相互影响，主要表现在胆汁疏泄失常和精神情志异常。

1）胆汁疏泄不利：胆汁来源于肝，肝的疏泄功能失常，就会影响胆汁的正常分泌、贮存和排泄。反之，胆道受阻，又会影响及肝，使之不能发挥疏泄功能。因此，肝胆相互影响，终则肝胆俱病。如肝胆湿热（dampness-heat in liver and gallbladder），疏泄不利，不仅可有目黄、身黄、尿黄、口苦等胆汁外溢的症状，又有胁肋胀满、抑郁不乐等肝气郁结的表现。所以，治疗上宜清热利湿与疏肝利胆并用而肝胆同治。

2）精神情志异常：肝主谋虑，胆主决断（gallbladder dominating decision），谋虑必须决断，决断又来自谋虑。两者功能失调，就会发生情志病变。如肝病及胆则胆气不宁，可出现虚烦不寐，或恶梦惊恐，触事易惊，或善恐。

（五）肾的病机

1. 肾的生理病理特点　肾为水火之脏，藏真阴而寓真阳，为先天之本（congenital origin）、生命之根，主藏精、纳气、主水，开窍于耳及二阴，其华在发，与膀胱相表里。故肾精充足则骨强、齿坚、髓满、脑灵、耳聪、目明；命火充足，则五脏六腑的阳气旺盛而生机勃勃。所以，凡是有关生长发育、生殖机能、水液代谢的异常，脑、髓、骨以及某些呼吸、听觉、大小便的病变，多与肾的生理功能异常有关。

肾为人身元阴元阳秘藏之所，元阴元阳为人体生殖发育之根本，只宜秘藏，不宜泄露。固秘则能维持正常的生理功能，耗伤则根本虚衰，诸病由之而生。所以，肾的病理变化是虚证多而实证少。

肾脏水中有火，阴中有阳，阴平阳秘，功能正常。其病则主要表现为水火阴阳失调，但水火阴阳失调又有虚实之分。因邪实而发病者属实，如外感（exogenous contraction）寒湿，或湿热困于肾，病多为实，实证日久则由实转虚。因正虚而发病者属虚。肾虚有阴阳之别，精亏气虚之分。但肾虚日久，必致由阴及阳，或由阳及阴，而成为阴阳两虚之证。

肾为人身阴阳之根。肾脏病变与其他脏腑的关系甚为密切。五脏之伤，久必及肾，而肾病又必影响其他各脏。

2. 肾的基本病理变化　肾病多虚证，一般分为阴虚（yin deficiency）和阳虚（yang deficiency）两类。

（1）肾阳、肾气失调：肾阳、肾气失调主要表现为肾阳虚损，命火不足和肾气虚衰，封藏不固等病理变化，表现为全身性生理机能衰退、水液气化功能的障碍、脾胃生化水谷精微功能的紊乱、生育功能衰退和肺气出纳升降功能失常等。

1）肾气不固：肾气不固又称下元不固，是肾气虚衰，封藏失职的一种病理变化。多因年高肾气虚弱，或年幼而肾气不充，或久病而肾气耗伤等，使肾气不能固摄封藏所致。临床上以精关不固而遗精、滑精、早泄，膀胱失约而小便失禁、尿后余沥、遗尿，冲任不固而月经淋漓不断，或崩漏、带下清稀、小产、滑胎，以及肠虚滑脱而久泻不止，大便失禁等精、尿、经、胎、便固摄失调为特征。

2）肾不纳气（failure of kidney to receive qi）：肾不纳气是指肾气虚弱不能摄纳肺气的病理变化。多因劳伤肾气，或久病气虚，气不归元，肾失摄纳所致。以短气、喘息、呼多吸少、动辄气急而喘甚为其临床特征。肾不纳气，多见于咳嗽喘促历时已久的患者，常以肺气虚为前奏，病久累及于肾而成，是肾气虚（kidney qi deficiency）的一种综合表现，以上盛下虚、呼吸困难、呼多吸少、动则喘促加剧、气不得续，且伴有肾阳虚（kidney yang deficiency）或肾阴虚（kidney yin deficiency）的某些表现为其特点。

3）肾阳不足：肾阳不足又称肾阳衰微、命门火衰，多因素体阳虚，久病不愈，或年老体弱，下元亏损所致。肾阳虚损对肾的生理功能影响，主要表现在：一是生殖机能减退而男子阳痿、早泄、精冷，女子宫寒不孕；二是水液代谢障碍，肾阳虚衰，气化无权，开合失度，则发为水肿，或尿频、尿闭；三是水谷精微化生减弱，因命门火衰，不能温煦脾阳，脾肾阳虚，则运化功能失职，可见下利清谷、五更泄泻等。

（2）肾阴、肾精失调：主要反映在肾精不足、肾阴亏虚、相火妄动等方面。

1）肾精不足（kidney essence insufficiency）：肾精不足多由禀赋（natural endowment）不足，或久病失养，或房劳过度，损耗肾精所致。肾精关系到人体的生殖和生长发育能力以及血液的生成。故肾精不足的病理变化为：一是生殖机能减退，如男子精少不育，女子经闭不孕；二是生长发育机能障碍，如小儿发育不良或迟缓（如五迟，即立、行、发、齿、语等发育迟缓）、五软（头、项、四肢、肌肉、口等痿软）、囟门迟闭，以及"鸡胸""龟背"等。成人则可见早衰，如发脱齿摇、耳鸣健忘、足痿无力、精神呆钝等；三是影响血液的生成，肾精不足，精不化血，则可致血液不足等。

2）肾阴亏虚：肾阴亏虚又称肾水不足，为肾脏本身的阴液亏损，多由伤精、失血、耗液，或过服温燥劫阴之品，或情志内伤，暗耗精血，或房事不节，以及久病伤肾，真阴耗伤而成。肾阴亏虚则形体脏腑失其滋养，精髓阴血日益不足，肾阳无制则亢而为害。故肾阴亏虚的病理变化，一为阴液精血亏少，如腰膝酸软、形体消瘦、眩晕耳鸣、少寐健忘，或女子经少、经闭等；一为阴虚内热或阴虚火旺，如五心烦热或骨蒸潮热、口干咽燥、颧红、盗汗、舌红少苔，或相火妄动，扰于精室，而阳兴梦遗，或迫血妄行则崩漏等。

肾阴虚（kidney yin deficiency）的特点是既有肾虚之象，又有虚热（deficiency-heat）特征；而肾精不足但见虚象而无明显的虚热征象。

3）相火妄动：相火（ministerial fire）妄动是阴虚火旺出现火迫精泄的病理变化，多由于肾水亏损或肝肾阴虚，阴虚火旺（hyperactivity of fire due to yin deficiency），相火不能潜藏而妄动。其临床表现除阴虚火旺之象外，以性欲亢进、遗精早泄为特征，常具有火逆于上的特点。

综观上述，肾之病理变化，虚多实少。其寒为阳虚之病，其热为阴亏之变，故肾虚之害，分为阴虚和阳虚两类。阴虚或阳虚之极，又可出现阴损及阳（yin injury with yang involved），阳损及阴之害，终致阴阳两虚，精气（essential qi）俱伤。

3. 肾病与其他脏腑的关系　肾为先天之本（kidney being congenital origin），肾阴肾阳为人身阴阳之根本，故五脏有病，久病必伤肾；而肾病亦易于影响全身各个脏腑。

（1）肾与心、肺、脾、肝的关系：如前所述，肾阳不足与心、肺、脾的关系较为密切，表现为心肾阳虚、肺肾气虚、脾肾阳虚等。而肾阴不足则与心、肺、肝的关系较为密切，表现为心肾阴虚、肺肾阴虚和肝肾阴虚等。

（2）肾与膀胱：肾与膀胱经脉相连。肾阳虚（kidney yang deficiency）气化功能减弱，则膀胱排尿不利；若肾虚固摄作用不足，膀胱失约，则可见小便失禁或遗尿。尿液的贮存和排泄异常，主要为膀胱的病变，如膀胱湿热（dampness-heat in bladder），气化不利，而现小便赤涩，甚至尿血、癃闭等。膀胱气虚，失于约束，每见小便频数，淋漓不尽，小便失禁或遗尿等。但是，膀胱的贮尿和排尿功能，依赖于肾的气化，小便异常除与膀胱有关外，还与肾的气化功能有关。临床上，一般以实证多责之于膀胱，虚证（deficiency syndrome）多责之于肾。如老年人常见的小便失禁、多尿等，多为肾气衰弱所致。

二、六腑病机
Pathogenesis of six fu viscera

（一）胆的病机

1. 胆的生理病理特点 胆附于肝，与肝相表里，为中清之腑，禀春木之气，其性刚直，豪壮果断。故胆在病理上多表现为阳亢火旺之证，以实者居多。因火热可煎灼津液而为痰（phlegm），故胆病又多兼痰，痰火郁遏，易扰心神。

2. 胆的基本病理变化 主要反映在胆汁贮藏和排泄障碍，以及心神不安等方面。

（1）胆汁分泌、排泄障碍：情志所伤，肝失疏泄，或中焦湿热，阻遏肝胆气机，胆失疏泄，则胆汁分泌、排泄异常。胆汁排泄障碍，可以使肝气郁滞加剧，阻碍脾胃运化功能正常进行，甚至可以导致黄疸的发生。

（2）胆经郁热、挟痰上扰：胆郁痰扰，上扰心神，则可出现心烦、失眠、多梦易惊等病理表现。

（二）胃的病机

1. 胃的生理病理特点 胃为水谷之海，喜润恶燥，以降为顺，主受纳饮食和腐熟水谷。因此，胃的功能失调，主要表现为受纳和腐熟功能异常，以及胃失和降而胃气上逆等。

2. 胃的基本病理变化 胃的功能失调，主要表现为寒热虚实几个方面。

（1）胃气虚：胃气虚多因饮食不节，损伤胃气所致。素体虚弱，久病胃气不复等，也可导致胃气虚。其病理变化：一是受纳功能减退而胃脘满闷、胃纳不佳、饮食乏味，甚则不思饮食等；一是胃气上逆，胃失和降，气机上逆，而现嗳气、呃逆、恶心、呕吐等。

（2）胃阴虚（stomach yin deficiency）：胃阴虚主要是指胃中阴津缺乏，以致津伤气少而引起的胃的功能失调，多由火热之邪损伤胃中津液，或由胃火（热）证转化而来，或久病不复，消烁阴津所致。其病理变化是：其一，受纳、腐熟功能减退，如不思饮食，或食后饱胀；胃失和降，胃气上逆（counterflow rise of stomach qi），则脘痞不舒、泛恶干呕；其二，阴津亏损，如口舌干燥、小便短少、大便秘结、舌光红少苔、脉细数。

（3）胃寒：胃寒多由过食生冷，或过用寒凉克伐药物，伤损胃阳，或禀赋胃阳素虚所致。其病理变化是：其一，寒邪伤阳，消化能力减退，常表现为腐熟能力不足，不能正常消化水谷，多见呕吐清水等饮食不化的病理变化；其二，寒性凝滞，侵袭中焦，气机阻滞，则见胃脘冷痛，轻则绵绵不已，重则拘急作痛。

（4）胃热（火）：胃热（火）多因胃阳素盛与情志郁火相并，或因热邪入里，或因嗜食辛辣之品，化热伤胃所致，以阳盛阴虚，胃腑机能亢进，火热蕴盛为其病理特点。主要病理变化为：一是腐熟功能亢进，热能消谷，胃火亢盛，故消谷善饥；二是胃失和降，可见口苦、恶心、呕吐；三是胃火上炎，或为齿龈肿痛，或为衄血，火热蕴盛，灼伤胃络，则可见呕血等。

（三）小肠的病机

1. 小肠的生理病理特点　小肠（small intestine）受盛胃中之水谷，泌别清浊（separation of the refined from residue），清者输于全身，浊者渗入膀胱，下注大肠，与心互为表里。故小肠的病理变化主要反映为二便异常。

2. 小肠的基本病理变化　主要表现为清浊不化，转输障碍，以小便不利、大便泄泻为主要临床表现。

失于受盛：失于受盛则见呕吐、食入腹痛等。

失于化物：失于化物则见食入腹胀、完谷不化等。

清浊不化：清浊不化则上吐下泻、腹痛肠鸣。

小肠实热（excess-heat）：小肠实热多由湿热下注，或心移热于小肠所致，表现为小便频数，或尿液浑浊不清，或淋浊，或赤涩，尿道灼痛等。

小肠虚寒：小肠虚寒多因饮食不节（irregular eating），损伤脾胃所致，表现为肠鸣泄泻、腹痛喜按等。

（四）大肠的病机

1. 大肠的生理病理特点　大肠（large intestine）为传导之官，主津，其经脉络肺。大肠的病机，主要表现为传化功能失常而出现大便异常。

2. 大肠的基本病理变化　大肠有传导糟粕和吸收水分的功能，故大肠有病则传化失常，表现为大便异常，如泄泻、痢疾和大便秘结等。

大肠热结（heat accumulation in large intestine）：大肠热结多因燥热内结，或因肺移热于大肠，或湿热积滞等，使大肠津液缺乏而便秘，或热结旁流。

大肠湿热（dampness-heat in large intestine）：湿热积于大肠或寒湿化热，湿热下注，则生泄泻；若湿热与气血相搏，则痢下赤白、里急后重；若湿热阻滞经络，气滞血瘀（qi stagnation and blood stasis），又可产生痔瘘等。

大肠虚寒（deficiency-cold in large intestine）：大肠虚寒，脾阳不振，运化失常，或肾阳虚衰，阴寒内盛，则泄泻便溏、完谷不化，乃至滑脱不禁，或阳虚不运，或肺气虚衰，大肠传导无力而便秘。

大肠液涸：大肠主津，津液枯涸，传导不畅，则津亏便秘。

（五）膀胱的病机

1. 膀胱的生理病理特点　膀胱有贮存尿液，化气行水的功能。膀胱的气化功能全赖于肾的气化作用，其病理变化主要在于膀胱气化失常，而出现排尿异常及尿液外观的改变。

2. 膀胱的基本病理变化　主要是膀胱气化失常，或气化不利，或气化无权。

气化不利：或因邪实，或因肾阳不足，则气化不利，而尿少、癃闭。

气化无权：肾失封藏，气失固摄，则气化无权，而遗尿、小便失禁等。

湿热下注：或心火下移，或湿热下注膀胱，则可致尿频、尿急、尿道涩痛、尿血等。

膀胱虚寒：膀胱虚寒多由肾气亏虚，固摄无权，膀胱失约所致，表现为小便频数、清长或不禁，尿有余沥，遗尿或小便点滴不爽，排尿无力等。

（六）三焦的病机

1. 三焦的生理病理特点　三焦的功能，实际概括了全身的气化作用，故三焦的病理变化反映了上、中、下三焦所包括脏腑的病理变化。

2. 三焦的基本病理变化　一方面表现为心、肺、脾胃、肾、肝等病理变化，另一方面又表现为水液代谢功能障碍。

三焦的气化功能失司，主要有两个方面：一是表现为心和肺、脾和胃肠，肝和胆、肾和膀胱的气机不利，气的升降出入异常，从而导致有关脏腑的生理功能异常。如心的行血，肺的呼吸和宣发肃降，脾和胃、肠的运化、升降，肝和胆的疏泄，肾和膀胱的蒸腾气化、排浊等生理功能，无一不有赖于气的升降出入运动的协调平衡。所以，上述脏腑功能的异常，可归结为三焦的气化功能失司。二是由于三焦是气和津液运行的通道，是气化活动的场所，因而三焦的气化功能，概括了肺、脾、肾等脏腑调节津液代谢的生理功能。所以，将肺失通调，归结为上焦的气化功能失司；将脾胃的运化水液、输布精微，升清降浊等功能失常，归结为中焦的气化失司；将肾和膀胱的蒸腾气化、升清泄浊，肠的传化糟粕等功能失常，归结为下焦的气化功能失司。故三焦的气化功能失司，概括了全身水液代谢障碍的病理机制。

三、奇恒之腑病机
Pathogenesis of extraordinary fu viscera

（一）脑的病机

脑是人体极为重要的器官，人的精神、意识和思维活动，眼、耳、鼻、舌的视、听、嗅、味，言语应答，肢体活动等，均是脑的生理功能。因此，脑的病变，可出现上述各种生理功能的障碍或失调。但是，脑是由髓汇集而成，所以，肾中精气亏虚，精不能生髓，脑髓空虚，即可导致脑的功能失调，而见智力减退，视、听和言语应答迟钝，肢体活动不便，痿弱不用等病理表现。脑的生理活动，全赖于气、血、津液和水谷精微的充养，因此，心、肺、脾，肝、肾等的生理功能失调，均可引起脑的功能失调，而出现精神情志活动异常的病理表现。由于脑位于人之首，全赖阳气的升腾，所以阳气不升，可见头目眩晕、耳目失聪等病理现象。

（二）髓和骨的病机

髓居骨中，包括骨髓、脊髓和脑髓。骨为人体之支架，髓由精生，髓充于骨而养骨。髓和骨的功能失调，主要表现为生长发育迟缓、骨质软弱和松脆易折。因先天禀赋（natural endowment）不足，后天饮食失养，或因邪热内留，消灼阴液，或因下焦虚寒、精血不足（deficiency of essence and blood），均可导致骨髓空虚和骨的软弱、松脆等病变。

（三）脉的病机

脉为血之府，是气血运行的通道。脉道以通利为顺，若因津液枯涸、脉失濡养、痰浊内阻、气机不畅和寒凝瘀阻等等，均可引起脉道不利，而致气滞血瘀。反之，气滞或血瘀，又可影响脉道的通利。若血不循经而溢于脉外，又可见各种出血的病理改变。

（四）女子胞的病机

女子胞（uterus with its appendages），又称胞宫、子宫。女子胞的主要生理功能是主持月经和孕育胎儿。女子胞的生理功能失调，主要表现为经、带、胎、产的异常。

女子胞生理功能失调的原因很多，其中主要的有以下三个方面：

1. 气血不和，胞宫功能失调　女子的月经来潮、胎孕、产育和授乳，均以血为用，故有"女子以血为本"之说。但血之为用，全赖于气。气血和调，血才能充分发挥其生理效应；气血不和，必然影响胞宫的生理功能，而引起种种病理变化。

血热、肝不藏血或疏泄太过、脾不统血（failure of spleen to control blood）或气不摄血（qi failure to control blood），均可导致胞宫行血过多，而出现月经先期、月经的血量过多、行经期延长，甚至崩漏等病理表现。血随气火上逆，则可见经行吐衄，即是"倒经"，如因于气滞、血瘀，或因于气血不足，或因于阳气不足、下元虚寒，而胞宫虚冷，均可导致胞宫行血涩滞，而见月经后期、经行血量过少，或为痛经，或为闭经，或为癥瘕等病理表现。

如因寒湿或湿热下注胞宫而引起的胞宫生理功能失调，实际上也是破坏了气血的和调所致。

2. 心、肝、脾、肾的功能障碍致胞宫功能失调　心、肝、脾、肾的功能失调，不仅可引起气血的功能失调，还可导致胞宫的功能失调，常因情志失常、劳倦过度、房事不节等因素使胞宫功能失常，如思虑伤心，心血暗耗；思虑伤脾，气血生化无权；郁怒伤肝，肝失疏泄；房劳（sexual exhaustion）伤肾，肾精亏损，"天癸"衰少等等，均可导致胞宫功能失常，而出现月经、胎孕、产育失常等病理变化。

3. 冲任气血不足，胞宫功能失常　冲脉和任脉，均起于胞宫，冲为血海，任主胞胎（conception vessel governing uterus and gestation）。冲任二脉的气血充盈，是胞宫生理功能活动的物质基础。因冲、任隶属于肝、肾，所以肝或肾的生理功能失调，可导致冲、任二脉的气血不足，使胞宫的生理功能失常。冲脉又隶属于阳明，阳明为多气多血之经，所以脾胃的运化功能失调，影响冲、任二脉的气血充盈，阳明脉气血衰少，胞宫的生理功能可失常。

总之，胞宫的生理功能，是全身生理功能的一个组成部分，胞宫的功能失调与全身生理功能的状况密切相关。

综上所述，脏腑是气血阴阳的统一体，气血阴阳在脏腑生理活动中，各自发挥特殊的作用，因此脏腑病变的基本原理，就是脏腑气血阴阳失调。因各脏腑中气血阴阳功能不尽一致，故脏腑失常的病变特点也各不相同。

同时，人体是一个完整的统一体，阴阳、气血、脏腑、经络（meridian and collateral）等各方面的生理功能失调，可相互影响，特别是脏与脏、腑与腑、脏与腑之间，在病理上的相互影响也是非常复杂的。

第五节　经 络 病 机
Pathogenesis of meridian and collateral

经络既是人体气血运行的重要通路，又是人体各脏腑组织相互联系的网络系统。在生理状态下，经络具有沟通内外、联络脏腑，运行气血，营养全身、抗御外邪，保卫机体、传导信息，调整虚实的功能特性；在病理状态下，经络对外邪侵袭有传导作用，对机体的病理变化有反应作用。病机是一个综合性的概念。从横向来看，它综合了病因、病性、病位、病势（disease tendency）等要素；从纵向来看，它以正邪斗争为轴线，反映疾病从发生、发展、传变、结局这一整个过程的变化规律。经络病机学说就是以经络学说为主要理论依据，横向参合藏象学说（theory of visceral manifestation）、气血津液学说、病因病机学说等其他中医基础理论，侧重从经络角度阐述疾病发生、发展及变化转归规律的过程的知识体系。经络病机和中医其他病机知识体系相比较，有自身的特点和规律，在中医病机学中具有独立地位，而不能被其他病机体系所取代，临床上很多疾病若不用经络病机加以分析，就很难认识到其内在的本质机理。

一、十二经脉病机
Pathogenesis of twelve meridians

十二经脉（twelve meridians）是经络系统的主体，具有"内属于腑脏，外络于肢节"的作用，人体经络系统的其他组成部分，如十二经筋（tendons along twelve meridians）、十二皮部（twelve skin regions）、十五别络等，都是以十二经脉为基础，奇经八脉又与十二经脉交错联系，关系也十分密切，因此分析十二经脉的病理变化在探讨经络系统病变中具有代表性意义。人身之经脉各有其不同的循行路径，当外界致病因子侵袭机体后，机体的生理功能就会发生异常变化，这个时候经络就会通过它所循行的有关部位，反映出各种不同的症状和体征来。例如，手阳明大肠经（large intestine meridian of hand yangming）起于食指末端桡侧，沿食指桡侧上行，循臂入肘，上肩，其分支从缺盆（锁骨窝）向上到颈，贯颊，入下齿中，还出挟口，交人中。那么，当手阳明大肠经发生病变，就可能出现齿痛、颈肿、肩胛及上臂痛、食指活动不灵活等临床表现，甚至还会出现红肿灼热或寒冷感。又如齿痛多由于足阳明胃经（stomach meridian of foot yangming）或手阳明大肠经的经气失调所致，因二经皆循行于牙龈的部位。中医认为，十二经脉与五脏六腑之间皆有一定的络属关系，因此，十二经脉如果发生病变，也会影响到它所络属联系的脏腑，从而出现相应脏腑的病理变化。比如足太阴脾经（spleen meridian of foot taiyin）入腹，属脾络胃，并与心、肺及肠有直接的联系，故足太阴脾经如果发生病变，就会引起脾胃气机升降失常、纳运失职，出现相应的症候表现，如胃脘痛、呕恶、纳食减少、腹胀便溏，或完谷不化，或黄疸、肿胀等。足少阴肾经属肾络膀胱，并与肝、肺、心等脏有直接联系，所以足少阴经发生病变，就可出现水肿、泄泻、腹胀、阳痿，以及眩晕、目视模糊、气短，心烦等临床症候。同样，脏腑受病也可影响经脉，而在其所属经脉循行路径上发生疼痛或找到压痛点。如厥阴肝病见两胁痛或少腹痛，就是因为两胁与少腹是经脉循行的部位。又如急性胆绞痛，常向右侧肩井穴处放射，就是因为肩井是少阳胆经的循行部位。临床上在分析经络的病理变化时，必须与它相络属的脏腑联系起来考虑。

（一）经气虚实病机

经络气血的虚实是经络病理变化的一种反映。经络（meridian and collateral）的气血偏盛，可引起与其络属的脏腑、组织、器官的功能过亢，进而破坏人体各经络、脏腑生理功能的协调平衡而发病。经络的气血偏衰，则能引起与其络属的脏腑组织器官的生理功能异常而发病。

经脉气血亏虚是指因十二经脉的气血不足,无以濡养组织器官的病理状态。十二经脉中的气血来源于脏腑,依赖脏腑功能活动而产生,并由经脉输布全身而起濡润滋养作用。若因种种因素导致脏腑功能失常,气血化生不足,或脏腑本身气血匮乏,即可影响经脉,使经脉亏虚;亦可因经络阻滞,影响局部经脉气血不足,无法到达某些肢体组织而致。经脉的气血不足可表现为两方面的病理变化。一方面不能濡养肢体组织,可见肢体麻木、疼痛、挛急,甚至痿废不用。如妇女产后气血不足,百脉空虚,经脉中气血不足以濡养,"不濡亦痛"而见肢体疼痛、麻木等。又如,痰湿瘀血等阻滞经络,影响经脉气血运行,致局部或被阻经脉气血不足,而致不仁、不用等。另一方面也不能灌注其所属络的脏腑,以致有关脏腑功能减退。如《灵枢·经脉》在论述手太阴经脉病变时说:"气虚则肩背痛寒,少气不足以息,溺色变。"说明手太阴经脉经气不足,气血不足以温濡肩背,则肩背酸痛而怕冷;无以灌注濡养肺脏,则影响肺主气功能而致少气不足以息;影响通调水道功能,可致小便的变化。又如在阐述足阳明胃经(stomach meridian of foot yangming)病候时说:"胃足阳明之脉……气不足则身以前皆寒栗,胃中寒则胀满。"也说明了足阳明胃经经气不足时,不但可致其经脉所行处寒冷,也可因胃中阳虚有寒,水谷停滞中焦而胀满不舒。

经脉气血盛实是指因邪侵经脉,气实血壅,或脏腑阳热气盛而致经脉气血壅盛,影响相关组织器官机能亢奋的病理状态。引起经脉气血盛实的原因有外感(exogenous contraction)、内伤(endogenous injury)两方面。如外邪寒热侵袭经脉,阻闭经气,气血运行不利,"不通则痛",经脉所过之处郁滞疼痛。《灵枢·经脉》曰:"肺手太阴之脉……气盛有余,则肩背痛,风寒汗出中风,小便数而欠。"就指出手太阴肺经气盛有余的实证,多是肩背痛,感受风寒,汗出等状况。内伤发病亦可使经脉气血运行失常,经气壅聚或盛实或机能亢奋而发热。《灵枢·经脉》说:"胃足阳明之脉……气盛则身以前皆热,其有余于胃,则消谷善饥,溺色黄。"指出足阳明经脉经气亢盛则胃经所过的身体前面,如胸腹部、下肢前面等,因经气郁滞亢奋而发热,胃功能亢进,又会消谷善饥,郁滞化热则小便黄赤。

(二)经气郁滞病机

在正常情况下,经气(meridian qi)通达则经脉气血的运行畅达。经络的气血运行不畅,是由于经气不利,影响气血的运行,常可累及所络属之脏腑以及经络循行部位的生理功能。例如,表证常有遍身肌肉酸痛的症状,就是由于外邪束表,机体浅表经络的经气不畅所致;足厥阴肝经的经气不利,常是形成胁痛、瘿瘤、梅核气、乳房结块等的主要原因。五官九窍,乃五脏之外窍,故经气不畅也常影响到孔窍,出现相应的症状。如肝开窍于目,肝郁化火,经气郁滞,则见目赤肿痛等;肾之经气不能上充于耳,则出现耳聋等。此外,情志的变化,也常常影响到经脉气血的运行,出现不同的病理变化。如抑郁伤肝,肝失疏泄,常可出现胁痛;思虑伤脾,脾之经气失畅,则不思饮食等。经气不利,经络的气血运行不畅,又是某一经络气滞、血瘀的主要成因。在经络病变中,最早出现的是经气不利,气血运行不畅,然后才会导致血瘀等病变。

经脉气血郁滞是指由于外邪侵袭,或情志内伤,或劳逸失度,导致经气运行不利,阻滞不通,血行受阻的病理。经脉气血郁滞主要表现为本经脉所过之处的疼痛和相关脏腑的功能障碍两方面。如外感六淫初起,邪阻太阳,太阳主表,太阳经经气不畅,可出现太阳经所过之处,如头、身、项背等强痛不舒,并伴见恶寒发热等表证。又如风寒外束,手太阴肺经受邪,经气郁滞不畅,影响肺气宣降失常,可见鼻塞流涕,咳嗽气喘,肌肉酸痛,恶寒发热无汗等症。七情内伤（injury by seven emotional factors），最易导致足厥阴肝经经气郁滞不舒，而见循经胀痛，如两胁、少腹等部位疼痛，梅核气等。经气不利则血行不畅，气血阻滞，不但加重胁痛等症，也是形成瘿瘤、乳房结块、胁下痞块等的主要原因。一般情况下多是先经气不利致气血运行阻滞不畅，而后才出现较明显的瘀血阻滞现象，亦可见经气不利和瘀血阻滞同时出现。

（三）经气逆乱病机

经络的气血逆乱，主要是由于经气的升降逆乱，从而影响气血的正常运行，导致气血的上逆或下陷而致病；反之，气血的运行失常，亦必然导致经气的逆乱，二者常互为因果。经络的气血逆乱，多引起人体阴阳之气不相顺接，而发为厥逆。如足太阳膀胱经（bladder meridian of foot taiyang）之脉起于目内眦，上额交巅入络脑，故足太阳经的经气逆乱，则气血循经上涌而致头重而胀，甚则发为眩晕欲仆，昏不知人。经络的气血逆乱，又可导致与其络属的脏腑生理功能紊乱。例如，足太阴脾经（spleen meridian of foot taiyin）的经气逆乱，可以导致脾胃功能紊乱，以致清气不升，为泄泻；浊气不降，上逆为呕；清浊混淆，发为霍乱吐泻。另外，经气的逆乱，又是导致出血的原因之一。如气火上逆所致的咯血、吐血、衄血，实质上也与经气上逆有关。如肝火犯肺所致的咯血，实际上就是通过肝经的火热，引发经气逆乱，上犯于肺所致。

经脉气血逆乱是指因外感邪气或内伤气机而致经脉之气升降逆乱，血随气行，导致经脉中气血运行失常，影响经脉所属络的脏腑及循行部位上的组织器官发生病变的病理状态。经脉气血逆乱的病理最常见的有以下几方面。一是厥逆：即经气逆乱，机体阴阳之气不相顺接的病理。《素问·厥论》专门论述了六经之厥和六经厥逆的症状，其症状多与经脉的循行路线及其所属脏器有关。如在讨论太阳之厥时说："巨阳之厥，则肿首头重，足不能行，发为眴仆。"足太阳之脉起于目内眦，上额交巅入络脑，故经气上逆则头肿沉重，目眩昏仆；其下行之脉合腘中，贯腨内，经气逆于上则下虚，故而足不能行。其他，如阳明之厥的癫狂走呼，腹满、面赤、妄言；少阳之厥的耳聋、颊肿、胁痛；太阴之厥的腹满腹胀、大便涩滞、呕吐不欲食；少阴之厥的心痛、腹满、口干尿赤；厥阴之厥的少腹肿胀小便不利、前阴萎缩等，无不由经气逆乱，影响脏腑气血逆乱所致。又如《素问·调经论》说："血之与气，并走于上，则为大厥。"这句话指出气血随经气的上逆而壅阻于上，蒙蔽清窍，突发昏倒，不省人事之"大厥"病证。二是脏腑之气的上逆与陷下：经气的逆乱，升降失常，亦会导致相连属的脏腑功能紊乱，而产生脏腑之气逆上或陷下的病理。例如，由于足太阴脾经（spleen meridian of foot taiyin）的经气上逆，可以导致脾胃功能紊乱，以致清气不升，下为泄泻；浊气不降，上逆为呕；清浊混乱，呕吐泄泻，则发为霍乱病证。《灵枢注证发微·经脉》解释说："脾气上逆而厥则为挥霍缭乱。"三是出血：经脉气血逆乱，是导致出血的原因之一。临床上气火上逆的咯血、吐血、衄血及气血并走于上的脑部脉络出血等，均与经气的上逆有关。如《灵枢·经脉》的十二经病候中，手、足阳明经的病候均有鼻衄一症，因手阳明脉"挟鼻孔"，足阳明脉"循鼻外"，阳明热盛，经气逆乱，火热循经上逆，灼伤鼻之脉络而致鼻出血。又如，肝火犯肺之咯血，其实质也是肝经火热引发经气逆乱所致。因为足厥阴肝经的一个分支穿膈注于肺，故肝经气火可以循经上炎，而灼伤肺的脉络发生咯血。上述"气血并走于上"的"大厥"，也是经气逆乱，血随气逆，脑部脉络破裂出血所致。

（四）经气衰竭病机

经络的气血衰竭，是指由于经气的衰败至终绝，气血也随之衰竭而出现生命垂危的一种病理变化。由于各经循行部位不同，所属脏腑的功能各异，故各经的气血衰竭时所出现的证候各有特点。如足太阳膀胱经，起于目，行于背，其气外营一身之表，故太阳经气衰竭则目失其系而戴眼（眼睛上视，不能转动），筋失其养而拘挛抽搐，卫外无能而绝汗出。由于十二经脉之经气是相互衔接的，所以，一经气绝，十二经气亦随之而绝。临床上通过观察经络气血衰竭的表现，即可判断病变的发展和预后。

经脉气血衰竭指由于经脉经气的衰竭而使经脉气血消亡，表现为经脉功能严重受损，气血阴阳衰败甚至终绝的危重病理。经脉的气血衰竭多为经脉气血不足的进一步发展，表现出患者濒于死亡的现象。《内经》对经脉气血衰竭有不少描述，如《灵枢·经脉》阐述了五阴经气绝的特征；《灵枢·终始》论述了六经终的表现；《素问·诊要经终论》也记载了各经脉气血阴阳衰竭的证候。因经脉循行部位不同，所属脏腑功能各异，故各经阴阳气血衰竭的证候也不一。如《素问·诊要经终论》说"太阳之脉，其终也，戴眼反折，瘛疭，其色白，绝汗乃出，出则死矣。"这是由于足太阳膀胱经起于目内眦，行于背，其气血外荣肌表，一旦该经气血衰竭，则上不濡目系而戴眼，内不濡其筋而抽搐、角弓反张，甚则卫外不固，阳气欲脱，面色苍白，大汗淋漓，此为"绝汗"，说明阴阳行将离决，很快就会导致死亡。又如，关于厥阴气血衰竭，《素问·诊要经终论》指出："厥阴终者，中热嗌干，善溺心烦，甚则舌卷卵上缩而终矣。"这是因为足厥阴经脉"入毛中，环阴器""属肝络胆""循喉咙之后"；手厥阴经脉"出属心包"，心包为"臣使之官""心主之宫城"，开窍于舌，故厥阴经脉气血衰竭，阴血不足则内热；无以上濡咽喉则嗌干；影响心神而心烦；气血无以润养筋脉则舌卷卵上缩。其他如"少阳终者，耳聋，百节皆纵，目𥆨绝系，绝系一日半死，其死也色先青白，乃死矣。阳明终者，口目动作，善惊、妄言、色黄，其上下经盛不仁则终矣。少阴终者，面黑齿长而垢，腹胀闭，上下不通而终矣。太阴终者，腹胀闭不得息，善噫善呕，呕则逆，逆则面赤，不逆则上下不通，不通则面黑皮毛焦而终矣。"（《素问·诊要经终论》）无不是经脉气血"绝""终"影响经脉循行部位以及脏腑功能衰竭所出现的病候。其中比较着重描述了头面及前后阴的症状。经脉中的气血循行是十二经依次连贯，呈闭式循环的，故各经气血虽有多少，但总体上是相互联系，呈动态平衡状态。若一经气血严重衰竭，必致其他经脉气血亦衰竭，这样不但十二经脉气血衰败之极，连脏腑气血阴阳的化源也告竭绝，生命垂危，预后险恶。

根据经络"内属腑脏，外络肢节"的原理，十二经的临床证候可分为由肢体病变产生的"外经"证候和由脏腑病变产生的"内脏"证候两个方面，这些证候产生的原因与下列因素有关：其一是经脉循行路线与证候有关。十二经各有其循行路线，各条经脉循行路线上出现的证候，是其病理变化的反映。例如，足厥阴肝经"循股，入毛中，环阴器，抵小腹"，那么，肝经发生变动，就会出现"丈夫㿉疝，妇人少腹肿"的症状表现；再如足少阳胆经行身之侧，经脉所过部位的骨节比较显著。因此，胆经"主骨所生病者"在其循行部位上就有"胸胁肋髀，膝外至胫，绝骨，外踝前及诸节皆痛，小指次指不用"的病变现象。其二是经络与脏腑络属关系。因每条正经都有属脏络腑或属腑络脏的关系，由于经络的传导作用，在病理情况下，会出现脏病及腑，腑病及脏的现象，如足阳明胃经证候中有"腹胀""大腹水肿"等脾经症状，足太阴脾经（spleen meridian of foot taiyin）证候中有"食则呕，胃脘痛"等胃经症状。其三是经气的通达与否。经络既是气血运行的通道，又是病邪由表及里，由外向内传变的途径。外邪入侵，使经络阻塞，气血凝滞，脏腑失调，因而产生一系列症状。如手太阴肺经受到外邪的侵袭，经气不通，导致出现"肺胀满，膨膨而喘咳，缺盆中痛"的见证。其四，五行学说对十二经证候不无影响，以足阳明胃经为例，这条经脉发生变动会出现"闻木声则惕然而惊"的症状，此系肝胃不调，木行乘土所致；再如足少阴肾经（kidney meridian of foot shaoyin）有"嗜卧""肠澼"症状，也因火不生土，脾湿甚而患。其五，与十二经别循行也相关。经络系统通过十二经别的分布循行，使十二正经（twelve regular meridians）对肢体内脏之间的联系更加趋于周密完善。在经络脏腑发生病变时，可通过经别的沟通作用而互为影响，如足阳明胃经没有分布到手少阴心经（heart meridian of hand shaoyin），心经也没有循行于胃腑，而足阳明经别属胃、散之脾、上通于心，沟通了心胃之间的关系，在病理上，阳明热盛，热入血分，循经别的通道涉及心，就会出现心神情志病变。因此，足阳明经载有"心欲动，独闭户塞牖而处，甚则欲上高而歌，弃衣而走"的症状表现。其六，与同名经之间的联系有关。同名经虽有手、足分布部位的不同，但它们在经气起止联络方面却有密切的维系，因此，在经脉病理上也互相影响，某些症状表现就会相同。如手足太阳经起止于目内眦，因此，皆有"目黄"的症状；手厥阴经起于胸中，有"胸胁支满"的见证，足厥阴肝经"上贯膈，布胁肋，其支者，复从肝别贯膈，上注肺。"（《灵枢·经脉》）经脉病变时，也有"胸满"症；手足阳明经起止于鼻翼两旁，因此，两经都有"鼻衄"的表现。

二、奇经八脉病机
Pathogenesis of eight extra meridians

奇经八脉（eight extra meridians）是督脉、任脉、冲脉、带脉、阴跷脉、阳跷脉、阴维脉、阳维脉的总称。由于它们的分布不像十二正经规则，同脏腑没有直接的属络关系，相互之间也没有表里相合关系，因此，与十二正经不同，故称"奇经"。奇经有八条，故又称为"奇经八脉"。历代医家对奇经八脉理论都有研究和发展。秦汉时期，作为医学理论，其最早散见于《黄帝内经》（通称《内经》）。《内经》各篇中分散记载了有关冲、任、督、跷等八脉的循行分布、腧穴生理功能、主要病理特性等，但没有提出奇经的概念。《内经》对任、督脉（governor vessel）的循行记载较详细，对冲脉的起止、分布各篇之间不尽相同，其生理功能和病理特性的论述缺乏系统性，内容较为简洁。同时在《内经》中，已有奇经与痹证的相关性论述。如《灵枢·经脉》言："督脉之别，名曰长强，挟膂上项……实则脊强。"这里提示脊背僵硬的病变与督脉有密切关系。又《素问·刺腰痛》云："阳维之脉，令人腰痛，痛上怫然肿。刺阳维之脉，脉与太阳合腨下间。"提示阳维脉与腰痛有着密切关系，并给出了针灸的治疗方法。《难经》在《内经》的基础上有了进一步的发展，将任、督、冲、带、阴（阳）维、阴（阳）跷八条经脉整合为奇经系统，提出了"奇经八脉"的名称，分别阐述其循行、生理功能、病理特性，是为奇经八脉理论系统化之肇始。但《难经》的奇经病症仍过于简洁，且缺少奇经经穴的记载，甚少提及其治疗论治，仍不便于临床应用。东汉时期医家张仲景在《内经》与《难经》的基础上，创新性地论述了奇经八脉为病的辨证治疗方法，如立奔豚汤治疗冲脉为病；甘姜苓术汤治疗"肾着"等。魏晋隋唐时期，王叔和《脉经》则补充了奇经八脉的主病和脉象，如"诊得阳维脉浮者，暂起目眩，阳盛实者，苦肩息，洒洒如寒……"等，从而为临床应用奇经八脉理论提供了更为具体的方法和途径。《脉经》亦有奇经与痹证的相关论述，如："（寸口脉）从少阴斜至太阳，是阳维脉也，动苦肌肉痹痒。"这进一步说明了肌肉痹痒是阳维脉的病症。又如，书中说"（寸口脉）前部左右弹者，阳跷也。动苦腰背痛。"这说明腰背痛是阳跷脉的病症。隋代医家巢元方在《诸病源候论》论述妇女经孕胎产带乳之病，重视冲任，如《月水不调候》云："妇人月水不调……伤冲脉、任脉……然则月水是经络之余，若冷热调和，则冲脉、任脉气盛，太阳、少阴所主之血宣流，以时而下。"巢氏认为月经不利、痛经、带下之病多由损伤冲任所致，进一步深化了《内经》《难经》对妇科病与奇经关系的认识。宋金元时期，中医妇产科已成为了一门单独的学科。宋代医家陈自明所著的《妇人大全良方》对后世影响深远。书中指出"故妇人病有三十六种。皆由冲任劳损而致"，提出了冲任学说诊断妇科疾病的理论。此为后世医家多沿袭。元代医家滑寿则强调任脉、督脉，所著《十四经发挥》将任、督二脉与十二经并举，阐述其循行、经穴，如其序中言："十四经发挥者，发挥十四经络也。经络……凡十有二，而云十四者，并任、督二脉言也。任、督二脉何以并言，任脉直行于腹，督脉直行于背，为腹背中行诸穴所系也……兼以任脉中行二十四穴，督脉中行二十七穴，而人身周矣。"明代医家李时珍著《奇经八脉考》，将奇经学说运用于指导临床，建立起了较为丰富完整而系统的理论体系。该书在前贤的有关论述的基础上，对奇经八脉理论进行了考证，言明人体有十二正经、十五别络和奇经八脉，分述了正经与奇经的联系和区别，强调了其临床作用。同时，该书不但对奇经八脉循行部位做了详细描绘，系统总结了奇经八脉的生理功能，并从病因（pathogenic factors）、病机（pathogenesis）到辨证论治（treatment upon syndrome differentiation）都给予了详细阐述，从而使得奇经八脉理论走向成熟完善。自《奇经八脉考》之后，奇经学说再度引起医界重视。明清时期大量与奇经理论有关的用药经验与医案等相继出现，如清代医家张璐《张氏医通·脊痛脊强》"脊者，督脉之经与膀胱之经，皆取道于脊也……常寒而痛者，阳虚也，八味丸加鹿茸"。论述"腰痛"云："凤乃足少阴与督脉所过之处，兼属厥阴。若肾虚者，六味丸加肉桂。不愈，加鹿茸。"又如尤在泾《静香楼医案·下卷》"肢体诸痛门"云："背脊为督脉所过之处，风冷乘之……法宜通阳。"叶天士拓展了奇经辨证与处方用药，将奇经思想广泛运用于临床，如他提出："痹证久治不愈，必伤及肝肾，连及奇经""督虚背痛脊高突"。沈金鳌在《杂病源流犀烛》中专门设立了奇经八脉门。书云："脊痛，督脉病也……背佝偻，年老佝偻皆督脉虚而精髓不足之故，此当用补肾益髓之剂。"对奇经八脉的理论再次做了总结。张锡纯《医学衷中参西录》对冲脉的病因、症状、脉诊及治疗做了系统论述。奇经八脉辨证在当今医学界仍然有其生命力，指导着临床诊疗实践。

奇经八脉统辖着人体不同的生理功能，各有其生理功能与病理特性，因此掌握奇经八脉病机辨识对于临床有重要的指导意义。

（一）督脉失调病机

关于督脉循行，《难经·二十八难》中云："督脉者，起于下极之俞，并于脊里，上至风府，入属于脑"。由于督脉行于背面正中线，与手三阳经、足三阳经及阳维脉交会，被称为"阳脉之海（reservoir of yang meridians）"，它能总督一身之阳经。由于督脉行于脊里，从脊里分出，属肾，它与脊髓、肾均有密切联系。督脉病变的典型表现为脊柱病变，如

《素问·骨空论》云："督脉行身之背，故督脉为病，失其循行，则脊强反折。"《难经·二十九难》亦云："督之为病，脊强而厥。"临床上，督脉与颈腰椎疾病的发生密切相关。颈腰椎疾病主要症状表现为头晕、头痛、上肢酸麻胀痛、腰腿关节不灵及疼痛等，主动及被动运动均受限，同传统风寒湿痹有本质不同。中医理论认为，五脏之伤穷归奇经，浊邪之害终损八脉，奇经八脉贯通十二正经脉，可调和正经及脏腑气血，如湖泽供流于渠，江海始汇于溪，盈满则乱。颈腰椎疾病的病因即在于督脉气血运行不畅，正经相贯无度。颈腰椎疾病是本虚标实。本虚是指"督脉亏虚"，标实是指风、寒、湿、痰（phlegm）、瘀侵扰督脉，"督脉亏虚"是颈腰椎疾病发病的根本原因。从督脉循行来看，《灵枢·营气》曰：足厥阴……其支者，上额，循巅，下项中循脊，入骶是督脉也；《难经》云："督脉者，并于脊里，上至风府，即督脉走行于脊柱，通于脊髓"；《素问·骨空论》道："督脉为病，脊强反折"；《脉经》则谓："腰脊强痛，不得俯仰"。这些都说明颈腰椎疾病的病机在督脉，与其经气不通，气血运行不畅有关。督脉谓阳气之海，可调阳理气，外力冲击后，督脉受损，气血瘀滞，阳气阻滞，亏虚严重，交汇不能，故四肢瘫软，麻木无觉，活动不能，外有脊骨损毁，内有脏腑崩坏。脉气失调后，实则脊强，虚则头重。

（二）冲任二脉失调病机

《难经·二十八难》曰："任脉者，起于中极之下，以上毛际，循腹里，上关元，至咽喉。"由于任脉行于腹面正中线，与手三阴经、足三阴经及阴维脉交会，被称为"阴脉之海（reservoir of yin meridians）"，能总任一身之阴经。任脉起于胞中，有"任主胞胎"之说，《素问·上古天真论》中又提及"任脉虚"与女子的衰老有关。《素问·骨空论》云："任脉为病，男子内结七疝，女子带下瘕聚。"可见任脉的病变包含了多种内科杂病，尤与妇科疾病关系密切。

《难经·二十八难》曰："冲脉者，起于气冲，并足阳明之经，夹脐上行，至胸中而散也。"冲脉上至于头，下至于足，贯穿全身，当其为病，则气不能循经而行，不得输布，故《素问·骨空论》云："冲脉为病，逆气里急。"冲脉是气血的要冲，能调节十二经气血，称为"血海"。《灵枢·海论》云："冲脉者，为十二经之海，其输上在于大杼，下出于巨虚之上下廉。"冲脉与妇女的月经有直接的关系，如《素问·上古天真论》有"太冲脉盛，月事以时下"与"太冲脉衰少，天癸竭"的论述。总而言之，冲为血海，调节血液渗灌冲脉，上至于头，下至于足，贯穿全身，为总领诸经气血的要冲。冲诸脉，渗诸络，为诸脉之要冲；气渗诸阳，血灌诸精，渗灌溪谷，转相灌输，五脏六腑之精皆上注于头。当经络脏腑气血有余时，冲脉能加以涵蓄和贮存；经络脏腑气血不足时，冲脉能给予灌注和补充，以维持脑组织正常生理活动的需要。

冲脉在循行中并于少阴，隶属于阳明，又通于厥阴，及于太阳，"阳维、阴维、阳跷、阴跷为之拥护"（《医学衷中参西录》）。冲脉从脐下肾间动气而生，此即太冲元气，冲气是阴阳二气相互冲突形成的相对和谐状态，对于人体而言，即"阴平阳秘，精神乃治"。于冲脉而言，"动"为其外部特征，而元气则为冲脉的本质之源，故冲气为调节脑窍气机升降之用。隋代医家杨上善曰："脐下肾间动气，人之生命，是十二经脉根本。此冲脉血海，是五脏六腑十二经脉之海也，当知冲脉从动气生。"冲脉动气充盈旺盛，脑窍气机升降有序，发为神意活动之用。伏冲之脉入脊内，与督脉相合，由尾骶至脑部。由于脑髓、脊髓与骨髓总是深深地潜伏于骨腔之内，所以古人又称其为伏冲。由于脊髓、骨髓是脑髓的进一步延伸，故有"脑为髓海（brain as sea of marrow）"之称。脑主神明，为精明之府。冲脉为病，逆气里急；伏冲失和，神明混乱。故《素问·生气通天论》提出："阳气者，精则养神，柔则养筋。"亦如王叔和《脉经》曰："两手脉浮之俱有阳，沉之俱有阴，阴阳皆盛此冲督之脉也。冲督之脉为十二经之道路也。冲督用事，则十二经不复朝于寸口，其人若恍惚狂痴。"冲脉为病逆气里急，发为煎厥、大厥、薄厥。《素问·骨空论》指出："冲脉为病，逆气里急。"《素问·调经论》中云："血之与气，并走于上，则为大厥。"《素问·生气通天论》云："阳气者，大怒则形气绝，而血菀于上，使人薄厥"。张伯龙《雪雅堂医案》云："血气并走于上，则为大厥，厥则暴死，气复反则生，不反则死。此即今之所谓猝倒暴仆之中风……今所谓中风猝仆，不知人事之病，益信西医血冲脑气筋之说，与《素问》暗合，可以互相引证……《素问》气血并走于上之大厥，亦即西医所谓血冲脑经。若激扰后脑，则昏不知人；激扰前脑，则肢体不动；激扰一边，则口眼㖞斜，或为半身不遂，左右瘫痪等证……《素问》所谓气血并走于上之大厥，于西医所谓血冲脑气筋，信而有征。盖肝风内动（internal stirring of liver wind），气血上冲于脑，扰其后脑则昏不知人，扰其前脑，及一边则为半身不遂，口眼㖞斜；在两边则为全身瘫痪。"张锡纯《医学衷中参西录》云："而《内经》初不名为内中风，亦不名为脑充血，而实名之为煎厥、大厥、薄厥。"

冲任二脉与妇人病的发生具有密切关联，无论是脏腑功能失常、气血失调，还是直接损伤胞宫都会影响冲任为病，可以说冲任二脉在妇科病病机中起着枢纽作用。以一些妇科疾病的病机为例：月经先期多由于冲任不固，经血失于制约，月经提前而至。月经后期多由于经血不足或邪气阻滞，血海（blood sea）不能按时满溢，遂致月经后期。崩漏则多由于冲任损伤，不能制约经血。闭经多由于冲任气血失调，有虚实两个方面。虚者由于冲任亏败，源断其流；实者由于邪气阻隔，经血不通。痛经多由于邪气内伏或经血素亏，更值经期前后冲任二脉气血的生理变化急骤，导致胞宫的气血运行不畅，故使痛经发作。带下病多由于任脉损伤，带脉失约。妊娠恶阻多由于冲气上逆，胃失和降。胎漏多由于冲任不固，不能摄血养胎。恶露不绝多由于气虚冲任不固、血热损伤冲任或血瘀冲任，血不归经，导致恶露不绝。

（三）带脉失调病机

《难经·二十八难》曰："带脉者，起于季胁，回身一周。"带脉从季胁斜向下行到带脉穴，绕身一周。中医学认为人体诸经络皆上下周流，唯带脉环身一周，横束如带，有总束诸脉的作用。带脉病变，常可见带下、腰痛、遗精等。《难经·二十九难》曰："带之为病，腹满，腰溶溶，若坐水中。"临床上，带脉腰痛的疼痛区域与中医经络理论中带脉的循行区域正好相同。《奇经八脉考·带脉》中提出，带脉循行路线为"带脉者，起于季胁足厥阴之章门穴，同足少阳循带脉穴，围身一周，如束带然，又与足少阳会于五枢、维道，凡八穴。"清代医家张璐《张氏医通·诸痛门》说："腰痛如以带束引痛，此属带脉为病，用辛味横行而散带脉之结，甘味舒缓带脉之急，调肝散。"明代医家张景岳《类经图翼·奇经八脉》说："带脉其为病也，腰腹纵容，如囊水之状"。清代医家陈修园《医学从众录·腰痛》指出，庸医治疗腰痛只知恒法，"用而不效，则束手无策。而不知肝脾胃及督脉带脉，皆有此病，须当细心分别。带脉为病，关部左右弹，主腰溶溶如坐水中。须当针灸之法。李濒湖奇经考极有发明。宜熟读之"。清代医家林珮琴《类证治裁》说："孙中年，肾阳虚，腰痛溶溶如坐水中，形色苍，不胜刚燥，用温养少阴，兼理奇脉。"又指出："魏氏秋间崩漏数次，胫膝宵热，曾用摄补而安。今经止数月，腰痛由季胁控引少腹，辄疑瘀动将崩。诊脉左寸动，胎也，非瘀也。痛引季胁，必带脉虚为病，按冲任二脉循腹胁，夹脐旁，皆络于带，而带脉之病，实太阴所主，故《素问》言'邪客太阴之络，令人腰痛引小腹控，不可以养息'。而王叔和谓'带脉为病，左右绕脐，腰脊痛也'。"以此观之，带脉为病引起腰痛牵引小腹痛之证，在古代已被医家充分认识。带脉是人体唯一一条横向循行的经脉，《难经》载其"起于季胁，回身一周"，李时珍在《奇经八脉考》中引杨上善言："带脉总束诸脉，使不妄行，如人束带而前垂。"又引《黄帝内经·明堂》言："带脉二穴，主腰腹纵，溶溶如囊水之状，妇人少腹痛，里急瘛疭，月事不调，赤白带下，可针六分，灸七壮。"由此可见，带脉弛缓，失于提携，亦可导致月经失调，经血崩漏妄行。

（四）阴跷脉、阳跷脉失调病机

阴阳跷脉是经络的组成部分之一，属于奇经八脉，分别为足太阳膀胱经与足少阴肾经的支脉，上会于目内眦。《内经》中有关跷脉的内容散见于《灵枢·脉度》《灵枢·寒热病》等篇中。阴阳跷脉循行及主治各具特点，与头面部联系密切。阳跷、阴跷两脉的循行，上部均与头面相联系，分别为足太阳膀胱经与足少阴肾经的支脉，起于足跟，上达头面部，同会于目，并联系于脑，与头面部联系密切。《难经·二十八难》："阳跷脉者，起于跟中，循外踝上行，入风池。阴跷脉者，亦起于跟中，循内踝上行，至咽喉，交贯冲脉。"《灵枢·脉度》亦云："跷脉者……合于太阳、阳跷而上行，气并相还则为濡目，气不荣则目不合。"可见跷脉与眼目有联系。《难经·二十九难》曰："阴跷为病，阳缓而阴急，阳跷为病，阴缓而阳急。"阴缓而阳急，是指外踝以上筋脉拘急，内踝以上筋脉弛缓，阳缓而阴急反之，说明跷脉与下肢运动有关。

关于跷脉的生理功能，中医认为阳跷脉（yang heel vessel）交通左右两侧阳经的脉气，主一身左右之阳；阴跷脉（yin heel vessel）交通左右两侧阴经的脉气，主一身左右之阴，所以阴阳跷脉有协调一身左右阴阳经气的功能。《灵枢·脉度》曰："气之不得无行也，如水之流，如日月之行不休，故阴脉荣其脏，阳脉荣其腑，如环之无端，莫知其纪，终而复始，其流溢之气，内溉脏腑，外濡腠理。""男子数其阳，女子数其阴，当数者为经，其不当数者为络也。"这个意思是说，男子多动，以阳跷为主；女子多静，以阴跷为主。卫气的运行主要是通过阴阳跷脉而散布全身。阴脉营运五脏的精气，阳脉营运六腑的精气，内外表里相互贯通，终而复始，流溢于内的脉气，无所不通，在内灌溉五脏六腑，在外濡润肌表皮肤。跷脉的走向有升有降，阴跷脉从足少阴肾经分出，阳跷脉从足太阳膀胱经分出，斡旋阴阳经脉，着重联系肾脑，使肾在卫气（defensive qi）的升降出入变化中起枢机作用。卫气的散布，阳跷与足太阳相同由上而下，即从目至足而散发于周身，为卫气运行通路。因而阴阳跷脉，又可以说是对沟通阴阳、运行卫气起特殊作用的脉。所以跷脉具有濡养眼目、司眼睑开合、灌溉脏腑、濡润肌表、沟通阴阳、运行卫气的作用。

跷脉与睡眠的关系比较密切。阴阳跷脉交会于目内眦，卫气在此出入，以控制眼睑的张合，可以调节人体的清醒和睡眠，《灵枢·寒热病》有"阳气盛则瞋目，阴气盛则瞑目"的论述，指出卫气主要通过阴阳跷脉而散布全身，卫气行于阳则阳跷脉盛，主目张而不欲睡；行于阴则阴跷脉盛，主目闭而欲睡。《灵枢·大惑论》中还指出："卫气不得入于阴，常留于阳。留于阳则阳气满，阳气满则阳跷盛，不得入于阴则阴气虚，故目不瞑也。""卫气留于阴，不得行于阳。留于阴则阴气盛，阴气盛则阴跷满，不得入于阳则阳气虚，故目闭也。"这里说明跷脉可司眼睑开合，主睡眠。跷脉经气的盛衰决定着人体的睡眠觉醒，并通过其主眼之开合的功能来体现的，阴跷脉气盛则口合而入睡，阳跷脉气盛则清醒而目张。阴跷脉为肾足少阴之脉的别脉，循行至头口时入里络脑连髓海，可使肾精循经直上填髓益脑，与阳跷脉同主脑中阴阳。而脑为髓海（brain as sea of marrow），为"元神之府（house of original mentality）"，脑髓的盈虚与肢体运动及一切精神活动有关。跷脉是脑保持阴阳平衡（equilibrium between yin and yang），正常发挥生理功能的重要基础，阴阳跷脉入脉而主持脑中阴阳。

跷脉与肢体活动的关系也比较密切。《难经·二十九难》云："阳跷为病，阴缓而阳急；阴跷为病，阳缓而阴急。"跷，原意为"举足行高"，因跷脉起于足部，与活动功能有关。"跷"，有活动敏捷的意思。跷脉起于足，与人的肢体运动，特别是下肢运动有着密切的关系，杨上善《太素》注："人行健疾，此脉所行，故因名也。"《太平圣惠方》也说："言此脉是人行走至机要，动足之所由也，故曰跷脉焉。"因阴跷循行于阴面，经下肢内侧，故其病见内侧面痉挛、拘急，外侧面迟缓，即所谓阳缓而阴急，从而表现出足内翻的症状。

在病理上，既然阴阳跷脉司一身之阴阳，其病机特点则表现为其循行部位的阴阳失调。关于阴阳跷脉的病候，《灵枢·寒热病》中有"阳气盛则瞋目，阴气盛则瞑目"的论述。阴阳跷脉从脑部分出，交会于目，阳跷脉气盛则清醒而目张，阴跷脉气盛则目合而入睡，故主目痛、失眠或嗜卧。因此，跷脉与脑有直接联系，跷脉功能失常则肾精不能充溢脑髓，脑中阴阳失衡，而致髓海失养，阴阳失调，引发神志异常等疾病。

跷脉主肢体功能异常。唐代医家杨玄操注《难经》曰："跷，捷疾也，言此脉是人行走之机要，动足所之由，故曰跷脉焉"。阴阳跷脉皆起于跟中，行于下肢内外侧、身体前后而终达于脑，"其流溢之气，内溉脏腑，外濡腠理"。若跷脉气机阻滞不畅，则脏腑失养，腠理（striae）失濡，肢体阴阳拘急，活动异常。因此，《难经·二十九难》曰："阴跷为病，阳缓而阴急；阳跷为病，阴缓而阳急。"临床上，阴阳跷脉为病，可分别在其循行所过部位反映出肢体内外两侧的肌肉拘挛、疼痛及功能活动受限。

跷脉主眼目的开合异常。跷脉循行至头面，在目内眦与手足太阳、足阳明经五脉交会后，又与足太阳并行交于目锐眦。由此可见，跷脉与眼目有两次联系，并且又有脑的参与。跷脉主眼目开合包括两方面内容，一是主治眼睑开合失调；二是主治失眠、嗜睡。就跷脉调节眼睑开合来说，由于跷脉在眼部与多经交会，所以能秉承正经之气的渗灌达于上下眼睑，从而起濡养眼睑、利于其开合功能的作用，在临床中，由于内因或外因作用都会导致跷脉失调。《灵枢》中认为足太阳之筋为目上纲，足阳明之筋为目下纲，寒则筋急目不合，热则筋纵目不开；王叔和《脉经》又强调"脾之候在睑，睑动则知脾能消化也，脾病则睑涩嗜卧矣"。但李时珍认为"数说皆论目闭，目不瞑，虽不言及二跷，盖亦不离乎阴阳营卫虚实之理，可互考者也"。由此可见，眼目开合失常与二跷脉有关，也与气血寒热虚实以及脾胃有关。关于睡眠异常，《灵枢》中指出"卫气昼日行于阳，夜半则行于阴……阳气尽，阴气盛，则目瞑；阴气尽而阳气盛，则寤矣""卫气不得入于阴，常留于阳。留于阳则阳气满，阳气满则阳跷盛，不得入于阴则阴气虚，故目不瞑也""卫气留于阴，不得行于阳。留于阴则阴气盛，阴气盛则阴跷满，不得入于阳则阳气虚，故目闭也"。沈金鳌在《杂病源流犀烛》中也指出："跷脉之慓悍，同于卫气，而皆出目眦……"说明卫气在目眦（会合处）有一个出入关系。根据昼夜节律变化，人体卫气出入于阴阳。白昼卫气行于阳则阳跷满盛，目张而不寐；夜晚阴气盛则阴跷满盛，目闭而欲寐。因此，调节跷脉的阴阳盛衰，可治失眠、嗜睡等睡眠异常。

跷脉主神志异常。阴跷脉（yin heel vessel）别出足少阴肾经，上连脑海，阴精循经而上，益脑填髓；阳跷脉（yang heel vessel）别出足太阳膀胱经，上出于脑，主持阳气。阴阳跷脉同入脑，主脑中阴阳，因此，跷脉功能失常，则可能导致脑中阴阳失衡而引起神志异常。《千金翼方》中说，阳跷主"卧惊，视如见星""百邪癫狂"。《医学入门·奇经主病》指出："阳跷之病，阳急而狂奔；阴跷之病，阴急而足直。"此外，《奇经八脉考》也认为："邪在阴维、阴跷则发癫；邪在阳维、阳跷则发痫。痫动而属阳，阳脉主之；癫静而属阴，阴脉主之。"

跷脉主妇人崩漏。跷脉起于足跟，主人体行走之机要，但《灵枢·脉度》中记载："跷脉者，少阴之别，起于然骨之后，上内踝之上，直上循阴股入阴。"又载："跷脉有阴阳……男子数其阳，女子数其阴，当数者为经，其不当数者为络也"。意为，跷脉当分阴阳，女子以阴跷为经，阳跷为络，而跷脉又为肾经之别，连通生殖系统，故阴跷脉也与女性月经生理有着一定程度的关联，《奇经八脉考》中载："寸口脉后部左右弹者，阴跷也。动苦癫痫、寒热，皮肤淫痹，又为少腹痛，里急，腰及髋下相连，阴中痛，男子阴病，女子漏下不止。"

综上所述，阴阳跷脉虽非经络系统的主要组成部分，但从古代文献所载的循行和主治内容，足可见历代医家对跷脉应用的重视程度。现代临床中，阴阳跷脉以主治头目、四肢、脑之疾病为主，阳跷脉多治肩背腰腿在表之疾，阴跷多去心腹、胁肋在里之疑，二脉又同至头目、入脑，因此，在治疗神志病、目疾、睡眠障碍、肢体拘挛、中风偏瘫、足内外翻、手足麻痹、腰背强直以及病气、崩漏、胁肋疼痛、少腹痛等疾病过程中应重视跷脉的应用。

（五）阴维脉、阳维脉失调病机

《难经·二十八难》："阳维、阴维者，维络于身，溢蓄不能环流灌溉诸经者也。故阳维起于诸阳会也，阴维起于诸阴交也。"维，有维系之意。阴维脉"维络诸阴"；阳维脉"维络诸阳"。

维脉与妇科病关系密切。维脉直接或间接地通过足太阳膀胱经或足少阴肾经与肾发生联系。维脉在生理上与肾紧密相关，将全身经脉中气血归汇于任督，从而调节气血的盛衰，与妇人病密切相关。《难经·二十九难》说："阳维为病苦寒热，阴维为病苦心痛。"《难经·二十九难》曰"阳维维于阳，阴维维于阴，阴阳不能自相维，则怅然失志，溶溶不能自收持"。纪齐卿《集注难经》注曰："所以阴阳能相维者，经血满足，通达四旁，能维络于诸经也。"其病则阴阳不能自相维，致使"维络"阴阳诸经和"溢蓄"气血、调节盛衰的功能异常，从而发生"阳维为病苦寒热，阴维为病苦心痛"的表证或里证等病理变化，所以寒热的病变是阳维脉的病变主症。阳维苦寒热的病变主要包括外感（exogenous contraction）和内伤（endogenous injury）。阳维起于下焦，属奇经，汇合于督脉。妇科病多在小腹部，经带胎产又多与奇经有关，如虚损日久出现寒热者，大多与阳维有关，治疗必须顾及这一病变。所以，在妇科临床上，经闭兼有寒热、褥劳兼有寒热、产后腰脊刺痛血淋兼有寒热，都可以从阳维脉论治。因阴维维于阴而上行于营分，营又属血，心主血，故阴维病变出现苦心痛的症候。阴维与足太阴脾经（spleen meridian of foot taiyin）、足少阴肾经（kidney meridian of foot shaoyin）和足厥阴肝经（liver meridian of foot jueyin）的联系较密切，这三条经络是循环于胸脘胁腹之间的，它们和阴维脉能够相互影响。妇科名家朱小南先生认为，阴维病的范围应重点注意在阴维络于阴，而上行于营的前提下，再参照两维失调的症状，凡妇科疾病中属阴虚血亏而兼有疼痛的症状，均属于阴维的病候。叶天士在《临证医案指南》中论道："经水必诸路之血，贮于血海而下，其不致崩决淋漓者，任脉为之担任，带脉为之约束，刚维跷脉之拥护，督脉以总督其统摄。"可见，带脉虚损也是妇人崩漏发生的重要病机之一。

第六节　疾病传变
Pathogenesis transmission

一、疾病传变的概念
Concept of pathogenesis transmission

疾病传变（pathogenesis transmission），简称病传。所谓"传变"，一般认为"传"是指病情循着一定的趋向发展，"变"是指病情在某些特殊条件下起着性质的转变。传变是疾病本身发展过程中固有的某阶段性的表现，也是人体脏腑经络相互关系紊乱依次递传的表现。疾病传变是指疾病的传变规律和过程。转化和传变不同，转化是指两种性质截然相反的病理变化之间的互相转变，如阴证和阳证、表证和里证、寒证和热证、虚证和实证之间的互相转化。而传变，则是指脏腑组织病变的转移变化。疾病的传变和转化称之为传化。人是一个有机整体，机体的表里上下、脏腑组织之间，有经络气血相互沟通联络，因而某一部位或某一脏腑的病变，可以向其他部位或其他脏腑传变，引起疾病的发展变化。这种疾病传变的理论，不仅关系到临床辨证论治，而且对疾病的早期治疗，控制疾病的发展，推测疾病的预后等，都有重要的指导意义。

二、病位传变
Transmission of disease location

疾病传变包括病位传变（transmission of disease location）和病性转化。病位传变的形式多种多样，但不外经络传变和脏腑传变（viscera transmission）两端。如就外感（exogenous contraction）和内伤（endogenous injury）而言，一般说来，外感疾病的传变是六经传变（six meridians transmission）、卫气营血传变（transmission of wei, qi, ying and xue）和三焦传变（three-jiao transmission）；内伤杂病的传变则为经络之间传变、经络脏腑之间传变，以及脏腑之间生克制化传变等。当然，这不是绝对的，无论哪种传变，都是以脏腑经络功能失常为其基本病理变化。病性的转化，则有寒热转化（inter-transformation between cold and heat）和虚实转化（transformation of deficiency and excess）两种。

病位，是指疾病所在的部位。人体是一个有机的整体，机体的表里之间、脏腑之间，均存在着紧密的联系。因此，某一部位的病变，在一定的条件下，可以向其他部位波及扩散，而导致其他部位发生病变，这就是病位传变。

一般而言，外感病发于表，发展过程是自表入里，由浅而深地传变，所以，外感病的基本传变形式是表里之间的传变。内伤病起于内脏，发展过程是由有病脏腑波及影响其他脏腑，所以，内伤病的基本传变形式是脏腑之间的传变。但这也不是绝对的，如外感病也可传入脏腑，引起脏腑间的传变；内伤病也多有形体、经络间的传变。

掌握病位的传变规律，可以及时地掌握疾病的发展趋势，从而进行有效的治疗，控制疾病在初期阶段。常见的病位传变包括表里之间和脏腑之间传变两个方面。

1. 表里之间的传变　表邪入里是指外邪侵袭人体，首先侵犯肌表，而后内传入里，病及脏腑的病理传变过程。常见于外感疾病的初期或中期，是疾病向纵深发展的反应。如外感风寒，初见恶寒、发热、无汗、脉浮紧等寒邪在表之症，若失治、误治，或正气虚弱，则表邪不解，而内传入里，影响肺、胃功能，出现高热、咳喘、口渴、腹满便秘等症，从而由表寒（exterior cold）证转化为里热（interior heat）证。又如：温病先卫分，而后气分，再入营分，最后血分，均是病邪由表入里的传变过程。

里病出表（interior disease involving superficies）是指病邪原在脏腑等较深的部位，而后由于正气驱邪外出，病邪由里透达于外的病理传变过程。如伤寒病，由三阴病变转化为三阳病变；温病内热炽盛，出现汗出热解，或斑疹透发于外等，均属于里病出表的病理过程。

表里传变的发展趋势，主要取决于邪正双方力量的对比。一般而言，表邪入里，多为邪气较盛，机体正气不足以抗邪；里病出表，则为机体正气得复，驱邪有力，有使邪气外出的趋势。表邪内传入里，表示病情加重，甚至趋向恶化；里邪出表，说明邪有出路，病情减轻，趋向好转。

2. 脏腑之间的传变　人体各脏腑之间在生理上是密切相关的，在病理上更是相互影响的。某一脏腑的病理变化，常常直接或间接地影响到其他脏腑，发生相应的病理变化，这就是脏腑之间的传变。内伤疾病的传变，主要是在脏腑之间，包括脏与脏传变（transmission among zang organs）、脏与腑传变（transmission among zang organs and fu organs）、腑与腑传变（transmission among fu organs）三种情况。

脏与脏的传变指病位传变发生在五脏之间。五脏之间存在着紧密的联系，具体的关系表现在：五行之间生克乘侮的关系；气血的生化、贮藏、运行，津液的代谢，气机的升降出入运动方面的联系；以及经络的联系等等。五脏之间通过这样一些关系，在生理上紧密相连，在病理上相互传变。如心与肺、心与肝、心与脾、心与肾之间，其病变都可以相互影响，但由于两脏生理联系的不同，其产生的病变也各有特点。在心与肺之间，主要是心血与肺气病变的相互影响，如心运血功能失常，可以导致肺气郁滞，宣降失司，而见咳喘不能平卧；肺病日久，气病及血，可致心血瘀阻，出现心悸、胸闷、口唇爪甲青紫等症。在心与肝之间，主要是心主血与肝藏血、心主神志与肝调畅情志病变的相互影响。心与脾之间，主要是心主血与脾生血、脾统血病变的相互影响。心与肾之间，主要是心肾阴阳不交与精血亏损病变的相互影响。

脏与腑的传变是指病位传变发生在脏与腑之间，或脏病及腑，或腑病及脏。其传变形式主要是在具有表里关系的脏腑之间相传。这是由于心与小肠、肺与大肠、脾和胃、肝和胆、肾和膀胱等具有表里关系的脏腑之间，有经脉直接属络。如肺失宣降，可致大肠气不通而发生便秘；大肠传导失职，积滞不通，影响肺气的肃降，而出现气逆喘咳。脾运化失职，影响胃的和降，而出现纳少腹胀、恶心呕吐；食滞于胃，导致脾失健运，出现腹满、泄泻等，均为脏腑表里相传的疾病传变。非表里相合关系的脏腑之间亦可发生传变，如肝气横逆犯胃、脾虚大肠失约等。

腑与腑的传变，腑与腑的传变是指病变部位传变发生在六腑之间。这种病位之间的传变，主要与六腑的结构和功能联系有关。如胃、小肠、大肠、胆等之间，在结构上是相连的，又共同参与饮食物的受纳、消化、传导和排泄，所以若一腑发生病变，势必影响到其他的腑。如胃病腐熟功能失职，常易影响小肠的化物和泌别清浊（separation of the refined from residue）的功能；大肠传导功能失常，腑气不通，常致胃气不降，甚至上逆；胆汁排泄受阻，可影响胃与小肠的腐熟和泌别清浊的功能。

以上所述，是内伤病相互传变的一般规律。传变与否，与机体的正气和脏腑的功能状态有关。脏腑正气虚弱，则易受邪而发生传变；脏腑正气充实，则不易受邪也不易发生传变。此外，病邪的强弱、病证的性质，以及治疗是否及时、护理是否得当，都是影响脏腑传变的因素。

3.经络之间传变　六经病证循着一定的趋向发展和变化，无论病证由表入里，由阳入阴，还是由里出表，由阴出阳，皆谓之传变。六经病证是否传变以及如何传变，取决于正气的强弱、感邪的轻重、治疗是否得当等因素。一般情况下，病邪自表入里，由阳转阴，多为邪胜正衰，体质虚弱，或失治误治所致，是病情加重的传变；若病邪由里达表，由阴出阳，则是正复邪退，体质强壮，或治疗得当的结果，为病情向愈的转归。临床常见的传变方式有以下几种。

传经：病邪从外侵入，逐渐向里深入传变，由一经证候转变为另经证候，称为传经，传经方式有三种：①循经传。即按六经的顺序相传，太阳病不愈，传入阳明，阳明不愈，传入少阳；三阳不愈，传入三阴，首传太阴，次传少阴，终传厥阴。②越经传。即不按循经传次序，隔一经甚或隔两经相传。如太阳病不愈，不传少阳，而传阳明，或直传太阴，多由病邪亢盛，正气不足所致。③表里传。即表里之经相传，如太阳传入少阴，阳明传入太阳等。从阳经传入阴经者，多为邪盛正虚，由实转虚（transformation from excess into deficiency），病情加重之恶兆；从阴经传出阳经者，则为正能胜邪，病情向愈之佳兆。

合病（disease involving two or more channels）：两经或三经的证候同时出现，称为合病。《伤寒论》中有太阳阳明合病、太阳少阳合病和三阳合病等。三阳经有合病之实，却无合病之名。

并病（disease of one channel involving another channel）：一经证候未罢，又出现另一经证候，两经证候合并出现，称并病。并病的两经证候出现有先后次序之分。例如，太阳阳明并病或太阳少阳并病，乃先出现太阳证候，而后出现阳明或少阳证候。

直中（direct attack）：凡伤寒病初起，病邪不从阳经传入，而直接侵入阴经发病者，称为直中，其特点是发病就呈现三阴经的证候。

4.卫气营血传变（transmission of wei，qi，ying and xue）　卫气营血辨证将温热病传变过程划分为卫、气、营、血四个不同的层次，其传变规律，一般是由浅入深，由表及里，由轻转重，主要有顺传（sequential transmission）和逆传（reverse transmission）两种传变方式。顺传指温热病邪循卫、气、营、血的次序传变。由卫分开始，渐次内传入气分，然后入营分，最后入血分。它标志着邪气步步深入，病情逐渐加重。逆传指温热病邪不按上述次序及规律传变。一是不循次序传。如卫分证不经气分，而直接传入营分、血分；或发病初期未出现卫分证，即出现气分、营分或血分证等。二是不按规律传。如卫分证未罢，又出现气分证，即"卫气同病"；气分证未罢，又出现营、血分证，即"气营（血）

两燔"等。它反映机体邪热亢盛，传变迅速，正气虚衰，无力抗邪，病情重笃。

5.三焦传变（three-jiao transmission）　三焦病证的传变，一般多由上焦手太阴肺卫开始，传入中焦，进而传入下焦，此为"顺传"，标志着病情由浅入深，由轻到重的病理过程。若病邪从肺卫直接传入心包者，称为"逆传"，说明邪热炽盛，病情重笃。在温病的发展过程中，三焦病证自上而下地传变，是一般的规律。然而，由于病邪的性质不一，感邪的轻重不同，患者的体质各异，其传变也有其他形式。临床有邪犯上焦，经治而愈，并不传变的；也有上焦病证未罢而又见中焦病证的；有的又可自上焦传下焦；也有中焦病证未除而又出现下焦病证者；有起病即见下焦病证者；更有两焦病证错综互见和病邪弥漫三焦者。对三焦病势的判断，应综合临床资料全面分析。

三、病 性 转 化
Transformation of disease character

病性，指病变的主要性质。一切疾病及其各个阶段的证候，就性质而言，主要有寒、热、虚、实四种。这四种病证性质，是由邪正盛衰和阴阳失调等基本病机（basic pathogenesis）所决定的。

疾病在发展过程中，可以出现两种情况：一是病变始终保持发病时原有的性质，只是发生程度的改变；二是改变了发病时原有的性质，转化为相反的性质。病性转化包括虚实转化和寒热转化。

1.虚实转化　病证的虚实，决定于邪正的盛衰。在疾病发展过程中，邪正双方的力量对比经常发生变化，当邪正双方力量的消长变化达到主要与次要矛盾方面互易其位的程度时，则病变的虚实性质就会发生根本的转变，或由实而转虚，或因虚而致实。

（1）由实转虚（transformation from excess into deficiency）是指本为实性病变，由于病情发展至后期，或因失治、误治等因素，使病程迁延，虽邪气已去，但正气耗伤，因而逐渐转化为虚性病变。如热病日久伤阴，就会出现阴虚病证，这是疾病持续一段时间后，经常会出现的病理传变趋势。

（2）由虚致实是指本为虚性病变，由于脏腑功能减退，气血阴阳亏虚，而产生气滞、痰饮、内湿、瘀血，食积等病理变化或病理性产物，或因正虚抗邪无力而复感外邪，形成虚实并存以实为主的病理变化，如脾虚生痰蕴湿，肾虚水湿泛滥等。因虚致实（excess resulted from deficiency）并不意味着正气来复，多提示病证性质由原来的单纯正虚，又增加了邪实病机，是病情更为复杂、更为严重的表现。

综上所述，无论是外感（exogenous contraction）病证还是内伤（endogenous injury）病证，其虚实证候的转化多为日久迁延，逐渐发生，在虚实转化的过程中，更多的情况是虚实错杂（deficiency and excess in complexity）证。另外，由实转虚和因虚致实者，常相互转化，互为因果。正气渐衰，邪气日盛形成恶性循环，是很多慢性病迁延发展，直至危重的主要原因。

2.寒热转化（inter-transformation between cold and heat）　寒与热是阴阳失调所导致的两种性质相反的病理反应。疾病的寒热性质，既可由寒热邪气引起阴阳偏盛所导致，也可因机体的阴虚或阳虚而变生，即所谓"阳胜则热，阴胜则寒"；"阳虚则寒，阴虚则热"。在疾病发展过程中，阴阳是不断消长的，阴阳的消长变化，病证的性质就可以发生转化，或由寒化热，或由热转寒（heat transforming into cold）。

（1）由寒化热指病证的性质本来属寒，继而又转化为热性病变的病理过程。如风寒表证，疾病初起恶寒重、发热轻、无汗、脉浮紧，若在表之邪不解，可入里化热，成为里热（interior heat）证，而见壮热、不恶寒、反恶热、汗出、脉洪大等。再如寒邪犯肺，初期咳痰清稀，日久化热，可见咳痰黄稠、气喘息促等症，说明病性已经变化。

（2）由热转寒指病证的性质本来属热，继而又转化为寒性病变的病理过程。如外感热病，高热不退，而出现大汗淋漓、体温骤降、面色苍白、四肢厥冷、脉微欲绝等，此是由实热证转变为亡阳虚脱的危证，为急性转化过程。又如便血患者，初起便血鲜红、肛门灼热、口干舌燥、大便干结不爽，若经久不愈，血去正伤，阳气亏虚，可见血色暗淡或紫暗、脘腹隐痛、喜温喜按、畏寒肢冷、大便稀薄、脉沉迟无力等症，则表明其病变性质已由实热转变为虚寒（deficiency-cold），此为慢性转化过程。

病性的寒热能否发生转化，与患者的体质、邪气侵犯部位以及治疗得当与否有关。一般而言，阳盛阴虚体质易热化，阴盛阳虚体质易寒化；受邪脏腑属阳者，多从阳化热，受邪脏腑属阴者，多从阴化寒；误治伤阳则从寒化，误治伤阴多从热化。此外，病性的寒热是否转化与感邪的轻重亦有一定的关系。

四、影响疾病传变的因素
Factors affecting disease transmission

疾病的传变皆有一定的规律，如外感（exogenous contraction）病的传变是层次深浅的传变，内伤（endogenous injury）病的传变多为气血传变和脏腑传变（viscera transmission），伤寒病的传变为六经传变（six meridians transmission），温病的传变为卫、气、营、血以及三焦的传变等。虽然疾病的传变有规律可循，但疾病千变万化，病情错综复杂，且所受影响之病因形形色色，因而疾病的传变不会始终沿着一个模式进行。

影响疾病传变的最主要和最有决定性因素是机体正气的强弱和邪正相争、邪气从化情况，而地理环境、气候变化、生活起居、情志饮食等对疾病的传变皆有一定的影响。疾病的传变形式常因邪气性质、感邪途径、受病部位不同而异。掌握这些规律，就可以先而防之，治而断之，因势导之。

（一）正不受邪

《内经》云："正气存内，邪不可干。"机体正气有个体的差异，人之所生，有刚有柔，有弱有强，有短有长，有阴有阳。因此，对同一种病邪，弱者易受邪，强者不受邪，故而可以改变疾病的传变过程。

《灵枢》云："身之中于风也，不必动脏，故邪入于阴经，则其脏气实，邪气入而不能客，故还之于腑。"如六淫所致的外感病，邪经皮毛由口鼻侵入人体，若正气不虚，抗邪有力，不仅使疾病局限于肌表经络，还可在正气的抵御下，迅速驱邪外出，一经发汗，则邪祛表解，营卫和调，其病很快痊愈。

（二）情志变动

突然、强烈、持久的激烈情绪变动，如暴怒、过喜、悲忧、惊恐，皆可致脏腑功能失调，气血紊乱，引起病情变化，险情旋踵而至，有时可使人无法采取预防及治疗补救措施。

若在发病过程中，出现情绪剧烈变化，亦会致机体气机紊乱，导致虚实转化，也可改变原有的传变顺序。如危重之疾经治已有转机但突遇意外打击会使患者病情急剧恶化，甚至毙命，前功毁于瞬。病入膏肓，奄奄待毙之人，突然出现精神欣快，喋喋不休，此乃"回光返照"，并不示病情好转。

（三）意外因素

突然而至的意外因素致病无一定规律，如突遇车祸、跌打、坠溺、中毒、电击、烧烫伤、虫兽伤等可致使正气暴失，难以按规律推测死期或预测病情。

（四）病邪类别及性质

此乃影响传变的重要因素之一，如疫病、传染病、急性热证及一些特殊的疾病，它们的病性强烈，具传染性，发病急骤，致病凶险，甚至立即危及生命，不可能呈现一般的先轻后重传变规律，也不可能给我们一个有利的治疗抢救环境，使我们无法施展救治措施。《伤寒论》中的变证、坏证、直中证，温病中的"逆传"证，传染病中的SARS、埃博拉出血热、流感、尼帕病毒病、牛海绵状脑病等，外科病中的内陷证、走黄证等，都有力地证实了这个问题。

湿邪致病常留驻于卫气肌表，甚至久居不传，即使不予治疗也很少出现伤阴而入及营血，但温热致病，就可越过卫气，径直入里，出现营血之证。

病性重烈的，可直中于脏，或者马上毙人命；而病性温和、轻的，就会循次渐进，或者不传。

（五）治疗及预防

疾病治疗的正误、锻炼、营养和平时采取的预防措施，也可以人为地改变病邪传变的规律。如叶天士根据温热病伤及胃阴之后，病势（disease tendency）进一步发展，往往耗及肾阴的传变规律，便主张在甘寒养胃的方药中加入一些咸寒滋肾之品，并提出了"务先安未受邪之地"的防治原则（principle of prevention and therapy），有效地阻止了疾病的大踏步入侵。

通过药物来防止疾病的发生和传变。《素问》记载有用"小金丹"来预防疫病传染；我国16世纪或更早一些时候发明的人痘接种法，用来预防天花；用贯众、板蓝根、大青叶预防流感；用茵陈栀子预防肝炎；用马齿苋预防菌痢。各种疫苗注射预防各种肝炎、艾滋病、严重急性呼吸综合征（SARS）等。通过以上处理，就会在暴烈的病邪到来之时，做到泰然处之，"秋毫无犯"；即使发病，由于采取了预防措施，也会有效地阻止病邪无所顾忌地进入，为治疗创造时机。另外，各种有效的体育锻炼、娱乐活动、情操陶冶，都可帮助抵御外邪。

（六）病邪所中部位

如温热病中，若出现病邪直中于下焦，就不可能再遵循"始上焦，终下焦"的传变规律。暑风、暑厥，病一开始即呈足厥阴肝、手厥阴心包见证，正如王孟英云："夫温热究三焦者，非谓病必上焦始，而渐及中下也。伏气自内而发则病起于下者有之。胃为藏垢纳污之所，湿温疫毒，病起于中者有之。"

（七）其他因素

气候及环境也能影响疾病的传变，如寒喘病多发于冬季，但冬季出现温暖天气时，就不易发病，相反还可促使病情好转；再如湿阻水肿之证，若经常身处潮湿的环境内，就会加重病情，但若易地温暖干燥环境，必然可减轻病情，也有利于疾病向好处转化等等。

总之，疾病的传变受诸种因素的制约，故而它不会始终沿着一个途径顺传，它可以超越某一个阶段，可以无量变而直接发生质变，可以一出现即呈复杂的局面，这应当引起我们足够的重视。只有知道了这些，我们才能够得心应手地处理各种复杂的临证业务；只有这样，我们才能够果断地处理好各种险症急病；只有这样，才能达到正确认识疾病，预防疾病、治疗疾病的目的。

第七节　疾病的转归
Outcome of the disease

一、转归的概念
Concept of outcome

疾病有一个发生发展的过程，大多数疾病发生发展到一定阶段后终将结束，这就是疾病的转归。疾病的转归，是指疾病发展的最后阶段，即疾病的结局。一般而言，疾病的转归，可分为痊愈、死亡、缠绵、后遗等。

正胜邪退（healthy qi expelling pathogens），疾病向愈：正胜邪退是在邪正消长盛衰发展过程中，疾病向好转和痊愈方面转归的一种结局，也是在许多疾病中最常见的一种转归。由于患者的正气比较充盛，抗御邪气的能力较强，或因及时地得到正确的治疗，邪气难以进一步发展，进而使病邪对机体的作用减轻或消失，人体的脏腑、经络等组织的病理性损害逐渐得到修复，精、气、血、津液等的耗伤也逐渐得到恢复，机体的阴阳在新的基础上获得了新的相对平衡，疾病即告痊愈。例如，由六淫所致的外感（exogenous contraction）疾病，邪气从皮毛或口鼻侵入人体。若机体正气不虚，抗御病邪的能力较强，则不仅能延缓病情的进一步发展，使病变局限在肌表和经络，而且可在机体正气抗御病邪的作用下，驱邪外出，一经发汗解表，则邪去而营卫和调，疾病痊愈。

邪胜正衰（prosperous pathogen with asthenic healthy qi），疾病恶化：邪胜正衰，是在邪正消长盛衰的发展过程中，疾病向恶化甚至死亡方面转归的一种结局。由于机体的正气虚弱，或由于邪气盛，机体抗御病邪的能力日趋低下，邪气的致病作用进一步发展，机体受到的病理性损害日趋严重，则病情因而趋向恶化：若正气衰竭，邪气独盛，气血、脏腑、经络等生理功能衰惫，阴阳离决（separation between yin and yang），则机体的生命活动亦告终止而死亡。例如，在外感疾病过程中，"亡阴（yin depletion）""亡阳（yang depletion）"等证候的出现，即是正不敌邪，邪胜正衰的典型表现。

此外，在邪正消长盛衰的过程中，若邪正双方的力量对比势均力敌，出现邪正相持（struggle between healthy qi and pathogen）或正虚邪恋（syndrome of lingering pathogen due to deficient healthy qi），邪去正气不复等情况，则常常是许多疾病由急性转为慢性，或留下某些后遗症，或慢性病持久不愈的主要原因之一。

二、转归的形式
Modality of outcome

疾病的转归是邪正交争趋势及其盛衰的表现：在疾病过程中，正气与邪气不断地进行着斗争，产生邪正盛衰的病理变化。病理变化不仅关系到虚实证候，而且直接影响到疾病的转归。在一般情况下，正胜邪退，则疾病趋向于好转而痊愈；邪胜正衰，则疾病趋向恶化甚至死亡。病的转归除痊愈和死亡外，尚有缠绵、后遗、复发等形式。

（一）痊愈

痊愈，痊谓病除，愈谓病瘳：痊愈即病愈，是指疾病状态时的机体脏腑经络的阴阳气血紊乱消失，生理功能恢复正常，阴阳气血重新处于平衡状态。痊愈就是完全恢复健康，康复如初，即完全康复。痊愈是疾病转归中的最佳结局。疾病能否痊愈与痊愈的快慢，除依赖于患者的一般健康情况、抗病能力外，及时、正确、积极的治疗是十分重要的。例如外感（exogenous contraction）风寒，邪气从皮毛或口鼻侵入人体，若机体正气比较充盛，抗御病邪的能力较强，则不仅能防止病情的进一步发展，使病变局限在肌表，而且正气可以驱邪外出，使疾病痊愈。若用发汗解表法治疗，使邪去而正气恢复，可对疾病的痊愈过程起促进作用。

在疾病痊愈过程中，包括病邪对人体作用的消除或终止，人体脏腑经络的病理变化完全消失，阴阳气血重新归于相对平衡状态。虽然暂时可能出现邪退正虚的局面，但最后终归恢复健康。

（二）死亡

生尽谓之死，"人身与志不相有曰死"（《素问·逆调论》）。亡，死也，死亡。死亡，是生命活动的断绝，是机体阴阳离决，整体生理功能永久终止的病理过程的结局。死亡，可分为生理性死亡和病理性死亡两类。生理性死亡，指享尽天年，无病而终，为自然衰老的结果。病理性死亡又分因病而亡和意外死亡。因病而亡，是各种疾病损伤，使机体气血竭绝，阴阳衰极而离决。意外死亡是指跌打、外伤、中毒、车祸等各种意外损伤所造成的死亡。病理性死亡是在邪正斗争及其盛衰变化的过程中，形成邪胜正衰，使疾病逐渐恶化而导致的一种不良的结局。

中医学根据形神合一的生命观，认为形存则神存，形盛则神明，形衰则神衰，形谢则神灭，神明则形安。得神者昌，失神者亡。死亡意味着形神分离，"五脏皆虚，神气皆去，形骸独居而终矣"（《素问·移精变气论》）。死亡，不仅是机体生命活动和物质生化的永久性终止，而且还要神气皆去。换言之，形谢而神灭，神去则机息，生命告终而亡，故中医学把亡神作为判断死亡的重要标志。传统认为，死亡是一个过程，包括濒死期、临床死亡期和生物学死亡期。目前，一般认为，死亡是指机体作为一个整体的功能永久停止，但并不意味着各组织器官同时死亡。因此，根据脑死亡的概念，把脑死亡作为判断死亡的一个重要标志。一旦出现脑死亡，就意味着机体作为一个整体的功能永久停止。

（三）缠绵

缠绵，是指久病不愈的一种病理状态，邪正双方势均力敌，处于邪正相持（struggle

between healthy qi and pathogen）或正虚邪恋的状态，是病理过程演变为慢性迁延性的表现。缠绵状态的基本病机（basic pathogenesis）为正虚邪恋。由于在邪正斗争过程中，正气虽未至溃败，但已因邪气的损伤而削弱；而邪气由于经过正气的奋力抗争，也趋于衰微。因此，邪正双方势均力敌，处于非激烈性抗争的一种相持不下的病理状态。

缠绵状态下，正气不能完全驱邪外出，邪气也不能深入传变，从而使病变局限并处于相对稳定状态，具有病变表现不甚剧烈，疾病持久不愈的特点。在缠绵状态下，病势有相对稳定和不稳定的病理过程。其一，虽有缠绵，但病势稳定；经正确治疗和调护，可向治愈方向演变，可视作疾病的一种结局。其二，疾病缠绵而病势又不稳定，且有反复发作，或持续加重，或治疗和护理不当，则病势日趋恶化，乃至死亡。所以应积极进行治疗，设法打破缠绵状态的病理僵局，争取疾病的痊愈或好转。

（四）后遗

后遗，又称后遗症，是指疾病的病理过程结束，或在恢复期后症状体征消失，病因的致病作用基本终止，只遗留原有疾病所造成的形态或功能的异常。后遗与缠绵不同，后遗症是病因、病理演变的终结，是疾病的一种转归。而缠绵则是疾病的迁延或慢性过程，为疾病的自然延续。

后遗症所表现出来的形态或功能异常，如肢体震颤、身体畸形、失语、痴呆、偏瘫等。其功能异常，包括脏腑经络功能障碍和精神情志障碍。此外，还有一种伤残，主要指外伤所致的人体某种组织结构难以恢复的损伤或残缺。如枪弹、金刃、跌仆、虫兽等给形体、脏腑造成的变形、缺失等，就属伤残范围。总之，后遗和伤残都是涉及疾病半永久性结局的概念。

（五）复发

复发，又名复病（recurrence）、再发，是指即将痊愈或已经痊愈的疾病再度发作。

复发是疾病过程连续性的特殊表现形式，其特点是原有病变经过一段"静止期"后再度活跃，即机体内原有的病因尚未完全消除，在一定条件下重新发作。复发的病机是正气渐复但尚薄弱，邪气虽除而余邪未尽，邪正相争近乎停止，机体气血阴阳趋向正常。此时一旦出现损伤正气或助长邪气的条件，便易于打破邪正相安之势，于是邪势复盛而旧病复发。因此，积极彻底地治疗疾病和注意病后调养以培补正气，可以减少和防止疾病的复发。

引起疾病复发的常见诱因主要有以下四种：

1. 食复（recurrence caused by dietary irregularity） 又名食劳复，指疾病愈后，脾胃尚虚，因饮食失节而导致疾病复发者。"热病热退之后，胃气尚虚，余邪未尽。先进清粥汤，次进浓粥汤，次进糜粥，亦须少少与之，切勿过食也。若纳谷太骤，则运化不及，余邪假食滞而复作也，名曰食复。"（《重订通俗伤寒论》）

疾病初愈之际，既要注意增进饮食营养以培补正气，但又不可恣意进食，当视疾病过程中脾胃受损的程度，选择相宜之品，既要营养丰富，又要易于消化吸收，并掌握适当的进食量，方能受益而杜弊。"凡病新瘥，自宜先用陈仓米少许，煎汤少饮，俟其无恙，渐次增浓，胃气渐旺，谷食渐增，至胃气复旧，然后少进肉味，撙节爱养，自无复证"（《伤寒溯源集》）。食复，轻者损谷自愈，重者消导方瘥。

2. 劳复（relapse due to overstrain） 指疾病初愈，余邪未清，因过度劳累而致疾病复发者。劳复一般分为劳力复、劳神复和房劳复三种。

劳力与劳神是指体力和脑力的过度操劳。有时在正常人看来是微不足道的劳动，但对疾病初愈者来说，却不堪忍受，这也属过度操劳。如伤寒瘥后，元气未复，余邪未清，稍加劳动，其热复作，即多语、梳头、洗面、更衣之类，皆能致复。所以疾病初愈之际，应当充分休息，以促进正气早日恢复，虽需辅以合理活动以促进气血畅行，但仍须量力而为。

房劳复是指在病后余邪未尽，正气亏虚，又行房事，甚至房事过度，徒伤正气，使邪无所制而疾病复发，此又称为"房复""色复""交接劳复""男（女）劳复"等。因房劳伤精，精亏则气血更虚，正气不支，可导致病势更为重笃，因而是劳复中之重证，所以中医学把节欲惜精，保养精气，作为病后调摄的一个重要原则。

3. 情志复（emotion recurrence）　指疾病初愈，由于情志过激而致旧病复发。精神情志活动对疾病的发展与转归有很大影响。精神恬静而愉快，有利于气机的调畅和精气血津液的正常代谢，使正气旺盛，则能促进康复和预防、减少疾病复发，如过度精神刺激、强烈或持久的情绪波动，则可引起气机紊乱和气血津液失常，脏腑功能失调使余邪再度致病，疾病易于复发。如伤寒瘥后，因事触怒，相火（ministerial fire）暴发，因而余热复作者，称"怒复"。

4. 重感复　是指疾病初愈，余邪未尽，又复感新邪，而致旧病复发；病后正虚，易被邪侵，重感新邪，易于引起旧病复发。

此外，还有一种叫"自复"的复发形式，是指疾病初愈后，不因饮食、操劳、情志、感邪所诱发，而是无明确的诱因而自行复发者。多由余邪未尽，正气尚虚，无力抑邪，致使邪气暗长，而导致旧病复发。

本章要点表解

表 8.1　影响疾病发生的因素

影响发病因素	说明
外界环境	（1）季节气候 ①季节气候异常变化，与滋生和传播邪气致病的条件，形成季节性多发病 ②不同季节可出现不同的易感之邪和易感之病，如春季易伤风、夏季易中暑、秋季易伤燥、冬季易感寒等 ③疫疠的暴发流行，与自然气候的反常变化密切相关
	（2）地域：不同地域，其气候、水土特点、生活习惯各不相同，对人的生理和病理都有重要影响，从而形成地域性的常见病和多发病。如北方多寒邪、燥邪，南方多热邪、湿邪
	（3）生活工作环境：均可成为致病因素 ①生活环境：长期处于阴暗潮湿，或空气秽浊，或蚊蝇滋生之处，容易导致疾病的发生和流行 ②工作环境：工作中接触的废水、废气、粉尘、噪声等，均可成为致病因素，引发各种疾病，或急、慢性中毒
	（4）社会环境：人的社会地位、经济状况、文化程度、婚姻家庭、人际关系等各种因素，都可能影响人的情志活动，若不能自行调节适应，也可引发疾病
体质因素	不同体质对病邪易感性不同
	（1）影响发病倾向：本质强壮者不易得病；弱者易病
	（2）影响对某些病邪易感性：如阳虚易感寒邪，阴虚易受热邪等
	（3）影响某些疾病发生的证候类型：如同感风寒之邪，卫气盛者易成表实证，卫气虚者易为表虚证
情志因素 （精神状态）	（1）大喜、大悲、大怒、大惊等强烈的情志刺激，易引发急性疾病如胸痹心痛、中风等
	（2）悲哀、思虑、忧愁过度等长期持续性精神刺激，易引发慢性疾病如胃脘痛、失眠等

续表

影响发病因素	说明
营养状态	（1）营养良好、合理，可使气血充盛，体质健壮，正气旺盛，一般不易得病
	（2）营养不良或失调，使人体气血虚少，体质较弱，正气虚弱，抗邪无力，易感邪而发病

表 8.2 邪正盛衰与虚实变化

虚实变化		阐释
虚实概念	虚	（1）意义：以正气虚损为矛盾主要方面的病理状态
		（2）表现：素体虚弱、各种疾病后期、吐下、大汗等暴病之后：正气虚弱，邪气已祛，表现出神疲乏力、面色无华、气短、自汗或盗汗或五心烦热或畏寒肢冷或脉虚无力等衰退不足的证候，称为虚证
	实	（1）定义：以邪气亢盛为矛盾主要方面的病理状态
		（2）表现：外感六淫、疫疠之气、痰饮、食积、瘀血、气滞，邪气亢盛，正气未衰，邪正剧争，表现出壮热烦渴、谵语、便秘、脉实有力等亢盛有余的证候，称为实证
虚实变化	虚实错杂	（1）虚中夹实：正虚为主，又兼有实邪为患。如脾虚湿滞证
		（2）实中夹虚（excess complicated with deficiency）：邪实为主，又兼有正气虚损。如外感病邪热炽盛，气津两伤证
	虚实转化	在疾病过程中，因邪正斗争而发生病机性质由实转虚或因虚致实的变化
		（1）由实转虚：邪气久留损伤正气，待邪去之时，疾病转化为以正气虚损为矛盾主要方面的虚证；如外感温热病后期，疾病由里实热证转化为阴虚内热证
		（2）因虚致实：因正气不足，脏腑气化功能减退而产生湿、痰、水、饮等留滞体内，或复感外邪而成正虚邪实之病理变化。如素体肺肾气虚，复感风寒而哮喘复发，而见风寒束肺、痰湿阻肺的实证表现
虚实真假		在某些特殊情况下所产生的疾病现象与虚实本质不相一致的病理状态
		（1）真虚假实（true deficiency with false excess）：疾病本质为"虚"，但有"实"的假象，其证候为真虚假实证；如脾虚运化无力，可见腹部胀满、大便秘结等假实症状
		（2）真实假虚（true excess with false deficiency）：疾病本质为"实"，但有"虚"的假象，其证候为真实假虚证；如发热口渴、腹痛便秘、谵语之阳明腑实证，因阳气被郁，不能四布而见面白肢冷，精神委顿的类似虚寒的假象

表 8.3 阴阳偏盛

	阳偏盛（excess of yang）	阴偏盛（excess of yin）
概念	机体在疾病过程中出现阳气偏盛，机能亢奋，热量过剩的病理状态	机体在疾病过程中出现阴气偏盛，功能抑制，热量不足，以及病理性代谢产物积聚的病理状态
形成原因	感受温热阳邪；感受阴邪，但从阳化热；情志内伤，五志过极化火；气滞、血瘀、食积等郁而化热	感受寒湿阴邪；过食生冷；水湿内停
临床表现	壮热，面红，目赤，心烦，口渴，小便黄，大便干，苔黄，脉数	恶寒、肢冷、脘腹冷痛，舌淡，脉迟
病机特点	阳盛而阴未虚的实热证（阳盛则热）	阴盛而阳未虚的实寒证（阴盛则寒）
	阳盛而兼有阴虚之象（阳盛则阴病）	阴盛而兼阳虚之象（阴盛则阳病）

注：阴阳偏盛是指疾病过程中阴邪或阳邪亢盛引起的病理变化，属于"邪气盛则实"的实证，包括阳偏盛和阴偏盛两种病理状态

表 8.4　阴阳偏衰

阴阳偏衰	阳偏衰（deficiency of yang）	阴偏衰（deficiency of yin）
概念	即阳虚，指机体阳气虚损，机能减退或衰弱，产热不足的病理状态	即阴虚，指机体精血津液等阴液亏损，滋润不足，以及阴不制阳，导致机能虚性亢奋的病理状态
形成原因	先天禀赋不足；后天饮食失养；劳倦内伤；久病损伤阳气	阳邪伤阴；五志过极，化火伤阴；久病耗伤阴液
临床表现	面色㿠白，畏寒肢冷，喜静蜷卧，小便清长，下利清谷，舌淡，脉迟	五心烦热，骨蒸潮热，两颧潮红，消瘦，盗汗，咽干口燥，舌红少苔，脉细无力
病机特点	机体阳气不足，阳不制阴的虚寒证（阳虚则寒）	阴液不足，阴不制阳的虚热证（阴虚则热）

表 8.5　气虚

气虚	阐释
病因	气的生成不足或耗散太过
表现	功能减退以虚、静为特点
	（1）卫气虚：怕冷、自汗、易感冒
	（2）心气虚：心悸、胸闷、脉虚无力
	（3）肝气虚：出血、疲乏无力
	（4）脾气虚：精神委顿，头昏耳鸣
	（5）肺气虚：少气懒言，或劳则气喘
	（6）肾气虚：生长发育迟缓，生殖功能低下

表 8.6　气机失调

	概念	形成原因	证候特点	易发脏腑
气滞	气在局部运行不畅而阻滞不通	情志不舒，邪阻气机，气虚所致	闷、胀、痛	肺、肝和胃肠
气逆	气机上升太过，或下降不及	情志内伤，饮食不适，痰浊壅滞	气血上逆	多见肺、胃、肝
气陷	在气虚基础上发生的以气的升清功能不足、气的升举无力为主要特征	素体虚弱，久病伤气	在气虚的基础上，出现内脏下垂为特征	脾
气闭	气郁闭于内，导致气的外出受阻，出现突然闭厥的病机变化	情志刺激，外邪侵犯，痰浊阻塞	以气的外出障碍，猝然昏倒、不省人事为特点	
气脱	气不内守，大量外逸而导致全身机能突然衰竭的病机变化	正不敌邪、正气骤伤；慢性病，正气长期消耗；汗吐下太过，大出血，致气随津血脱泄	气大量向外流失，全身功能衰竭为特征	

表 8.7　气与血的关系失调

	概念	病因	形成原因	证候特点
气滞血瘀	气滞与血瘀同时存在的病机变化		多由气机阻滞而致血瘀；或因闪挫外伤	以气滞、血瘀证候并存为特征，与心、肝、脾三脏关系密切
气虚血瘀	是指气虚无力推动血行而致血瘀的病机变化		气虚无力行血	以气虚为主兼有血瘀为特征，与肺脾二脏关系密切
气不摄血	是指由于气虚统摄血液运行功能减弱，血不循经而溢出脉外，导致各种出血的病机变化		气虚不能统摄血液	多见尿血、便血、月经过多等下部出血以及肌衄等失血之证候，且有血色淡，质地清稀的特点。与脾肝二脏关系密切

概念	病因	形成原因	证候特点
气随血脱	指大出血的同时，气也随着血液大量流失而散脱	外伤、妇女产后大失血、呕血、便血、妇女崩中大失血等	除大出血之外，还可见冷汗淋漓、面色苍白、四肢厥冷、甚者晕厥等气脱的临床表现
气血两虚	指气虚与血虚同时并存的病机变化	多因久病消耗，渐致气血两虚；或先有慢性失血，或先有气虚，终成气血两虚的病机变化	临床可同时并见气虚和血虚的表现，如面色淡白或萎黄、少气懒言、神疲乏力、形体瘦怯、心悸失眠、肌肤干燥、肢体麻木等

表 8.8　病性转化

病性转化	阐释
寒热转化	（1）由寒化热：病证性质本来属寒，继而又转变成热性的病理变化过程，主要见于实寒证转化为实热证 （2）由热化寒：病证性质本来属热，继续又转变成寒性的病理变化过程，主要见于实热证转化为虚寒证
虚实转化	（1）由实转虚：疾病本来是以邪气亢盛为矛盾主要方面的实证，继而转化为以正气虚损为矛盾主要方面的虚证之病理变化过程 （2）由虚转实：疾病本来是以正气虚损为矛盾主要方面的虚证，继而形成正虚邪盛的病理变化过程

第九章　养生与防治
Health preservation，prevention and therapy

生、老、病、死是生命发展的必然规律。医学的任务就是认识疾病的发展规律，据此确立正确的养生与防治原则，消灭疾病，保障人们身体健康和长寿。中医学在长期的发展过程中，形成了一整套比较完整的养生及防治理论，至今仍有重要的指导意义。

中医养生学是在中医理论指导下，研究中国传统的颐养心身、增强体质、预防疾病、延年益寿的理论和方法的学问，它历史悠久，源远流长，为中华民族的繁衍昌盛做出了杰出的贡献。

中医学认为，预防（prevention）和治疗疾病是人们同疾病作斗争的两种不同手段和方法，两者是辩证统一的关系。在未发病之前，防是矛盾的主要方面。故提出"不治已病治未病"（《素问·四气调神大论》）的光辉思想。但既病之后，倡导及早治疗，防止疾病的发展与传变，在具体方法上又要分清疾病的主要矛盾和次要矛盾，注意先后缓急，做到防治结合。

第一节　养　　生
Health preservation

养生（health preservation），又名摄生、道生、保生等，保养身体之谓。换言之，养生是指根据生命发展的规律，采取保养身体、减少疾病、增进健康、延年益寿等措施而进行的一种健身益寿活动。中医养生流派有静神、动形、固精、调气、食养及药饵之分。养生内容广泛，方法众多，而以调饮食、慎起居、适寒温、和喜怒为其基本养生观点。

一、天年与衰老
Natural life span and senescence

（一）天年

"天年"，是我国古代对人之寿命提出的一个具有重要意义的命题。人的自然寿命谓之天年，亦即天赋之年寿。生命的年限，即机体从出生到死亡所经历的时间，称之为寿命。通常以年龄（指年代年龄，又称历法年龄）作为衡量寿命长短的尺度。人的生命是有一定限度的，个体寿命有长有短，但大都不会超过一个最长的限度，人类自然寿命的最高限度，称之为寿限。一般而言，人类的最高寿命不超过120岁。"上寿百二十，古今所同"（嵇康《养生论》）。千百年来，人类的寿限并无重大突破。

人生历程按年龄划分：初生曰婴，初语曰儿，初行曰孩，初学曰童，二十曰青年，三十曰壮年，四十曰强年，五十（亦称半百）曰中年，六十曰耆，七十曰老，八十曰耋，九十曰耄，九十以上曰寿考。

（二）衰老

1. 衰老的概念　衰，衰弱，衰退之谓。老，年纪大，与"少"相对。引申为衰，与"壮"相对。衰老，老而且衰之义，是指随着年龄的增长，机体各脏腑组织器官功能全面地逐渐降低的过程。

衰老与老年不能等同，衰老是生命的动态过程，而老年则是整个机体的一个年龄阶段。

老年未必均衰，衰亦未必均老，故有"老当益壮""未老先衰"之说。年满 60 为"花甲"，为"下寿"，在历代文献上对老年开始年龄界限说法不一，但一般视 60 岁为老年期的开始年龄。按新的年龄划分标准，60 ～ 74 岁为准老年或老年前期，75 ～ 89 岁为老年，90 岁以上为长寿。

2. 衰老的发生机理

（1）阴阳失调（imbalance between yin and yang）：人生之本，本于阴阳。阴阳是人寿命的根本。"阴平阳秘，精神乃治"，"阴阳匀平……命曰平人"，人体是一个阴阳运动协调平衡的统一体。人生历程就是人体内部以及人体与外界之间的阴阳运动平衡的过程。阴阳协调平衡与否，是决定寿命长短的关键。阴阳失调则机体可招致各种致病因素的侵袭，从而疾病丛生，而现衰老。因此，掌握生命阴阳运动的规律，围绕燮理阴阳，进行养生，使其达到平衡协调，是推迟衰老，延年益寿的基本原则，是中医养生学理论的核心。中国的传统健身术和功法，都体现了这一思想，传统功法概括为虚实、刚柔、吸斥、动静、开合、起落、放收、进退八法。此八法完全符合阴阳对立（opposition between yin and yang）统一，协调平衡的规律。又如太极拳的虚中有实，实中有虚，刚柔相济，动静相兼，每个姿势和动作都体现了阴阳相反相成，协调平衡理论。总之，保持阴阳运动平衡状态是延年益寿的根本，调节阴阳，使人体内外阴阳平衡协调，则可抗衰防老。

（2）脏腑虚衰：人体是以五脏为中心的统一体。五脏阴阳是人体阴阳之根本，故五脏是人体生命的根本。五脏坚固，为长寿之根，而五脏皆虚，是衰老之本。

肾气虚衰：肾为先天之本（congenital origin），主藏精，真阴真阳寓于其中，为元气生生不息之地、阴阳化生之源泉、五脏六腑之本。肾气充盛，元气充足，阴平阳秘，生化不已，则精神健旺，形体强健，而肾气虚衰，元气不足，阴损阳耗，生化衰惫，人之衰老就会加速而来。

脾胃虚衰：脾胃为水谷之海，后天之本，气血生化之源，与肾同为五脏六腑之本。人以水谷为本，人体的生长发育，维持生命的一切物质，均赖脾胃以生。脾胃虚衰，化源不足，气血亏虚，元气不充，则体弱多病而早衰。故曰：脾胃为养生之本。调理脾胃为"养老之大要"。

心脏虚衰：心藏神（heart housing spirit）而主血脉，为君主之官，五脏六腑之大主，生命活动的主宰。"主明则下安，以此养生则寿……主不明则十二官危……以此养生则殃"（《素问·灵兰秘典论》）。心旷神悦，气血充足，体强神旺，寿延年增。反之，"心动则五脏六腑皆摇"，心脏虚衰，气亏血少，体弱神疲，早衰减寿。故历代养生学家尤其强调保养心神，认为调养心神乃养生之宗，治病之本。

肝脏衰惫：肝主疏泄，调畅气机，主藏血而为血海。调节气机升降出入，为天地之体用，为百病之纲领，生死之枢机。肝气条达，气机调畅，内而脏腑，外而肌肉，纵横往来，气血周流，并行不悖。肝为气化之本，脏腑经络之气化，皆赖肝之气化以鼓舞。肝为五脏之贼，随着年龄增长，肝气日衰，肝血日虚，疏泄不利，则性情变异，百脉不定，鬓发憔焦，筋萎为癖，而不能终其寿。

肺脏衰弱：肺主气（lung dominating qi），司呼吸，为百脉之宗。人生以气为本，"人受天地之气，以化生性命"（《素问病机气宜保命集·原道论》）。气贵运行不息，升降有常，为人体生命活动的根本及寿夭的关键。肺气虚衰，治节不行，则多病早衰而夭亡。

（3）精气（essential qi）衰竭：人身"三宝"——精、气、神，是养生的关键。精为生命活动的基础，人的四肢、九窍和内脏的活动以及人的精神思维意识活动，均以精气为源泉与动力。精化气，气生神，神御形。精是气、形、神的基础，亦是健康和长寿的根本。故曰："善养生者，必宝其精，精盈则气盛，气盛则神全，神全则身健，身健则病少，神气坚强，老而益壮，皆本乎精也"（《类经·摄生类》）。精贵充盈固秘，而难成易亏，故保精存精为寿命之本。

二、养生的基本原则
Basic principles of health preservation

（一）顺应自然

人以天地之气生，四时之法成。人生于天地之间，依赖于自然而生存，也就必须受自然规律的支配和制约，即人与天地相参，与日月相应。这种天人相应（correspondence between human and environment）或称天人合一学说，是中医效法自然，顺时养生的理论依据。顺应自然养生包括顺应四时调摄和昼夜晨昏调养。昼夜变化，比之于四时，所谓朝则为春，日中为夏，日入为秋，夜半为冬。白昼阳气主事，入夜阴气主事。四时与昼夜的阴阳变化，人亦应之。所以，生活起居，要顺应四时昼夜的变化，动静和宜，衣着适当，饮食调配合理，体现春夏养阳、秋冬养阴的原则。

人不仅有自然属性，更重要的还有社会属性。人不能脱离社会而生存。人与外界环境是一个统一整体。外界环境包括自然环境和社会环境，因此，中医学认为"上知天文，下知地理，中知人事，可以长久。"社会环境一方面供给人类所需要的物质生活资料，满足人们的生理需要，另一方面又形成和制约着人的心理活动。随着医学模式（medical model）的变化，社会医学、心身医学均取得了长足的进步，日益显示出重视社会因素与心理保健对人类健康长寿的重要性：社会因素可以通过对人的精神状态和身体素质（diathesis）的影响而影响人的健康。所以人必须适应四时昼夜和社会因素的变化而采取相应的摄生措施，才能健康长寿。故曰："智者之养生也，必顺四时而适寒暑，和喜怒而安居处，节阴阳而调刚柔，如是则僻邪不至，长生久视"（《灵枢·本神》）。

（二）形神共养

形神合一（harmonization between soma and spirit），又称形与神俱，形神相因，是中医学的生命观。形者神之质，神者形之用；形为神之基，神为形之主；无形则神无以生，无神则形不可活；形与神俱，方能尽终天年。因此，养生只有做到形神共养，才能保持生命的健康长寿。所谓形神共养，是指不仅要注意形体的保养，而且还要注意精神的摄生，使形体强健，精力充沛，身体和精神得到协调发展，才能保持生命的健康长寿。中医养生学的养生方法很多，但从本质上看，统而言之，不外"养神"与"养形"两端，即所谓"守神全形"和"保形全神"。形神共养，神为首务，神明则形安。神为生命的主宰，宜于清静内守，而不宜躁动妄耗。故中医养生观以调神为第一要义，守神以全形。通过清静养神、四气调神、积精养神、修性怡神、气功练神等，以保持神气的清静，增强心身健康，达到调神和强身的统一。

形体是人体生命的基础，神依附于形而存在，有了形体，才有生命，有了生命方能产生精神活动和具有生理功能。形盛则神旺，形衰则神衰，形谢则神灭。形体的动静盛衰，关系着精、气、神的衰旺存亡。中医养生学主张动以养形，以形劳而不倦为度，用劳动、舞蹈、散步、导引、按摩等，以运动形体、调和气血、疏通经络、通利九窍，防病健身。

静以养神，动以养形，动静结合，刚柔相济，以动静适宜为度。形神共养，动静互涵，才符合生命运动的客观规律，有益于强身防病。

（三）保精护肾

保精护肾是指利用各种手段和方法来调养肾精，使精气充足，体健神旺，从而达到延年益寿的目的。精是构成人体和促进人体生长发育的基本物质，精气神是人身"三宝"，精化气，气生神，神御形，精是气形神的基础，为健康长寿的根本。精禀于先天，养于水谷而藏于五脏。五脏安和，精自得养。五脏之中，肾为先天，主藏精，故保精重在保养肾精。中医养生学强调节欲以保精，使精盈充盛，有利于心身健康。若纵情泄欲，则精液枯竭，真气耗散而未老先衰。节欲并非绝欲，乃房事有节之谓。保养肾精之法甚多，除节欲保精外，尚有运动保健、导引补肾、按摩益肾、食疗补肾和药物调养等。

（四）调养脾胃

脾胃为后天之本，气血生化之源，故脾胃强弱是决定人之寿夭的重要因素，"土气为万物之源，胃气为养生之主。胃强则强，胃弱则弱，有胃则生，无胃则死，是以养生家当以脾胃为先"（《景岳全书·脾胃》）。脾胃健旺，水谷精微化源充盛，则精气充足，脏腑功能强盛，神自健旺。脾胃为气机升降之枢纽，脾胃协调，可促进和调节机体新陈代谢，保证生命活动的正常进行。因此，中医养生学十分重视调养脾胃，通过饮食调节、药物调节、精神调节、针灸按摩、气功调节、起居劳逸等调摄，以达到健运脾胃，调养后天，延年益寿的目的。

先天之本（congenital origin）在肾，后天之本在脾，先天生后天，后天养先天，二者相互促进，相得益彰。调补脾肾是培补正气之大旨，也是全身形而防早衰的重要途径。

第二节 预 防
Prevention

预防（prevention），就是采取一定的措施，防止疾病的发生与发展。中医学历来注重预防，早在《内经》就提出了"治未病"的预防思想。《素问·四气调神大论》指出："圣人不治已病治未病，不治已乱治未乱……夫病已成而后药之，乱已成而后治之，譬犹渴而穿井，斗而铸锥，不亦晚乎。"预防，对于健康人来说，可增强体质，预防疾病的发生；对于病者而言，可防止疾病的发展与传变。

养生（health preservation），古称"摄生""道生""保生"，即调摄保养自身生命的意思。其意义在于通过各种调摄保养，增强自身的体质，提高正气，从而增强对外界环境的适应能力和抗御病邪的能力，减少或避免疾病的发生；或通过调摄保养，使自身体内阴阳平衡，身心处于一个最佳状态，从而延缓衰老的过程。因此，养生对于强身、防病、益寿均有着十分重要的意义。养生是中医预防医学的重要组成部分，养生与预防，两者在理论上常相互交融，在使用上常互为补充，相互为用。

预防的内容包括未病先防和既病防变两个方面。

一、未病先防
Disease prevention first

未病先防（disease prevention first）是指在未病之前，采取各种措施，做好预防工作，以防止疾病的发生。疾病的发生，主要关系到邪正盛衰，正气不足是疾病发生的内在因素，邪气是发病的重要条件。因此，未病先防，就必须从增强人体正气和防止病邪侵害两方面入手。

（一）养生以增强正气

养生，主要是未病时的一种自身预防保健活动，从预防的角度看，可增强自身的体质，提高人体的正气，从而增强机体的抗病能力。《素问·上古天真论》所说的"上古之人，其知道者，法于阴阳，和于术数，食饮有节，起居有常，不妄作劳，故能形与神俱，而尽终其天年，度百岁乃去"，即是对养生基本原则的精辟论述。

1. 顺应自然　《灵枢·邪客》说："人与天地相应。"即言人体的生理活动与自然界的变化规律是相适应的。从养生的角度而言，人体自身虽具有适应能力，但人们要了解和掌握自然变化规律，主动地采取养生措施以适应其变化，这样才能使各种生理活动与自然界的节律相应而协调有序，保持健康，增强正气，避免邪气的侵害，从而预防疾病的发生。正如《素问·四气调神大论》所说："春夏养阳，秋冬养阴，以从其根。"这里的从其根即是遵循四时变化规律。中医学倡导的顺应自然的衣着饮食调配，起居有常，动静合宜等，均是这方面的较好体现。

2. 养性调神　中医学非常重视人的情志活动与身体健康的关系，七情太过，不仅可直接伤及脏腑，引起气机紊乱而发病，也可损伤人体正气，使人体的自我调节能力减退。所以，调神，或曰养性，是养生的一个重要方面。《素问·上古天真论》说："恬惔虚无，真气从之，精神内守，病安从来。"即言心的生理特征是喜宁静，心静则神安，神安则体内真气和顺，就不会生病。传统气功中的炼意调神内容，即含此原理。除此之外，通过养性调神，还可改善气质（temperament），优化性格，增强自身的心理调摄能力，起到预防疾病，健康长寿的功用。

要做好养性调神，一是要注意避免来自内外环境的不良刺激，二是要提高人体自身心理的调摄能力。

3. 护肾保精　中医历来强调肾精对人体生命活动的重要性，因精能化气（essence transforming into qi），气能生神，神能御气、御形，故精是形气神的基础。体现在养生上，即有护肾保精的主张。《金匮要略·脏腑经络先后病脉证》谈到养生时说"房室勿令竭乏"，即是说性生活要有节制，不可纵欲无度以耗竭其精。男女间正常的性生活，是生理所需，对身体是无害的。若性生活得不到满足，每易形成气机郁滞之证。但性生活要消耗肾精肾气，而肾精肾气，关系到人体的生长、发育、生殖等功能及机体阴阳平衡的调节，性生活过度，必致肾精肾气亏损而使人易于衰老或患病，故中医学将房劳过度看作是疾病的主要病因之一。护肾保精之法除房室有节外，尚有运动保健、按摩固肾、食疗保肾、针灸药物调治等，从而使人体精充气足、形健神旺，达到预防疾病、健康长寿的目的。

4. 体魄锻炼　古人养生，注重"形神合一""形动神静"。"形动"，即加强形体的锻炼。《吕氏春秋·尽数》以"流水不腐，户枢不蠹，动也"为例，阐释了"形气亦然，形不动则精不流，精不流则气郁"的道理。中医学将此理引入养生保健之中，认为锻炼形体可以促进气血流畅，使人体肌肉筋骨强健，脏腑功能旺盛，并可借形动以济神静，从而使身体健康，益寿延年，同时也能预防疾病。传统的健身术如太极拳、易筋经、八段锦以及一些偏于健身的武术等，即具此特色。

形体锻炼的要点有三：一是运动量要适度，要因人而异，做到"形劳而不倦"；二是要循序渐进，运动量由小到大；三是要持之以恒，方能收效。

5. 调摄饮食　调摄饮食主要包括注意饮食宜忌及药膳保健两个方面。

（1）注意饮食宜忌：注意饮食宜忌，一是提倡饮食的定时定量，不可过饥过饱。二是注意饮食卫生，不吃不洁、腐败变质的食物或自死、疫死的家畜，防止得肠胃疾病、寄生虫病或食物中毒。三是克服饮食偏嗜，如五味（five flavors）要搭配适合，不可偏嗜某味，以防某脏之精气偏盛；食物与药性一样，也有寒温之分，故食性最好是寒温适宜，或据体质而调配：体质偏热之人，宜食寒凉而忌温热之品，体质偏寒之人则反之；又因各种食物含不同的养分，故要调配适宜，不可偏食。正如《素问·藏气法时论》说："五谷为养，五果为助，五畜为益，五菜为充。气味合而服之，以补精益气。"

此外，从预防的角度看，某些易使旧病复发或加重的"发物"亦不宜食。

（2）药膳保健：药膳是在中医学理论指导下，将食物与中药，以及食物的辅料、调料等相配合，通过加工调制而成的膳食。这种食品具有防治疾病和保健强身的作用。药膳常用的中药如人参、枸杞子、黄芪、黄精、何首乌、桑椹子、莲子、百合、薏米、芡实、菊花等，药性多平和，所以可以长期服用，适应面较广。正确的食用方法还应做到因时制宜，药食结合，辨证施膳等。药膳兼有药、食二者之长，这是中医养生颇具特色的一种方法。

6. 针灸、推拿、药物调养　药物调养是长期服食一些对身体有益的药物以扶助正气，平调体内阴阳，从而达到健身防病益寿的目的。其对象多为体质偏差较大或体弱多病者，前者则应根据患者的阴阳气血的偏颇而选用有针对性的药物，后者则以补益脾胃、肝肾为主。药物调养，往往长期服食才能见效。

推拿，是通过各种手法，作用于体表的特定部位，以调节机体生理病理状况，达到治疗效果和保健强身的一种方法。其原理有三：一是纠正解剖位置异常，二是调整体内生物信息，三是改变系统功能。

针灸包括针法和灸法，即通过针刺手法或艾灸的物理热效应及艾绒的药性对穴位的特异刺激作用，通过经络系统的感应传导及调节机能，而使人身气血阴阳得到调整而恢复平衡，从而发挥其治疗保健及防病效能。

（二）防止病邪侵害

1.避其邪气　邪气（pathogenic qi）是导致疾病发生的重要条件，故未病先防除了养生以增强正气，提高抗病能力之外，还要注意避免病邪的侵害。《素问·上古天真论》说："虚邪贼风，避之有时。"就是说要谨慎躲避外邪的侵害。其中包括顺应四时，防六淫之邪的侵害，如夏日防暑，秋天防燥，冬天防寒等；避疫毒，防疠气之染易；注意环境，防止外伤与虫兽伤；讲卫生，防止环境、水源和食物的污染等。

2.药物预防　事先服食某些药物，可提高机体的免疫功能，能有效地防止病邪的侵袭，从而起到预防疾病的作用。这在预防疠气的流行方面尤有意义。对此，古代医家积累了很多成功的经验。《素问遗篇·刺法论》有"小金丹……服十粒，无疫干也"的记载。16世纪发明了人痘接种术预防天花，开人工免疫之先河，为后世的预防接种免疫学的发展做出了极大的贡献。近年来，在中医预防理论的指导下，用中草药预防疾病也取得了良好的效果。如用板蓝根、大青叶预防流感、腮腺炎，用茵陈、贯众预防肝炎等，都是用之有效，简便易行的方法。

二、既病防变
Prevention of progress of disease

既病防变（prevention of progress of disease）指的是在疾病发生的初始阶段，应力求做到早期诊断，早期治疗，以防止疾病的发展及传变。

（一）早期诊治

在疾病的过程中，由于邪正斗争的消长，疾病的发展，可能会出现由浅入深，由轻到重，由单纯到复杂的发展变化。早期诊治，其原因就在于疾病的初期，病位较浅，病情多轻，正气未衰，病较易治，因而传变较少。故《素问·阴阳应象大论》说："故邪风之至，疾如风雨，故善治者治皮毛，其次治肌肤，其次治筋脉，其次治六腑，其次治五脏。治五脏者，半死半生也。"说明诊治越早，疗效越好，如不及时诊治，病邪就有可能步步深入，使病情愈趋复杂、深重，治疗也就愈加困难了。

早期诊治的时机在于要掌握好不同疾病的发生、发展变化过程及其传变的规律，病初即能及时做出正确的诊断，从而进行及时有效和彻底的治疗。

（二）防止传变

防止传变，是指在掌握疾病的发生发展规律及其传变途径的基础上，早期诊断与治疗以防止疾病的发展。防止传变包括阻截病传途径与先安未受邪之地两个方面。

1.阻截病传途径　疾病一般都有其一定的传变规律和途径。如伤寒病的六经传变（six meridians transmission），病初多在肌表的太阳经，病变发展则易往他经传变，因此，太阳病阶段就是伤寒病早期诊治的关键，在此阶段的正确有效的治疗，是防止伤寒病病势发展的最好措施；又如温病多始于卫分证，因此卫分证阶段就是温病早期诊治的关键。据此可知，邪气侵犯人体后，根据其传变规律，早期诊治，阻截其病传途径，可以防止疾病的深化与恶化。

2.先安未受邪之地　先安未受邪之地，可以五行的生克乘侮规律、五脏的整体规律、经络相传规律等为指导。如脏腑有病，可由病变性质差异，而有及子、犯母、乘、侮等传变。因此，根据不同病变的传变规律，实施预见性治疗，当可控制其病理传变。如《金匮要略·脏腑经络先后病脉证》说："见肝之病，知肝传脾，当先实脾。"临床上在治疗肝病的同时，常配以调理脾胃的药物，使脾气旺盛而不受邪，确可收到良效。又如温热病伤及胃阴时，其病变发展趋势将耗及肾阴，清代医家叶天士据此传变规律提出了"务在先安未受邪之地"的防治原则（principle of prevention and therapy），主张在甘寒以养胃阴的方药中，加入咸寒滋养肾阴的药物，以防止肾阴的耗损。这些都是既病防变原则的有效应用。

第三节 治 则
Therapeutic principle

治则（therapeutic principle），是中医治疗疾病的法则，包括治疗原则和方法两个内容。从整体观念（concept of holism）出发，在阴阳五行学说指导下而制定的治疗疾病的准绳，对临床立法、处方、用药、针灸等具有普遍的指导意义。

治法（method of treatment）与治则有别，治则是用以指导治疗方法的总则，具有原则性和普遍性意义；而治法是在治则指导下制定的治疗疾病的具体方法，它从属于一定治疗原则，其针对性及可操作性较强，较为具体而灵活。其中治疗大法是针对一类相同病机的病证而确立的，如汗、吐、下、和、清、温、补、消等八法，其适应范围相对较广，是治法中的较高层次。治疗方法却是在治疗大法限定范围之内，针对各具体病证所确立的具体治疗方法，如辛温解表、镇肝息风、健脾利湿等，它可以决定选择何种治疗措施。治疗措施，是在治法指导下对病症进行治疗的具体技术、方式与途径，包括药治、针灸、按摩、导引、熏洗等。

治则与治法二者既有区别，又有联系。如从邪正关系来探讨疾病，则不外乎邪正盛衰，因而扶正祛邪（strengthening healthy qi and eliminating pathogen）就成为治疗的基本原则。在这一总原则的指导下，根据不同的虚证而采取的益气、养血、滋阴、扶阳等治法及相应的治疗手段就是扶正（strengthening healthy qi）这一治则的具体体现；而在不同的实证中，发汗、清热、活血、吐下等治法及采取的相应的治疗手段就是祛邪这一治则的具体体现。

治则与治法的运用，体现出了原则性与灵活性的结合。由于治则统摄具体的治法，而多种治法都从属于一定的治则。因此，治疗上就可执简驭繁，既有高度的原则性，又有具体的可操作性与灵活性。

治病求本（treatment of disease in terms of root cause）首见于《素问·阴阳应象大论》的"治病必求于本"。告诫医者在错综复杂的临床表现中，要探求疾病的根本原因，宜采取针对疾病根本原因确定正确的治本方法。是中医学治病的主导思想，是指在治疗疾病时，必须辨析出疾病的病因病机，抓住疾病的本质，并针对疾病的本质进行治疗。

病因病机是对疾病本质的抽象认识，因其涵盖了病因、病性、病位、邪正关系、机体体质及机体反应性等，因而是疾病本质的概括。故"求本"，实际上就是辨清病因病机，确立证候。这是整体观念（concept of holism）与辨证论治（treatment upon syndrome differentiation）在治疗观中的体现。

临床实际操作中，对外感（exogenous contraction）性疾病，着重病因的辨析；对内伤（endogenous injury）性疾病，则注重病机的辨析。如头痛病，既有因感受六淫邪气，如风寒、风热、风湿、风燥、暑湿等所致者，又有因机体自身代谢失调而产生气虚、血虚（blood deficiency）、瘀血、痰浊、肝阳上亢（hyperactivity of liver yang）、肝火上炎等病理变化而发者。外感（exogenous contraction）性头痛，辨清了病因，则能确立证候而施治，如风寒者以辛温散之，风热者以辛凉解之，风湿者用辛燥之品，风燥者宜辛润之药，暑湿者当芳香化湿。内伤性头痛，一般难以找到确切的病因，因而必须辨明病机，据病机确立证候，然后论治：属气虚者当补气，血虚者当补血，瘀血者当活血，痰浊者宜化痰，肝阳上亢者当平肝潜阳，肝火上炎（liver fire flaming）者宜清肝泻火。

疾病的外在表现与其内在本质一定有着某种联系，但"本"有的显而易见，有的幽而难明，有的似假幻真，因而寻求疾病的本质，即病因病机，就显得十分重要。治本的目的是解决疾病的主要矛盾，主要矛盾一解决，其表现在外的症状、体征也会随之而消解。

治疗疾病的主导思想是治病求本，在此思想的指导下，治则（therapeutic principle）的基本内容包括正治（routine treatment）与反治（treatment contrary to routine）、治标与治本、扶正（strengthening healthy qi）与祛邪（eliminating pathogen）、调整阴阳、调理精气血津液、三因制宜等。

一、正治与反治
Routine treatment and treatment contrary to routine

正治（routine treatment）和反治（treatment contrary to routine），出自《素问·至真要大论》的"逆者正治，从者反治"。在临床实践中，可以看到多数的疾病临床表现与其本质是一致的，然而有时某些疾病的临床表现实则与其本质不一致，出现了假象。为此，确定治疗原则就不应受其假象的影响，要始终抓住对其本质的治疗。在错综复杂的疾病过程中，病有本质与征象一致者，有本质与征象不一致者，故有正治与反治的不同。

正治与反治，是指所用药物性质的寒热、补泻效用与疾病的本质、现象之间的从逆关系而言。即《素问·至真要大论》所谓"逆者正治，从者反治。"

（一）正治

所谓正治，就是逆其证候性质而治的一种治疗法则，故又称"逆治"。正治是临床最常用的一种治疗法则，是指采用与疾病的证候性质相反的方药以治疗的一种治疗原则。

正治适用于疾病的征象与其本质相一致的病证。实际上，临床上大多数疾病的外在征象与其病变本质是相一致的，如热证见热象、寒证见寒象等，故正治是临床最为常用的治疗原则。正治主要包括：

1.寒者热之（treating coldness with heat） 是指寒性病证出现寒象，用温热方药来治疗。即以热药治寒证。如表寒（exterior cold）证用辛温解表方药，里寒（interior cold）证用辛热温里的方药等。

2.热者寒之（treating hotness with coldness） 是指热性病证出现热象，用寒凉方药来治疗。即以寒药治热证。如表热（exterior heat）证用辛凉解表方药，里热（interior heat）证用苦寒清里的方药等。

3. 虚则补之（treating deficiency with reinforcement） 是指虚损性病证出现虚象，用具有补益作用的方药来治疗。即以补益药治虚证。如阳虚用温阳的方药，阴虚用滋阴方药，气虚用益气的方药，血虚用补血的方药等。

4. 实则泻之（treating excess syndrome with purgative methods） 是指实性病证出现实象，用攻逐邪实的方药来治疗。即以攻邪泻实药治实证。如食滞用消食导滞的方药，水饮内停用逐水的方药，瘀血（static blood）用活血化瘀的方药，湿盛用祛湿的方药等。

（二）反治

是指顺从病证的外在假象而治的一种治疗原则。由于采用的方药性质与病证中假象的性质相同，故又称为"从治"。

反治（treatment contrary to routine）适用于疾病的征象与其本质不完全吻合的病证。由于这类情况较少见，故反治的应用相对也较少。究其实质，用药虽然是顺从病证的假象，却是逆反病证的本质，故仍然是在治病求本思想指导下针对疾病的本质而进行的治疗。反治主要包括以下内容：

1. 热因热用（treating hotness with hotness） 即以热治热，是指用热性药物来治疗具有假热征象的病证。它适用于阴盛格阳的真寒假热证。如格阳证中，由于阴寒充塞于内，逼迫阳气浮越于外，故可见身反不恶寒，面赤如妆等假热之象，但由于阴寒内盛是病本，故同时也见下利清谷，四肢厥逆，脉微欲绝，舌淡苔白等内真寒的表现。因此，当用温热方药以治其本。

2. 寒因寒用（treating coldness with coldness） 即以寒治寒，是指用寒性药物来治疗具有假寒征象的病证。它适用于阳盛格阴的真热假寒证。如热厥证中，由于里热（interior heat）盛极，阳气郁阻于内，不能外达于肢体起温煦作用，并格阴于外而见手足厥冷，脉沉伏之假寒之象。但细究之，患者手足虽冷，但躯干部却壮热而欲掀衣揭被，或见恶热、烦渴饮冷、小便短赤、舌红绛、苔黄等里真热的征象。这是阳热内盛，深伏于里所致。其外在寒象是假，内热盛极才是病之本质，故须用寒凉药清其内热。

3. 塞因塞用（treating stuffiness with tonic） 即以补开塞，是指用补益药物来治疗具有闭塞不通症状的虚证。适用于因体质虚弱，脏腑精气功能减退而出现闭塞症状的真虚假实证。如血虚而致经闭者，由于血源不足，故当补益气血而充其源，则无须用通药而经自来。又如肾阳虚衰，推动蒸化无力而致的尿少癃闭，当温补肾阳，温煦推动尿液的生成和排泄，则小便自然通利。再如脾气虚弱，出现纳呆、脘腹胀满、大便不畅时，是因为脾气虚衰无力运化所致，当采用健脾益气的方药治疗，使其恢复正常的运化及气机升降，则症自减。因此，以补开塞，主要是针对病证虚损不足的本质而治。

4. 通因通用（treating incontinent syndrome with dredging methods） 即以通治通，是指用通利的药物来治疗具有通泻症状的实证。适用于因实邪内阻出现通泄症状的真实假虚（true excess with false deficiency）证。一般情况下，对泄泻、崩漏、尿频等症，多用止泻、固冲、缩尿等法，但这些通泄症状出现在实性病证中，则当以通治通。如食滞内停，阻滞胃肠，致腹痛泄泻，泻下物臭如败卵时，不仅不能止泄，相反当消食而导滞攻下，推荡积滞，使食积去而泄自止。又如瘀血内阻，血不循经所致的崩漏，如用止血药，则瘀阻更甚而血难循其经，则出血难止，此时当活血化瘀，瘀去则血自归经而出血自止。再如湿热下注而致的淋证，见尿频、尿急、尿痛等症，以利尿通淋而清其湿热，则症自消。

这些都是针对邪实的本质而治的。

正治与反治相同之处，都是针对疾病的本质而治，故同属于治病求本的范畴；其不同之处在于：正治适用于病变本质与其外在表现相一致的病证，而反治则适用于病变本质与临床征象不完全一致的病证。

二、治标与治本
Treatment of symptom and root cause

标与本是相对而言的，标本（manifestation and root cause）关系常用来概括说明事物的现象与本质，在中医学中常用来概括病变过程中矛盾的主次先后关系。

作为对举的概念，不同情况下标与本之所指不同。如就邪正而言，正气为本，邪气为标；就病机与症状而言，病机（pathogenesis）为本，症状是标；就疾病先后言，旧病、原发病为本，新病、继发病是标；就病位而言，脏腑精气病为本，肌表经络病为标等等。

掌握疾病的标本，就能分清主次，抓住治疗的关键，有利于从复杂的疾病矛盾中找出和处理其主要矛盾或矛盾的主要方面。在复杂多变的疾病过程中，常有标本主次的不同，因而治疗上就有先后缓急之分。

（一）缓则治本

缓则治其本，多用在病情缓和，病势迁延，暂无急重病状的情况下。此时必须着眼于疾病本质的治疗。因标病产生于本病，本病得治，标病自然也随之而去。如痨病肺肾阴虚之咳嗽，肺肾阴虚是本，咳嗽是标。此时标病不至于危及生命，故治疗不用单纯止咳法来治标，而应滋养肺肾以治本，本病得愈，咳嗽也自然会消除；再如气虚自汗，则气虚不摄为本，出汗为标。单用止汗，难以奏效，此时应补气以治其本，气足则自能收摄汗液。另外，先病宿疾为本，后病新感为标，新感已愈而转治宿疾，也属缓则治本。

（二）急则治标

病证急重时的标本取舍原则是标病急重，则当先治、急治其标。标急的情况多出现在疾病过程中出现的急重、甚或危重症状，或卒病而病情非常严重时。如病因明确的剧痛，可先缓急止痛，痛止则再图其本。又如水臌患者，就原发病与继发病而言，臌胀多是在肝病基础上形成，则肝血瘀阻为本，腹水为标，如腹水不重，则宜化瘀为主，兼以利水；但若腹水严重，腹部胀满，呼吸急促，二便不利时，则为标急，此时当先治标病之腹水，待腹水减退，病情稳定后，再治其肝病。又如大出血患者，由于大出血会危及生命，故不论何种原因的出血，均应紧急止血以治标，待血止，病情缓和后再治其病本。

另外，在先病为本而后病为标的关系中，有时标病虽不危急，但若不先治将影响本病整个治疗方案的实施时，也当先治其标病。如心脏病的治疗过程中，患者得了轻微感冒，也当先将后病感冒治好，方可使先病即心脏病的治疗方案得以实施。

（三）标本兼治

当标本并重或标本均不太急时，当标本兼治。如在热性病过程中，阴液受伤而致大便燥结不通，此时邪热内结为本，阴液受伤为标，治当泻热攻下与滋阴通便同用；又如脾虚失运，水湿内停，此时脾虚是本，水湿为标，治可补脾祛湿同用；再如素体气虚，抗病力低下，反复感冒，如单补气则易留邪，纯发汗解表则易伤正，此时治宜益气解表。以上均属标本兼治。

总之，病证之变化有轻重缓急、先后主次之不同，因而标本的治法运用也就有先后与缓急、单用或兼用的区别，这是中医治疗的原则性与灵活性有机结合的体现。区分标病与本病的缓急主次，有利于从复杂的病变中抓住关键，做到治病求本。

三、扶正与祛邪
Strengthening healthy qi and eliminating pathogen

正邪相搏中双方的盛衰消长决定着疾病的发生、发展与转归，正能胜邪则病退，邪能胜正则病进。因此，治疗疾病的一个基本原则，就是要扶助正气，祛除邪气，改变邪正双方力量的对比，使疾病早日向好转、痊愈的方向转化。

（一）祛邪扶正的概念

扶正（strengthening healthy qi），即扶助正气，增强体质，提高机体的抗邪及康复能力。适用于各种虚证，即所谓"虚则补之（treating deficiency with reinforcement）"。而益气、养血、滋阴、温阳，填精，增水以及补养各脏的精气阴阳等，均是扶正治则下确立的具体治疗方法。在具体治疗手段方面，除内服汤药外，还可有针灸、推拿、气功、食疗、形体锻炼等。

祛邪（eliminating pathogen），即祛除邪气，消解病邪的侵袭和损害、抑制亢奋有余的病理反应。适用于各种实证，即所谓"实则泻之"（treating excess syndrome with purgative methods）。而发汗、涌吐、攻下、消导、化痰、活血、散寒、清热、祛湿等，均是祛邪治则下确立的具体治疗方法。其具体使用的手段也同样是丰富多样的。

（二）扶正祛邪的运用

扶正与祛邪两者相互为用，相辅相成，扶正增强了正气，有助于机体祛除病邪，即所谓"正胜邪自去"；祛邪则在邪气被祛的同时，减免了对正气的侵害，即所谓"邪去正自安"。祛邪扶正（eliminating pathogen and strengthening healthy qi）在运用上要掌握好以下原则：①攻补应用合理，即扶正用于虚证，祛邪用于实证；②把握先后主次：对虚实错杂证，应根据虚实的主次与缓急，决定扶正祛邪运用的先后与主次；③扶正不留邪，祛邪不伤正。具体运用如下：

1. 单独运用

（1）扶正（strengthening healthy qi）：适用于虚证或真虚假实证。扶正的运用，当分清虚证所在的脏腑经络等部位及其精气血津液阴阳中的何种虚衰，还应掌握用药的峻缓量度。虚证一般宜缓图，少用峻补，免成药害。

（2）祛邪（eliminating pathogen）：适用于实证或真实假虚证。祛邪的运用，当辨清病邪性质、强弱、所在病位，而采用相应的治法。还应注意中病则止，以免用药太过而伤正。

2. 同时运用　扶正与祛邪的同时使用，即攻补兼施，适用于虚实夹杂的病证。由于虚实有主次之分，因而攻补同时使用时亦有主次之别。

（1）扶正兼祛邪：即扶正为主，辅以祛邪。适用于以正虚为主的虚实夹杂证。

（2）祛邪兼扶正：即祛邪为主，辅以扶正。适用于以邪实为主的虚实夹杂证。

3. 先后运用 扶正与祛邪的先后运用，也适用于虚实夹杂证。主要是根据虚实的轻重缓急而变通使用。

（1）先扶正后祛邪：即先补后攻。适应于正虚为主，机体不能耐受攻伐者。此时兼顾祛邪反能更伤正气，故当先扶正以助正气，正气能耐受攻伐时再予以祛邪，可免"贼去城空"之虞。

（2）先祛邪后扶正：即先攻后补。适应于以下两种情况：一是邪盛为主，兼扶正反会助邪；二是正虚不甚，邪势方张，正气尚能耐攻者。此时先行祛邪，邪气速去则正亦易复，再补虚以收全功。

总之，扶正祛邪的应用，应知常达变，灵活运用，据具体情况而选择不同的用法。

四、调整阴阳
Adjustment of yin-yang

阴阳失去平衡协调是疾病的基本病机，对此加以调治即为调整阴阳。调整阴阳，即指纠正疾病过程中机体阴阳的偏盛偏衰，损其有余、补其不足，恢复人体阴阳的相对平衡。

（一）损其有余

损其有余，即"实则泻之（treating excess syndrome with purgative methods）"，适用于人体阴阳中任何一方偏盛有余的实证。

1. 泻其阳盛 "阳胜则热"的实热证，据阴阳对立制约原理，宜用寒凉药物以泻其偏盛之阳热，此即"热者寒之（treating hotness with coldness）"之意。若在阳偏盛的同时，由于"阳胜则阴病"，每易导致阴气的亏减，此时不宜单纯地清其阳热，而须兼顾阴气的不足，即清热的同时，配以滋阴之品，即祛邪为主兼以扶正。

2. 损其阴盛 "阴胜则寒"的寒实证，宜用温热药物以消解其偏盛之阴寒。此即"寒者热之（treating coldness with heat）"之意。若在阴偏盛的同时，由于"阴胜则阳病"，每易导致阳气的不足，此时不宜单纯地温散其寒，还须兼顾阳气的不足，即在散寒的同时，配以扶阳之品，同样是祛邪为主兼以扶正之法。

（二）补其不足

补其不足，即"虚则补之（treating deficiency with reinforcement）"，适用于人体阴阳中任何一方虚损不足的病证。调补阴阳，又有据阴阳相互制约原理的阴阳互制的调补阴阳，及据阴阳互根原理的阴阳互济的调补阴阳。阴阳两虚者则宜阴阳并补。

1. 阴阳互制之调补阴阳 当阴虚不足以制阳而致阳气相对偏亢的虚热证时，治宜滋阴以抑阳，即唐代医家王冰所谓"壮水之主，以制阳光"（《素问·至真要大论》注语），《素问·阴阳应象大论》称之为"阳病治阴"。这里的"阳病"指的是阴虚则阳气相对偏亢，治阴即补阴之意。当阳虚不足以制阴而致阴气相对偏盛的虚寒证时，治宜扶阳以抑阴，即王冰所谓"益火之源，以消阴翳"（《素问·至真要大论》注语）。《素问·阴阳应象大论》称之为"阴病治阳"。这里的"阴病"指的是阳虚则阴气相对偏盛，治阳即补阳之意。

2. 阴阳互济之调补阴阳 对于阴阳偏衰的虚热（deficiency-heat）及虚寒证的治疗，〔明〕张介宾还提出了阴中求阳与阳中求阴的治法，他说："善补阳者，必于阴中求阳，则阳得阴助而生化无穷；善补阴者，必于阳中求阴，则阴得阳升而泉源不竭"（《景岳全书·新方八阵》)。此即阴阳互济的方法。即据阴阳互根（interdependence of yin and yang）的原理，补阳时适当佐以补阴药谓之阴中求阳，补阴时适当佐以补阳药谓之阳中求阴。其意是使阴阳互生互济，不但能增强疗效，同时亦能限制纯补阳或纯补阴时药物的偏性及副作用。如肾阴虚衰而相火（ministerial fire）上僭的虚热证，可用滋肾阴的六味地黄丸佐桂附以阳中求阴，滋阴制火，即是其例。

3. 阴阳并补　对阴阳两虚则可采用阴阳并补之法治疗。但须分清主次而用，阳损及阴者，以阳虚为主，则应在补阳的基础上辅以滋阴之品；阴损及阳（yin injury with yang involved）者，以阴虚为主，则应在滋阴的基础上辅以补阳之品。

应当指出，阴阳互济之调补和阴阳并补两法，虽然用药上都是滋阴、补阳并用，但主次分寸不同，且适应的证候有别。

4. 回阳救阴　此法适用于阴阳亡失者。亡阳者，当回阳以固脱；亡阴者，当救阴以固脱。由于亡阳（yang depletion）与亡阴（yin depletion）实际上都是一身之气的突然大量脱失，故治疗时都要兼以峻剂补气，常用人参等药。

此外，对于阴阳格拒（repelling of yin-yang）的治疗，则以寒因寒用（treating coldness with coldness），热因热用（treating hotness with hotness）之法治之。阳盛格阴（exuberant yang repelling yin）所致的真热假寒证，其本质是实热证，治宜清泻阳热，即寒因寒用；阴盛格阳（exuberant yin repelling yang）所致的真寒假热证，本质是寒盛阳虚，治宜温阳散寒，即热因热用。

总之，运用阴阳学说以指导治疗原则的确定，其最终目的在于选择有针对性的调整阴阳之措施，以使阴阳失调的异常情况复归于协调平衡的正常状态。

五、调理精气血津液
Regulation essence qi, blood, fluid and liquid

精气血津液是脏腑经络功能活动的物质基础，生理上各有不同功用，彼此之间又相互为用。因此，病理上就有精气血津液各自的失调及互用关系失调。而调理精气血津液则是针对以上的失调而设的治疗原则。

（一）调精

1. 填精　填精补髓用于肾精亏虚，此精指的是具有生殖、濡养、化气、生血、养神等功能的一般意义的精，包括先天之精和后天水谷之精。精之病多以亏虚为主，主要表现为生长发育迟缓，生殖机能低下或不能生育，及气血神的生化不足等，可以补髓填精之法治之。

2. 固精　固精之法用于滑精、遗精、早泄，甚至精泄不止的精脱之候。其总的病机均为肾气不固，故治当补益肾气以摄精。

3. 疏利精气　精之病尚见于阴器脉络阻塞，以致败精、浊精郁结滞留，难以排出；或肝失疏泄，气机郁滞而致的男子不排精之候。治当疏利精气，通络散结。

（二）调气

1. 补气　用于较单纯的气虚证。由于一身之气的生成，源于肾所藏先天之精化生的先天之气（即元气），脾胃化水谷而生的水谷之精所化之气，以及由肺吸入的自然界清气。

因此，补气多为补益肺、脾、肾。又由于卫气、营气、宗气的化生及元气的充养多与脾胃化生的水谷之气有关，故尤为重视对脾气的补益。

2. 调理气机 用于气机失调的病证。气机失调（disorder of qi movement）的病变主要有气滞、气逆、气陷（qi sinking）、气闭（qi blockage）、气脱（qi desertion）等。治疗时气滞者宜行气，气逆者宜降气，气陷者宜补气升气，气闭者宜顺气开窍通闭，气脱者则宜益气固脱。

调理气机时，还须注意顺应脏腑气机的升降规律，如脾气主升，肝气疏泄升发，常宜畅其升发之性；胃气主通降，肺气主肃降，多宜顺其下降之性。

（三）调血

1. 补血 用于单纯的血虚证。由于血源于水谷精微，与脾胃、心、肝、肾等脏腑的功能密切相关。因此补血时，应注意同时调治这些脏腑的功能，其中又因"脾胃为后天之本""气血生化之源"，故尤为重视对脾胃的补养。

2. 调理血运 血运失常的病变主要有血瘀、出血等，而血寒（cold in blood）是血瘀的主要病机，血热、气虚、瘀血是出血的主要病机。治疗时，血瘀者宜活血化瘀，因血寒而瘀者宜温经散寒行血；出血者宜止血，且须据出血的不同病机而施以清热、补气、活血等法。

（四）调津液

1. 滋养津液 用于津液不足证。其中实热（excess-heat）伤津，宜清热生津。

2. 祛除水湿痰饮 用于水湿痰饮证。其中湿盛者宜祛湿、化湿或利湿；水肿或水臌者，宜利水消肿；痰饮为患者，宜化痰逐饮。因水液代谢障碍，多责之肺、脾、肾、肝，故水湿痰饮的调治，从脏腑而言，多从肺、脾、肾、肝入手。

（五）调理精气血津液的关系

1. 调理气与血的关系 由于气血之间有着互根互用的关系，故病理上常相互影响而有气病及血或血病及气的病变，结果是气血同病，故需调理两者的关系。

气虚（qi deficiency）生血不足，而致血虚者，宜补气为主，辅以补血，或气血双补；气虚行血无力而致血瘀者，宜补气为主，辅以活血化瘀；气滞致血瘀者，行气为主，辅以活血化瘀；气虚不能摄血者，补气为主，辅以收涩或温经止血。

血虚不足以养气，可致气虚，宜补血为主，辅以益气；但气随血脱（qi prostration following blood loss）者，因"有形之血不能速生，无形之气所当急固"（明代医家张介宾《景岳全书》），故应先益气固脱以止血，待病势缓和后再进补血之品。

2. 调理气与津液的关系 气与津液生理上同样存在互用的关系，故病理上也常相互影响，因而治疗上就要调理两者关系的失常。

气虚而致津液化生不足者，宜补气生津；气不行津而成水湿痰饮者，宜补气、行气以行津；气不摄津而致体内津液丢失者，宜补气以摄津。而津停而致气阻者，在治水湿痰饮的同时，应辅以行气导滞；气随津脱（qi prostration following fluid depletion）者，宜补气以固脱，辅以补津。

3. 调理气与精关系 生理上气能疏利精行，精与气又可互相化生。病理上气滞可致精阻而排出障碍，治宜疏利精气；精亏不化气可致气虚，气虚不化精可致精亏，治宜补气填精并用。

4. 调理精血津液的关系　"精血同源（essence and blood from same source）"，故血虚者在补血的同时，也可填精补髓；精亏者在填精补髓的同时，也可补血。"津血同源"，病理上常有津血同病而见津血亏少或津枯血燥（depletion of fluid causing blood dryness），治当补血养津或养血润燥。

六、三 因 制 宜
Treatment in accordance with three categories of etiology factors

"人以天地之气生"，指人是自然界的产物，自然界天地阴阳之气的运动变化与人体是息息相通的，因此人的生理活动、病理变化必然受着诸如时令气候节律、地域环境等因素的影响。患者的性别、年龄、体质等个体差异，也对疾病的发生、发展与转归产生一定的影响。因此，在治疗疾病时，就必须根据这些具体因素作出分析，区别对待，从而制订出适宜的治法与方药，即所谓因时、因地和因人制宜（treatment in accordance with individual），也是治疗疾病所必须遵循的一个基本原则。

（一）因时制宜

根据时令气候节律特点，来制订适宜的治疗原则，称为"因时制宜（treatment in accordance with time）"。因时之"时"一是指自然界的时令气候特点，二是指年、月、日的时间变化规律。《灵枢·岁露论》说："人与天地相参也，与日月相应也。"因而年月季节、昼夜晨昏时间因素，既可影响自然界不同的气候特点和物候特点，同时对人体的生理活动与病理变化也带来一定影响，因此，就要注意在不同的天时气候及时间节律条件下的治疗宜忌。

以季节而言，由于季节间的气候变化幅度大，故对人的生理病理影响也大。如夏季炎热，机体当此阳盛之时，腠理（striae）疏松开泄，则易于汗出，即使感受风寒而致病，辛温发散之品亦不宜过用，以免伤津耗气或助热生变。至于寒冬时节，人体阴盛而阳气内敛，腠理致密，同是感受风寒，则辛温发表之剂用之无碍；但此时若病热证，则当慎用寒凉之品，以防损伤阳气。即如《素问·六元正纪大论》所说："用寒远寒，用凉远凉，用温远温，用热远热，食宜同法。"即用寒凉方药及食物时，当避其气候之寒凉；用温热方药及食物时，当避其气候之温热。又如暑多挟湿，故在盛夏多注意清暑化湿；秋天干燥，则宜轻宣润燥等。

以月令而言，《素问·八正神明论》说："月始生，则血气始精，卫气始行；月郭满，则血气实，肌肉坚；月郭空，则肌肉减，经络虚，卫气去，形独居。"并据此而提出："月生无泻，月满无补，月郭空无治，是谓得时而调之"的治疗原则。即提示治疗疾病时须考虑每月的月相盈亏圆缺变化规律，这在针灸及妇科的月经病治疗中较为常用。

以昼夜而言，日夜阴阳之气比例不同，人亦应之。因而某些病证，如阴虚的午后潮热，湿温的身热不扬而午后加重，脾肾阳虚之五更泄泻等，也具有日夜的时相特征，亦当考虑在不同的时间实施治疗。针灸中的"子午流注针法"即是根据不同时辰而有取经与取穴的相对特异性，是择时治疗的最好体现。

（二）因地制宜

根据不同的地域环境特点，来制订适宜的治疗原则，称为"因地制宜（treatment in accordance with place）"。不同的地域，地势有高下，气候有寒热湿燥、水土性质各异。因而，在不同地域长期生活的人就具有不同的体质差异，加之其生活与工作环境、生活习惯与方式各不相同，使其生理活动与病理变化亦不尽相同，因地制宜就是考虑这些差异而实施治疗。如我国东南一带，气候温暖潮湿，阳气容易外泄，人们腠理较疏松，易感外邪而致感冒，且一般以风热居多，故常用桑叶、菊花、薄荷一类辛凉解表之剂；即使外感（exogenous contraction）风寒，也少用麻黄、桂枝等温性较大的解表药，而多用荆芥、防风等温性较小的药物，且药量宜轻。而西北地区，气候寒燥，阳气内敛，人们腠理闭塞，若感邪则以风寒居多，以麻黄、桂枝之类辛温解表多见，且药量也较重。也有一些疾病的发生与不同地域的地质水土状况密切相关，如地方性甲状腺肿、大骨节病、克山病等地方性疾病。因而治疗时就必须针对疾病发生在不同的地域背景而实施适宜的治疗方法与手段。

（三）因人制宜

根据患者的年龄、性别、体质等不同特点，来制订适宜的治疗原则，称为"因人制宜（treatment in accordance with individual）"。不同的患者有其不同的个体特点，应根据每个患者的年龄、性别、体质等不同的个体特点来制定适宜的治则。如清代医家徐大椿《医学源流论》指出："天下有同此一病，而治此则效，治彼则不效，且不惟无效，而反有大害者，何也？则以病同人异也。"

1.年龄　年龄不同，则生理功能、病理反应各异，治宜区别对待。如小儿生机旺盛，但脏腑娇嫩，气血未充，发病则易寒易热，易虚易实，病情变化较快。因而，治疗小儿疾病，药量宜轻，疗程多宜短，忌用峻剂。青壮年则气血旺盛，脏腑充实，病发则由于邪正相争剧烈而多表现为实证，可侧重于攻邪泻实，药量亦可稍重。而老年人生机减退，气血日衰，脏腑功能衰减，病多表现为虚证，或虚中夹实（deficiency complicated with excess）。因而，多用补虚之法，或攻补兼施，用药量应比青壮年少，中病即止。

2.性别　男女性别不同，各有其生理、病理特点，治疗用药亦当有别。妇女生理上以血为本，以肝为先天，病理上有经、带、胎、产诸疾及乳房、胞宫之病。月经期、妊娠期用药时当慎用或禁用峻下、破血、重坠、开窍、滑利、走窜及有毒药物；带下以祛湿为主；产后诸疾则应考虑是否有恶露不尽或气血亏虚，从而采用适宜的治法。男子生理上则以精气为主，以肾为先天，病理上精气易亏而有精室疾患及男性功能障碍等特有病证，如阳痿、阳强、早泄、遗精、滑精以及精液异常等，宜在调肾基础上结合具体病机而治。

3.体质　因先天禀赋（natural endowment）与后天生活环境的不同，个体体质存在着差异，一方面不同体质有着不同的病邪易感性，另一方面，患病之后，由于机体的体质差异与反应性不同，病证就有寒热虚实之别或"从化（transformation in accord with constitution）"的倾向。因而治法方药也应有所不同：偏阳盛或阴虚之体，当慎用温热之剂；偏阴盛或阳虚之体，则当慎用寒凉之品；体质壮实者，攻伐之药量可稍重；体质偏弱者，则应采用补益之剂。

三因制宜的原则，体现了中医治疗上的整体观念（concept of holism）以及辨证论治（treatment upon syndrome differentiation）在应用中的原则性与灵活性，只有把疾病与天时气候、地域环境、患者个体诸因素等加以全面的考虑，才能使疗效得以提高。

本章要点表解

表 9.1　养生的基本原则

养生原则	阐释
顺应自然	必须适应自然的环境和社会因素的变化而采取相应的养生措施
形神共养	既注重形体的保养，又要注重精神的调节，使形体强健，精神充沛，身体和精神得到协调发展
保精护肾	利用各种手段和方法调养肾精，使精气充足，体健神旺
调养脾胃	益脾气，养胃阴，养护后天之本——脾胃，使水谷精气充足，脏腑经络及四肢百骸得以滋养

表 9.2　未病先防

未病先防	阐释
扶助机体正气	
（1）顺应自然	顺应季节、气候的变化规律，主动地调节衣食起居，修身养性，摄生防病
（2）养性调神	胸怀开朗乐观，心情舒畅，精神愉快
（3）护肾保精	利用各种手段和方法调养肾精，使精气充足，体健神旺
（4）体魄锻炼	增强体质，提高抗病力，减少疾病的发生
（5）调摄饮食	平衡膳食，全面合理营养；注意饮食卫生，防止病从口入
（6）针灸、推拿、药物调养	平调体内阴阳，防病益寿
防止病邪侵害	
（1）避其邪气	避免病邪的侵害
（2）药物预防	尤其是在预防传染病中有重要作用

表 9.3　治标与治本的应用原则

运用原则		具体应用
急则治其标	适应证	标病急重，则当先治、急治其标
		有时标病虽不危急，但若不先治，将影响本病的治疗，也应先治其标病
	临床举例	如病因明确的剧痛，应先止痛
		如大出血而危及生命，不论何种原因所形成，均应紧急止血以治标，待血止再缓治其本
		如水臌患者，当腹水大量增加，腹部胀满，大小便不利的时候，应先治标病的腹水。大小便不利，可用利水、逐水法，待腹水减轻、病情稳定后，再调理肝脾，治本病
		如某些慢性病患者，原有宿疾又复感外邪，当新病较急之时，亦应先治外感外治其标，待新病愈后，再治宿疾以治其本
缓则治其本	适应证	多用在病情缓和、病势迁延，暂无急重病的情况下，着眼于疾病本质的治疗
	临床举例	如痨病肺肾阴虚之咳嗽，应滋养肺肾以治本
		气虚自汗，应补气以治其本
标本兼治	适应证	标本并重或标本均不太急时，当标本兼治
	临床举例	虚人感冒，素体气虚，反复外感，治宜益气解表，益气为治本，解表是治标
		又如表证未解，里证又现，则应表里双解，亦属标本兼治

表 9.4　扶正与祛邪

扶正祛邪	阐释
含义	就是要扶助正气，祛除邪气，改变邪正双方力量的对比，使疾病早日向好转、痊愈的方向转化
运用原则	（1）虚证宜扶正，实证宜祛邪 （2）虚实并存时，根据矛盾的主次，决定运用扶正或祛邪的先后 （3）掌握好"扶正不留（助）邪，祛邪不伤正"的原则
运用方式	
单独运用	（1）扶正：纯虚证，真虚假实证以及正虚邪不盛以正虚为主的病证。如气虚、阳虚患者，应采取补气、补阳的方法治疗 （2）祛邪：纯实证，真实假虚证以及邪盛正不虚以邪盛为主的病证。如表邪盛者，宜发汗解表
同时运用	（1）扶正兼祛邪：适用于以正虚为主的虚实夹杂证。如玉屏风散 （2）祛邪兼扶正：适用于以邪实为主的虚实夹杂证。如白虎加人参汤
先后运用	（1）先祛邪后扶正：适用于病邪亢盛，亟待祛除，正气虽虚尚耐攻伐。如瘀血所致的崩漏证，瘀血不去，则崩漏难止，故应先用活血祛瘀法，然后补血 （2）先扶正后祛邪：正虚为主，虽有实邪但机体不耐攻伐。如某些虫积患者，因正气太虚弱，不宜驱虫，应先健脾以扶正，使正气得到一定恢复，然后再驱虫消积

表 9.5　调整阴阳

治则	治法	适应证	备注	
损其有余	泻其阳盛，热者寒之	适用于阳盛而阴相对未虚的实热证	阳病治阳	实则泻之
	损其阴盛，寒者热之	适用于阴盛而阳相对未虚的实寒证	阴病治阴	
补其不足	滋阴以制阳	适用于阴虚阳亢的虚热证	阳病治阴	阴阳互制
	扶阳以制阴	适用于阳虚阴盛的虚寒证	阴病治阳	
	阴中求阳	治疗阳偏衰（deficiency of yang）时，在扶阳剂中适当佐用滋阴药		
	阳中求阴	治疗阴偏衰（deficiency of yin）时，在滋阴剂中适当佐用扶阳药	阴阳互根	
	阴阳双补	适用于阴阳两虚证。须分清主次来治疗		
	回阳救阴	适用于阴阳亡失者。亡阳：益气回阳固脱	都是一身之气的突然大量脱失，故治脱均要兼峻剂补气，如人参	

参 考 文 献

References

范恒, 2015. 中医学 (案例版)[M]. 3 版. 北京: 科学出版社.

何裕民, 1987. 中医学导论 [M]. 上海: 上海中医学院出版社.

金志甲, 2001. 中医基础理论 [M]. 西安: 陕西科技出版社.

匡调元, 1996. 中医体质病理学 [M]. 上海: 上海科学普及出版社.

雷顺群, 1990.《内经》多学科研究 [M]. 南京: 江苏科学技术出版社.

李德新, 2001. 中医基础理论 [M]. 北京: 人民卫生出版社.

孙广仁, 2002. 中医藏象生理学 [M]. 北京: 中国医药科技出版社.

孙广仁, 迟华基, 韩成仁, 等, 1997. 中医基础理论研讨 [M]. 济南: 山东中医药大学内部教材.

孙广仁, 刘家义, 张安玲, 等, 2001. 中医基础理论难点解析 [M]. 北京: 中国中医药出版社.

王琦, 1995. 中医体质学 [M]. 北京: 中国医药科技出版社.

王琦, 1998. 中医藏象学 [M]. 北京: 人民卫生出版社.

王新华, 1986. 中医基础理论 [M]. 南京: 南京中医学院内部教材.

吴敦序, 1995. 中医基础理论 [M]. 上海: 上海科技出版社.

吴敦序, 1998. 中医基础理论学习指导 [M]. 上海: 上海科技出版社.

印会河, 1984. 中医基础理论 [M]. 5 版. 上海: 上海科技出版社.

印会河, 张伯讷, 1989. 中医基础理论 [M]. 北京: 人民卫生出版社.

张珍玉, 1993. 中医学基础 [M]. 北京: 中国中医药出版社.

附一　主要参考书目
Attached 1 : Main bibliography

《十三经注疏》〔清〕阮元校刻本

《二十二子》〔清〕浙江书局汇刻本

《国语》〔春秋〕左丘明

《黄帝内经·素问》

《灵枢经》

《难经》

《伤寒论》〔东汉〕张机

《金匮要略》〔东汉〕张机

《肘后备急方》〔晋〕葛洪

《诸病源候论》〔隋〕巢元方

《千金要方》〔唐〕孙思邈

《太平圣惠方》〔宋〕王怀隐 等

《圣济总录》〔宋〕赵佶 敕编

《济生方》〔宋〕严用和

《三因极一病证方论》〔宋〕陈言

《小儿药证直诀》〔宋〕钱乙

《扁鹊心书》〔宋〕窦材

《素问玄机原病式》〔金〕刘完素

《儒门事亲》〔金〕张从正

《脾胃论》〔元〕李杲

《格致余论》〔元〕朱震亨

《医学正传》〔明〕虞抟

《慎斋遗书》〔明〕周之干

《图书编》〔明〕章潢

《医学入门》〔明〕李梴

《薛氏医案》〔明〕薛己

《证治准绳》〔明〕王肯堂

《类经》〔明〕张介宾

《景岳全书》〔明〕张介宾

《医贯》〔明〕赵献可

《理虚元鉴》〔明〕汪绮石

《寿世保元》〔明〕龚廷贤

《医旨绪余》〔明〕孙一奎

《温疫论》〔明〕吴有性

《医宗金鉴》〔清〕吴谦 等编

《医门法律》〔清〕喻昌

《寓意草》〔清〕喻昌

《张氏医通》〔清〕张璐

《证治汇补》〔清〕李用粹

《锦囊秘录》〔清〕冯兆张

《临证指南医案》〔清〕叶桂

《温热论》〔清〕叶桂

《温病条辨》〔清〕吴瑭

《医学源流论》〔清〕徐大椿

《医学真传》〔清〕高士栻

《医碥》〔清〕何梦瑶

《杂病源流犀烛》〔清〕沈金鳌

《医林改错》〔清〕王清任

《类证治裁》〔清〕林珮琴

《吴医汇讲》〔清〕唐大烈 辑

《医醇賸义》〔清〕费伯雄

《医原》〔清〕石寿棠

《读医随笔》〔清〕周学海

《血证论》〔清〕唐宗海

《中西汇通医经精义》〔清〕唐宗海

《医学求是》〔清〕吴东旸

《医学衷中参西录》〔清〕张锡纯

《清代名医医案精华》〔现代〕秦伯未 辑

附二 汉英中医术语
Attached 2: Chinese-English terms of TCM

B

半表半里（half-superficies and half-interior）

悲则气消（excessive sorrow leading to qi consumption）

辨证论治（treatment upon syndrome differentiation）

标本（manifestation and root cause）

表病入里（exogenous disease invading interior）

表寒（exterior cold）

表热（exterior heat）

禀赋（natural endowment）

并病（disease of one channel involving another channel）

病机（pathogenesis）

病机学说（pathogenesis theory）

病理产物（pathological product）

病势（disease tendency）

病位传变（transmission of disease location）

病因（pathogenic factors）

病因学说（disease cause theory）

C

藏精气而不泻（house of essence-qi without leakage）

藏泄互用（interdependence between storing and discharging）

冲脉（thoroughfare vessel）

传变（transmission）

重感致复（re-affected causing recurrcence）

从化（transformation in accord with constitution）

腠理（striae）

D

大肠（large intestine）

大肠热结（heat accumulation in large intestine）

大肠湿热（dampness-heat in large intestine）

大肠虚寒（deficiency-cold in large intestine）

大实有羸状（true excess with false deficiency）

带脉（belt vessel）

胆（gallbladder）

胆主决断（gallbladder dominating decision）

膻中（danzhong）

督脉（governor vessel）

F

发病（onset of disease）

反治（treatment contrary to routine）

防治原则（principle of prevention and therapy）

房劳过度（sexual exhaustion）

肺（lung）

肺藏魄（lung housing corporeal soul）

肺朝百脉（lung linking with all vessels）

肺气宣降（lung qi disperse and descend）

肺司呼吸（lung controlling respiration）

肺为华盖（lung as canopy）

肺为娇脏（lung as delicate zang viscus）

肺为气之主（lung being the governor of qi）

肺主呼吸之气（lung controlling respiration）

肺主皮毛（lung dominating skin and hair）

肺主气（lung dominating qi）

肺主肃降（lung dominating purification and decent）

肺主行水（lung dominating water movement）

肺主宣发（lung dominating dispersion and ascent）

肺主一身之气（lung governing physical qi）

肺主治节（lung dominating management and regulation）

风寒化热证（syndrome of heat transformed from wind-cold）

风气内动（disturbance of endogenous wind）

风热犯肺（wind-heat invading lung）

风为百病之长（wind being leading cause of diseases）

风性轻扬（wind tending to drift）

风性主动（wind attributing to mobility）

伏而后发（latent onset）

伏邪（latent pathogen）

扶正（strengthening healthy qi）

扶正祛邪（strengthening healthy qi and eliminating pathogen）

浮络（superficial collateral）

腑与腑传变（transmission among fu organs）

复病（recurrence）

G

肝（liver）

肝藏魂（liver housing soul）

肝胆湿热（dampness-heat in liver and gallbladder）

肝风内动（internal stirring of liver wind）

肝火上炎（liver fire flaming）

肝气犯胃（attack of stomach by liver qi）

肝气郁结（liver qi stagnation）

肝肾同源（liver and kidney from same source）

肝体阴而用阳（liver being yin in substance and yang in function）

肝为刚脏（liver being firm-characterized zang viscus）

肝阳化风（liver yang producing wind）

肝阳上亢（hyperactivity of liver yang）

肝郁脾虚（liver depression with spleen insufficiency）

肝主藏血（liver storing blood）

肝主筋（liver dominating tendon）

肝主疏泄（liver dominating free flow and rise of qi）

感邪即发（acute onset after affected）

感应（induction）

骨（bone）

H

寒从中生（cold originating from interior）

寒热错杂（cold and heat in complexity）

寒热转化（inter-transformation between cold and heat）

寒湿困脾（retention of cold-dampness in spleen）

寒性凝滞（cold attributing to congealing）

寒性收引（cold attributing to contraction）

寒因寒用（treating coldness with coldness）

寒则气收（cold attributing to contraction）

寒者热之（treating coldness with heat）

合病（disease involving two or more channels）

宏观观察（observation on macroscopic level）

后天之精（acquired essence）

火热内生（heat or fire originating from interior）

火性趋上（characteristic of fire being flaring up）

火易生风动血（fire being likely to cause convulsion and bleeding）

J

基本病机（basic pathogenesis）

疾病（disease）

疾病传变（pathogenesis transmission）

既病防变（prevention of progress of disease）

继发（secondary onset）

结石（calculus）

金破不鸣（broken metal failing to sound）

金实不鸣（muffled metal failing to sound）

金水相生（mutual generation between metal and water）

津枯血燥（depletion of fluid causing blood dryness）

津亏血瘀（body fluid depletion causing blood stasis）

津能载气（fluid conveying qi）

津伤化燥（body fluid impairment causing dryness）

津血同源（fluid and blood from same source）

津液（fluid and liquid）

津液亏虚（deficiency of fluid）

津液输布障碍（dysfunction of body fluid distribution）

经络（meridian and collateral）

经络学说（meridian theory）

经脉（meridian）

经气（meridian qi）

惊则气乱（fright leading to qi turbulence）

精（essence；semen）

精能化气（essence transforming into qi）

精气（essential qi）

精气两虚（deficiency of vital essence）

精气学说（theory of essential qi）

精气血津液神（essence，qi，blood，fluid，liquid and spirit）

精虚（deficiency of essence）

精血不足（deficiency of essence and blood）

精血同源（essence and blood from same source）

精瘀（essence stasis）

炅则气泄（overheat causing qi leakage）

九窍（nine orifices）

君火（monarchic fire）

K

恐则气下（terror leading to qi sinking）

L

劳复（relapse due to overstrain）

劳逸失度（maladjustment between work and rest）

劳则气耗（overexertion leading to qi consumption）

类比（analogy）

里病出表（interior disease involving superficies）

里寒（interior cold）

里热（interior heat）

理想体质（ideal body constitutions）

疠气（pestilent qi）

六腑（six fu viscera）

六经传变（six meridians transmission）

六气（six climatic factors）

六邪（six categories of pathogen）

六淫（six climatic influences）

络脉（collateral）

M

脉（vessel）

满而不实（full of essence without foodstuff）

泌别清浊（separation of the refined from residue）

命门（life gate）

母病及子（illness of mother viscera affecting the child one）

N

纳运相得（inter-promotion between containing and digestion）

脑（brain）

脑为髓海（brain as sea of marrow）

内风（endogenous wind）

内寒（endogenous cold）

内火（endogenous fire）

内（热）火 [endogenous fire（heat）]

内热（endogenous heat）

内伤（endogenous injury）

内伤病因（cause of endogenous injury）

内伤七情（injury by seven emotional factors）

内湿（endogenous dampness）

内燥（endogenous dryness）

逆传（reverse transmission）

怒则气上（rage leading to qi ascending）

女子胞（uterus with its appendages）

P

膀胱（bladder）

膀胱湿热（dampness-heat in bladder）

培土生金（reinforcing earth to generate metal）

培土制水（cultivating earth to control water）

罢极之本（source of endurance）

脾（spleen）

脾不统血（failure of spleen to control blood）

脾藏意（spleen housing thought）

脾气虚（spleen qi deficiency）

脾失健运（dysfunction of spleen in transportation）

脾为后天之本（spleen being acquired foundation）

脾喜燥恶湿（spleen liking dryness and disliking dampness）

脾虚湿困（spleen deficiency with dampness retention）

脾阳虚（spleen yang deficiency）

脾主肌肉（spleen dominating muscle）

脾主升清（spleen dominating rise of the clear）

脾主四肢（spleen dominating limbs）

脾主统血（spleen dominating blood control）

脾主运化（spleen dominating transportation and transformation）

Q

七情（seven emotions）

七情内伤（injury by seven emotional factors）

奇恒之腑（extraordinary fu viscera）

奇经八脉（eight extra meridians）

气（qi）

气闭（qi blockage）

气不摄血（qi failure to control blood）

气海（qihai）

气化（qi transformation）

气机（qi movement）

气机失调（disorder of qi movement）

气门（spiracle）

气能摄津（qi controlling fluid）

气能摄血（qi controlling blood）

气能生津（qi generating fluid）

气能生精（qi generating essence）

气能生血（qi generating blood）

气能行津（qi moving fluid）

气能行血（qi moving blood）

气逆（qi counterflow）

气随津脱（qi prostration following fluid depletion）

气随血脱（qi prostration following blood loss）

气脱（qi desertion）

气为血之帅（qi being commander of blood）

气陷（qi sinking）

气虚（qi deficiency）

气虚血瘀（qi deficiency and blood stasis）

气血两虚（deficiency of both qi and blood）

气一元论（theory of qi）

气有余便是火（excessive qi causing fire）

气郁化火（transformation of qi depression into fire）

气质（temperament）

气滞（qi stagnation）

气滞水停证（syndrome of qi stagnation and water retention）

气滞血瘀（qi stagnation and blood stasis）

气主温煦（qi dominating warmth）

情志复（emotion recurrence）

祛邪（eliminating pathogen）

祛邪扶正（eliminating pathogen and strengthening healthy qi）

R

热极生风（extreme heat producing wind）

热因热用（treating hotness with hotness）

热者寒之（treating hotness with coldness）

热转寒（heat transforming into cold）

人格（personality）

任脉（conception vessel）

任主胞胎（conception vessel governing uterus and gestation）

S

塞因塞用（treating stuffiness with tonic）

三焦（triple energizer）

三焦传变（three-jiao transmission）

善行数变（mobility and changeability）

伤寒（exogenous cold disease）

伤津（consumption of fluid）

上焦如雾（upper energizer as a sprayer）

上气不足（upper-qi insufficiency）

少火（junior fire）

舌苔（fur）

神 ［（1）vitality；（2）spirit；（3）mental activity］

神劳（mental exhaustion）

肾（kidney）

肾不纳气（failure of kidney to receive qi）

肾藏精（kidney storing essence）

肾藏志（kidney housing will）

肾精（kidney essence）

肾精不足（kidney essence insufficiency）

肾劳（kidney consumption）

肾气（kidney qi）

肾气虚（kidney qi deficiency）

肾为气之根（kidney being the root of qi）

肾为先天之本（kidney being innate foundation）

肾阳（kidney yang）

肾阳虚（kidney yang deficiency）

肾阴（kidney yin）

肾阴虚（kidney yin deficiency）

肾主封藏（kidney dominating storage）

肾主骨（kidney dominating bone）

肾主纳气（kidney dominating reception of qi）

肾主生殖（kidney dominating reproduction）

肾主水液（kidney dominating water metabolism）

升降相因（interdependence between ascending and descending）

生命（life）

湿性黏滞（dampness attributing to viscosity and stagnation）

湿性趋下（dampness characterized by downward going）

湿性重浊（dampness attributing to heaviness and turbidity）

湿浊内生（dampness originating from interior）

十二经别（twelve divergent meridians）

十二经筋（tendons along twelve meridians）

十二经脉（twelve meridians）

十二经脉之海（reservoir of twelve meridians）

十二皮部（twelve skin regions）

十二正经（twelve regular meridians）

十五别络（fifteen collaterals）

实（excessiveness）

实而不满（full of excess without essence）

实寒（excess-cold）

实热（excess-heat）

实则泻之（treating excess syndrome with purgative methods）

实证（excess syndrome）

实中夹虚（excess complicated by deficiency）

食复（recurrence caused by dietary irregularity）

手厥阴心包经（pericardium meridian of hand jueyin）

手少阳三焦经［triple energizer (jiao) meridian of hand shaoyang］

手少阴心经（heart meridian of hand shaoyin）

手太阳小肠经（small intestine meridian of hand taiyang）

手太阴肺经（lung meridian of hand taiyin）

手阳明大肠经（large intestine meridian of hand yangming）

受盛化物（reservoir and transformation）

暑多挟湿（summerheat usually accompanied with dampness）

暑性升散（summerheat attributing to rise and dispersion）

水谷之精（foodstuff essence）

水火相济（regulation between water and fire）

水气凌心（insult of water to heart）

水停气阻（water retention causing qi stagnation）

顺传（sequential transmission）

思则气结（pensiveness leading to qi stagnation）

素质（diathesis）

髓（marrow）

孙络（tertiary collateral）

T

胎毒（hazards to fetal health）

胎弱（inadequate natural endowment）

痰（phlegm）

痰火扰心（phlegm-fire disturbing heart）

痰饮（phlegm and fluid-retention）

体格（physique）

体型（body type）

体征（physical sign）

体质（constitution）

体质学说（constitution theory）

天癸（reproduction-stimulating essence）

天人相应（correspondence between human and environment）

天人一体观（holism of human beings and universe）

通因通用（treating incontinent syndrome with dredging methods）

同病异治（different treatments for the same disease）

脱液（fluid depletion）

W

外感（exogenous contraction）

外感病因（cause of exogenous contraction）

亡阳（yang prostration）

亡阴（yin prostration）

卫气（defensive qi）

卫气营血传变（transmission of wei，qi，ying and xue）

未病先防（disease prevention first）

胃（stomach）

胃气上逆（counterflow rise of stomach qi）

胃喜润恶燥（stomach liking moistness and disliking dryness）

胃阴虚（stomach yin deficiency）

胃主腐熟（stomach dominating decomposition）

胃主受纳（stomach dominating reception）

胃主通降（stomach dominating descent）

瘟疫（pestilence）

五官（five sense organs）

五色（five colors）

五体（five body constituents）

五味（five flavors）

五行（five elements）

五行乘侮（over-restriction and counter-restriction among five elements）

五行胜复（alternate preponderance among five elements）

五行相乘（over-restriction among five elements）

五行相克（restriction among five elements）

五行相生（generation among five elements）

五行相侮（over-restriction among five elements）

五行学说（five-element theory）

五音（five notes）

五运六气（five circuits and six qi）

五脏（five zang viscera）

五脏一体观（holism of five viscera）

五志化火（five emotions transforming into fire）

X

喜润恶燥（liking moistness and disliking dryness）

喜则气缓（over-joy leading to qi sluggishness）

下焦如渎（lower energizer as sewer）

先天之本（congenital origin）

先天之精（congenital essence）

相火（ministerial fire）

小肠（small intestine）

邪气（pathogenic qi）

邪去正虚（pathogen retreating with asthenic healthy qi）

邪胜正衰（prosperous pathogen with asthenic healthy qi）

邪郁化火（pathogen accumulation causing fire）

邪正盛衰（exuberance or decline of healthy and pathogenic qi）

邪正相持（struggle between healthy qi and pathogen）

胁肋（lateral throax）

胁痛（hypochondriac pain）

泻南补北［purging the south (fire) and nourishing the north (water)］

心（heart）

心藏神（heart housing mind）

心火亢盛（rampancy of heart fire）

心火上炎（heart fire flaming）

心劳（heart overstrain）

心脾两虚（insufficiency of both heart and spleen）

心肾不交（non-interaction of heart and kidney）

心肾相交（coordination between heart and kidney）

心主神明（heart housing mind）

心主血脉（heart dominating blood and vessel）

形劳（physical overstrain）

形神合一（harmonization between soma and spirit）

形神一体观（holism of body and spirit）

形体（physique）

形脏内外传变（transmission between interior and exterior）

性格（character）

虚（deficiency）

虚寒（deficiency-cold）

虚里（xuli）

虚热（deficiency-heat）

虚实错杂（deficiency and excess in complexity）

虚实真假（true-false of excess-deficiency）

虚实转化（transformation of deficiency and excess）

虚则补之（treating deficiency with reinforcement）

虚证（deficiency syndrome）

虚中夹实（deficiency complicated by excess）

徐发（gradual occurrence）

血（blood）

血海（blood sea）

血寒（cold in blood）

血汗同源（blood and sweat from same source）

血能载气（blood conveying qi）

血热（blood heat）

血为气之母（blood as mother of qi）

血虚（blood deficiency）

血虚生风（blood deficiency producing wind）

血瘀（blood stasis）

血瘀水停（blood stasis causing water retention）

血燥生风（blood dryness producing wind）

血主濡之（blood dominating body nourishment）

Y

阳亢化火（excessive yang causing fire）

阳脉之海（reservoir of yang meridians）

阳偏胜（preponderance of yang）

阳偏衰（decline of yang）

阳跷脉（yang heel vessel）

阳盛（exuberance of yang）

阳盛格阴（exuberant yang repelling yin）

阳盛格阴证（syndrome of exuberant yang repelling yin）

阳损及阴（yang injury with yin involved）

阳维脉（yang link vessel）

阳邪（yang pathogen）

阳虚（yang deficiency）

养生（health preservation）

药复（medicine recurrence）

医学模式（medical model）

异病同治（same treatment for different diseases）

抑木扶土（inhibiting wood and strengthening earth）

益火补土（tonifying fire to supplement earth）

因地制宜（treatment in accordance with place）

因人制宜（treatment in accordance with individual）

因时制宜 (treatment in accordance with time)

因虚致实（excess resulted from deficiency）

阴脉之海（reservoir of yin meridians）

阴偏胜（yin excessiveness）

阴偏衰（deficiency of yin）

阴跷脉（yin heel vessel）

阴盛（exuberance of yin）

阴盛格阳（exuberant yin repelling yang）

阴盛格阳证（syndrome of yang repelled by exuberant yin）

阴损及阳（yin injury with yang involved）

阴维脉（yin link vessel）

阴邪（yin pathogen）

阴虚（yin deficiency）

阴虚风动（stirring of wind by yin deficiency）

阴虚火旺（yin deficiency resulting in rampant fire）

阴阳（yin-yang）

阴阳对立（opposition between yin and yang）

阴阳格拒（repelling of yin-yang）

阴阳互根（interdependence of yin and yang）

阴阳互损（yin or yang injury with yang or yin involved）

阴阳交感（interaction of yin and yang）

阴阳离决（separation between yin and yang）

阴阳偏盛（excess of either yin or yang）

阴阳偏衰（decline of yin or yang）

阴阳平衡（equilibrium between yin and yang）

阴阳失调（imbalance between yin and yang）

阴阳消长（waxing-waning between yin and yang）

阴阳学说（yin-yang theory）

阴阳转化（inter-transformation of yin and yang）

阴阳自和（natural harmony of yin-yang）

饮食不节（irregular eating）

饮食不洁（contaminated food）

饮食偏嗜（food preference）

饮食失宜（improper diet）

营气（nutrient qi）

由实转虚（transformation from excess into deficiency）

有形之痰（visible phlegm）

瘀血（stagnated blood）

预防（prevention）

元气（原气）（original qi）

元神之府（house of original mentality）

元阳（original yang）

元阴（original yin）

Z

脏腑（zang-fu viscera）

脏腑传变（viscera transmission）

藏象（visceral manifestation）

藏象学说（theory of visceral manifestation）

脏与腑传变（transmission among zang organs and fu organs）

脏与脏传变（transmission among zang organs）

燥湿相济（interdependence between drying and moistening）

燥性干涩（dryness characterized by aridity and astringency）

真实假虚（true excess with false deficiency）

真虚假实（true deficiency with false excess）

整体观念（concept of holism）

正气（healthy qi）

正胜邪退（healthy qi expelling pathogens）

正虚邪恋（syndrome of lingering pathogen due to deficient healthy qi）

正治（routine treatment）

证候（clinical manifestation）

症状（symptom）

直中（direct attack）

至虚有盛候（excessive asthenia manifesting as excessive sthenia）

制化（restriction and generation）

质化（从化）（transformation in accord with constitution）

治病求本（treatment of disease in terms of root cause）

治法（method of treatment）

治则（therapeutic principle）

中焦如沤（middle energizer as a macerater）

中气下陷（sinking of middle qi）

中医基础理论（fundamental theory of traditional Chinese medicine）

中医学（traditional Chinese medicine，TCM）

中医学的哲学基础（ancient philosophic basis of TCM）

中医学理论体系（theory system of TCM）

中风后遗症（sequela of apoplexy）

中寒（cold parapoplexy）

壮火（hyperactive fire）

滋水涵木（replenishing water to nourish wood）

子病及母（illness of child viscera affecting mother one）

宗气（pectoral qi）

足厥阴肝经（liver meridian of foot jueyin）

足少阳胆经（gallbladder meridian of foot shaoyang）

足少阴肾经（kidney meridian of foot shaoyin）

足太阳膀胱经（bladder meridian of foot taiyang）

足太阴脾经（spleen meridian of foot taiyin）

足阳明胃经（stomach meridian of foot yangming）

佐金平木（supporting metal to suppress wood）